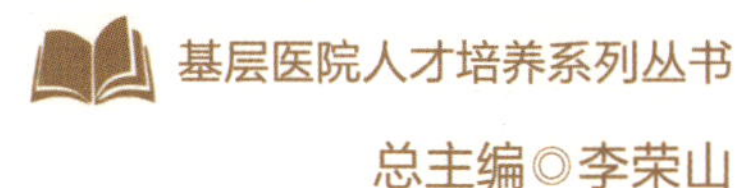

总主编◎李荣山

肾内科

主　　编

李荣山　周晓霜

副 主 编

张　燕

参编人员

（按照姓氏笔画排序）

马婵娟　毛　敏　王宝栋　王晨丹　王清华

乔玉峰　陈　平　刘高虹　张彩香　张　琼

张　蕊　张　燕　原小童　渠风琴　罗琰琨

侯海珠　赵　芬　覃志成　焦　楠

山西出版传媒集团

山西科学技术出版社

总编委会名单

总主编　李荣山

副总主编　孙化中　李耀平

执行总主编　张姣兰　陈胜利

执行副总主编　刘宝来　秦　洁

主审　刘　芳

秘书　朱　凌

分册主编

肾内科　李荣山　周晓霜

消化科　汪　嵘

内分泌科　神经内科　秦　洁　刘　毅

血液科　风湿免疫科　贺建霞　张改连

呼吸科　心内科　魏东光　杨五小　张　虹

普通外科　李耀平　孙化中

神经外科　陈胜利　刘宝来

妇产科　索玉平

口腔科　石　晶

骨科　李利军

在全国医疗系统中，基层医疗机构是不可或缺的一环。作为健康服务的前线，基层医疗机构承担着保障广大人民群众健康的重任。然而，面对人力和资源的限制，基层医疗工作者在为当地患者提供高质量医疗服务的过程中，常常遇到重重挑战。为此，专为基层医生设计的《基层医院人才培养系列丛书》应运而生。《基层医院人才培养系列丛书》的出版旨在为基层医生提供必要的知识支持和实操指导。

《基层医院人才培养系列丛书》涵盖了从常见病症的诊治到紧急情况的处理等多方面的知识。《基层医院人才培养系列丛书》所列举的病例都基于真实的临床案例，将理论与实践紧密结合，确保基层医生能够理解并应用其中的知识。通过学习书中介绍的最新的疾病诊疗标准，借鉴专家诊疗疾病的经验，基层医生会更加准确地把握疾病的本质，从而提高诊疗水平。

《基层医院人才培养系列丛书》的编写团队由经验丰富的临床医生（他们都是从事医学教育和医学研究的学者、专家）组成，他们共同努力，确保内容的临床相关性和教育有效性。每个分册中每一小节的开头都设有“核心提示”，“核心提示”概括了章节的重点，可使忙碌的基层医生能迅速把握关键信息；每一小节的结尾都设有“科普小常识”，“科普小常识”可加深基层医生对疾病预防和健康促进的理解。

此外，《基层医院人才培养系列丛书》对每个典型病例都提供了疾病诊断思路和鉴别诊断方法。这些内容不仅能够帮助基层医生理清错综复杂的疾病，而且能够培养他们综合分析和临床判断的能力。通过集思广益，作者们分享了他们的诊疗经验，包括如何在资源有限的条件下制定有效的治疗计划。

《基层医院人才培养系列丛书》共有10个分册，包含13个临床学科，每个临床学科包含若干种疾病介绍，每种疾病都设有“要点与讨论”栏目。“要点与讨论”中介绍了单个疾病最新的研究成果，特别强调了持续医学教育的重要性，鼓励基层医生通过阅读最新研究成果来不断更新医学知识。每种疾病的创新治疗方法和研究进展都是基于最新的科学研究，旨在提供给基层医生最前沿的医学信息，从而更好地服务病患。

作为一位长期关注基层医疗发展的临床工作者，我深知这些内容对基层医生的重要性。《基层医院人才培养系列丛书》不仅是一本医学书籍，更是一份责任和承诺，旨在提升基层医疗服务的整体水平，使每一位患者都能得到科学、合理和人性化的治疗。

我衷心推荐每一位基层医疗工作者阅读这套丛书，相信在这套丛书的帮助下，他们会更加自信和专业地面对各种医疗挑战。

李荣山

基层卫生健康服务体系是守护人民群众健康的第一道防线，提升基层医生的业务能力，是全面推进健康中国建设的迫切要求。为提升基层医生业务水平，我们特组织山西省人民医院肾内科专家团队集体编写了本书。

本书共9章，29小节，内容包括原发性肾小球疾病、继发性肾小球疾病、肾小管间质疾病、肾脏血管疾病、遗传性肾脏疾病、尿路感染、急性肾损伤、慢性肾脏病、血液净化等。本书每小节均以我们临床诊疗过程中的典型病案为例，从患者的实际情况出发，抽丝剥茧，去伪存真，力求系统、全面、简明扼要地阐述整个诊疗过程。在“案例分析”环节，我们不仅力求深入浅出地运用《基层医院肾内科临床实践指南》《基层医院肾功能不全诊断与治疗指南》等指导基层医生，归纳疾病特点，给出诊断及诊断依据，而且完全融入我们多年临床积累的经验和心得体会；在“处理方案及基本原则”环节，我们结合临床实际，力求做出具体的详细诊疗方案；在“要点与讨论”环节，我们力求运用肾内科的前沿技术使基层医生拓展学术视野。本书在每一小节开始均设有“核心提示”，每一小节结束均设有“思考题”和“科普小常识”，目的是强化学习内容、充实知识面、增添可读性。

希望本书能够成为广大基层医生的“他山之石”与“前车之鉴”。由于我们的经验、水平有限，书中不妥之处在所难免，若蒙有识之士不吝赐教，我们将不胜感激！

李荣山　周晓霜

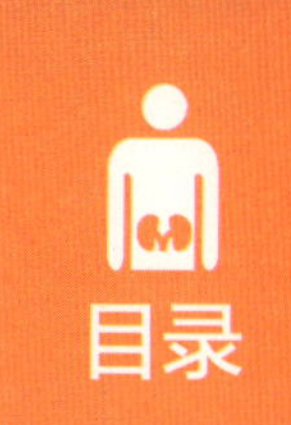
目录

第一章
原发性肾小球疾病

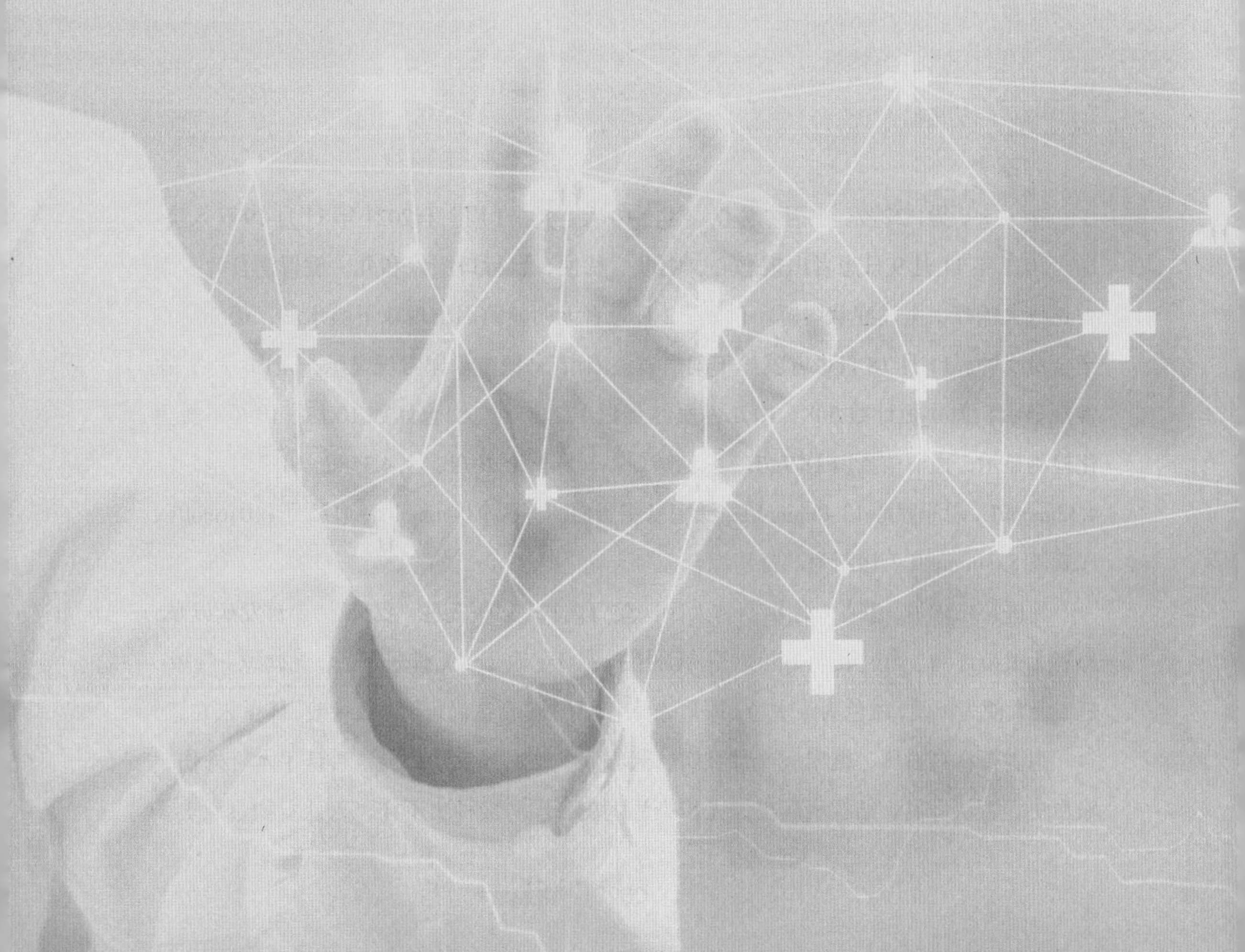

第一节　微小病变性肾病（案例 1）

核心提示

❖学习肾病综合征的分型。

❖掌握微小病变性肾病的诊断及鉴别诊断方法。

❖学会微小病变性肾病的治疗方法。

一、病历资料

1. 病史

李 ××，男，22 岁，主因“恶心、呕吐 10 天，水肿 1 周”于 2021 年 11 月 19 日入院。

2021 年 11 月 9 日患者出现恶心、呕吐、稀便，自行口服保和丸、健胃消食片、藿香正气丸治疗，上述症状缓解。11 月 12 日患者无明显诱因出现双下肢水肿，逐渐加重至全身水肿。11 月 18 日患者就诊于湖南省益阳市 × 医院。尿常规显示，蛋白 +++；血常规显示，血小板计数 508×10^9/L、血红蛋白 172g/L、白细胞计数 10.13×10^9/L；血生化检测显示，血清白蛋白 18.7g/L、丙氨酸氨基转移酶 29IU/L、钾 4.35mmol/L、甘油三酯 4.32mmol/L、总胆固醇 13.46mmol/L、低密度脂蛋白胆固醇 9.00mmol/L、血肌酐 110 μmol/L、尿素氮 8.64mmol/L。诊断为“肾病综合征”。

为进一步诊治，患者入住山西省人民医院肾内科（以下简称“我科”）。自发病以来，患者无关节疼痛、光过敏、口腔溃疡；无脱发、口干、眼干；无排尿不适；无胸憋、气短；近 2 天大便为稀便，尿色为茶水色，尿量未注意；精神、食欲尚可，睡眠一般，体重未在意。

患者否认高血压、糖尿病、肾脏病、冠心病、脑血管意外病史，否认手术、外伤、输血史，否认肝炎、结核病病史，无传染病病史，预防接种史不详，否认食物过敏史。

患者有药物过敏史，对青霉素药过敏。

2. 体格检查

体温 36.6℃，脉搏 72 次 / 分，呼吸 20 次 / 分，血压 131/84mmHg，身高 174cm，体重 103kg。患者神志清楚，查体合作；咽部无充血，双侧扁桃体不大；双肺呼吸音清，未闻及干、湿啰音；心音有力，心律齐，心率 72 次 / 分，心脏各瓣膜听诊区未闻及病理性杂音，无心包摩擦音；腹部平坦，无压痛、反跳痛；双肾区无叩击痛；全身重度可凹性水肿。

3. 实验室检查和辅助检查

2021 年 11 月 18 日，患者在湖南省益阳市 × 医院的检查结果：泌尿系彩超、双肾、输尿管未见明显异常。

尿常规：蛋白 +++、潜血 -。血常规：血小板计数 508×10^9/L、血红蛋白 172g/L、白细胞计数 10.13×10^9/L。血生化：血清白蛋白 18.7g/L、丙氨酸氨基转移酶 29IU/L、钾 4.35mmol/L、甘油三酯 4.32mmol/L、总胆固醇 13.46mmol/L、低密度脂蛋白胆固醇 9.00mmol/L、血肌酐 110μmol/L、尿素氮 8.64mmol/L。

4. 初步诊断

肾病综合征。

二、诊治经过

患者主因“恶心、呕吐 10 天，水肿 1 周”入院。患者入院后初检：全身重度可凹性水肿；血清白蛋白 18.7g/L、甘油三酯 4.32mmol/L、总胆固醇 13.46mmol/L、低密度脂蛋白胆固醇 9.00mmol/L、尿蛋白 +++。考虑：肾病综合征可能性大。

患者入院后的相关检查项目及结果如下：

1. 免疫系列及其他相关实验室检查（如表 1-1-1 所示）

表 1-1-1　免疫系列及其他相关实验室检查报告

项目	结果
甲状腺功能	促甲状腺激素（TSH）6.56μU/L、游离三碘甲状腺原氨酸（FT3）2.16pg/mL、游离甲状腺素（FT4）13.9pg/mL
凝血功能	活化部分凝血活酶时间 40.2s、纤维蛋白原（FIB-C）6.85g/L、抗凝血酶 III 活性（AT-III）70%、D- 二聚体 717ng/mL

续表

项目	结果
抗核抗体谱	抗双链 DNA 抗体、抗核糖体 P 蛋白抗体、抗 Ro-52 抗体、抗 SS-A 抗体、抗 SS-B 抗体、抗着丝点蛋白 B 抗体、抗线粒体抗体 M2、抗 Jo-1 抗体、抗 PM-Scl 抗体、抗组蛋白抗体、抗 Scl-70 抗体、抗 Sm 抗体、抗核糖体蛋白抗体、抗核小体抗体、抗 PCNA 抗体结果均为阴性
膜性肾病相关抗体	抗磷脂酶 A2 受体抗体 IgG 检测 < 5.00RU/mL
抗核抗体	抗核抗体（ANA）阴性（ANA 滴度 < 1：100）
抗中性粒细胞胞浆抗体（ANCA）系列	抗髓过氧化物酶抗体、抗蛋白酶 3 抗体、抗肾小球基底膜抗体、抗中性粒细胞胞浆抗体（核周型）、抗中性粒细胞胞浆抗体（胞浆型）结果均为阴性
传染病系列	乙型肝炎肝炎病毒表面抗体定性检测，弱阳性，丙型肝炎、甲型肝炎及梅毒检测结果均为阴性
免疫功能	免疫球蛋白 G（IgG）2.77g/L，免疫球蛋白 κ 型轻链（Igκ）0.94g/L，免疫球蛋白 λ 型轻链（Igλ）0.54g/L，免疫球蛋白 A（IgA）、免疫球蛋白 M（IgM）、补体 C3、补体 C4 及 κ/λ 比值未见明显异常
心功能指标	肌酸激酶同工酶 -MB 0.5ng/mL，肌红蛋白、高敏肌钙蛋白、B 型钠尿肽结果未见明显异常
血脂指标	总胆固醇 14.05mmol/L、甘油三酯 2.68mmol/L、高密度脂蛋白胆固醇 2.42mmol/L、低密度脂蛋白胆固醇 9.00mmol/L

2. 血常规及炎症指标动态变化（如表 1-1-2 所示）

表 1-1-2　血常规及炎症指标动态变化

时间	白细胞计数（$\times10^9$/L）	血红蛋白（g/L）	血小板计数（$\times10^9$/L）	C- 反应蛋白（mg/L）	血沉（mm/h）
11 月 20 日	7.19	157	389	1.42	56
11 月 28 日	6.09	154	386	0.31	-
12 月 2 日	6.35	172	460	0.40	-
12 月 7 日	3.89	165	314	7.09	-
12 月 14 日	4.65	151	323	0.70	-

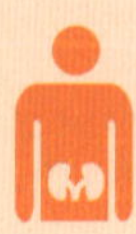

3. 血生化动态变化（如表 1-1-3 所示）

表 1-1-3　血生化动态变化

时间	白蛋白（g/L）	尿酸（μmol/L）	丙氨酸氨基转移酶（IU/L）	天冬氨酸氨基转移酶（IU/L）	尿素氮（mmol/L）	血肌酐（μmol/L）
11 月 20 日	16.71	480.79	24.70	28.07	9.99	101.0
11 月 24 日	14.63	503.47	39.59	47.87	14.19	148.8
11 月 28 日	14.10	461.66	22.00	18.02	17.80	168.0
12 月 2 日	15.45	404.82	13.91	13.82	16.58	149.2
12 月 4 日	–	350.07	–	–	8.75	107.7
12 月 7 日	14.92	–	15.41	–	–	109.8
12 月 14 日	19.57	–	25.94	18.52	–	75.2

4. 尿红细胞位相动态变化（如表 1-1-4 所示）

表 1-1-4　尿红细胞位相动态变化

时间	蛋白	红细胞（个 /HP）	白细胞（个 /HP）	球菌	细颗粒管型（个 /LP）	透明管型（个 /LP）
11 月 20 日	+++	1~2	3~5	++	偶见	偶见
11 月 22 日	+++	–	–	+++	1~2	偶见
11 月 29 日	+++	2~4	5~10	++	少量	–
12 月 2 日	+++	2~4	5~10	+	少量	–
12 月 3 日	+++	偶见	–	–	–	偶见
12 月 7 日	+++	1~2	10~15	–	多见	–
12 月 14 日	+++	偶见	偶见	–	–	偶见
12 月 16 日	++	偶见	偶见	–	–	–

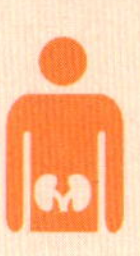

5.24 小时尿蛋白定量（如表 1-1-5 所示）

表 1-1-5 24 小时尿蛋白定量动态变化

时间	尿总蛋白浓度（g/L）	尿量（ml/24h）	24 小时蛋白定量（g）
11 月 20 日	15.44	1 400	21.62
11 月 23 日	26.26	700	18.36
11 月 28 日	–	2 400	17.98
12 月 5 日	–	2 500	16.55
12 月 14 日	–	4 000	4.72

6. 腹部超声

脂肪肝，胆、胰、脾、双肾及门脉未见明显异常。

7. 胸片

左中肺膨胀不全？左侧胸腔积液可能。

8. 肾脏穿刺活检

肾脏穿刺活检病理报告（如图 1-1-1 所示）：符合微小病变肾病。

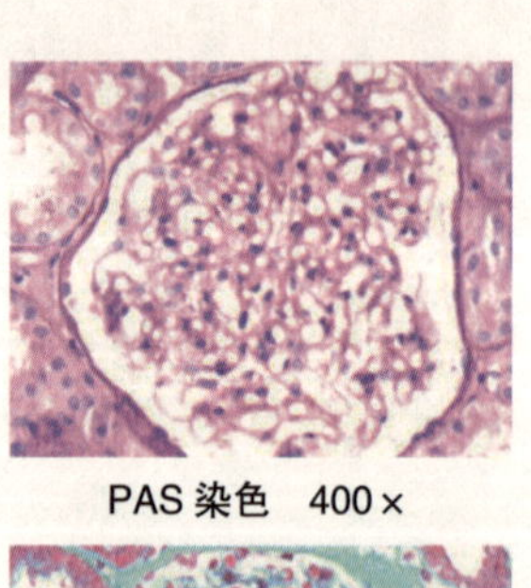
PAS 染色 400×

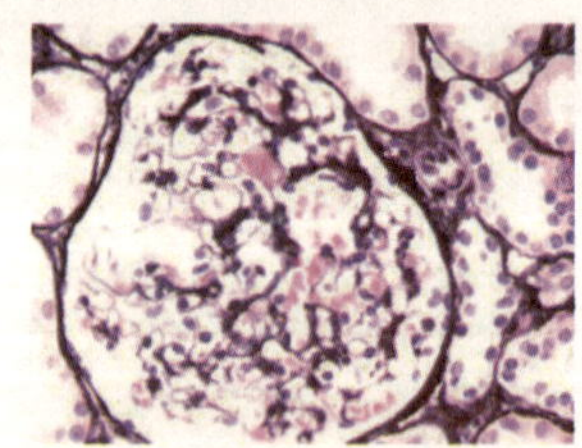
PASM 染色 400×

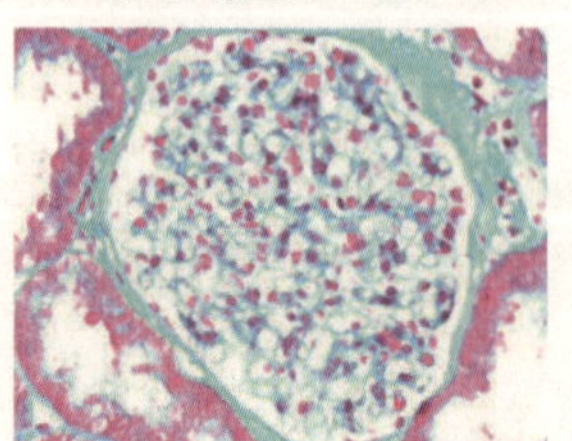
Masson 染色 400×

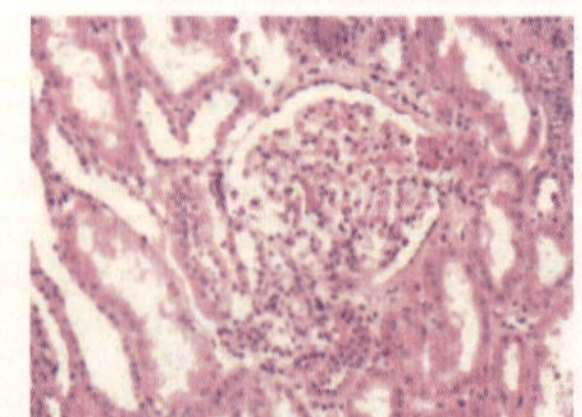
HE 染色 200×

图 1-1-1 肾组织光镜图

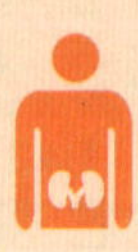

本案例患者被诊断为肾病综合征（微小病变性肾病），具体治疗见本节“处理方案及基本原则”相关内容。

三、案例分析

1. 病史特点

（1）年轻男性，既往体健，以恶心、呕吐、水肿为主诉。

（2）查体可见全身重度可凹性水肿。

（3）院外实验室检查显示：血清白蛋白 18.7g/L，甘油三酯 4.32mmol/L，总胆固醇 13.46mmol/L，低密度脂蛋白胆固醇 9.00mmol/L；尿蛋白 +++。

（4）患者入院后完善 24 小时尿蛋白定量检测，多次检测结果均 > 3.5g/24h。

（5）肾穿刺活检病理结果：肾小球微小病变。

2. 诊断和诊断依据

（1）诊断：肾病综合征之微小病变性肾病、急性肾损伤。

（2）诊断依据：①大量蛋白尿（ > 3.5g/24h）、低蛋白血症（ < 30g/L）、水肿、高脂血症；②水肿明显，多次测血清白蛋白均 < 30g/L；③尿检显示，蛋白 +++，多次检测 24 小时尿蛋白定量，均 > 3.5g；④入院后血脂指标显示，总胆固醇 14.05mmol/L、甘油三酯 2.68mmol/L、高密度脂蛋白胆固醇 2.42mmol/L、低密度脂蛋白胆固醇 9.00mmol/L，均高于正常值；⑤肾穿刺活检病理提示，肾小球微小病变。

3. 鉴别诊断

结合患者病史、查体及相关实验室检查结果，诊断为肾病综合征，需要明确是原发性肾病综合征，还是继发性肾病综合征。本案例患者病理诊断为微小病变性肾病，需与局灶节段性肾小球硬化症、系膜增生性肾小球肾炎（非 IgA 型）、膜性肾病、膜增生性病变相鉴别。

（1）原发性肾病综合征：原发性肾病综合征主要包括 5 种病理类型：微小病变、局灶节段硬化、系膜增生性、膜性肾病及膜增生性病变，进行肾穿刺活检可明确病理类型。

1）局灶节段性肾小球硬化症。光镜下可见病变呈局灶、节段分布，表现为受累节段的硬化（系膜基质增多、毛细血管闭塞、球囊粘连等），相应的肾小管萎缩、肾间质纤维化。免疫荧光显示 IgM 和补体 C3 在肾小球受累节段呈团块状沉积。电镜下可见肾小球上皮细胞足突广泛融合、基底膜塌陷、系膜基质增多、电子致密物沉积。

根据硬化部位及细胞增殖的特点，局灶节段性肾小球硬化症可分为以下 5 种亚型：①经典型，硬化部位主要位于血管极周围的毛细血管袢；②塌陷型，外周毛细血管袢皱缩、塌陷，呈节段或球形分布，显著的足细胞增生肥大和空泡变性；③顶端型，硬化部位主要位于尿极；④细胞型，局灶性系膜细胞和内皮细胞增生同时可有足细胞增生、肥大和空泡变性；⑤非特异型，无法归属上述亚型，硬化可发生于任何部位，常有系膜细胞及

基质增生。在上述 5 种亚型中，非特异型最为常见，占所有亚型的半数以上。

局灶节段性肾小球硬化症占原发性肾病综合征的 20%~25%，以青少年多见，男性多于女性，多为隐匿起病，部分病例可由微小病变性肾病转变而来。由于局灶节段性肾小球硬化症的局灶节段性特点，因而可能在肾穿刺活检或病理切片时未取到节段性硬化的肾小球而被误诊为微小病变性肾病，但仍有一些线索可以帮助其鉴别。微小病变性肾病长期不缓解能否转变为局灶节段性肾小球硬化症，至今不明。大量蛋白尿及肾病综合征为其主要临床特点（发生率可高达 50%~75%），约 3/4 患者伴有血尿，部分可见肉眼血尿。局灶节段性肾小球硬化症约半数患者患有高血压病，约 30% 患者有肾功能损害。

2）系膜增生性肾小球肾炎（非 IgA 型）：表现为肾病综合征的此型患者与微小病变性肾病患者的临床特点非常相似，部分可有比较突出的血尿，光镜下可见弥漫性系膜细胞及基质增生，早期以系膜细胞增生为主，后期系膜基质增多，肾小球受累程度一致。Masson 染色有时可见系膜区及副系膜区嗜复红蛋白沉积。系膜病变严重时可见节段性系膜插入现象。免疫荧光常见 IgG、IgM、补体 C3 等沉积，电镜下可见电子致密物在系膜区沉积，以此可与微小病变性肾病鉴别。若仅有轻度系膜增生而免疫荧光阴性，应归入微小病变性肾病诊断。若免疫荧光 IgM 阳性，电镜下未见电子致密物，也应归入微小病变性肾病诊断；若同时电镜下也见到电子致密物，则应归入系膜增生性肾小球肾炎诊断，其预后及治疗反应可能比微小病变性肾病差，曾被称为 IgM 肾病，但目前已不再公认为一个独立的疾病了。

系膜增生性肾小球肾炎（非 IgA 型）在我国发病率较高，约占原发性肾病综合征的 30%，显著高于西方国家。系膜增生性肾小球肾炎（非 IgA 型）的患者男性多于女性，好发于青少年。约 50% 的系膜增生性肾小球肾炎（非 IgA 型）患者有前驱感染，可于上呼吸道感染后急性起病，甚至出现急性肾炎综合征；部分患者起病隐匿。系膜增生性肾小球肾炎（非 IgA 型）患者约 50% 表现为肾病综合征，70% 伴有血尿；IgA 肾病几乎均有血尿，约 15% 表现为肾病综合征。

3）膜性肾病：膜性肾病好发于中老年，男性多见，发病高峰为 50~60 岁，通常起病隐匿，70%~80% 表现为肾病综合征，约 30% 伴有镜下血尿，一般无肉眼血尿。常在发病的 5~10 年后逐渐出现肾功能损害。膜性肾病易发生血栓栓塞并发症，肾静脉血栓发病率为 40%~50%。光镜下可见肾小球弥漫性病变，早期仅于肾小球基底膜上皮侧可见少量散在分布的嗜复红小颗粒；进而有钉突形成，基底膜逐渐增厚。免疫荧光检查可见 IgG 和补体 C3 细颗粒状沿着肾小球毛细血管壁沉积。电镜下早期可见肾小球基底膜上皮侧有排列整齐的电子致密物，常伴有广泛足突融合。

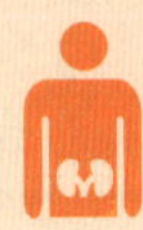

4）膜增生性病变：光镜下较常见的病理改变为系膜细胞和系膜基质弥漫重度增生，并可插入到肾小球基底膜（GBM）和内皮细胞之间，使毛细血管袢呈“双轨征”。免疫病理检查常见 IgG 和补体 C3 呈颗粒状系膜区及毛细血管壁沉积。电镜下系膜区和内皮下可见电子致密物沉积。

膜增生性病变占我国原发性肾病综合征的 10%~20%。膜增生性病变好发于青少年，男女比例大致相等。1/4~1/3 患者常在上呼吸道感染后表现为急性肾炎综合征；50%~60% 患者表现为肾病综合征，几乎所有患者均伴有血尿，其中少数为发作性肉眼血尿；其余少数患者表现为无症状血尿和蛋白尿。肾功能损害、高血压及贫血出现早，病情多持续进展。50%~70% 病例的血清补体 C3 持续降低，对提示本病有重要意义。

（2）继发性肾病综合征：继发性肾病综合征常见于乙型肝炎相关性肾损害、系统性红斑狼疮性肾炎、淀粉样变肾病、多发性骨髓瘤肾损伤、紫癜性肾炎等，需完善相关检查，明确诊断。

1）乙型肝炎病毒相关性肾炎：乙型肝炎病毒相关性肾炎多见于儿童及青少年。临床表现主要为蛋白尿或肾病综合征。常见的病理类型为膜性肾病，其次为系膜毛细血管性肾小球肾炎等。诊断要点：血清乙型肝炎病毒抗原阳性；有肾小球肾炎临床表现，并排除其他继发性肾小球肾炎；肾活检组织中可找到乙型肝炎病毒抗原。

2）系统性红斑狼疮性肾炎：系统性红斑狼疮性肾炎以育龄期女性多见，常有发热、皮疹、关节痛等多系统受损表现，血清抗核抗体、抗双链 DNA 抗体、抗 Sm 抗体阳性，补体 C3 下降，典型肾活检免疫病理表现为 IgG、IgA、IgM、补体 C3、补体 C4、补体 C1q 均阳性，称为“满堂亮”。病变进展或治疗后可能发生病理类型的转变。

3）淀粉样变肾病：淀粉样变肾病好发于中老年，肾淀粉样变性是全身多器官受累的一部分。原发性淀粉样变性主要累及心、肾、消化道、皮肤和神经等；继发性淀粉样变性常继发于慢性化脓性感染、结核、恶性肿瘤等疾病，主要累及肾、肝及脾等器官。肾受累时体积增大，常呈肾病综合征。常需肾活检确诊，肾活检组织刚果红染色淀粉样物质呈砖红色，偏光显微镜下呈绿色双折射光特征。

4）骨髓瘤性肾病：骨髓瘤性肾病好发于中老年人，男性多见，患者可有多发性骨髓瘤的特征性临床表现，如骨痛、血清单株球蛋白增高、蛋白电泳 M 带及尿本周蛋白阳性，骨髓象显示浆细胞异常增生（占有核细胞的 15% 以上），并伴有质的改变。多发性骨髓瘤累及肾小球时可出现肾病综合征。

5）紫癜性肾炎：紫癜性肾炎有过敏性紫癜表现，血清 IgA 有时增高，肾组织免疫病理检查能见 IgA 伴补体 C3 在系膜区沉积。

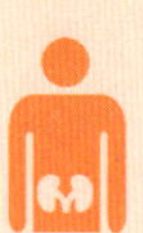

四、处理方案及基本原则

1. 一般治疗

（1）嘱咐患者适当休息、避免到公共场所以预防感染。病情平稳的患者可进行适当锻炼，预防静脉血栓形成。

（2）给予正常量0.8~1.0g/（kg·d）的优质蛋白（富含必需氨基酸的动物蛋白）饮食。保证充足热量（每天不少于126~147kJ/kg）。

（3）患者水肿时要限制钠盐的摄入（<3g/24h）。为减轻高脂血症，患者应少进食富含饱和脂肪酸的饮食，而多吃富含多聚不饱和脂肪酸及富含可溶性纤维的饮食。

2. 药物治疗

90%患者经糖皮质激素治疗可使肾病综合征缓解，但易于复发。诊断明确后应尽快使用糖皮质激素治疗以使肾病综合征尽早缓解，缓解后的治疗重点在于如何维持缓解，防止复发。

以下是与糖皮质激素治疗有关的概念：

缓解：尿蛋白转阴或微量保持3天以上。

复发：缓解后再出现3天以上的≥++的蛋白尿。

频繁复发：6个月内≥2次复发或1年内≥3次复发。

激素敏感：糖皮质激素治疗后8周内尿蛋白转阴。

激素抵抗：糖皮质激素治疗8周后肾病综合征不能缓解（成人>12周）。

激素依赖：糖皮质激素减量或停用后2周内复发。

在儿科微小病变性肾病的治疗中，已有较大量的循证医学证据，在成人中尚缺乏设计严格的前瞻性随机对照研究，2021年改善全球肾脏预后组织（KDIGO）《肾小球疾病管理临床实践指南》基本上以小规模成人资料及借鉴儿科的资料为基础，代表了目前国际上的主流专家观点，本文根据2021年改善全球肾脏预后组织《肾小球疾病管理临床实践指南》及第四版《肾脏病学》① 进行如下总结：

（1）初发患者：推荐使用足量糖皮质激素，泼尼松或泼尼松龙每天顿服1mg/kg，最大剂量80mg；或者隔天顿服2mg/kg，最大剂量120mg（我国患者一般每天40~60mg即为足量，除非体重过大者）。

达到完全缓解的患者，起始的足量糖皮质激素维持至少4周；未达到完全缓解的患者，维持不超过16周（维持完全缓解2周后可开始减量）。达到缓解的患者，糖皮质

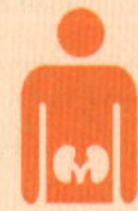

① 王海燕，赵明辉.肾脏病学（第4版）[M].北京：人民卫生出版社，2020.

激素在缓解后的 6 个月内缓慢减量。

针对使用糖皮质激素有相对禁忌证或不耐受的患者（如未控制的糖尿病、精神疾病、严重的骨质疏松等）建议：①环磷酰胺，2~2.5mg/（kg·d），连续 8 周。②钙调磷酸酶抑制剂，环孢素 3~5mg/（kg·d），分多次，持续 1~2 年；他克莫司 0.05~0.1mg/（kg·d），分多次，持续 1~2 年。③吗替麦考酚酯或霉酚酸钠 + 低剂量激素。

对于初发患者，无需使用他汀类药物治疗高脂血症，正常血压患者无需使用血管紧张素转化酶抑制剂或血管紧张素 II 受体拮抗剂来减少尿蛋白，因为大部分患者糖皮质激素敏感，临床缓解较快，因此不需要这些治疗及承受不必要的副作用。但对于有高凝倾向的患者（血清白蛋白 < 20g/L），仍需要预防性抗凝治疗，可给予肝素钠 1 875~3 750U 皮下注射，每 6 小时 1 次；或选用低相对分子质量肝素 4 000~5 000U 皮下注射，每天 1~2 次，维持试管法正常凝血时间的 1 倍。

（2）非频繁复发者：建议使用糖皮质激素的起始剂量和持续时间（也要结合患者复发肾病的严重程度及年龄等因素，综合考虑是否联合使用其他免疫抑制剂）。

（3）频繁复发、激素依赖者：①口服环磷酰胺 2~2.5mg/（kg·d），连续 8 周（我国患者一般为 100mg/d，累积 6~8g）。②使用环磷酰胺后仍复发或希望生育能力不受影响的患者，推荐使用钙调磷酸酶抑制剂，环孢素 3~5mg/（kg·d），或他克莫司 0.05~0.1mg/（kg·d），分两次，持续治疗 1~2 年。我国患者推荐剂量：环孢素 2~3mg/（kg·d），12 小时药物谷浓度 100μg/L 左右；或者他克莫司 0.05mg/（kg·d），12 小时药物谷浓度 5μg/L 左右，分两次口服；完全缓解后，逐步减量至维持缓解的最小剂量，持续 1~2 年。③对于不能耐受糖皮质激素、环磷酰胺及钙调磷酸酶抑制剂的患者，建议使用吗替麦考酚酯，每次 500~1 000mg，每天 2 次，共 1~2 年。

（4）利妥昔单抗治疗：用于具有激素禁忌证的成人微小病变性肾病患者的一线治疗；用于成人频繁复发、激素依赖患者，以前使用过环磷酰胺，希望避免再次使用的患者，二线可以考虑使用利妥昔单抗治疗，其在治疗微小病变性肾病方面安全有效，特别在减少复发次数和减少免疫抑制药物的使用方面有显著优势。使用方法如下：①诱导剂量：$375mg/m^2$（每周），持续 4 次；或 $375mg/m^2$，单次剂量，监测 CD20 细胞 > 5 个/μL 重复使用；或每次 1g，持续 2 次，相隔 2 周。②诱导后复发：$375mg/m^2$，每周 1 次，或每次 1g。

3. 针对本案例患者病情变化的相关诊治

（1）患者入院后进一步完善血常规、肝肾功能、甲状腺功能、风湿免疫系列以及胸片、肾穿刺活检等相关检查，评估病情。

（2）嘱咐患者低盐低脂肪、优质蛋白饮食。

（3）监测并记录尿量、体重。

（4）给予黄葵胶囊 2.5g，口服，每天 3 次，进行保肾、减少尿蛋白治疗。

（5）给予氢氯噻嗪片 50mg，口服，每天 2 次；螺内酯片 40mg，口服，每天 2 次；间断使用托拉塞米进行利尿治疗。

（6）给予低分子肝素钠注射液皮下注射 4 100IU，每天 1 次，抗凝预防血栓形成。

（7）自 2021 年 11 月 24 日起给予患者足量激素治疗，24 小时尿蛋白定量逐渐减少，血清白蛋白从 16g/L 增长至 26g/L，患者好转出院。患者出院后规律复诊，尿蛋白阴转，血清白蛋白恢复正常。

（8）2021 年 12 月 28 日患者无明显诱因出现水肿，二次入院。实验室检查提示仍为肾病综合征，给予激素联合环磷酰胺治疗，尿蛋白再度阴转。先后于 2022 年 1 月 14 日、2 月 11 日、3 月 15 日、4 月 7 日分别输注环磷酰胺 0.6g、1.0g、0.4g、1.0g，累计输注 3.0g，泼尼松逐渐减至每次 30mg，每天 1 次。

（9）2022 年 5 月 5 日患者无明显诱因出现水肿，伴双足跟、双肘关节疼痛，肾病综合征复发。调整方案为口服泼尼松 20mg/ 次，每天 1 次，他克莫司 0.5mg/ 次，每天 2 次。此后患者规律复查，血清白蛋白正常，尿蛋白逐渐转阴。

（10）2023 年 9 月患者劳累后出现水肿。实验室检查显示：血清白蛋白 19.71g/L；尿蛋白 +++；24 小时尿蛋白定量 7.83g。当时他克莫司浓度 9.3ng/mL，已停用泼尼松，考虑肾病综合征频繁复发，停用他克莫司，分别于 9 月 27 日、10 月 10 日、10 月 26 日予以输注利妥昔单抗 0.6g 治疗。复查：血清白蛋白 45.71g/L，24 小时尿蛋白定量 0.08g，治疗效果好（目前仍在持续治疗中）。

4. 转诊及社区随访

约 90% 的微小病变性肾病患者经过糖皮质激素治疗可使肾病综合征缓解，但易于复发。针对临床症状得到缓解后药物剂量的调整，建议在专科医生指导下进行。社区医生应密切关注及监测药物不良反应，一旦患者出现严重药物不良反应，及时转诊。

（1）感染：进行激素和（或）免疫抑制剂治疗后，由于患者免疫力降低，发生感染（含机会性感染：病毒、细菌、真菌和原虫）的风险增加，如 BK 病毒相关肾病、C 病毒相关的进行性多病灶脑白质病；患者感染病毒性肝炎的风险也会增加，如乙型、丙型和戊型肝炎的再激活和新发感染，并可能转变为慢性感染；也可能发生全身或局部感染。因此要密切关注患者的感染情况，一旦发现感染，应及时选用对致病菌敏感、强效且无肾毒性的抗生素或抗病毒药物积极对症治疗，有明确感染灶者应尽快祛除。通常在激素治疗时

无需使用抗生素预防感染，否则不仅达不到预防目的，反而可能诱发真菌二次感染。严重感染难以控制时应考虑减少或停用激素，但是要根据患者实际情况而定，并及时转诊。

（2）恶心、呕吐：恶心、呕吐是用药后常见的消化系统不良反应，发生率30%~90%，一般在给药24小时后发生，其机制主要是刺激了延髓呕吐中枢而引发。临床上常用一些止吐药，如昂丹司琼、苯海拉明等，主要是以预防为主，若患者恶心、呕吐，用药后持续不缓解，建议转往上级医院。

（3）骨髓抑制：使用环磷酰胺会导致骨髓抑制，白细胞、血小板减少，其中以中性粒细胞减少为主要不良事件。重组人粒细胞刺激因子是临床上常用的治疗药物。因此，社区随访血常规很有必要，若发现患者出现骨髓抑制且治疗无效后，应及时让患者去上级医院就诊。

（4）肝功能异常：使用药物后要定期复查肝功能，若只出现轻微的肝酶升高，可适当给予保肝治疗，比如双环醇片、复方甘草酸类制剂等，动态监测指标变化。若出现严重肝损害，如转氨酶升高超过正常上限2.5 ~ 3.0倍，进行性黄疸加重、胆酶分离等，应立即转上级医院救治，避免发生急性肝衰竭。

（5）代谢和营养障碍：高血糖、糖尿病、高钾血症等是使用他克莫司十分常见的不良反应。此外，常见的不良反应还有低镁血症、体液潴留、高尿酸血症等。因此，患者要定期去社区医院检查电解质、尿酸等指标，评估病情，若出现代谢电解质紊乱要及时纠正，避免引起不可逆的损伤。在治疗过程中要关注其他导致高钾血症的药物，如血管紧张素转换酶抑制剂（ACEI）和血管紧张素受体拮抗剂（ARB）等，慎重选择。

五、要点与讨论

儿童及青少年单纯性肾病综合征（血尿不明显，血压、肾功能正常）多为本病，可先予足量激素治疗，若疗效不佳（8周无效）或中老年患者则应进行肾穿刺活检明确病理类型。

1. 肾病综合征的诊断标准

（1）大量蛋白尿（> 3.5g/24h）。

（2）低白蛋白血症（血清白蛋白 < 30g/L）。

（3）水肿。

（4）高脂血症。

其中前两项为诊断必备条件。

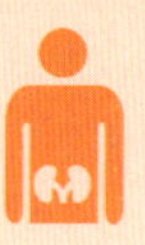

2. 微小病变性肾病的诊断标准

（1）临床肾病综合征症状和体征。

（2）肾穿刺活检病理结果为肾小球微小病变。

六、思考题

1. 微小病变性肾病的诊断要点有哪些？

2. 微小病变性肾病目前常用的治疗方案有哪些？

3. 治疗微小病变性肾病的常见药物有哪些不良反应？

4. 在哪些情况下，微小病变性肾病患者需要转诊？

七、科普小常识

1. 微小病变性肾病可以治好吗？

肾病综合征是一种比较常见的疾病，可能原发于肾脏疾病，也可能由于其他疾病导致，病因复杂多样。肾病综合征部分患者可以治好，但是大多数患者主要的治疗目的是达到临床治愈，主要包括以下两点：①患者的水肿完全消退，体征和症状均消失；②尿活动性指标为阴性（24 小时尿蛋白定量 < 0.5g）。30%~40% 微小病变性肾病患者可在发病后数月内自发缓解，90% 的患者对激素治疗敏感，治疗 2 周左右开始利尿，尿蛋白可在数周内迅速减少至阴性，血清白蛋白可逐渐恢复至正常水平，最终达到临床完全缓解，但微小病变性肾病复发率高达 60%。总而言之，无论何种类型的肾病综合征均有可能达到临床缓解，而微小病变性肾病的预后相对其他类型而言较好，但要注意复发问题。因此，患者要积极配合治疗，适时复查，监测指标，相信微小病变性肾病可防可控，有信心早日康复！

2. 微小病变性肾病患者生活上应注意哪些细节？

（1）生活规律。注意休息，避免熬夜。

（2）饮食规律。采用低盐低脂优质蛋白饮食，清淡均衡为宜，戒烟限酒。

（3）运动规律。在病情平稳状态下，每天进行适宜、温和的运动，如散步、八段锦、太极拳等。

（4）注意卫生。不进食变质、冰冷及生腌食物，避免引起胃肠道不适；保持居住环境干净整洁，勤通风；保持个人卫生，勤洗手，注意根据气候变化增减衣物，避免着凉，预防感染。

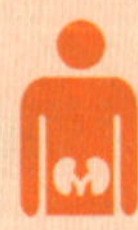

（5）勤排尿，勿憋尿，少量多次饮水，预防泌尿系统感染。

（6）日常生活中要测量体重，监测尿量，观察尿液颜色。如尿色浑浊、泡沫较多时要及时就诊。

（7）按医嘱及时随访、随诊。不可随意增减激素或其他药物药量或擅自停药，因为停药后微小病变性肾病复发率很高。治疗过程中出现任何不适要及时与主管大夫联系或门诊随访。

3. 肾病综合征患者有哪些饮食注意事项？

肾病综合征是一种复杂的疾病，除了规范治疗，正确的饮食也是至关重要的。

（1）限制蛋白质。肾病综合征患者往往要限制蛋白质的摄入，因为过量蛋白质会导致肾脏负担加重，加速肾功能恶化。在日常生活中，患者要多进食优质蛋白质，如动物蛋白，鸡蛋、牛奶、鱼肉、虾肉等，所含的营养物质被人体吸收利用率较高。比如，患者每天可吃 1 个鸡蛋、250mL 左右的纯牛奶、100g 肉类食物来满足 1 天的蛋白需求量。相对而言，植物类食品中的蛋白质（如豆制品豆腐、豆浆等）绝大多数属于非优质蛋白，所含必需氨基酸较少，代谢产生的废物较多，不适合肾病患者食用。

（2）限制饮水量。肾病综合征患者的水分代谢功能受损，过量摄入水分可能导致水肿加重、心衰等严重后果。建议患者每天严格监测、记录尿量，根据病情和尿量情况在医生的专业指导下摄入水分。

（3）低脂饮食。肾病综合征患者往往合并高脂血症。为减轻高脂血症，患者应少食富含饱和脂肪酸（如动物油脂）的饮食，而多食富含多聚不饱和脂肪酸（如植物油、鱼油）及富含可溶性纤维（如燕麦、米糠）的饮食。

综上所述，肾病综合征患者在饮食上要注意营养均衡、荤素搭配！

（编者 刘高虹）

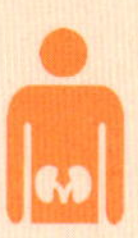

第二节　局灶节段性肾小球硬化症（案例 2 ~ 3）

核心提示

❖掌握局灶节段性肾小球硬化症的诊断标准。

❖掌握局灶节段性肾小球硬化症各亚型的规范治疗方法。

❖学会评估局灶节段性肾小球硬化症治疗效果的监测方法。

一、病历资料（案例 2）

1. 病史

耿 ××，女，55 岁，主因“发现泡沫尿 3 个月，伴双足水肿 1 个月”于 2020 年 7 月 6 日入院。

患者 2020 年 4 月初无明显诱因出现泡沫尿，肉眼血尿，尿频，尿急，尿痛，无水肿，就诊于山西省原平市 × 医院。实验室检查显示，蛋白尿 ++。山西省原平市 × 医院考虑“肾炎”，给予口服黄葵胶囊 1 个月，降尿蛋白治疗。患者自感尿中泡沫未见减少。

患者 1 个月前出现双足水肿，呈对称可凹性，活动后加重，休息后缓解，于当地医院复查尿常规，尿蛋白仍为 ++，遂于 2020 年 6 月 1 日就诊我科门诊。实验室检查显示：尿蛋白 +++，尿潜血 +−，24 小时尿蛋白定量 6.52g；血清白蛋白 29.88g/L、总胆固醇 6.43mmol/L、甘油三酯 6.11mmol/L。患者以“肾病综合征”入住我科。

患者自发病以来精神、食欲及睡眠尚可，大便正常，泡沫尿，体重未见明显改变。患者既往体健，否认高血压、糖尿病、冠心病病史，否认肝炎、结核病等传染性疾病史，否认手术史、外伤史、输血史，否认食物、药物过敏史。

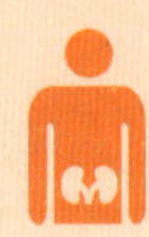

2. 体格检查

体温 36.3℃，脉搏 82 次 / 分，呼吸 16 次 / 分，血压 153/92mmHg，身高 154cm，体重 71kg，发育正常。慢性病容，意识清晰，查体合作，言语流利；皮肤弹性良好，无皮疹；全身浅表淋巴结未触及；头颅大小及形状正常，无畸形；咽无充血，口唇红；胸廓外形正常，双肺呼吸音清，未闻及干、湿啰音，未闻及胸膜摩擦音；心率 82 次 / 分，心律齐，心脏各瓣膜听诊区未闻及病理性杂音；腹软；双下肢中度可凹陷性水肿；神经系统查体未见异常。

3. 实验室及辅助检查

血生化：血清白蛋白 29.88g/L、总胆固醇 6.43mmol/L、甘油三酯 6.11mmol/L。

尿常规：蛋白质 +++，潜血 +−，24 小时尿蛋白定量 6.52g。

4. 初步诊断

肾病综合征。

5. 诊治经过

患者主因“发现泡沫尿 3 个月，伴双足水肿 1 个月”入院。实验室检查示，24 小时尿蛋白定量 6.52g、血清白蛋白 29.88g/L、总胆固醇 6.43mmol/L、甘油三酯 6.11mmol/L。患者血压高，初步考虑肾病综合征。

患者入院后的相关检查项目及结果如下：

（1）实验室检查：

血常规：红细胞计数 5.13×10^{12}/L、血红蛋白 160g/L、红细胞比容 0.448。

血生化：白蛋白 29.58g/L、白蛋白 / 球蛋白 0.89、r− 谷氨酰转肽酶 38.35IU/L、血肌酐 58.06μmol/L、尿酸 487.39 μmol/L、补体 C1q 测定 235.5mg/L、胱抑素 C 1.25mg/L、总胆固醇 6.64mmol/L、甘油三酯 6.03mmol/L、低密度脂蛋白胆固醇 4.07mmol/L。

抗磷脂酶 A2 受体抗体 IgG 检测：＜ 5RU/mL。

尿红细胞位相：红细胞 +、白细胞 +、蛋白 +++、红细胞数 6 ~ 8 个 /HP；变形红细胞形态小影红、靶型；白细胞 5 ~ 10 个 /HP，细颗粒管型少量 /LP。

尿总蛋白浓度 5.18g/L、尿量 1 900ml/24h、24 小时尿蛋白定量 9.84g。

免疫、甲状腺功能、粪便分析、传染病、抗双链 DNA 抗体、凝血系列、抗核抗体谱未见明显异常。

血生化、24 小时尿蛋白定量、抗磷脂酶 A2 受体抗体等重要检验报告（如表 1−2−1 所示）。

表 1-2-1 血生化、24 小时尿蛋白定量、抗磷脂酶 A2 受体抗体等重要检验报告

白蛋白	29.58g/L
血肌酐	58.06μmol/L
抗磷脂酶 A2 受体抗体	<5RU/mL
总胆固醇	6.64mmol/L
甘油三酯	6.03mmol/L
低密度脂蛋白胆固醇	4.07mmol/L
尿蛋白	+++
尿红细胞	+
24 小时尿蛋白定量	9.84g

（2）腹部彩超：脂肪肝，胆囊壁多发息肉样病变，双肾弥漫性回声异常，胰、脾及门脉未见明显异常。

（3）肾脏穿刺活检：肾脏穿刺活检病理报告（如图 1-2-1 所示）符合局灶节段性肾小球硬化症。肾脏病变类型特点：肾小球节段系膜增生性病变，球性废弃（2/20），节段硬化（2/20）。

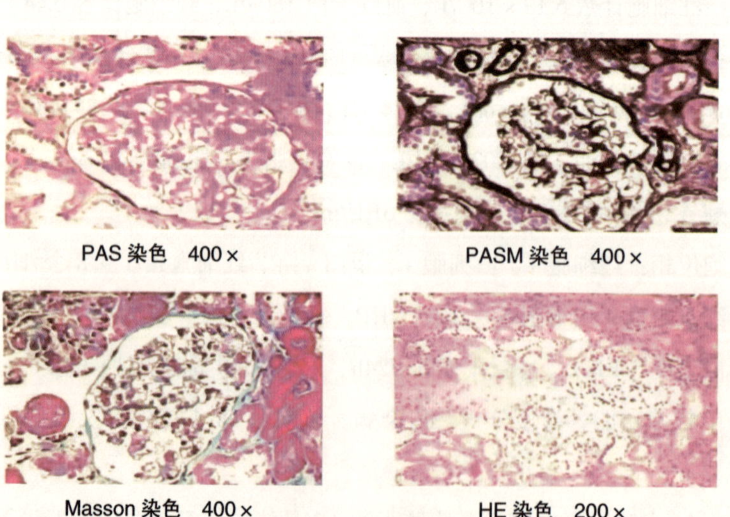

图 1-2-1　肾组织光镜图

本案例患者被诊断为肾病综合征之局灶节段性肾小球硬化症，具体治疗见本节“处

理方案及基本原则”相关内容。

二、病历资料（案例 3）

1. 病史

贾 ×，男，68 岁，主因“尿检异常 3 个月余”于 2021 年 1 月 4 日入院。

患者 3 个月前因右膝关节疼痛就诊于山西省人民医院中医科，实验室检查示尿蛋白 ++、24 小时尿蛋白定量 0.94g，间断口服药物治疗（具体不详）。患者 4 日前因发现尿中泡沫明显增多，就诊于当地医院，实验室检查尿蛋白 +++、尿微量白蛋白 430.93mg/L。患者病程中无明显尿频、尿急、尿痛，无发热，无咳嗽、咳痰，无光过敏、脱发、皮疹、口腔溃疡等。为求进一步诊治，患者入住我科。

患者自发病以来，精神、食欲、睡眠尚可；大便正常，小便泡沫多，夜尿 4 ~ 5 次 / 晚，近 1 年体重下降 5kg 左右。患者既往高血压 7 年余，最高血压 180/130mmHg，目前口服硝苯地平控释片（20mg，每天 1 次）、左旋氨氯地平片（2.5mg，每天 1 次），血压控制不详；患 2 型糖尿病 4 年余。目前降糖方案：皮下注射重组甘精胰岛素 18IU（每天早上 9 点）。空腹血糖 8mmol/L，餐后 2 小时血糖 10mmol/L。2020 年 8 月 25 日患者因右膝关节炎于腰硬联合麻醉下行全膝关节置换术，术后恢复好。患者否认肝炎、结核病病史，否认外伤史、输血史，否认食物、药物过敏史，否认家族遗传史。

2. 体格检查

体温 36.7℃，脉搏 78 次 / 分，呼吸 16 次 / 分，血压 131/66mmHg，身高 173cm，体重 78kg。发育正常，慢性病容，意识清晰，查体合作，言语流利；皮肤弹性良好，无皮疹，全身浅表淋巴结未触及；头颅大小及形状正常，无畸形；咽无充血，口唇红；胸廓外形正常，双肺呼吸音清，未闻及干、湿啰音，未闻及胸膜摩擦音；心率 78 次 / 分，心律齐，心脏各瓣膜听诊区未闻及病理性杂音；腹软；双下肢可凹陷性水肿；神经系统检查未见异常。

3. 实验室检查

2020 年 8 月 4 日（外院），实验室检查项目及结果如下：白蛋白 36.49g/L、血肌酐 96.39 μmol/L、尿微量白蛋白 523.85mg/L、尿微量白蛋白 / 尿肌酐 426.9mg/gCr、24 小时尿蛋白定量 0.94g。

2020 年 8 月 17 日（外院），实验室检查项目及结果如下：尿微量白蛋白 262.2mg/L、24 小时尿蛋白定量显示 0.72g。

2020 年 8 月 29 日（外院），实验室检查项目及结果如下：白蛋白 28.16g/L。

4. 初步诊断

尿检异常原因待查，肾病综合征？糖尿病肾脏病？高血压3级（很高危），2型糖尿病。

5. 诊治经过

患者主因“尿检异常3个月余”入院，病程中出现泡沫尿。院外偶测尿蛋白，提示阳性，24小时尿蛋白定量为0.94g，既往高血压病史7年余，糖尿病病史4年余。

患者入院后的相关检查项目及结果如下：

（1）实验室检查：

血生化：白蛋白31.91g/L、白蛋白/球蛋白1.22、血肌酐84.1μmol/L、尿酸331.41μmol/L、总胆固醇5.01mmol/L、甘油三酯1.36mmol/L；D-二聚体374ng/mL；糖化血红蛋白6.9%；抗磷脂酶A2受体抗体IgG检测< 5RU/mL。

肾小管功能监测：尿 β_2- 微球蛋白14.17mg/L、尿胱抑素C 0.80mg/L、尿N-乙烯β-D-氨基葡萄糖苷酶27.91U/L、尿α1-微球蛋白68.6mg/L、尿视黄醇结合蛋白6.21mg/L、尿κ型轻链166.7mg/L、尿λ型轻链84.0mg/L。

尿红细胞位相：红细胞+、白细胞+、蛋白++、红细胞数1~2个/HP；尿总蛋白浓度2.61g/L、尿量1 950ml/24h、24小时尿蛋白定量5.09g。

血常规、肝功能、凝血系列、抗核抗体谱、抗中性粒细胞胞浆抗体系列、心梗四项、肿瘤标志物、可溶性生长刺激表达基因蛋白未见明显异常。

血生化、24小时尿蛋白定量、抗磷脂酶A2受体抗体等重要检验报告（如表1-2-2所示）。

表1-2-2　血生化、24小时尿蛋白定量、抗磷脂酶A2受体抗体等重要检验报告

白蛋白	31.91g/L
血肌酐	84.1 μmol/L
抗磷脂酶A2受体抗体	<5RU/mL
总胆固醇	5.01mmol/L
甘油三酯	1.36mmol/L
低密度脂蛋白胆固醇	3.02mmol/L
尿蛋白	++
尿红细胞	+
24小时尿蛋白定量	3.85g

（2）影像学检查：

腹部彩超：肝内局灶性病变（血管瘤？），双肾多发囊肿，胆、胰、脾未见明显异常。

胸片：左肺中叶结节影陈旧病灶，建议复查或 CT 进一步检查。

泌尿系彩超：前列腺钙化灶，双侧输尿管、膀胱未见明显异常。

心脏彩超：左房增大，左室舒张功能减低。

眼底检查：未见明显异常，未见糖尿病视网膜病变。

（3）肾脏穿刺活检：肾脏穿刺活检病理报告（如图 1-2-2 所示）符合局灶节段性肾小球硬化症、高血压相关肾损害。肾脏病变类型特点：肾小球节段系膜增生性病变，球性废弃（1/17），节段硬化（1/17），间质轻度慢性病变（10%）。建议：待电镜进一步观察足细胞和基底膜，除外继发因素。

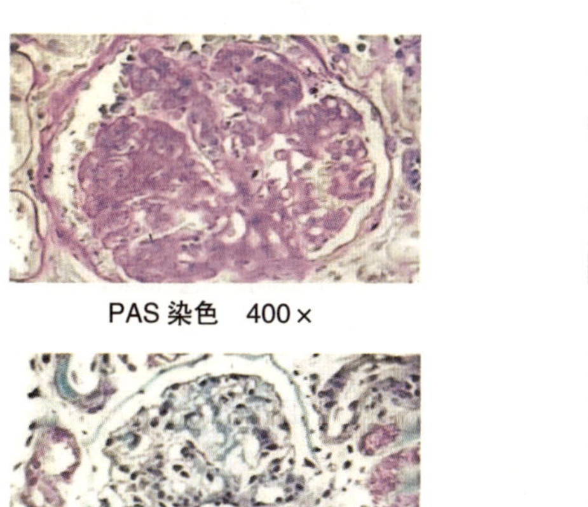

PAS 染色　400×

Masson 染色　400×

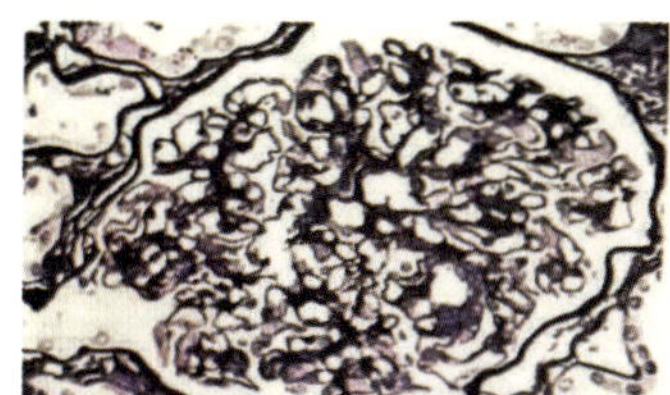

PASM 染色　400×

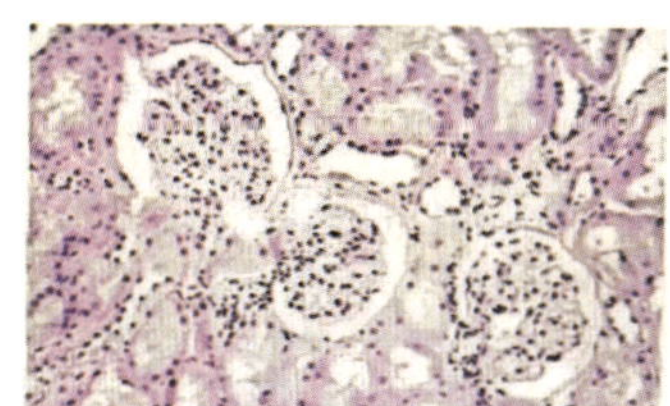

HE 染色　200×

图 1-2-2　肾组织光镜图

本案例患者被诊断为肾病综合征之局灶节段性肾小球硬化症、高血压相关肾损害，具体治疗见本节“处理方案及基本原则”相关内容。

三、案例分析（案例 2）

1. 病史特点

（1）患者为中年女性，无明显诱因出现泡沫尿，继而出现双足水肿，入院监测发现血压高。

（2）实验室检查可见尿蛋白阳性，尿潜血阳性，24 小时尿蛋白定量 >3.5g；血生化显示白蛋白 <30g/L、总胆固醇 6.64mmol/L、甘油三酯 6.03mmol/L、低密度脂蛋白胆固醇

4.07mmol/L。

（3）腹部超声可见双肾弥漫性回声异常。

（4）患者入院后行肾穿刺活检，病理报告提示，肾小球节段系膜增生性病变，诊断为局灶节段性肾小球硬化症。

2. 诊断及诊断依据

（1）诊断：肾病综合征之局灶节段性肾小球硬化症、高尿酸血症、脂肪肝、胆囊壁多发息肉样病变。

（2）诊断依据：局灶节段性肾小球硬化症的临床表现无特异性，其确诊依赖于肾组织活检病理诊断。①患者有泡沫尿、双足水肿、高血压等症状；②实验室检查显示，尿蛋白阳性、镜下血尿、24 小时尿蛋白定量 >3.5g、低蛋白血症、高脂血症；肾穿刺病理结果提示，肾小球节段系膜增生性病变。诊断为局灶节段性肾小球硬化症。

四、案例分析（案例 3）

1. 病史特点

（1）患者为老年男性，院外偶测尿蛋白提示阳性，可见间断泡沫尿，既往患高血压、糖尿病。

（2）实验室检查显示，尿蛋白阳性、24 小时尿蛋白定量 >3.5g、白蛋白 31.91g/L、总胆固醇 5.01mmol/L、甘油三酯 1.36mmol/L。

（3）患者入院后行肾活检组织病理提示：肾小球节段系膜增生性病变，间质轻度慢性病变。诊断为局灶节段性肾小球硬化症、高血压相关肾损害。

2. 诊断及诊断依据

（1）诊断：肾病综合征之局灶节段性肾小球硬化症、高血压相关肾损害、高血压 3 级（很高危）、2 型糖尿病、左肺中叶结节影、肝血管瘤、双肾多发囊肿、左室舒张功能降低。

（2）诊断依据：①患者有泡沫尿、高血压；②尿常规检查显示，尿蛋白阳性，24 小时尿蛋白定量 >3.5g；肾穿刺活检病理报告提示，肾小球节段系膜增生性病变。诊断为局灶节段性肾小球硬化症。

五、鉴别诊断

局灶节段性肾小球硬化症主要表现为不同程度的蛋白尿，50% 患者可表现为肾病综合征，半数以上患者有血尿，多为镜下血尿，且伴有不同程度的肾功能不全、高血压，需与各种肾小球疾病相鉴别。

1. 慢性肾炎

慢性肾炎与局灶节段性肾小球硬化症在临床上十分相似，均可出现蛋白尿、血尿、高血压、水肿，但局灶节段性肾小球硬化症蛋白选择性差，常表现为大量蛋白尿，且早期即可出现高血压，肾功能减退，对激素抵抗率较高，需联合使用免疫抑制剂治疗，预后差异大，易进展至终末期肾；而慢性肾炎临床表现症状轻，预后与病理分级有关，对激素反应较好，由于其有特征性沉积，肾活检可帮助诊断。

2. 高血压肾损害

良性高血压肾损害一般高血压病史为 10 ~ 15 年，以小管功能受损为主，可表现为夜尿增多，尿蛋白较少，一般在 + ~ ++，肾脏病理表现为小动脉玻璃样变。恶性高血压肾损害一般指舒张压在 130mmHg 以上，眼底为 III 级出血、渗出，或 IV 级（视神经乳头水肿）病变。肾损害可表现为短期内出现蛋白尿，部分为大量蛋白尿。肾脏病理表现为典型“葱皮样改变”，且心脑血管及视网膜血管硬化性改变较明显，平素血压控制较差。

3. 急性风湿病

急性风湿病以肾脏病变为突出表现者称为风湿性肾炎，肉眼血尿极少见，常有镜下血尿，尿蛋白少量至中量，血压一般不高，往往同时具有急性风湿热的其他表现，抗风湿治疗后尿蛋白明显好转，但镜下血尿持续时间较长。

4. 微小病变性肾病

微小病变性肾病以光镜下肾小球基本正常、电镜下肾小球上皮足突细胞突起融合和消失、无明显系膜细胞增生、基质增宽、免疫球蛋白沉积为特点。微小病变性肾病临床常表现为肾病综合征，即有大量蛋白尿、低蛋白血症、水肿、高脂血症等。肾活检有助于明确诊断。

5. 结缔组织病

系统性红斑狼疮、结节性多动脉炎等胶原性疾病中肾脏损害的发生率很高，其临床表现可与慢性肾炎相似，但此类疾病大都同时兼有全身和其他系统症状，如发热、皮疹、关节痛、肝脾增大，实验室检查可发现特征性指标异常。

6. 隐匿性肾小球肾炎

是一种无明显临床症状的肾脏疾病，通常通过尿检异常被发现，主要表现为无症状性血尿和蛋白尿，无水肿、高血压和肾功能减退。

六、处理方案及基本原则

1. 一般治疗

嘱咐患者低盐清淡饮食；完善相关检查并评估病情；降低尿素氮，减轻体内有毒物质对肾脏和身体的损害；降低尿蛋白的排出，改善肾小球高灌注；降低胆固醇。

2. 针对上述两个案例患者的相关诊治

（1）患者入院后，进一步完善尿常规、肝肾功能、24 小时尿蛋白定量、抗磷脂酶 A2 受体抗体、甲状腺功能等实验室检查，评估病情。

（2）嘱咐患者吃低盐、优质低蛋白饮食，规律监测血压。

（3）给予雷米普利（5mg/d）降血压、非诺贝特胶囊（200mg/d）强化降脂等对症治疗。

（4）无特殊禁忌证，行肾穿刺活检明确病理分型，调整治疗方案。

（5）给予激素联合环磷酰胺免疫抑制治疗。患者出院后，规律使用细胞毒类药物，密切监测肝肾功能，复查 24 小时尿蛋白定量，评估治疗效果，必要时调整用药。

3. 规范免疫抑制治疗

《成人局灶节段性肾小球硬化（症）诊治专家共识》（2021）针对原发性局灶节段性肾小球硬化症的初始治疗指出：

（1）对临床表现为肾病综合征的原发性局灶节段性肾小球硬化症患者，建议口服足量激素作为一线免疫抑制治疗。

1）起始剂量：泼尼松 1mg/（kg · d），最大剂量不超过 80mg/d。

2）开始减量：足量激素 4 周内不应减量，减量应在完全缓解 2 周后开始；如果 8~12 周达到部分缓解，继续应用足量激素至 12~16 周，以尽量达到完全缓解；如蛋白尿不缓解，足量激素最多不超过 16 周，但大部分患者不能耐受 16 周足量激素治疗，如有激素副作用则激素应尽早开始减量，并加用免疫抑制剂。

3）减量：泼尼松减量可每 2 周左右减 5mg，24 周内完成。

4）如患者为激素抵抗或出现明显的激素副作用，激素应快速减量，并加用免疫抑制剂。

（2）对非肾病综合征且排除继发性、遗传性因素的局灶节段性肾小球硬化症患者是否应用免疫抑制治疗尚存争议。国内文献报道，24 小时尿蛋白定量 1.0~3.5g 的局灶节段性肾小球硬化症患者，使用中等剂量激素联合 ACEI、ARB 治疗可降低尿蛋白，延缓肾功能下降。

4. 激素抵抗的原发性局灶节段性肾小球硬化症治疗

（1）对激素抵抗的原发性局灶节段性肾小球硬化症患者，建议采用钙调磷酸酶抑制剂（以下简称 CNI）至少治疗 12 个月。

目前临床常用的 CNI 主要包括环孢素 A 和他克莫司两种药物。

CNI 的起始剂量建议：环孢素 A：3~5mg/（kg · d），分两次给药；或他克莫司 0.05~0.1mg/（kg · d），分两次给药，定期监测药物浓度（环孢素 A 药物谷浓度 100~175 μg/L；他克莫司药物谷浓度 5~10 μg/L）。

CNI 治疗达到部分或完全缓解者，建议维持达到药物浓度的 CNI 剂量至少 12 个月，以减少复发风险。为降低 CNI 的副作用，应尽可能以最小的药物剂量维持。CNI 减量应缓慢进行，每 2 个月减量 25%，并在 6~12 个月停用。CNI 治疗 6 个月未缓解者应停药。

肾功能受损的激素抵抗型局灶节段性肾小球硬化症患者使用 CNI 治疗时，需关注药物的肾毒性。对估算的肾小球滤过率（eGFR）<30mL/（min · 1.73m^2）或病理表现为中重度小管间质病变者，应避免使用 CNI 治疗。联合应用钙离子拮抗剂和维生素 D 可能减轻 CNI 毒副作用。

（2）对激素抵抗的原发性局灶节段性肾小球硬化症患者，CNI 治疗失败或不耐受，考虑使用环磷酰胺、利妥昔单抗和霉酚酸酯等方案治疗。

国内数据显示，激素抵抗或激素依赖的局灶节段性肾小球硬化症患者（肾病综合征和肾病综合征倾向），环磷酰胺（起始剂量每月 0.5~0.75g/m^2）联合激素的疗效类似他克莫司联合激素，均能降低尿蛋白，缓解肾功能。用药期间需监测药物副作用，如感染、骨髓抑制、肝损害等。相比口服环磷酰胺，静脉用药累积剂量更少，毒副反应更小。

利妥昔单抗是人鼠嵌合抗 CD_{20} 单克隆抗体。国内研究显示，利妥昔单抗对激素抵抗或激素依赖的局灶节段性肾小球硬化症患者，可增加缓解率，降低复发率，同时减少激素和免疫抑制剂的副作用。利妥昔单抗 375mg/m^2 每周 1 次共 4 次缓慢滴注，用药前需监测 CD19、CD20、免疫球蛋白、中性粒细胞、淋巴细胞等，并评估潜在感染包括结核、乙型肝炎、丙型肝炎等。用药期间，需关注利妥昔单抗不良反应。使用利妥昔单抗 6~12 个月左右，建议评估后强化利妥昔单抗治疗。

霉酚酸酯联合激素治疗局灶节段性肾小球硬化症。霉酚酸酯推荐剂量 500~1 000mg/次，每天 2 次。国外研究证实，激素抵抗的原发性局灶节段性肾小球硬化症患者，霉酚酸酯亦可降低尿蛋白，有利于稳定肾功能，肾功能减退者应警惕感染的发生。

5. 频繁复发和激素依赖的原发性局灶节段性肾小球硬化症治疗

局灶节段性肾小球硬化症缓解后出现频繁复发或激素依赖可加用 CNI、环磷酰胺或利妥昔单抗治疗。

对激素治疗后部分缓解者（蛋白量较基线下降≥ 50%），若肾脏病理合并较明显间

质纤维化和（或）血管病变，可考虑加用静脉环磷酰胺治疗。

为减少复发及避免激素、免疫抑制剂毒副反应，可考虑应用利妥昔单抗。

七、要点与讨论

1. 局灶节段性肾小球硬化症的病因

局灶节段性肾小球硬化症不是由单一疾病导致的，它的病因多种多样。瘢痕产生可能由于感染、药物或者影响全身机体的某种疾病（比如糖尿病、HIV 感染、镰状细胞病或系统性红斑狼疮）。局灶节段性肾小球硬化症也可能由于患者之前患有的另一种肾小球疾病所导致。根据病因不同，局灶节段性肾小球硬化症有不同的类型：①原发性局灶节段性肾小球硬化症：这种类型的局灶节段性肾小球硬化症意味着肾脏本身的原因导致，而不是由于已知的其他原因所导致。②继发性局灶节段性肾小球硬化症：这种类型的局灶节段性肾小球硬化症通常由其他疾病或药物所导致，包括病毒感染（比如 HIV）、药物（比如有些人用来加速他们肌肉生长的合成代谢类固醇。这个合成代谢类固醇不同于医生为了治疗目的而开具的激素药物）。

2. 局灶节段性肾小球硬化症的症状和体征

早期可能不会产生任何症状。局灶节段性肾小球硬化症的症状和体征：①身体的某些部位肿胀，比如腿部、踝部和眼睛周围（水肿）；②由于体内水分积聚导致的体重增加；③由于尿液中大量蛋白质丢失导致的泡沫尿（蛋白尿）；④血中脂肪水平升高（高胆固醇血症）；⑤血中蛋白水平降低。

局灶节段性肾小球硬化症可以导致肾病综合征。肾病综合征是一组临床综合征，症状包括：①身体的某些部位肿胀，比如腿部、踝部和眼睛周围；②尿中有大量的蛋白质；③血中血脂水平升高；④血压水平升高（有些病例中出现）。

如果情况更加严重，局灶节段性肾小球硬化症的症状可能与肾功能衰竭的症状相像。患者可能会主诉疲乏、胃口减退、头痛、皮肤瘙痒、气急、恶心。

3. 可以明确局灶节段性肾小球硬化症的检查

尿液检查、血液检查、估算的肾小球滤过率和肾脏穿刺活检等能够明确局灶节段性肾小球硬化症。

（1）尿液检查：可以帮助发现尿液中的蛋白质和潜血。

（2）血液检查：可以帮助明确血液中蛋白质、胆固醇和代谢废物的水平。

（3）估算的肾小球滤过率：可以了解肾脏从身体里滤过废物的能力。

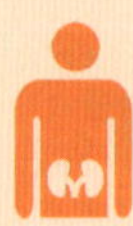

（4）肾穿刺活检：是一种通过穿刺取出少量肾组织进行病理检查的医学操作，主

要用于明确肾脏疾病的类型、严重程度及指导治疗。

（5）基因检测：可以了解是否基因导致肾脏疾病。这个信息可能会帮助医生决定哪种治疗方法最适合。

4. 局灶节段性肾小球硬化症的病因诊断

根据病因不同，局灶节段性肾小球硬化症可分为原发性、继发性、遗传性和病因不明 4 个类型。

（1）原发性局灶节段性肾小球硬化症。其病因及发病机制尚不清楚。原发性局灶节段性肾小球硬化症一般表现为肾病综合征，电镜下见足突弥漫融合。原发性局灶节段性肾小球硬化症的诊断首先要排除继发性局灶节段性肾小球硬化症、遗传性局灶节段性肾小球硬化症和原因不明局灶节段性肾小球硬化症。

（2）继发性局灶节段性肾小球硬化症。通常继发于全身性疾病，常见原因：

1）功能性肾单位数量减少，如孤立肾、先天性肾发育不良、低出生体重等。

2）肾小球肥大和肾小球高滤过的适应性反应，如肥胖相关性肾病。

3）病毒感染，如艾滋病病毒、巨细胞病毒、EB 病毒等。

4）药物，如 CNI、哺乳动物西罗莫司靶蛋白（mTOR）抑制剂、海洛因、抗病毒药物等。

（3）遗传性局灶节段性肾小球硬化症。这类患者的家族中常有多名成员患病，或者父母为近亲婚配。遗传性局灶节段性肾小球硬化症一般由单个基因致病突变引起，儿童较为常见的致病基因包括 NPHS1、NPHS2、ADCK4、WT1 等，成人较为常见的致病基因包括 COL4A3~5、INF2、TRPC6 和 ACTN4 等。

（4）原因不明局灶节段性肾小球硬化症。不同程度蛋白尿，无肾病综合征，肾组织电镜下可见节段性足突融合，诊断需排除继发性局灶节段性肾小球硬化症和遗传性局灶节段性肾小球硬化症。

5. 局灶节段性肾小球硬化症的病理诊断

局灶节段性肾小球硬化症病变最早见于皮髓交界处，且呈局灶节段性分布，因而容易误诊、漏诊。因此，强调肾组织活检取材应包括皮髓交界组织。采用肾活检组织连续切片可提高诊断率。根据哥伦比亚局灶节段性肾小球硬化症分型，局灶节段性肾小球硬化症病理可分为以下 5 种类型：

（1）塌陷型：至少一个肾小球呈节段性或球性毛细血管袢塌陷，塌陷处足细胞增殖和肥大。病变可见于毛细血管袢的任何部位。

（2）顶端型：至少一个肾小球尿极节段性病变（靠近近端肾小管 25% 的毛细血管

袢区域），但一定要有毛细血管袢与尿极球囊壁粘连，或增生的足细胞、壁层上皮细胞伸入尿极近端小管中，或襻向尿极延伸，可以是细胞性病变或硬化。病变部位主要在顶部，需除外塌陷型和门周型。

（3）细胞型：至少一个肾小球呈节段性或球性毛细血管内皮细胞增生并堵塞袢腔，可伴核碎裂或泡沫细胞。病变见于毛细血管袢的任何部位，需除外塌陷型和顶部型。

（4）门周型：至少一个肾小球有门部周围（肾小球血管极）透明样变或硬化。节段性硬化或透明样变主要位于门周部。需除外塌陷型、顶部型和细胞型。

（5）非特殊型：较常见，至少一个肾小球呈节段性细胞外基质增多，毛细血管袢闭塞，可伴节段毛细血管袢塌陷而无相应的足细胞增殖。病变可见于毛细血管袢的任何部位。此型需除外塌陷型、顶部型、细胞型和门周型。

6. 局灶节段性肾小球硬化症的基因诊断

疑似遗传性局灶节段性肾小球硬化症的患者进行基因诊断不仅可以帮助临床诊断，对治疗方案选择、预测疾病预后、产前诊断及肾移植均有重要意义。基因诊断适用于有肾病家族史、儿童或婴幼儿起病、临床表现为综合征类型（如眼耳肾综合征等）及成人激素抵抗局灶节段性肾小球硬化症患者。目前常用的基因诊断方法包括 Panel 测序、全外显子测序或全基因组测序等。

7. 评估疗效

（1）完全缓解：24 小时尿蛋白定量 <0.3g 或尿白蛋白 / 尿肌酐为 <300mg/g，同时肾功能稳定。

（2）部分缓解：尿蛋白较基线下降超过 50%，且 24 小时尿蛋白定量 0.3~3.5g 或尿白蛋白 / 肌酐 300~3 500mg/g。

（3）复发及频繁复发：复发为完全或部分缓解后，患者 24 小时尿蛋白定量再次 ≥ 3.5g；若复发次数在 6 个月内超过 2 次或 12 个月内超过 4 次，则定义为频繁复发。

（4）激素依赖：在激素治疗期间或停激素 2 周内复发，或需持续使用激素才可维持缓解。

（5）激素抵抗：指成人在接受 16 周及以上的足量激素治疗后，蛋白尿未达到部分缓解。

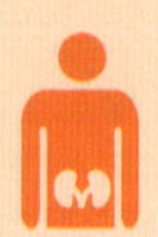

八、思考题

1. 由于环磷酰胺存在副作用和疗效的不确定性，国外已将其逐渐淡出原发性局灶节段性肾小球硬化症的首选治疗方案，我国有无考虑？

2. 降压对症治疗的目标血压是多少？

3. 激素治疗的副作用有哪些？

4. 哪些指标可以评估疗效？

九、科普小常识

1. 局灶节段性肾小球硬化症会导致肾功能衰竭吗？

疾病的进展取决于许多因素。肾小球硬化是不可逆的。由于局灶节段性肾小球硬化症是一种慢性的疾病，所以积极治疗才能延缓肾脏病的进展。每个人对治疗的反应不同，随着时间推移，有些患者病情逐渐恶化，最终达到肾功能衰竭（如果这种情况发生，就需要进行肾移植或透析以维持生命）；有些患者对治疗的反应很好，可以带病生存许多年，平时只需定期监测体征的变化。

2. 规范治疗完全缓解后还会复发吗？

即便完全缓解，也不能掉以轻心，依然有 40% 患者复发。因此，一定要做好定期随访监测，定期复查尿常规、24 小时尿蛋白定量（或尿微量白蛋白 / 尿肌酐和尿总蛋白 / 尿肌酐）、血压和血肌酐，出现问题及时就诊。

3. 局灶节段性肾小球硬化症与遗传有关吗？

遗传因素是目前局灶节段性肾小球硬化症研究的重点和热点。研究发现，早年发病的局灶节段性肾小球硬化症患者中大约有 2/3 的人存在基因缺陷。局灶节段性肾小球硬化症具有种族差异及家族聚集的特点，可能与人类白细胞抗原（HLA）等位基因的出现频率有关。

（编者　王晨丹）

第三节　膜性肾病（案例 4 ~ 6）

核心提示

❖掌握膜性肾病的诊断要点。

❖认识膜性肾病的病因。

❖学会使用免疫制剂治疗膜性肾病。

一、病历资料（案例 4）

1. 病史

乔 ××，男，37 岁，主因“发现泡沫尿 1 月，双下肢水肿 20 余天”入院。

患者 1 个月前无明显诱因发现尿中泡沫增多，20 余天前出现双下肢水肿，无皮疹、光过敏、皮肤瘀斑瘀点、口干、眼干等不适。3 天前患者就诊于山西省山阴县 × 医院。实验室检查显示，血肌酐正常，白蛋白 31.6g/L，尿酸 429.8 μmol/L，尿蛋白 +++、尿潜血 +−。为进一步诊治，患者转诊至我科。

3 天前患者于当地医院发现血压高，160/115mmHg，否认糖尿病病史，否认肝炎、结核病病史，否认手术史、外伤史、输血史，否认食物、药物过敏史；家族史无特殊记载。

2. 体格检查

体温 36.5℃，脉搏 74 次 / 分，呼吸 19 次 / 分，血压 150/108mmHg，身高 168cm，体重 86kg。神志清楚，应答切题；双肺呼吸音清，未闻及干、湿啰音；心音有力，心脏各瓣膜听诊区未闻及病理性杂音；腹软，全腹无压痛，无反跳痛，无腹肌紧张；双下肢凹陷性水肿。

3. 实验室检查和辅助检查

当地医院检查结果：血肌酐 67.70 μmol/L、尿素氮 4.13mmol/L、尿酸 429.8 μmol/L、白蛋白 31.6g/L、球蛋白 18.9g/L；尿蛋白 +++，尿潜血 +-。

4. 初步诊断

蛋白尿原因待查，肾病综合征？慢性肾小球肾炎？高血压 3 级（很高危）。

5. 诊治经过

患者主因“发现泡沫尿 1 个月，双下肢水肿 20 余天”入院。患者有双下肢水肿。院外实验室检查显示：尿蛋白 +++、白蛋白 31.6g/L、肾功能正常。初步考虑肾病综合征。

患者入院后的相关检查项目及结果如下：

（1）实验室检查：

血生化、24 小时尿蛋白定量、抗磷脂酶 A2 受体抗体等重要检验报告（如表 1-3-1 所示）。

表 1-3-1　血生化、24 小时尿蛋白定量、抗磷脂酶 A2 受体抗体等重要检验报告

白蛋白	32.91g/L
血肌酐	70.98 μmol/L
抗磷脂酶 A2 受体抗体	269.34RU/mL
总胆固醇	9.34mmol/L
甘油三酯	2.98mmol/L
低密度脂蛋白胆固醇	6.91mmol/L
尿蛋白	++
尿红细胞	+-
24 小时尿蛋白定量	13.29g

凝血功能：凝血酶原时间（PT-S）10.5s、国际标准化比值（INR）0.97、活化部分凝血活酶时间 32.9s、纤维蛋白原（FIB-C）4.23g/L、D- 二聚体 50ng/ml。

血常规、甲状腺功能、风湿系列、抗中性粒细胞胞浆抗体、抗核杭体系列、传染病系列均未见异常。

（2）泌尿系彩超：

双肾：显示清晰，位置形态大小正常，左右肾大小分别为 11.1cm × 4.5cm、11.7cm × 5.8cm，皮质厚，分别为 0.6cm、0.5cm。右肾上极可见无回声区，大小为 2.1cm × 1.9cm，边界清，透声好。双肾皮质回声均匀，皮髓分界清晰，集合系统未见明显分离，肾内血流分布正常。

双输尿管：未见明显扩张。

膀胱：充盈好，壁光滑，不厚，内透声好，未见明显异常回声。

前列腺：位置形态正常，大小为 3.5cm × 2.0cm × 2.8cm，实质回声均匀，内可见多发强回声斑，血流分布正常。

诊断意见：右肾囊肿，前列腺多发钙化灶，左肾、双侧输尿管、膀胱未见异常。

（3）肾脏穿刺活检：肾脏穿刺活检病理报告（如图 1–3–1 所示）符合Ⅱ～Ⅲ期膜性肾病。肾脏病变类型：肾小球膜性病变，球性废弃（1/38）。建议：待电镜进一步分期。

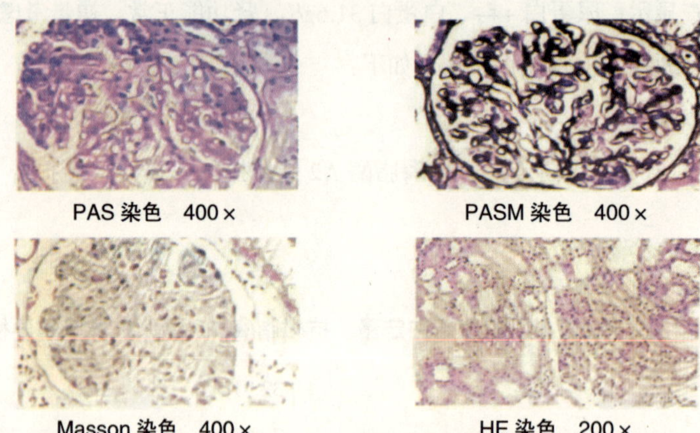

图 1–3–1　肾组织光镜图

针对本案例患者的相关诊治：

（1）患者入院后进一步完善尿常规、肝肾功能、24 小时尿蛋白定量、抗磷脂酶 A2 受体抗体、甲状腺功能、风湿系列、抗中性粒细胞胞浆抗体、抗核抗体等检查，评估病情。

（2）嘱咐患者低盐、清淡、优质低蛋白饮食，规律监测血压。

（3）完善肾脏穿刺活检，明确病理类型。

（4）给予替米沙坦（40mg/d）降尿蛋白、降压，阿托伐他汀钙片（20mg/d）、阿昔莫司分散片（0.5g/d，分两次口服），降脂等对症治疗。

（5）针对原发病给予利妥昔单抗（0.6g，每周 1 次，连用 4 周），免疫抑制治疗。

二、病历资料（案例 5）

1. 病史

王 ××，男，55 岁，主因“双下肢水肿 6 天”入院。

患者于 6 天前着凉后出现双下肢水肿，无尿频、尿急、尿痛，无腰痛，无咳嗽、咳痰，无头晕、发热，无恶心、呕吐，无腹痛、腹泻，无光过敏、口腔溃疡、脱发、皮疹

等。4 天前患者就诊于江苏省 × 人民医院。实验室检查显示：白蛋白 20.1g/L、血肌酐 63.3 μmol/L、总胆固醇 8.23mmol/L、甘油三酯 2.5mmol/L。泌尿系彩超显示：前列腺增大。

患者既往身体健康，否认高血压、糖尿病病史，否认肾脏病史，否认冠心病、脑血管意外疾病史，否认手术、外伤史、输血史，否认肝炎、结核病病史，无传染病病史，预防接种史不详，否认食物、药物过敏史，已婚已育，无烟酒嗜好，家族史无特殊记载。

2. 体格检查

体温 36.6℃，脉搏 67 次 / 分，呼吸 17 次 / 分，血压 140/86mmHg，身高 172cm，体重 72kg。神志清楚，应答切题；双肺呼吸音清，未闻及干、湿啰音；心音有力，心脏各瓣膜听诊区未闻及病理性杂音及心包摩擦音；腹软，全腹无压痛，无反跳痛，无腹肌紧张；双下肢轻度凹陷性水肿。

3. 实验室检查和辅助检查

江苏省 × 人民医院血生化检查：丙氨酸氨基转移酶 118IU/L、天冬氨酸氨基转移酶 113IU/L、总蛋白 48g/L、白蛋白 20.1g/L、尿酸 324.3 μmol/L、血肌酐 63.3 μmol/L、甘油三酯 2.5mmol/L、总胆固醇 8.23mmol/L、尿蛋白 +++。

泌尿系彩超：前列腺增大。

4. 初步诊断

肾病综合征。

5. 诊治经过

患者主因“双下肢水肿 6 天”入院。患者有双下肢水肿。院外实验室检查显示：尿蛋白 +++、白蛋白 20.1g/L、肾功能正常。初步考虑肾病综合征。

患者入院后的相关检查项目及结果如下：

（1）实验室检查：

血生化、24 小时尿蛋白定量、抗磷脂酶 A2 受体抗体等重要检验报告（如表 1-3-2 所示。）

表 1-3-2　血生化、24 小时尿蛋白定量、抗磷脂酶 A2 受体抗体等重要检验报告

白蛋白	19.91g/L
血肌酐	64.1 μmol/L
抗磷脂酶 A2 受体抗体	111.60RU/mL
总胆固醇	8.76mmol/L
甘油三酯	2.57mmol/L

续表

低密度脂蛋白胆固醇	5.60mmol/L
尿蛋白	+++
尿红细胞	+-
24 小时尿蛋白定量	7.03g

凝血功能：凝血酶原时间（PT-S）11.3s、国际标准化比值（INR）1.05、活化部分凝血活酶时间 37.9s、纤维蛋白原（FIB-C）4.83g/L、D- 二聚体 200ng/mL。

血常规、抗核杭体、抗中性粒细胞胞浆抗体系列、风湿系列传染病系列未见异常。

（2）泌尿系彩超：双肾显示清晰，位置形态大小正常。左右肾大小分别约 10.6cm × 5.0cm × 4.9cm、9.1cm × 5.1cm × 4.9cm，皮质厚度均 0.8cm。

（3）肾脏穿刺活检：肾脏穿刺活检病理报告（如图 1-3-2 所示）符合Ⅰ ~ Ⅱ期膜性肾病。肾脏病变类型特点：肾小球膜性病变、球性废弃（2/30）。建议：依据电镜检查对病理进一步分期。

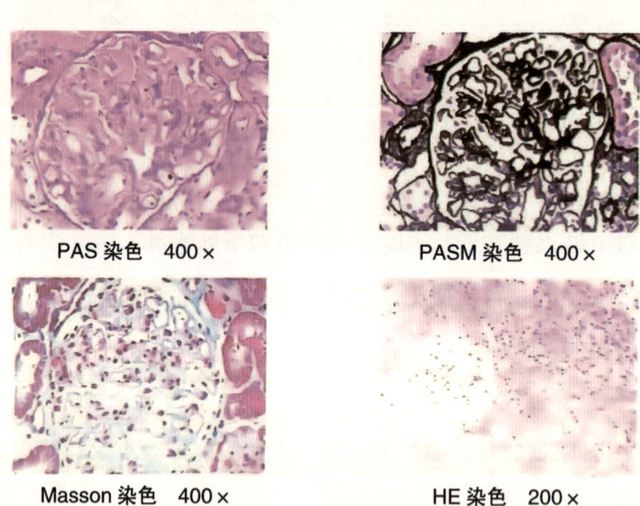

图 1-3-2 肾组织光镜图

针对本案例患者的相关诊治：

（1）患者入院后进一步完善尿常规、肝肾功能、24 小时尿蛋白定量、抗磷脂酶 A2 受体抗体、甲状腺功能、风湿系列、抗中性粒细胞胞浆抗体、抗核抗体等相关检查，评估病情。

（2）嘱咐患者吃低盐、清淡、优质低蛋白饮食，规律监测血压。

（3）完善肾脏穿刺活检明确病理类型。

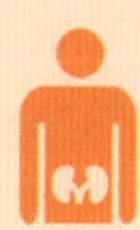

（4）针对原发病给予泼尼松片（35mg/d）、他克莫司胶囊（1mg，口服，每天2次）治疗。

（5）给予雷米普利（5mg，口服，每天2次）降尿蛋白、阿托伐他汀钙片（20mg/d）降脂、碳酸钙D3（60mg/d）补钙、阿卡波糖（50mg/d，午餐时口服）降糖等对症治疗。

三、病历资料（案例6）

1. 病史

赵××，女，65岁，主因“双下肢水肿9个月”入院。

患者9个月前无明显诱因出现双下肢水肿，无尿频、尿急、尿痛，无腰痛，无咳嗽、咳痰，无头晕、发热，无恶心、呕吐，无腹痛、腹泻，无光过敏、口腔溃疡、脱发、皮疹等，未重视。1个月前患者因头晕就诊于当地县人民医院，完善实验室检查：尿蛋白++、白蛋白22g/L。为进一步诊治，患者入住我科。

40余年前患者因引产后出血行子宫切除术；高血压9年余，最高血压180/110mmHg，现规律口服“雷米普利+富马酸比索洛尔”，血压控制不详。患者无烟酒嗜好，否认肝炎、结核病病史，否认外伤史，否认输血史，否认食物、药物过敏史，家族史无特殊记载。

2. 体格检查

体温36.5℃，脉搏57次/分，呼吸17次/分，血压115/74mmHg，身高155cm，体重53kg。体重指数（BMI）：22.06kg/m^2。神志清楚，应答切题。双肺呼吸音清，未闻及干、湿啰音；心音有力，心脏各瓣膜听诊区未闻及病理性及心包摩擦音；腹软，全腹无压痛，无反跳痛，无腹肌紧张；双下肢凹陷性水肿。

3. 实验室检查和辅助检查

当地医院实验室检查：尿蛋白++、血清白蛋白22g/L、总胆固醇6.21mmol/L。

4. 初步诊断

双下肢水肿原因待查，肾病综合征？高血压肾脏损害？高血压3级（很高危）、低白蛋白血症、高胆固醇血症。

5. 诊治经过

患者主因“双下肢水肿9个月”入院。患者有双下肢水肿，尿蛋白++、白蛋白22g/L。初步考虑肾病综合征。

患者入院后的相关检查项目及结果如下：

（1）实验室检查：

血生化、24小时尿蛋白定量、抗磷脂酶A2受体抗体等重要检验报告（如表1-3-3

所示）。

表 1-3-3　血生化、24 小时尿蛋白定量、抗磷脂酶 A2 受体抗体等重要检验报告

白蛋白	30.79g/L
血肌酐	48.50 μmol/L
抗磷脂酶 A2 受体抗体	471.00RU/mL
总胆固醇	5.11mmol/L
甘油三酯	3.42mmol/L
低密度脂蛋白胆固醇	3.05mmol/L
尿蛋白	++
尿红细胞	+++
24 小时尿蛋白定量	13.29g

凝血功能：凝血酶原时间 11.0s、国际标准化比值 1.02、活化部分凝血活酶时间 35.2s、纤维蛋白原 3.58g/L、D- 二聚体 967ng/ml。

血常规、抗核杭体、抗中性粒细胞胞浆抗体、风湿系列、传染病系列未见异常。

（2）影像学检查：

腹部彩超。肝内局灶性病变（血管瘤？），建议增强影像学检查。脾内多发局灶性病变（血管瘤？），建议增强影像学检查。胆囊壁毛糙。胰、双肾及门脉未见明显异常。

胸部 CT。双侧胸廓对称，纵隔居中，纵隔内各大血管走行正常，心脏不大，心包未见异常，纵隔内未见明显肿大淋巴结。气管及支气管通畅，双肺及肺门纹理走行正常，双肺透过度不均。双肺多发支气管壁增厚，管腔狭窄。双肺可见多发小结节影，大者直径约 0.4cm。左肺上叶舌段及右肺中叶内侧段可见斑片状软组织密度影，左肺可见钙化灶。肝右叶见类圆形低密度影，直径约 1.8cm，CT 值约 27HU。

影像学诊断：①双肺透过度不均；②慢性支气管炎可能；③双肺多发小结节，建议定期复查；④左肺上叶舌段及右肺中叶内侧段局限性肺不张；⑤左肺钙化灶；⑥肝右叶低密度结节，建议增强扫描。

针对本案例患者的相关诊治：

（1）患者入院后进一步完善尿常规、肝肾功能、24 小时尿蛋白定量、抗磷脂酶 A2 受体抗体、风湿系列、抗中性粒细胞胞浆抗体、抗核抗体等相关检查，评估病情。

（2）嘱咐患者低盐、清淡、优质低蛋白饮食，规律监测血压。

（3）针对原发病给予泼尼松片（50mg，口服，每天 1 次）、环磷酰胺片（50mg，口服，每天 2 次）治疗。

（4）给予雷米普利（10mg/d，分两次口服）降尿蛋白、阿托伐他汀钙片（20mg/d）降脂、碳酸钙 D3 颗粒（600mg/d）补钙、二甲双胍（0.5g/d，分两次口服，中午、晚上各 1 次）降糖等对症治疗。

四、案例分析（案例 4）

1. 病史特点

（1）年轻男性，体型肥胖，以“发现泡沫尿、双下肢水肿”为主诉。

（2）临床表现以双下肢凹陷性水肿为主要症状，血压高。

（3）实验室检查和辅助检查：24 小时尿蛋白定量、血脂水平、抗磷脂酶 A2 受体抗体水平明显增高，白蛋白水平较正常值下降；泌尿系彩超示双肾大小正常，皮质厚，集合系统未见明显分离。病理诊断：Ⅱ ~ Ⅲ期膜性肾病。

2. 诊断和诊断依据

（1）诊断：肾病综合征之膜性肾病、高脂血症、高血压 3 级（很高危）。

（2）诊断依据：①双下肢凹陷性水肿；② 24 小时尿蛋白定量 >3.5g，低蛋白血症及高脂血症；③抗磷脂酶 A2 受体抗体水平增高；④肾脏穿刺活检：Ⅱ ~ Ⅲ期膜性肾病。

五、案例分析（案例 5）

1. 病史特点

（1）中年男性，55 岁，体型适中，以双下肢水肿为主诉。

（2）体格检查以双下肢凹陷性水肿为主要表现。

（3）实验室检查和辅助检查：24 小时尿蛋白定量、血脂水平、抗磷脂酶 A2 受体抗体水平明显增高，白蛋白水平较正常值下降；泌尿系彩超示，双肾大小正常，皮质厚，集合系统未见明显分离。病理诊断示：Ⅰ ~ Ⅱ期膜性肾病

2. 诊断和诊断依据

（1）诊断：肾病综合征之膜性肾病。

（2）诊断依据：①双下肢凹陷性水肿；② 24 小时尿蛋白定量 >3.5g，低蛋白血症及高脂血症；③抗磷脂酶 A2 受体抗体水平增高；④肾脏穿刺活检：Ⅱ – Ⅲ期膜性肾病。

六、案例分析（案例 6）

1. 病史特点

（1）老年女性，65 岁，以双下肢水肿为主诉。

（2）体格检查以双下肢凹陷性水肿为主要表现，既往高血压病史 9 年余，现血压控制尚可。

（3）实验室检查和辅助检查：24 小时尿蛋白定量、血脂水平、抗磷脂酶 A2 受体抗体水平明显增高，白蛋白水平较正常值下降；腹部彩超双肾未见异常。

2. 诊断和诊断依据

（1）诊断：肾病综合征之膜性肾病、高脂血症、高血压 3 级（很高危）。

（2）诊断依据：①双下肢凹陷性水肿；② 24 小时尿蛋白定量 >3.5g，低蛋白血症及高脂血症；③抗磷脂酶 A2 受体抗体水平增高；④风湿系列、传染病系列、抗中性粒细胞胞浆抗体、抗核抗体未见异常。

七、鉴别诊断

1. 膜性狼疮性肾炎

膜性狼疮性肾炎常见于年轻女性，有系统性红斑狼疮的多系统损害表现，病理表现为具有增殖性病变的非典型膜性肾病的特点，免疫荧光多为各种免疫球蛋白、补体成分均阳性的“满堂亮”现象，一般 C1q 阳性比较突出。个别患者起病时仅有肾脏受累而无系统性表现，病理改变接近典型的膜性肾病，在此后数年中才逐步符合系统性红斑狼疮的诊断标准。因此，严密随访具有重要意义。近年来逐渐用于临床常规的 IgG 亚型染色和抗磷脂酶 A2 受体抗体检测对鉴别有很大帮助。膜性狼疮性肾炎以 IgG1、IgG3 为主，抗磷脂酶 A2 受体抗体几乎全为阴性。

2. 乙型肝炎病毒相关性肾炎

儿童及青少年膜性肾病患者大多继发于乙型肝炎病毒感染，可有乙型肝炎的临床表现或乙型肝炎病毒的血清学异常，病理表现为具有增殖性病变的非典型膜性肾病，免疫荧光多为“满堂亮”，在肾组织中能够检测出乙型肝炎病毒抗原。

3. 肿瘤相关性膜性肾病

肿瘤相关性膜性肾病见于各种恶性实体瘤及淋巴瘤，常规病理检查可与原发性膜性肾病无区别，少数患者可以在确诊膜性肾病后 3~4 年才发现肿瘤，应特别予以注意。这一类患者多发生在老年人，统计表明该类患者占 60 岁以上膜性肾病患者的 20%，所以，对老年患者应严密随访。约 70% 患者 IgG4 染色阴性、血中抗磷脂酶 A2 受体抗体阴性，

有助于鉴别。

4. 药物相关性膜性肾病

由于药物相关性膜性肾病患者有接触史，停药后多数患者可自发缓解，在病理上可以与原发性膜性肾病无区别，所以详细了解病史非常重要。目前尚缺乏 IgG 亚型染色及抗磷脂酶 A2 受体抗体检测用于鉴别的报道。

八、处理方案及基本原则

1. 治疗原则

所有伴蛋白尿的原发性膜性肾病患者都要接受最佳的支持治疗，根据患者的危险分层来选择是否需要免疫抑制治疗。

（1）肾功能进展危险分层（如表 1-3-4 所示）。

表 1-3-4　肾功能进展危险分层

低风险	中风险	高风险	极高风险或危及生命
估算的肾小球滤过率正常，蛋白尿 <3.5g/24h，血清白蛋白 >30g/L 或抗磷脂酶 A2 受体抗体 <50RU/mL	估算的肾小球滤过率下降 <25%[>60mL/（min·1.73m²）]，蛋白尿 >3.5g/24h 和通过 ACEI/ARB 保守治疗 6 个月后尿蛋白下降 ≤ 50% 和（或）抗磷脂酶 A2 受体抗体 50~150RU/mL	估算的肾小球滤过率下降 >25%[<60mL/（min·1.73m²）]，蛋白尿 >8g/24h，血清白蛋白 <25g/L 和（或）抗磷脂酶 A2 受体抗体 >150RU/mL	不能用其他原因解释的肾功能迅速恶化、全身水肿和（或）血栓性事件

（2）基于危险分层的膜性肾病治疗流程（如图 1-3-3 所示）。

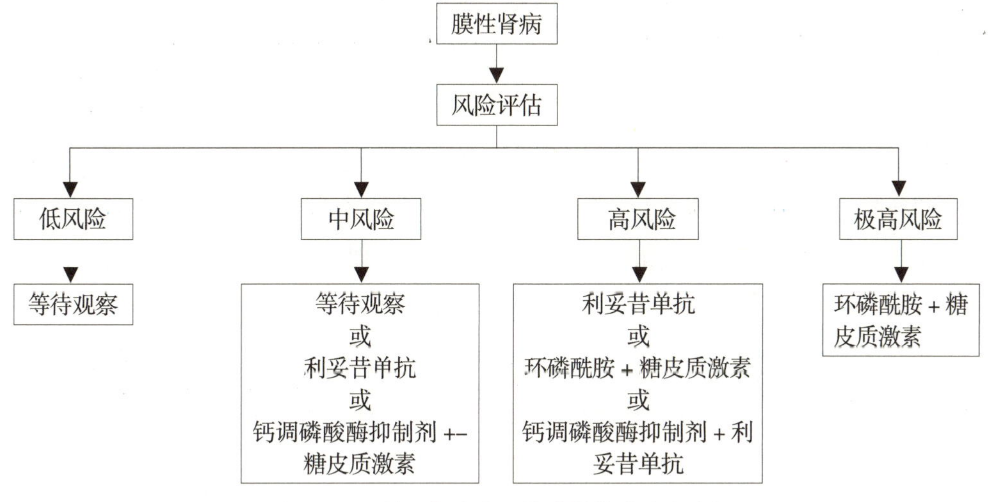

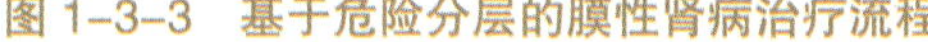
图 1-3-3　基于危险分层的膜性肾病治疗流程

2. 支持治疗

特发性膜性肾病合并蛋白尿的患者均应接受支持治疗，主要措施包括降压、减少尿蛋白、调节血脂、抗凝。

（1）限制钠盐摄入，利尿，控制蛋白质摄入量，必要时输注白蛋白。

（2）最大耐受剂量的肾素－血管紧张素系统抑制剂（ACEI/ARB 类药物）控制血压，减少蛋白尿，促进膜性肾病自发缓解。

（3）对于膜性肾病合并高胆固醇血症的患者，给予他汀类药物治疗。

（4）预防性抗凝治疗。主要适用于血清白蛋白 < 25g/L 并伴有其他血栓危险因素的患者。目前推荐的抗凝方案为华法林（INR1.5 ~ 2.5）和低分子肝素（根据肾功能调整剂量）。新型口服抗凝药物在膜性肾病患者中应用的证据尚不充分。

3. 免疫制剂治疗

2021 年改善全球肾脏预后组织《肾小球疾病管理临床实践指南》推荐，如特发性膜性肾病表现为肾病综合征并至少具备以下条件之一者，考虑糖皮质激素和免疫抑制剂治疗：①经过至少半年的降压和降蛋白尿观察期，尿蛋白排泄量 > 4g/24h，并且维持在基线水平 50% 以上，无下降趋势；②肾病综合征相关疾病、致残或危及生命症状出现；③血肌酐水平自开始诊断为肾病综合征之日起的 6 个月内，每年约增加 30%。

对于肾病综合征血肌酐 > 300 μmol/L，估算的肾小球滤过率 < 30mL/（min · 1.73m^2），肾体积明显缩小或伴有严重的潜在威胁生命感染的患者，根据临床经验不建议采用免疫抑制疗法。

（1）激素联合烷化剂：目前国外的循证医学证据表明，单用糖皮质激素对特发性膜性肾病治疗几乎无益，且患者发生感染、消化性溃疡和胃肠道紊乱等不良反应的概率较高，因此不推荐单独应用，需与其他免疫抑制剂联合使用。

烷化剂的免疫学效应包括：减少循环中的 T 细胞亚群、细胞因子和 B 细胞。2021 年改善全球肾脏预后组织《肾小球疾病管理临床实践指南》推荐糖皮质激素和烷化剂（首选环磷酰胺）交替 6 个月作为特发性膜性肾病的首选治疗方案。该方案能明显提高患者缓解率并改善肾脏存活率，但是要密切关注环磷酰胺的毒副反应，药物剂量越大，毒副反应越大。

周期环磷酰胺给药（经典 Ponticelli 方案）：糖皮质激素和环磷酰胺按月交替给药。第 1 个月、第 3 个月、第 5 个月静脉使用甲泼尼龙（IV–MTP）1g，持续 3 天，随后每天口服泼尼松 0.5mg/kg，持续 28 天；第 2 个月、第 4 个月、第 6 个月每天口服环磷酰胺 2mg/kg，最大剂量 200mg（估算的肾小球滤过率降低且年龄 >60 岁的患者可进一步

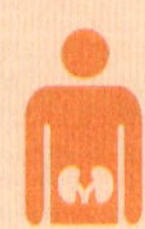

减少剂量）。

国内学者提出改良 Ponticelli 方案：甲泼尼龙冲击治疗从 1g/d，减量至 0.5g/d，后每天口服泼尼松 0.5mg/kg，连续 27 天，环磷酰胺仍为第 2、第 4、第 6 个月使用，但将每天 2mg/kg 连续 30 天改为 0.75g/m^2 冲击治疗，1 次 / 月，总疗程 6 个月。

（2）CNI：CNI 通过抑制突触足蛋白降解和 TRPC6 表达来稳定足细胞的肌动蛋白细胞骨架，降低抗磷脂酶 A2 受体水平，从而具有减少蛋白尿的作用。CNI 在疗效上未超过环磷酰胺，但副作用小，可长期服用。临床主要使用的 CNI 包括环孢素（CsA）、他克莫司（TAC）等。

环孢素以每天 3 ～ 5mg/kg 的剂量分两次给药，目标谷浓度为 125 ～ 175ng/mL。他克莫司以每天 0.05 ～ 0.1mg/kg，目标谷剂量为 5 ～ 8ng/mL。

对于部分缓解，尤其是抗磷脂酶 A2 受体抗体阳性的患者，应再持续给药 12 ～ 24 个月。

在获得完全缓解的患者中（包括抗磷脂酶 A2 受体抗体阳性患者的免疫学缓解），CNI 应在 3 ～ 6 个月内逐渐减量，同时监测复发情况。

CNI 的短期不良反应包括：感染、高血压、胃肠道不耐受、震颤和高脂血症风险增加，长期使用与肾毒性和恶性肿瘤风险相关。他克莫司的免疫抑制效力比环孢素高 10 ～ 100 倍，但其肾毒性及对血压、血脂和内皮功能的影响弱于环孢素。

环孢素在亚洲人群中的疗效优于环磷酰胺，与他克莫司相当，不良反应轻微。但 MENTOR 试验发现：接受环孢素治疗的特发性膜性肾病患者的复发率较高，且对抗磷脂酶 A2 受体抗体滴度的改善作用有限。因此，环孢素在特发性膜性肾病治疗中的应用似乎有一定的局限。

在现有的针对中国人群的临床研究中，他克莫司联合激素同样能更有效、更迅速地诱导特发性膜性肾病缓解，且对表现为难治性肾病综合征的特发性膜性肾病患者同样有效。

2021 年改善全球肾脏预后组织《肾小球疾病管理临床实践指南》推荐，符合免疫抑制剂治疗标准、不愿接受激素和烷化剂治疗方案或存在禁忌证的患者，可考虑 CNI 方案作为初始治疗，但 CNI 治疗的缓解率和复发率不能达到期待的效果仍然是目前存在的主要临床问题。此外，CNI 治疗时是否应联合激素需进一步验证。

（3）B 细胞靶向药物——利妥昔单抗：利妥昔单抗（RTX）是一种诱导 B 细胞凋亡的嵌合鼠 / 人单克隆抗体，通过清除 $CD20^+$B 淋巴细胞、增加 Treg 细胞及亚群稳态、抑制致病抗体生成、保护足细胞发挥降低蛋白尿的作用。

利妥昔单抗在第 1 天、第 14 天以 1g 剂量给药。一些专家倾向于每周给药 375mg/m^2，共 4 次。

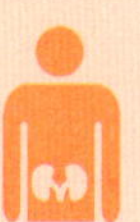

抗磷脂酶 A2 受体抗体阳性患者应每 3 ～ 6 个月监测 1 次抗磷脂酶 A2 受体抗体滴度和 $CD20^+$ B 细胞，$CD20^+$ B 细胞 >1 个 /μL 且抗磷脂酶 A2 受体抗体未持续下降或滴度增加的患者应重复一个疗程。

利妥昔单抗通常耐受性良好，少数患者出现轻度低血压、皮疹和支气管哮喘症状的输注反应，停止输液或使用激素对症治疗后一般预后良好。有个案报道，利妥昔单抗治疗后出现肝炎病毒再活化。因此，对于特发性膜性肾病患者合并潜伏结核感染或乙型肝炎病毒使用利妥昔单抗时应评估是否需预防性抗感染治疗。

一系列临床研究奠定了利妥昔单抗在特发性膜性肾病治疗中的地位。2021 年的一项 meta 分析表明，利妥昔单抗对特发性膜性肾病的肾综缓解率为 67%。2021 年改善全球肾脏预后组织《肾小球疾病管理临床实践指南》推荐，对于中度风险或高风险的膜性肾病患者应首选利妥昔单抗。

（4）其他治疗方法：①有研究报道，静脉注射人免疫球蛋白治疗原发性膜性肾病（肾病综合征），但此后没有前瞻性随机对照研究支持这一方案。②雷公藤治疗各种肾脏疾病，其中包括治疗原发性膜性肾病（肾病综合征）。有研究报道，雷公藤与他克莫司比较，疗效相近。

雷公藤用法用量：片剂，口服。成人常用剂量为 1~1.5/（kg・d），分 3 次口服。注意事项：①儿童、育龄期有孕育要求者、孕妇和哺乳期妇女禁用；②心、肝、肾功能不全者禁用；③严重贫血、白细胞和血小板降低者禁用；④胃、十二指肠溃疡活动期患者禁用；⑤严重心律失常者禁用。严重不良反应为急性中毒性肝损伤、胃出血、粒细胞缺乏和全血细胞减少、急性肾功能衰竭。雷公藤不可超量使用。用药期间应注意定期随诊并检查血、尿常规及心电图和肝肾功能，必要时停药并给予相应处理。连续用药一般不宜超过 3 个月。

（5）免疫抑制剂用药期间监测：初次治疗后，应每 3 ～ 6 个月定期监测蛋白尿、抗磷脂酶 A2 受体抗体、肾功能、全血细胞（尤其是使用环磷酰胺时），接受利妥昔单抗治疗的患者还需测定 $CD20^+$B 细胞。

在抗磷脂酶 A2 受体抗体阳性的患者中，治疗应旨在实现免疫学缓解，即抗磷脂酶 A2 受体抗体阴性（ELISA 法：<2RU/mL，IFT 法：<14RU/mL）。

根据免疫抑制治疗方案，使用利妥昔单抗和环磷酰胺的患者进入完全临床缓解（蛋白尿 <300mg/24h）和（或）免疫学缓解（抗磷脂酶 A2 受体抗体阴性）应停药，使用 CNI 的患者在 3 ～ 6 个月内停药，同时监测复发情况。

如果患者达到部分缓解（蛋白尿 <3 500mg/24h），抗磷脂酶 A2 受体抗体滴度呈下

降趋势，则应继续免疫抑制治疗，因为蛋白尿的改善往往滞后于免疫学缓解，可能需要长达 24 ~ 37 个月才能完全缓解。

如果治疗 6 个月，患者抗磷脂酶 A2 受体抗体滴度增加或无明显变化（使用利妥昔单抗者 $CD20^{+}B$ 细胞 >1 个 /μL），2021 年改善全球肾脏预后组织《肾小球疾病管理临床实践指南》建议，改变免疫抑制方案：初始治疗采用非利妥昔单抗方案者改用利妥昔单抗；初始治疗使用利妥昔单抗者可追加 1 个疗程，或在利妥昔单抗单药治疗基础上增加其他免疫抑制剂。

（6）治疗难治性膜性肾病的新型生物制剂：难治性膜性肾病是指患者确诊时抗磷脂酶 A2 受体抗体阳性，经足量足疗程的一线免疫抑制治疗后，抗磷脂酶 A2 受体抗体持续高滴度阳性或无变化；患者抗磷脂酶 A2 受体抗体持续阴性，经一线免疫抑制治疗 6 个月以上仍持续表现为肾病综合征。

临床研究显示，20% ~ 40% 的难治性膜性肾病用利妥昔单抗治疗，效果欠佳。对利妥昔单抗抵抗，特别是对多种免疫抑制剂抵抗的难治性膜性肾病，目前尚无好的解决办法。

近年来，一些研究表明，新型生物制剂可能对上述患者有效，但临床使用经验有限，最佳剂量、远期临床疗效及安全性问题有待确认。

1）人源性抗 CD20 单克隆抗体：代表药物为奥法木单抗、奥妥珠单抗和贝利木单抗。

2）抗 CD38 单克隆抗体：代表药物为达雷妥尤单抗和艾萨妥昔单抗。

3）激素联合蛋白酶体抑制剂：具有代表性的方案为激素联合硼替佐米 / 卡非佐米。

4）补体抑制剂：补体及其调节蛋白在特发性膜性肾病中的作用是目前的研究热点，包括口服制剂、重组蛋白、小分子、新型单克隆抗体、小干扰 RNA 制剂以及上调天然补体抑制剂。

九、要点与讨论

1. 抗磷脂酶 A2 受体抗体对膜性肾病的诊断价值

（1）对于肾功能保留且无继发性病因（包括糖尿病）证据的肾病综合征患者，抗磷脂酶 A2 受体抗体阳性高度预测抗磷脂酶 A2 受体相关性膜性肾病的组织诊断，而无需进行肾穿刺活检 / 基于组织学做出原发性膜性肾病的诊断。不过肾脏活检也可以提供重要的额外信息。目前没有足够的数据支持可使用抗 THSD7A 抗体作为膜性肾病的诊断生物标志物，以替代骨穿刺活检。

（2）对于抗磷脂酶 A2 受体抗体阴性的患者，应进行肾活检，并对活检组织进行抗

磷脂酶 A2 受体抗原染色，可能会发现抗磷脂酶 A2 受体抗体相关的膜性肾病。

2. 原发性膜性肾病的诊断要点

不论是否存在抗磷脂酶 A2 受体抗体和（或）抗 THSD7A 抗体，都应评估膜性肾病患者有无继发因素，应首先除外继发因素，才可诊断原发性膜性肾病。

3. 膜性肾病的诊治注意事项

需注意并发症的诊断，特别是血栓、栓塞并发症。彩色多普勒超声可以帮助诊断肾静脉主干血栓及四肢静脉血栓。肾静脉造影是确诊肾静脉血栓最准确的手段。X 线胸片、肺血管 CT 和肺通气、灌注核素扫描可用以发现肺栓塞。

十、思考题

1. 膜性肾病的诊断要点是什么？

2. 膜性肾病的病因及加重因素是什么？

3. 治疗膜性肾病的基本原则是什么？目前常用的治疗方案有哪些？

十一、科普小常识

1. 哪些因素能增加患膜性肾病的风险？

（1）疾病：某些疾病和病症会增加患上膜性肾病的风险，例如狼疮和其他自身免疫性疾病、恶性肿瘤。

（2）药物及重金属暴露：可引起膜性肾病的药物包括非甾体抗炎药，特定的金属如铅、汞等。

（3）感染：感染能增加患上膜性肾病的风险，如乙型肝炎、丙型肝炎和梅毒等。

（4）空气污染：PM2.5 等有害颗粒物可直接或间接导致肾脏损伤。

（5）遗传背景：某些遗传因素使人容易患上膜性肾病。

2. 膜性肾病好发于哪些人？

膜性肾病常见于中老年人，发病的高峰年龄为 40 ~ 50 岁，男女比例约 2 ： 1，儿童很少见。近年来，膜性肾病在我国的发病率呈现出明显的上升趋势，发病年龄也趋于年轻。

3. 膜性肾病患者生活上应注意哪些细节？

饮食方面，应选择高热量、高维生素、低钠的食物，三餐合理搭配，荤素协调。肾功能正常的患者可选择优质蛋白饮食，肾功能不全的患者应限制蛋白的摄入量。注意补充各种维生素和微量元素，如维生素 B、维生素 C、维生素 E、叶酸等，可选择新鲜的

绿叶蔬菜、水果等。进食富含优质蛋白的食物，常见的如瘦肉、鸡蛋等，应减少使用豆制品等粗制蛋白。

环境方面，保持居住环境的清洁、舒适，定期空气消毒，地面及座椅使用消毒水擦洗。室内保持合适的温度和湿度，定期开窗通风换气。

合理安排生活作息制度，加强身体锻炼，保证营养均衡，增强体质和机体抵抗力。

4. 膜性肾病的预后如何?

膜性肾病的预后有 3 种情况：完全缓解、部分缓解、不缓解。

膜性肾病，不管是自发缓解，还是药物诱导缓解，只要能缓解，预后都较好。维持完全缓解的患者，不会因膜性肾病而发生尿毒症，预后极好。部分缓解虽然没有完全缓解的患者预后那么好，但比不缓解会好很多。膜性肾病如果不缓解，预后较差，可逐渐发展为肾衰竭，风险高。膜性肾病缓解后，还有可能复发，因此，持续随访监测尿蛋白、肝肾功能、血压、致病抗体很重要。

（编者　王晨丹）

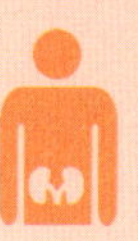

第四节 IgA 肾病（案例 7 ~ 10）

核心提示

- ❖掌握 IgA 肾病的病理改变特点。
- ❖认识 IgA 肾病的进展风险并进行分层。
- ❖学会不同危险分层 IgA 肾病的规范处理。

一、病历资料（案例 7）

1. 病史

高 ××，女，32 岁，主因“尿检异常 1 个月”于 2022 年 5 月 16 日入院。

1 个月前患者在单位组织的体检中发现，尿蛋白 +，尿潜血 ++。患者无肉眼血尿；无眼睑及双下肢水肿；无发热；无尿频、尿急、尿痛；无皮疹、关节肿痛、脱发、光过敏、口腔溃疡等；血压不高；血肌酐 54 μmol/L；未行 24 小时尿蛋白定量检测。为进一步诊治，患者就诊于山西省人民医院肾内科。

患者腹股沟疝术后 3 年；否认高血压、冠心病、糖尿病病史；否认肝炎、结核病病史；否认其他手术史、外伤史、输血史；否认食物、药物过敏史；家族史无特殊记载。

2. 体格检查

体温 36.5℃，脉搏 80 次 / 分，呼吸 17 次 / 分，血压 112/80mmHg。神清语利；双侧眼睑无水肿，结膜无苍白；双肺呼吸音清，未闻及干、湿啰音；心率 80 次 / 分，心律齐，心脏各瓣膜听诊区未闻及病理性杂音；腹软，无压痛；双肾未触及，双肾区无叩痛；四肢关节无红肿畸形，双下肢无水肿。

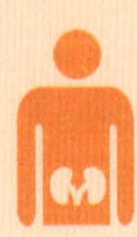

3. 实验室检查和辅助检查

患者入院前，在山西 × 健康体检中心体检：尿常规示蛋白 +、潜血 ++；血肌酐 54μmol/L。

4. 初步诊断

无症状性血尿和蛋白尿。

5. 诊治经过

患者主因“尿检异常 1 个月”入院，一般情况好，无血压升高、水肿等其他特殊不适，考虑无症状性血尿及蛋白尿。

患者入院后的相关检查项目及结果如下：

（1）尿红细胞位相 + 尿液分析：蛋白 +，潜血 ++，红细胞 15 ～ 20 个 /HP，变形率 80%。

（2）24 小时尿蛋白定量 0.8g。

（3）血肌酐 57 μmol/L、尿素氮 6mmol/L、血钾 4.1mmol/L。

（4）血常规、凝血系列、抗核杭体谱、类风湿组合、抗中性粒细胞胞浆抗体、抗磷脂酶 A2 受体抗体、甲状腺功能、传染病系列（乙型肝炎、丙型肝炎、梅毒、艾滋）均未见明显异常。

（5）免疫球蛋白及补体：IgG 6.27g/L、IgA 0.95g/L、IgM 0.62g/L、C3 0.92g/L，大致正常。

（6）心脏彩超：未见明显异常。

（7）泌尿系彩超：双肾大小正常，皮质回声增强，皮质厚度 0.7cm，双肾慢性损害？请结合临床。

（8）肺部 CT：右肺中叶少量炎性索条影（陈旧性）。

（9）肾脏穿刺活检病理报告（如图 1-4-1 所示）：符合轻度系膜增生性 IgA 肾病（牛津分型 M1E0S0T0-C0）。

本案例患者被初步诊断为轻度系膜增生性 IgA 肾病（牛津分型 M1E0S0T0-C0），具体治疗可见本节相关内容。

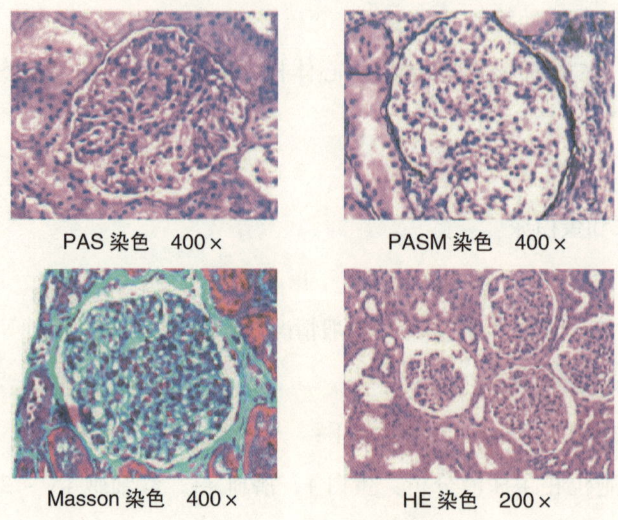

图 1-4-1　肾组织光镜图

二、病历资料（案例 8）

1. 病史

冀 ××，男，44 岁，主因“肉眼血尿伴尿蛋白 1 个月”于 2022 年 5 月 2 日入院。

患者 1 个月前受凉后第 2 天出现肉眼血尿，淡红色，无血丝、血块。外院实验室检查显示，尿蛋白 +++、潜血 ++，镜检红细胞 5 ~ 10 个 /HP，血白蛋白 38.8g/L，血肌酐 68.6 μmol/L。有泡沫尿、偶伴腰困、排尿不适等症状，无发热，无咳嗽、咳痰，无腹痛、腹泻，双下肢水肿轻度可凹性。患者于 4 月 28 日就诊于山西省临汾市 × 人民医院，实验室检查示 24 小时尿蛋白定量 5.43g、血白蛋白 32.8g/L。患者病程中无发热、皮疹、光过敏、关节疼痛、反复口腔溃疡等症状，为进一步诊治就诊于我科门诊，门诊以“肾病综合征”收住院。

患者既往体健；否认高血压、冠心病、糖尿病病史；否认肝炎、结核病病史；否认手术史、外伤史、输血史；否认食物、药物过敏史；家族史无特殊记载。

2. 体格检查

体温 36.2℃，脉搏 74 次 / 分，呼吸 17 次 / 分，血压 137/90mmHg。神志清楚，应答切题；咽部充血，扁桃体Ⅱ度肿大；双肺呼吸音清，未闻及干、湿啰音；心音有力，心脏各瓣膜听诊区未闻及病理性杂音；腹软，全腹无压痛，无反跳痛，无腹肌紧张；双下肢轻度可凹性水肿。

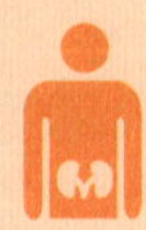

3. 实验室检查和辅助检查

2022 年 4 月 2 日，山西省临汾市 × 人民医院实验室检查：尿蛋白 +++、潜血 ++，镜检红细胞 5 ~ 10 个 /HP，血白蛋白 32.8g/L，血肌酐 68.6 μmol/L。

2022 年 4 月 28 日，山西省临汾市 × 人民医院实验室检查：24 小时尿蛋白定量 5.43g。

4. 初步诊断

肾病综合征。

5. 诊治经过

患者临床表现为肉眼血尿、大量蛋白尿（5.43g/24h），血白蛋白低，轻度水肿，一般情况好，伴血压轻度偏高，无关节肿痛等其他特殊不适，不除外肾病综合征可能。

患者入院后相关检查项目及结果如下：

（1）尿红细胞位相 + 尿液分析：蛋白 +++、潜血 +，红细胞 5 ~ 8 个 /HP，变形率 75%。

（2）血常规：白细胞计数 5.83×10^9/L、中性粒细胞 79.4%、淋巴细胞 32.1%、红细胞计数 4.73×10^{12}/L、血红蛋白 145g/L、红细胞比容 0.436、血小板计数 206×10^9/L。

（3）C- 反应蛋白 0.32mg/L。

（4）24 小时尿蛋白定量为 5.26g。

（5）血生化：丙氨酸氨基转移酶 16.43 IU/L、天冬氨酸氨基转移酶 15.89IU/L、白蛋白 28.79g/L、尿素氮 4.75mmol/L、血肌酐 63.2 μmol/L、总胆固醇 4.09mmol/L、甘油三酯 2.32mmol/L、高密度脂蛋白胆固醇 0.87mmol/L、低密度脂蛋白胆固醇 2.76mmol/L、钾 3.91mmol/L、钠 139.75mmol/L、氯 108.94mmol/L。

（6）便常规、凝血检查、抗核抗体谱、类风湿组合、抗中性粒细胞胞浆抗体、抗磷脂酶 A2 受体抗体、甲状腺功能、传染病系列（乙型肝炎、丙型肝炎、梅毒、艾滋）均未见明显异常。

（7）心电图：窦性心律，大致正常心电图。

（8）泌尿系彩超：双肾大小正常，皮质回声增强，皮质厚度 0.8cm。

（9）胸部 CT：左肺上叶钙化灶。

（10）心脏彩超：未见明显异常。

（10）肾脏穿刺活检病理报告（如图 1-4-2 所示）：肾小球中 – 重度系膜增生性病变。肾脏病变类型特点：球性废弃（1/27），节段硬化（8/27）。肾小管间质轻度慢性病变（10%）。评分 / 分级：IgA 肾病（牛津分型 M1E0S1T0-C0）。

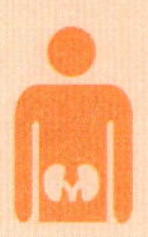

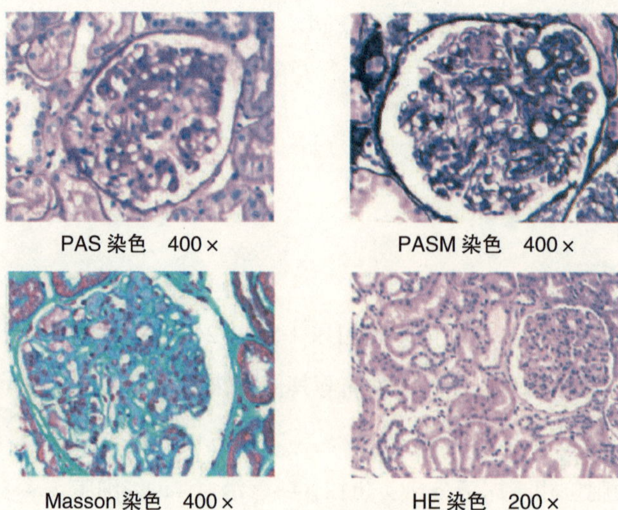

图 1-4-2　肾组织光镜图

本案例患者被诊断为肾病综合征、IgA 肾病（牛津分型 M1E0S1T0-C0），具体治疗可见本节相关内容。

三、病历资料（案例 9）

1. 病史

张 ××，女，55 岁，主因“双下肢水肿 2 个月，蛋白尿伴血肌酐升高 3 周”于 2023 年 11 月 15 日入院。

患者 2 个月前无明显诱因出现双下肢对称可凹性水肿，晨轻暮重，未注意有无泡沫尿，未重视。2023 年 10 月 23 日患者体检发现尿蛋白 ++、白细胞 +++、潜血 ++，血肌酐 98 μmol/L。双下肢水肿较前无缓解，无肉眼血尿，无尿频、尿急、尿痛、排尿困难，无发热，无咳嗽、咳痰，无恶心、呕吐、腹痛、腹泻，无腰痛，无躯干皮疹，无明显脱发，无口腔及外阴溃疡，无关节痛、骨骼酸痛，无口干、眼干，未诊治。11 月 4 日患者于山西省人民医院门诊复查，尿蛋白 ++、潜血 ++、白细胞 +，24 小时尿蛋白定量 1.9g。11 月 15 日患者再次复查，尿蛋白 +、红细胞 +++、白细胞阴性。为进一步诊治，患者以“肾功能不全待查”入住我科。

患者既往 8 年前行绝育手术；否认高血压、冠心病、糖尿病病史，否认肝炎、结核病病史，否认其他手术史、外伤史、输血史，否认食物、药物过敏史；家族史无特殊记载。

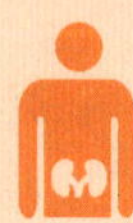

2. 体格检查

体温 36.1℃，脉搏 82 次 / 分，呼吸 20 次 / 分，血压 139/93mmHg。精神尚可，神清合作，言语流利；头颅大小及形态正常，无畸形；咽无充血；双肺呼吸音清，未闻及干、湿啰音；心率 82 次 / 分，心律齐，心脏各瓣膜听诊区未闻及病理性杂音；腹软；双下肢中度凹陷性水肿；神经系统未见异常。

3. 实验室检查和辅助检查

患者入院前实验室检查项目及结果如下：

（1）尿常规：蛋白 +、红细胞 +++、白细胞阴性。

（2）血常规：白细胞计数 6.72×10^9/L、中性粒细胞 55.4%、红细胞计数 4.36×10^{12}/L、血红蛋白 134g/L、血小板计数 240×10^9/L。

（3）尿渗透压 608mOsm/（kg·H_2O）。

4. 初步诊断

肾功能不全原因待查，慢性肾小球肾炎？ IgA 肾病。

5. 诊治经过

患者临床表现为血尿、蛋白尿、估算的肾小球滤过率低，伴轻度血压升高，一般情况好，无水肿，无肉眼血尿、关节肿痛等其他特殊不适，考虑慢性肾小球肾炎可能性大。

患者入院后相关检查项目及结果如下：

（1）尿红细胞位相 + 尿液分析：蛋白 ++，潜血 +++，白细胞 +，红细胞 35~40 个 /HP，变形率 70%，白细胞 15 ~ 20 个 /HP。

（2）尿微量白蛋白 / 尿肌酐：764.8mg/g。

（3）24 小时尿蛋白定量 1.66g。

（4）血常规：白细胞计数 6.72×10^9/L，中性粒细胞 55.4%，红细胞计数 4.36×10^{12}/L，血红蛋白 134g/L，血小板计数 240×10^9/L。

（5）血生化：血总蛋白 62.97g/L，白蛋白 36.49g/L，尿酸 507.20 μmol/L，尿素氮 5.96mmol/L，血肌酐 92.3 μmol/L，总胆固醇 5.96mmol/L，甘油三酯 2.41mmol/L，估算的肾小球滤过率 67.39ml/（min·$1.73m^2$）。

（6）高敏肌钙蛋白 –I 3.4pg/mL，B 型钠尿肽 29.00pg/mL。

（7）免疫球蛋白 A 定量测定 4.72g/L，补体测定未见异常；血沉 26mm/h。

（8）凝血系列未见异常，便常规、抗核抗体谱、类风湿组合、抗中性粒细胞胞浆抗体、抗磷脂酶 A2 受体抗体、甲状腺功能、传染病系列（乙型肝炎、丙型肝炎、梅毒、艾滋）均未见明显异常。

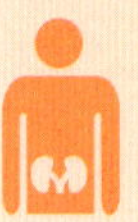

（9）心电图：窦性心律，大致正常心电图。

（10）泌尿系彩超：双肾大小正常，皮质回声增强，厚度 0.6cm，双肾慢性损害，请结合临床。

（11）胸部 CT：右肺上叶钙化灶。

（12）心脏彩超：未见明显异常。

（13）肾脏穿刺活检病理报告（如图 1-4-3 所示）：肾小球中度系膜增生性病变。肾脏病变类型特点：球性废弃（3/16），节段硬化（2/16），新月体（1/16）。肾小管间质轻度慢性病变（10%）。评分 / 分级：IgA 肾病（牛津分型 M1E0S1T0-C1）。

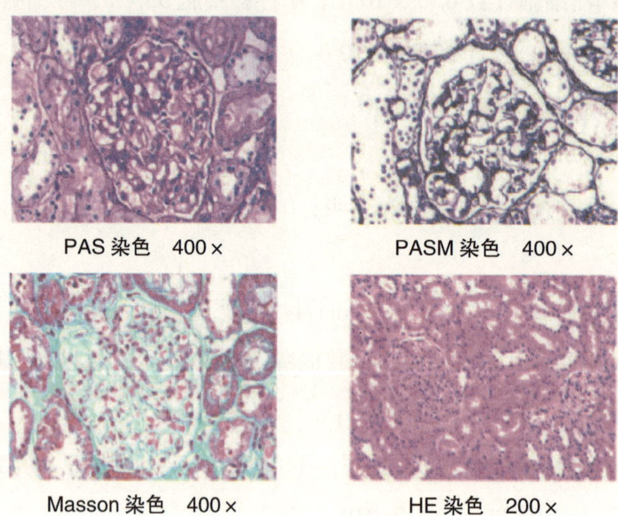

图 1-4-3 肾组织光镜图

本案例患者被诊断为慢性肾脏病 3 期、IgA 肾病（牛津分型 M1E0S1T0-C1），具体治疗可见本节相关内容。

四、病历资料（案例 10）

1. 病史

于 ××，女，60 岁，主因“纳差伴蛋白尿 1 个月，血肌酐升高 2 天”于 2022 年 7 月 14 日入院。

患者 1 个月前因食欲欠佳伴反酸、烧心，就诊于山西省太原市 × 医院。实验室检查显示：尿蛋白阳性、丙氨酸氨基转移酶 11.6U/L、白蛋白 38.9g/L、总胆红素 6.3 μmol/L、总胆固醇 7.57mmol/L、血肌酐 72 μmol/L。医院予以口服降脂药物（瑞舒伐他汀钙片）。2 天前患者复查血总胆固醇 4.79mmol/L、血肌酐 169 μmol/L、尿酸 226.1 μmol/L，尿潜血

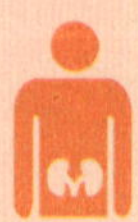

+++、尿蛋白 +++。病程中有泡沫尿，无肉眼血尿，尿量较前减少（400~600mL/24h），无排尿不适，无胸憋、气短，无腹痛、腹泻，无关节痛、光过敏等。患者为进一步明确蛋白尿及血肌酐升高原因入住我科。

患者 40 年前因食管胃底静脉曲张破裂出血，行脾脏切除术；50 年前曾患肺结核，已治愈；12 年前诊断为抑郁症，规律口服帕罗西汀片治疗；否认高血压、糖尿病、冠心病病史，否认外伤、输血史，否认食物、药物过敏史；家族史无特殊记载。

2. 体格检查

体温 36.3℃，脉搏 87 次 / 分，呼吸 19 次 / 分，血压 135/85mmHg。神情焦虑，言语流利；皮肤、黏膜无黄染；咽无充血；双肺呼吸音清，未闻及明显干、湿啰音；心率 87 次 / 分，心律齐，心脏各瓣膜听诊区未闻及病理性杂音；腹软，无压痛及反跳痛；双下肢无水肿。

3. 实验室检查和辅助检查

2022 年 7 月 12 日，山西省太原市 × 医院实验室检查：尿潜血 +++、尿蛋白 +++，总胆固醇 4.79mmol/L、血肌酐 169 μmol/L、血尿酸 226.1 μmol/L。

4. 初步诊断

急性肾损伤、抑郁症。

5. 诊治经过

患者既往有抑郁症病史，目前临床表现为蛋白尿及短期内血肌酐升高，伴轻度血压升高、尿量减少。1 个月前血肌酐正常。一般情况好，无水肿，无肉眼血尿、关节肿痛等其他特殊不适，考虑急性肾损伤可能性大。

患者入院后相关检查项目及结果如下：

（1）尿红细胞位相 + 尿液分析：红细胞 +++，白细胞 –，蛋白 +，红细胞数满视野 / HP，变形红细胞率 65%，变形红细胞形态可见环状、花环样。

（2）24 小时尿蛋白定量 2.46g（尿量 600mL）。

（3）血常规及 C– 反应蛋白：白细胞计数 6.42×10^9/L、中性粒细胞 49.2%、红细胞计数 3.20×10^{12}/L、血红蛋白 94g/L、血小板计数 268×10^9/L、C– 反应蛋白 1.05mg/L。

（4）血生化：丙氨酸氨基转移酶 9.95 IU/L、天冬氨酸氨基转移酶 20.47 IU/L、总蛋白 62.26g/L、白蛋白 31.73g/L、尿酸 246.76 μmol/L、钙 2.24mmol/L、无机磷酸盐 1.26mmol/L、尿素氮 8.56mmol/L、血肌酐 237.7 μmol/L、总胆固醇 4.80mmol/L、甘油三酯 1.16mmol/L、钾 4.34mmol/L、钠 140.01mmol/L、氯 108.61mmol/L、估算的肾小球滤过率 32.52mL/(min · 1.73 m²)。

（5）血免疫球蛋白 A5.910g/L，余免疫球蛋白及补体正常。N 末端 –B 型脑钠肽前

体 930.5pg/mL。

（6）甲状腺功能、传染病系列、凝血功能、便常规、抗核杭体谱、类风湿组合、抗中性粒细胞胞浆抗体、抗磷脂酶 A2 受体抗体均大致正常。

（7）心电图：完全性右束支传导阻滞。

（8）泌尿系彩超：双肾大小正常，皮质回声正常，皮质厚度 0.9cm，请结合临床。

（9）心脏彩超：大致正常。

（10）胸部 CT：①右肺中叶及左肺上叶磨玻璃小结节；②双肺上叶钙化灶及索条，牵拉邻近支气管扩张；③前上纵隔小结节；④胆囊结石；⑤脾脏未见显示。

（11）肾脏穿刺活检病理报告（见图 1-4-4 所示）：符合 IgA 肾病。肾脏病变类型特点：新月体性肾炎，球性废弃（1/27），节段硬化（1/27），新月体（16/27）。肾小管间质轻度慢性病变（15%）、轻度急性病变（20%）。牛津分型 M1E0S1T0-C2。

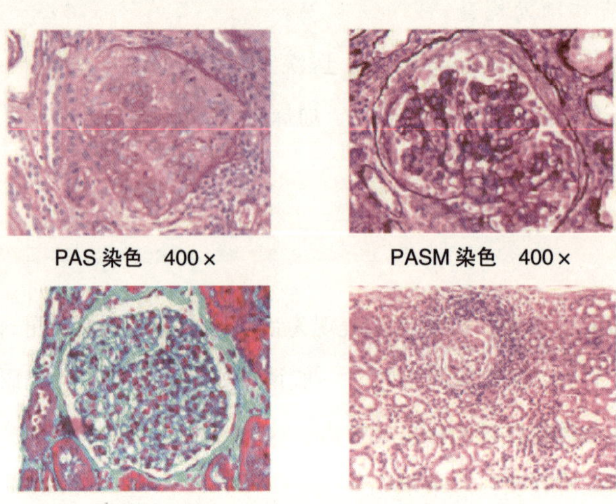

图 1-4-4 肾组织光镜图

本案例患者被诊断为急性肾损伤、IgA 肾病（牛津分型 M1E0S1T0-C2）、抑郁症，具体治疗可见本节相关内容。

五、案例分析（案例 7）

1. 病史特点

（1）年轻女性，以尿检异常为主诉。

（2）患者否认肉眼血尿、高血压、水肿病史。

（3）体格检查：血压 112/80mmHg，心率 80 次 / 分，心律齐，双肾区无叩痛，双

下肢无水肿。

（4）实验室检查和辅助检查：尿红细胞位相＋沉渣镜检：蛋白＋，潜血＋＋，尿沉渣镜检可见红细胞 15 ～ 20 个 /HP，红细胞变形率 80%。24 小时尿蛋白定量 0.8g。泌尿系彩超：双肾大小正常，皮质回声增强，皮质厚度 0.7cm，双肾慢性损害？请结合临床。

2. 诊断和诊断依据

（1）诊断：轻度系膜增生性 IgA 肾病（牛津分型 M1E0S0T0-C0）。

（2）诊断依据：

1）临床表现为无症状性镜下变形红细胞尿及蛋白尿。

2）无高血压、水肿。

3）24 小时尿蛋白定量 0.8g，血肌酐正常。

4）肾脏彩超显示：双肾大小正常，皮质回声增强，皮质厚度减低。

5）肾穿刺活检病理报告：轻度系膜增生性 IgA 肾病（牛津分型 M1E0S0T0-C0）。

六、案例分析（案例 8）

1. 病史特点

（1）中年男性，临床表现为受凉后肉眼血尿、大量蛋白尿伴轻度水肿，血压轻度升高，扁桃体肿大。

（2）患者否认皮疹、关节肿痛等病史。

（3）体格检查：血压 137/90mmHg，双下肢轻度水肿。

（4）实验室检查和辅助检查：尿红细胞位相＋沉渣镜检，蛋白＋＋＋，潜血＋，尿沉渣镜检可见红细胞 5 ～ 8 个 /HP，红细胞变形率 75%；24 小时尿蛋白定量 5.26g，血白蛋白 28.79g/L。泌尿系彩超：双肾大小正常，皮质回声增强，皮质厚度 0.8cm。

2. 诊断和诊断依据

（1）诊断：肾病综合征、IgA 肾病（牛津分型 M1E0S1T0-C0）。

（2）诊断依据：

1）临床表现为肉眼血尿、大量蛋白尿、低蛋白血症、水肿、血压偏高。

2）无关节肿痛、骨痛。

3）血肌酐正常。

4）肾脏彩超显示双肾大小正常，皮质回声增强，皮质厚度 0.8cm。

5）肾穿刺活检病理报告：中－重度系膜增生性 IgA 肾病伴节段硬化（牛津分型 M1E0S1T0-C0）。

七、案例分析（案例 9）

1. 病史特点

（1）中年女性，临床表现为蛋白尿伴估算的肾小球滤过率低、水肿、血压轻度升高。

（2）患者否认肉眼血尿、皮疹、关节肿痛等病史。

（3）体格检查：血压 139/93mmHg，双下肢轻度可凹性水肿。

（4）实验室检查和辅助检查：尿红细胞位相 + 沉渣镜检：蛋白 ++，潜血 +++，白细胞 +，尿沉渣镜检可见红细胞 35 ~ 40 个 /HP，红细胞变形率 70%；24 小时尿蛋白定量 1.66g，血白蛋白 36.49g/L，血肌酐 92.3 μmol/L。泌尿系彩超：双肾大小正常，皮质回声增强，皮质厚度 0.6cm，双肾慢性损害，请结合临床。

2. 诊断和诊断依据

（1）诊断：慢性肾脏病 3 期、IgA 肾病（牛津分型 M1E0S1T0-C1）。

（2）诊断依据：

1）临床表现：蛋白尿伴估算的肾小球滤过率低、血压偏高。

2）无肉眼血尿、关节肿痛、骨痛。

3）肾脏彩超显示：双肾大小正常，皮质回声增强，皮质厚度变薄。

4）肾穿刺活检病理报告：中度系膜增生性 IgA 肾病伴节段硬化、小新月体（牛津分型 M1E0S1T0-C1）。

八、案例分析（案例 10）

1. 病史特点

（1）中年女性，临床表现为纳差、蛋白尿伴血肌酐升高、尿量减少。

（2）否认肉眼血尿、皮疹、关节肿痛等病史。

（3）体格检查：血压 135/85mmHg，双下肢无水肿。

（4）实验室检查和辅助检查：尿红细胞位相 + 沉渣镜检，红细胞 +++，白细胞 -，蛋白 +，红细胞数满视野 /HP，变形红细胞率 65%，变形红细胞形态可见环状、花环样。24 小时尿蛋白定量 2.46g，血白蛋白 31.73g/L，血肌酐 237.7 μmol/L。泌尿系彩超：双肾大小正常，皮质回声正常，皮质厚度 0.9cm。

2. 诊断和诊断依据

（1）诊断：急性肾损伤、IgA 肾病（牛津分型 M1E0S1T0-C2）、抑郁症。

（2）诊断依据：

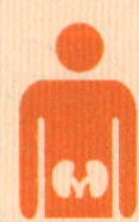

1）临床表现：蛋白尿伴短期内血肌酐升高、血压偏高。

2）无肉眼血尿、关节肿痛、骨痛。

3）肾脏彩超显示：双肾大小正常，皮质回声正常，皮质厚度正常。

4）肾穿刺活检病理报告：新月体性肾炎、IgA 肾病（M1E0S1T0-C2）。

九、鉴别诊断

IgA 肾病患者主要临床表现可为无症状镜下血尿、感染后肉眼血尿、大量蛋白尿、高血压、肾功能损害，个别患者可表现为急进性肾炎综合征。根据不同临床表现，需要进行不同的鉴别诊断。

1. 无症状镜下血尿、蛋白尿的 IgA 肾病需要与薄基底膜肾病（TBMN）相鉴别

二者临床表现均隐匿，通常为体检发现镜下血尿、蛋白尿。薄基底膜肾病也被称为良性家族性血尿，是一种遗传性肾病，其特点是肾小球基底膜变薄，正常基底膜宽度为 300 ~ 400nm，而在这种疾病中，基底膜宽度仅为 150 ~ 225nm。值得注意的是，薄基底膜肾病女性患病率比男性高，尚无彻底治愈方法，但对症治疗效果良好。

2. 表现为肉眼血尿的 IgA 肾病需要与急性肾炎相鉴别

（1）从呼吸道感染到肉眼血尿的间隔：IgA 肾病为 1 ~ 3 天，甚至上呼吸道感染后数小时即可出现血尿；而急性肾炎为 7 ~ 21 天，常为 10 ~ 14 天。

（2）血清免疫学检查：IgA 肾病患者血清 IgA 水平升高，补体 C3 正常；急性肾炎发病后，8 周内血清补体 C3 下降，IgA 水平却正常。

（3）肾穿刺病理：IgA 肾病主要病理类型为系膜增生性肾小球肾炎或局灶增生性肾小球肾炎；急性肾炎病理类型为毛细血管内增生性肾小球肾炎。

（4）疾病转归：IgA 肾病肉眼血尿常反复发作，疾病迁延难愈；急性肾炎有自愈倾向。

3.IgA 肾病需要与紫癜性肾炎相鉴别

IgA 肾病与紫癜性肾炎在临床表现、病理及免疫病理表现上完全相同，两者鉴别的要点为有无典型的过敏性紫癜的皮肤皮损表现，紫癜性肾炎甚至有关节及胃肠道症状，而 IgA 肾病则无。

4. 表现为急进性肾炎的 IgA 肾病应该与血管炎相鉴别

抗中性粒细胞胞浆抗体是一种生物标志物。多数血管炎患者血清抗中性粒细胞胞浆抗体为阳性，而 IgA 肾病患者该抗体为阴性。抗中性粒细胞胞浆抗体相关性血管炎是一种自身免疫介导的炎性疾病，其主要临床特征是肾和肺的损害，基本病理改变为坏死性小血管炎，临床症状可能包括发热、贫血、头晕、走路不稳等神经系统症状，肺和肾功

能损害，血沉增快，可表现为肾病综合征、进行性肾功能损害。肾穿刺活检主要呈新月体性肾炎，免疫荧光检测结果为阴性或仅有微量非特异性免疫沉积物，电镜检查无电子致密物沉积，而 IgA 肾病免疫荧光表现为 IgA 明显阳性，光镜下可为除膜性肾病以外的各种原发性肾小球肾炎病理类型，电镜可见明显电子致密物沉积。

十、处理方案及基本原则

1. 治疗要点

IgA 肾病治疗的首要目标为优化支持性治疗。需评估患者心血管风险，并适时干预。生活方式干预，比如限盐、戒烟、控制体重和体育锻炼。注意除了限盐，其他饮食干预措施没有被证明可以改变 IgA 肾病的预后。

2. 重点关注优化支持治疗

2024 版《原发性 IgA 肾病管理和治疗中国专家共识》① 旨在为肾内科专科医生，尤其针对地市和县级医疗单位具有一定肾科专业基础的临床医生提供临床诊疗指导。2024 版《原发性 IgA 肾病管理和治疗中国专家共识》强调，优化支持治疗是 IgA 肾病管理的重点，主要包括生活方式干预和基础药物治疗。

（1）积极进行生活方式干预，控制血压、尿蛋白。

生活方式干预是 IgA 肾病管理和治疗的基础，有助于控制患者血压、尿蛋白，从而延缓肾功能衰竭的进展。对此，2024 版《原发性 IgA 肾病管理和治疗中国专家共识》做出如下推荐：

1）建议采取低盐（成人钠摄入 <2g/d）、减重、适度运动、戒烟等生活方式干预。

2）建议慢性肾脏病 1 ~ 2 期患者蛋白摄入量 0.8g/（kg·d），慢性肾脏病 3 ~ 5 期患者蛋白摄入量 0.6g/（kg·d）。

对于 IgA 肾病患者来说，一旦明确诊断，应尽早启动基础药物治疗。

（2）诊断后尽早启动基础药物治疗，延缓肾病进展。

血管紧张素转换酶抑制剂和血管紧张素 II 受体阻滞剂类药物可作为 IgA 肾病治疗的基础用药。2024 版《原发性 IgA 肾病管理和治疗中国专家共识》延续了肾素血管紧张素醛固酮抑制剂（RAASi）在 2021 年改善全球肾脏预后组织《肾小球疾病管理临床实践指南》的相关推荐：对蛋白尿 >0.5g/24h 的 IgA 肾病患者，无论是否伴有高血压，均推荐

① 中国医药卫生文化协会肾病与血液净化专业委员会 . 原发性 IgA 肾病管理和治疗中国专家共识 [J]. 中华肾病研究电子杂志，2024，13（1）：1-8.

应用肾素血管紧张素醛固酮抑制剂，且建议滴定至可耐受最大剂量或说明书规定的最大剂量。开始或加量应用 RAASi2 ～ 4 周，同时监测血肌酐和血钾的变化。

2024 版《原发性 IgA 肾病管理和治疗中国专家共识》正式推荐钠 – 葡萄糖协同转运蛋白 2 抑制剂（SGLT2i）作为 IgA 肾病的又一基础治疗药物，并给出了明确的治疗建议：

1）建议选择有循证证据支持心肾获益的钠 – 葡萄糖协同转运蛋白 2 抑制剂，可用于估算的肾小球滤过率≥ 25mL/（min · 1.73m^2）或估算的肾小球滤过率≥ 20mL/（min · 1.73m^2）的成人 IgA 肾病患者，以延缓肾病进展，降低估算的肾小球滤过率下降速率，降低尿白蛋白 / 尿肌酐（UACR）。对于肾功能受损者，尤其是严重受损患者，使用钠 – 葡萄糖协同转运蛋白 2 抑制剂应密切监测肾功能情况，及时停用或调整药物剂量。

2）对已使用钠 – 葡萄糖协同转运蛋白 2 抑制剂的患者，即使估算的肾小球滤过率在 20mL/（min · 1.73m^2）以下也可继续维持使用，但需密切监测肾功能情况，及时停用或调整药物剂量。

另外，2024 版《原发性 IgA 肾病管理和治疗中国专家共识》指出，若患者合并 2 型糖尿病 / 糖耐量异常、代谢综合征、ACEI/ARB 类药物不适用或无法接受 ACEI/ARB 药物滴定过程等，可考虑优先启用钠 – 葡萄糖协同转运蛋白 2 抑制剂。

3. 必要时及时启动免疫抑制剂治疗手段

近年来，多项国内 IgA 肾病大型多中心临床研究结果陆续公布。基于多项循证证据，2024 版《原发性 IgA 肾病管理和治疗中国专家共识》对免疫抑制剂治疗等治疗手段也给出了符合中国患者特征的相关推荐：IgA 肾病经至少 3 个月优化支持治疗且血压达到靶目标后，蛋白尿仍持续超过 0.75 ～ 1.0g/24h，需考虑启动免疫抑制治疗。启动之前要和患者一起权衡免疫治疗带来的获益和危害，尤其是针对估算的肾小球滤过率 <50mL/（min · 1.73m^2）的 IgA 肾病患者；估算的肾小球滤过率 <30mL/（min · 1.73m^2）的 IgA 肾病患者除非表现为急进性肾炎综合征者，否则不建议免疫抑制治疗。常用的免疫抑制剂包括糖皮质激素、环磷酰胺、羟氯喹、吗替麦考酚酯等。

此外，2024 版《原发性 IgA 肾病管理和治疗中国专家共识》还指出，中成药在 IgA 肾病患者中也显示出一定的疗效，临床可根据中医辨证给予治疗。目前暂不推荐在 IgA 肾病患者中常规切除扁桃体，仅建议对反复扁桃体炎发作诱发血尿、蛋白尿加重的 IgA 肾病患者行扁桃体切除以提高临床缓解率，延缓估算的肾小球滤过率下降。

4. 针对上述患者的相关治疗

（1）案例 7：

1）注意休息，避免受凉、劳累，低盐、优质蛋白饮食。

2）避免使用任何伤肾的中药及西药。

3）规律口服药物治疗：百令胶囊每次 2g，每天 3 次；氯沙坦钾片每次 100mg，每天 1 次。

4）家中定期监测血压，控制血压在 130/80mmHg 以下。

5）定期到医院检查尿红细胞位相：24 小时尿蛋白定量、血肌酐、尿素氮及电解质。

6）出现发热、肉眼血尿及时至肾内科就诊。

（2）案例 8：

1）注意休息，避免劳累、感染，低盐、低脂、优质蛋白饮食。

2）避免使用任何伤肾的中药及西药。

3）规律口服药物治疗：泼尼松片每次 50mg，每天 1 次（晨起顿服）；碳酸钙 D3 颗粒每次 3g，每天 1 次；骨化三醇胶丸每次 0.25 μg，每天 1 次；百令胶囊每次 2g，每天 3 次。

4）注射用环磷酰胺每月 1g，缓慢静脉输注（累积量 6 ~ 8g）。

5）2 周后门诊复查血常规、尿常规、24 小时尿蛋白定量、肝肾功能及电解质等，严密监测粒细胞动态变化。

6）若存在扁桃体炎及肉眼血尿反复发作，可在急性炎症控制后行扁桃体摘除术。

（3）案例 9：

1）注意休息，避免劳累、感染，低盐、低脂、优质蛋白饮食。

2）避免使用任何伤肾的中药及西药。

3）注射用甲泼尼龙琥珀酸钠每次 200mg，连续 3 天，缓慢静脉输注。

4）规律口服药物治疗：泼尼松片每次 40mg，每天 1 次（晨起顿服）；碳酸钙 D3 颗粒每次 3g，每天 1 次；骨化三醇胶丸每次 0.25 μg，每天 1 次；来氟米特片每次 10mg，每天 2 次；氯沙坦钾片每次 100mg，每天 1 次；百令胶囊每次 2g，每天 3 次。

5）监测血压、血糖，控制血压达标（130/80mmHg 以下）。

6）肾内科门诊随诊，复查血常规、尿常规、24 小时尿蛋白定量、肝肾功能及电解质等。

（4）案例 10：

1）注意休息，避免劳累、感染，低盐、低脂、优质蛋白饮食。

2）避免使用任何伤肾的中药及西药。

3）注射用甲泼尼龙琥珀酸钠每次 500mg，连续 3 天，缓慢静脉输注。

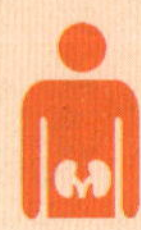

4）注射用环磷酰胺每月 0.4g，缓慢静脉输注（累积量 4 ~ 6g，据肾功能情况调整）。

5）规律口服药物治疗：泼尼松片每次 50mg，每天 1 次（晨起顿服）；碳酸钙 D3 颗粒每次 3g，每天 1 次；骨化三醇胶丸每次 0.25μg，每天 1 次；氯沙坦钾片每次 100mg，每天 1 次；百令胶囊每次 2g，每天 3 次。

6）监测血压、血糖，控制血压达标（130/80mmHg 以下）。

7）肾内科门诊随诊，复查血常规、尿常规、24 小时尿蛋白定量、肝肾功能及电解质等，严密监测粒细胞动态变化。

十一、要点与讨论

1.IgA 肾病的特点

（1）IgA 肾病只能依靠肾活检确诊。

（2）IgA 肾病确诊后，需根据牛津分类（MEST-C）进行病理分型，这包括了肾小球系膜增生（M）、毛细血管内增生（E）、节段性肾小球硬化（S）、肾小管萎缩 / 间质纤维化（T）、新月体肾小球（C）。

（3）IgA 肾病目前没有有效的血清或尿液生物标志物诊断标准。

（4）需评估 IgA 肾病患者是继发性还是原发性，并明确继发的原因。

（5）对于大部分低风险患者，可在肾活检前，开始经验性肾素血管紧张素醛固酮抑制剂的治疗，但更积极的免疫抑制 / 激素治疗则需等待肾活检结果出来后再做决定。

2.IgA 肾病进展风险分层

根据 IgA 肾病的临床表现，可对其疾病进展风险进行分层：

低危患者：①估算的肾小球滤过率正常；②孤立性镜下血尿或阶段性肉眼血尿；③ 24 小时蛋白尿定量 <0.5g 或随机尿蛋白 <50mg/L；④血压正常。

中危患者：①年龄较大；②估算的肾小球滤过率轻度下降；③ 24 小时蛋白尿定量 0.5~1.0g 或随机尿蛋白 50~100mg/L；④高血压。

高危患者：①就诊时已有肾功能损害或随诊期间估算的肾小球滤过率进行性下降；② 24 小时蛋白尿定量 >1.0g 或随机尿蛋白 >100mg/L；③使用 ACEI/ARB 不能有效降低白蛋白尿；④难以控制的高血压；⑤病理呈明显慢性化改变，小管间质纤维化及小球硬化；⑥病理为新月体性肾炎或临床表现为急进性肾炎。

3.IgA 肾病风险预测

2021 年改善全球肾脏预后组织《肾小球疾病管理临床实践指南》指出，对于蛋白尿 >1g/24h 的 IgA 肾病患者，其疾病进展风险较高，但并没有工具进行量化。近年来，国际 IgA 肾病网络通过机器学习、人工智能等方法开发出了一个预测工具，并已经过外

部验证。该工具可以预测 IgA 肾病患者 5 年内估算的肾小球滤过率下降率≥ 50% 或进展至肾衰竭的发生风险。不过该工具采用的是老版牛津分类法，因此并未将新月体纳入风险预测模型中。目前，该模型可免费使用（https：//qxmd.com/calculate/calculator_499/international-igan-prediction-tool-atbiopsy-adults）。

4.IgA 肾病治疗路径图（如图 1-4-5 所示）

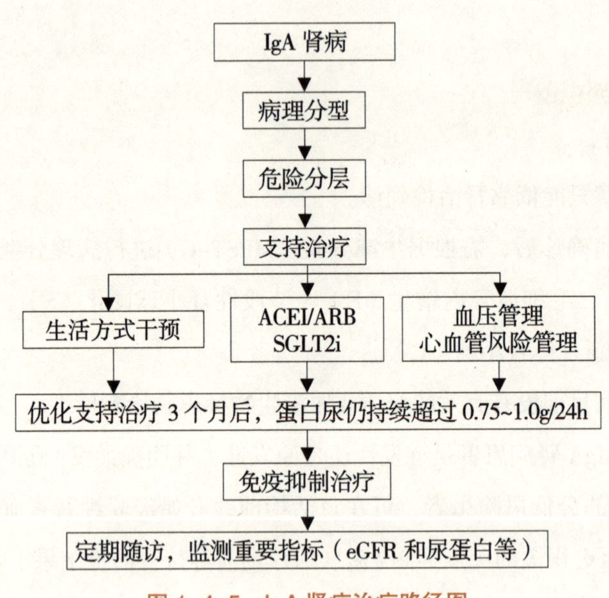

图 1-4-5　IgA 肾病治疗路径图

说明：ACEI，血管紧张素转换酶抑制剂；ARB，血管紧张素Ⅱ受体拮抗剂；SGLT2i，钠 - 葡萄糖协同转运蛋白 2 抑制剂；eGFR，估算的肾小球滤过率。

5.IgA 肾病的预后

IgA 肾病的预后需注意：

（1）活检结果与牛津分类可用于患者的危险分层。

（2）国际 IgA 肾病预测工具可提供患者预后（QxMD APP 上有该工具）。

（3）使用国际 IgA 肾病预测工具需肾活检信息，但该工具结果无法提供患者被干预后的预后情况。

（4）除了蛋白尿和估算的肾小球滤过率外，IgA 肾病没有有效的血清或尿液生物标志物可进行有效预后判断。

（5）值得注意的是，不论采用什么预后工具，目前都不能用于确定任何特定治疗方案的影响。

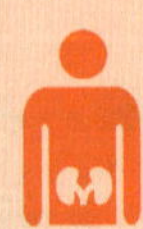

十二、思考题

1.IgA 肾病的诊断要点有哪些？

2.IgA 肾病优化支持治疗包括哪些？

3.IgA 肾病在哪些情况下需要用激素及免疫抑制剂治疗？

十三、科普小常识

1. 什么是 IgA 肾病？

IgA 肾病是最常见的原发性肾小球疾病。IgA 其实就是免疫球蛋白的一种，也就是我们俗称的“抗体”。在正常人体内，抗体“紧密团结，一致对外”，消灭病毒、细菌等病原微生物，保持人体健康。但在 IgA 肾病患者体内，IgA 这种免疫球蛋白出现异常，在受到黏膜感染等刺激后，把自身的肾脏当成了病原微生物去攻击，使得 IgA 肾病患者的肾脏“伤痕累累”，出现损伤。

2.IgA 肾病是否具有一定遗传倾向？

部分 IgA 肾病患者会发生家族聚集现象，这说明，IgA 肾病在一定程度上具有遗传倾向。

3. 感染是 IgA 肾病的病因吗？

原发性 IgA 肾病的病因尚未完全明确，但与感染相关。感冒、扁桃体炎、发烧后出现肉眼血尿或尿潜血，多数患者是在身体出现血尿异常时才去医院就诊的。

4.IgA 肾病可以治愈吗？

目前暂无治愈方法。虽然我们对 IgA 肾病发病机制已经有一定的认识，但是仍缺乏精准靶向药物。目前的医疗水平只能做到使用药物控制疾病的进展、延缓肾功能损伤，但无法根治它。但是采取有效的措施去预防，规律随访，是可以达到较长时间肾功能稳定的。

（编者　张燕）

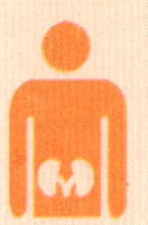

第五节　膜增生性肾小球肾炎（案例 11 ～ 12）

核心提示

❖ 学习膜增生性肾小球肾炎的诊断思路。

❖ 认清继发性膜增生性肾小球肾炎的临床表现。

❖ 掌握特发性膜增生性肾小球肾炎的诊治方法。

一、病历资料（案例 11）

1. 病史

张 ××，女，18 岁，主因“发现双下肢水肿 1 个月余”入院。

2016 年 4 月中旬患者无明显诱因出现双下肢水肿，未在意。5 月初患者感冒后出现全身乏力，自行口服感冒药，乏力未见明显改善，无肉眼血尿、高血压，无皮疹、出血点、关节疼痛，无脱发、光过敏，无膀胱刺激征及夜尿增多。5 月 25 日患者就诊于山西省 × 医院门诊。实验室检查显示，尿蛋白 +++、尿潜血 ++，白细胞计数 4.35×10^9/L、红细胞计数 4.01×10^{12}/L、血红蛋白 121g/L、血小板计数 226×10^9/L、丙氨酸氨基转移酶 8.7IU/L、天冬氨酸氨基转移酶 17.9IU/L、血白蛋白 28.4g/L、尿素氮 3.4mmol/L、血肌酐 35.9 μmol/L，考虑肾病综合征。为进一步诊治，患者入住我科。

患者否认高血压、糖尿病病史；否认肝炎、结核病病史；无烟、酒嗜好；否认输血史；对花粉过敏；无家族遗传倾向的疾病。

2. 体格检查

体温 36.5℃，脉搏 81 次 / 分，呼吸 18 次 / 分，血压 155/86mmHg，身高 156cm，体重 51.6kg。一般情况可，发育正常，营养中等，神清语利；全身皮肤、黏膜无黄染，浅

表淋巴结未触及；巩膜无黄染，睑结膜无苍白；唇红，咽部无充血，扁桃体无肿大；双肺呼吸音清，未闻及干、湿啰音；心率 81 次 / 分，心律齐，心脏各瓣膜听诊区未闻及病理性杂音；腹软膨隆，全腹无压痛、反跳痛；肝、脾肋缘下未触及，肠鸣音正常；双下肢中度可凹性水肿；神经系统无特殊。

3. 实验室检查和辅助检查

血常规：白细胞计数 6.5×10^9/L、中性粒细胞 50.6%、嗜酸性粒细胞 4.6%、血红蛋白 113g/L、血小板计数 317×10^9/L。

肝功能：丙氨酸氨基转移酶 17.94IU/L、胆红素正常、白蛋白 22.58g/L。

肾功能：血肌酐 59 μmol/L、尿素氮 3.42mmol/L。

血脂：总胆固醇 7.23mmol/L、甘油三酯 2.28mmol/L、低密度脂蛋白胆固醇 4.20mmol/L；高密度脂蛋白胆固醇 1.22mmol/L。

电解质：血钾、血钠、血氯、血钙、血磷均正常。

尿常规：潜血 ++、蛋白 +++、白细胞 –、相对密度 1.015、pH6.0。镜检红细胞 6 ~ 10 个 /HP，变形率 70%。

粪便常规大致正常。

心电图大致正常。

腹部彩超：肝、胆、胰、脾未见异常。

泌尿系彩超：双肾弥漫回声异常，输尿管、膀胱未见异常。

4. 初步诊断

肾病综合征、肾性高血压。

5. 诊治经过

患者主因双下肢水肿 1 个月余入院。实验室检查示尿蛋白 +++、血白蛋白 28.4g/L，初步考虑为肾病综合征。

继续完善相关实验室检查：

（1）24 小时尿蛋白定量 4.28g。

（2）抗核杭体谱各项均阴性，抗中性粒细胞胞浆抗体阴性，传染病检查均阴性，类风湿因子、抗链 O 正常。

（3）血 IgG 3.32g/L、IgA 1.02g/L、IgM 0.81g/L。

（4）补体 C3 0.19g/L、C4 0.27g/L。

（5）肾脏穿刺活检病理报告（如图 1–5–1 所示）：考虑 I 型膜增生性肾小球肾炎，请电镜检查证实。

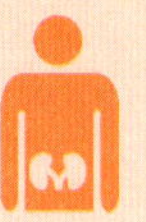

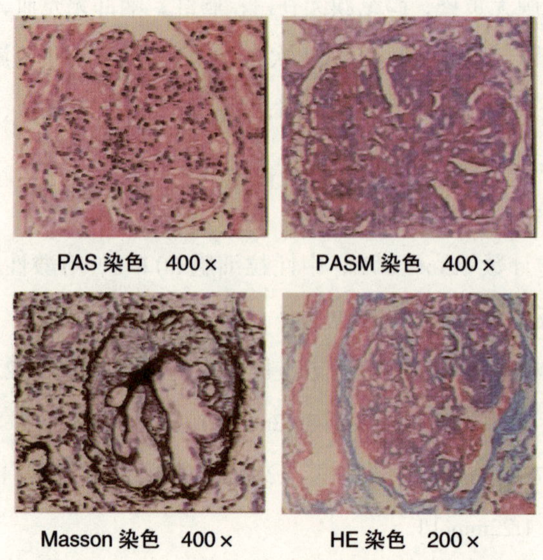

图 1-5-1 肾组织光镜图

针对本案例患者给予如下治疗：

（1）给予一般治疗，适当卧床休息，避免劳累。

（2）嘱咐患者低盐、低脂、优质蛋白饮食。

（3）抗凝，华法林 2.5mg/d，检测国家标准比值为 1.8 左右。

（4）给予糖皮质激素甲基强的松龙 500mg，连用 3 天，冲击治疗；之后泼尼松片 50mg/d，联合免疫抑制剂治疗。具体如下：①泼尼松片 50mg/d，同时联合环孢素 50mg，每天 3 次；来氟米特片 10mg/d。②泼尼松逐渐减量至 30mg/d，共半年。③之后每月减量 1 片，同时停用环孢素、来氟米特，换用硫唑嘌呤 50mg，每天 2 次，泼尼松片减至 5mg/d 维持。

（5）给予口服贝那普利 10mg/d；硝苯地平缓释片 20mg，每天 2 次；珍菊降压片 1 片，每天 3 次；氯沙坦钾氢氯噻嗪片 1 片，每天 1 次，控制血压。

（6）口服碳酸钙、骨化三醇预防骨质疏松。

（7）对症支持、虫草制剂调节机体免疫力。

（8）监测血压、血糖，监测肝肾功能、血白蛋白、血常规、补体、尿常规及 24 小时尿蛋白定量等。

治疗用药、病情变化图（如图 1-5-2 所示）：

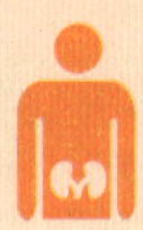

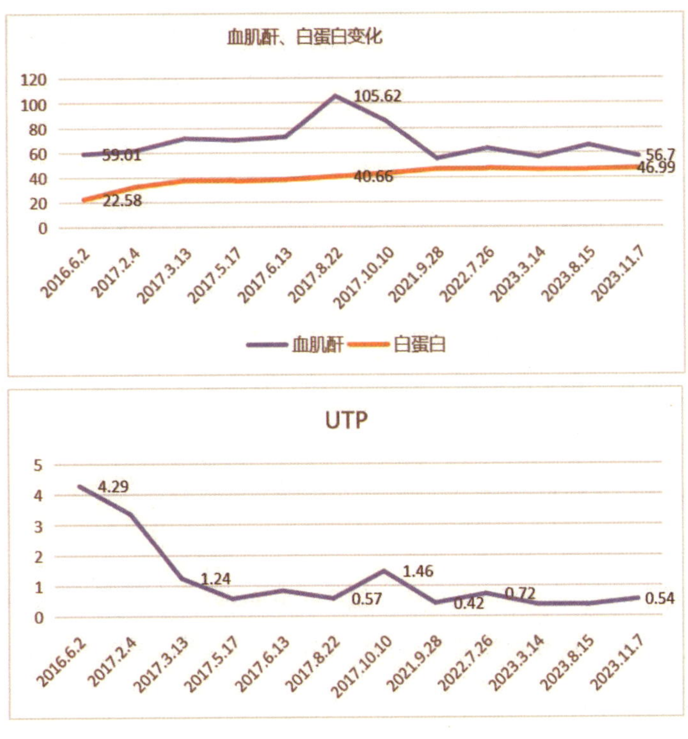

图 1-5-2　治疗用药、病情变化图

日前患者病情平稳，白蛋白正常，血肌酐正常，尿蛋白波动于 +- ~ +，24 小时尿蛋白定量 0.5g 左右，预后良好。

二、病历资料（案例 12）

1. 病史

袁 × ×，男，42 岁。主因“间断水肿 3 年余，咳嗽 1 周”入院。

2015 年 1 月患者无明显诱因出现双下肢水肿，就诊于当地诊所。当地诊所给予氢氯噻嗪对症治疗后病情缓解，之后水肿间断出现，每次自行口服氢氯噻嗪后可好转。2018 年 4 月初患者无明显诱因再次出现双下肢水肿，伴双下肢肌肉痛，伴乏力、泡沫尿；4 月 9 日患者出现咳嗽、咳痰，痰少，白痰，无胸痛、咯血及发热，无肉眼血尿，无皮疹、出血点、光过敏、关节疼痛，无膀胱刺激征及夜尿增多，无腰痛、腰困，就诊于 × 私人诊所，口服螺内酯、中药汤药（具体成分不详）3 ~ 5 服，症状未见明显改善。2018 年 4 月 13 日患者就诊于我科门诊。实验室检查显示：尿蛋白 +++、尿潜血阴性、血肌酐 105.53 μmol/L。胸片提示：右肺炎症。为进一步诊治，患者入住我科。

患者发现血压升高 6 年，血压最高 180/115mmHg，口服替米沙坦，血压控制一般。

患者否认糖尿病病史，母亲患高血压，父亲患胃癌已故；已婚已育；吸烟史 15 年，每天 20 支，偶饮酒；否认肝炎、结核病病史；否认手术史、外伤史、输血史；否认食物、药物过敏史；家族史无特殊记载。

2. 体格检查

体温 36.8℃，脉搏 76 次 / 分，呼吸 19 次 / 分，血压 172/113mmHg，身高 170cm，体重 61kg。慢性病容，贫血貌，颜面水肿；全身浅表淋巴结未触及肿大；咽部无充血，双侧扁桃体不大；双肺呼吸音清，未闻及干、湿啰音；心率 76 次 / 分，心律齐；腹部平软，无压痛及反跳痛，腹水征阴性，肠鸣音正常；腰骶部及双下肢对称性可凹性水肿。

3. 实验室检查和辅助检查

患者入院当天门诊检查：

（1）实验室检查：血白细胞计数 5.16×10^9/L、中性粒细胞 76.1%、血红蛋白 52g/L、血小板计数 292×10^9/L、血白蛋白 26g/L、总钙 1.90mmol/L、血肌酐 105 μmol/L。尿常规：红细胞 ++，蛋白 +++，红细胞相差镜检：5 ~ 10/HP，变形红细胞率 75%。

（2）胸片：右肺炎症。

4. 初步诊断

肾病综合征，贫血原因待查，右肺炎症、高血压 3 级（极高危）。

5. 诊治经过

患者因“间断水肿 3 年余，咳嗽 1 周”入院。实验室检查示尿蛋白 +++、血白蛋白 26g/L（ < 30g/L）、血红蛋白 52g/L，血压高，初步考虑为肾病综合征，贫血待查，同时存在肺部感染。

继续完善相关检查：

（1）血总胆固醇 4.38mmol/L、甘油三酯 1.00mmol/L、低密度脂蛋白胆固醇 2.52mmol/L，均增高；高密度脂蛋白胆固醇 1.39mmol/L。

（2）24 小时尿蛋白定量 10.71g，尿本周氏蛋白阴性。

（3）抗核抗体谱各项均阴性，抗中性粒细胞胞浆抗体阴性，类风湿因子、抗链 O 正常；血 IgG3.07g/L、IgA0.80g/L、IgM0.40g/L；Ig κ 0.44g/L，Ig λ 0.80g/L。

（4）补体 C3 0.84g/L、C4 0.27g/L。

（5）血尿标本免疫固定电泳：均未见 M 带，与抗 IgG、IgM、IgA 和抗 κ 轻链、λ 轻链均未形成特异性反应沉淀带。

（6）贫血系列：促红细胞生成素测定 417.38mlU/mL、维生素 B_{12}61ng/L、叶酸 2.58 μg/L、铁蛋白 65.8ng/ml、未饱和铁结合力 41.91μmol/L、转铁蛋白 2.33g/L、总铁结

合力 42.51 μmol/L、铁 0.60 μmol/L。

（7）肿瘤标志物各项未见异常，血沉 10mm/h，各项传染病检查均阴性。

（8）粪、便常规检测未见异常。

（9）骨髓穿刺检查结果：骨髓增生活跃，个别粒红呈巨变，免疫组化示缺铁。

（10）胃镜检查：十二指肠球炎、慢性非萎缩性胃炎。

（11）腹部彩超：肝胆胰、门脉未见异常，脾稍大；泌尿系彩超：双肾形态大小正常，皮质回声均匀，集合系统未见分离，双肾血流正常，膀胱、前列腺未见异常。

（12）肾脏穿刺活检病理报告（如图 1-5-3 所示）：考虑 I 型膜增生性肾小球肾炎，请电镜检查证实。

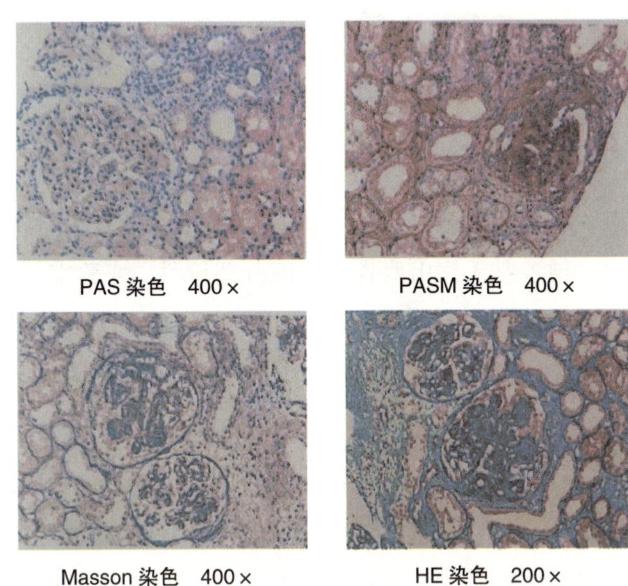

图 1-5-3　肾组织光镜图

针对本案例患者给予如下治疗：

（1）给予一般治疗，适当卧床休息，避免劳累。

（2）嘱咐患者低盐、低脂、优质蛋白饮食。

（3）口服叶酸片 10mg，每天 3 次；琥珀酸亚铁缓释片 0.2g，每天 2 次；甲钴胺片 500 μg，每天 3 次，纠正贫血。

（4）给予糖皮质激素联合免疫抑制剂治疗：甲基强的松龙 120mg，连用 3 天，静点，之后泼尼松片 50mg/d，环磷酰胺每月 1.0g，静点。

（5）给予口服厄贝沙坦片 150mg/d；硝苯地平控释片 30mg，每天 3 次；珍菊降压

片 1 片，每天 3 次；美托洛尔片 25mg，每天 2 次，控制血压。

（6）口服碳酸钙、骨化三醇预防骨质疏松。

（7）对症支持。口服黄芪片、虫草制剂调节机体免疫力。

（8）定期复查（1 月 1 次）。监测血压、血糖，监测肝肾功能、血白蛋白、血常规、补体、尿常规及 24 小时尿蛋白定量等。

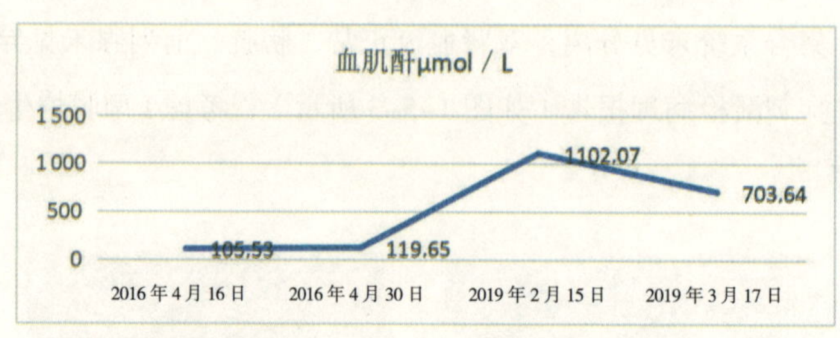

图 1-5-4　血肌酐变化图

患者因经济差，未规律复查及进一步诊治。2019 年 2 月 15 日患者因“发热、胸憋、气短、乏力、纳差”入住山西省人民医院急诊科。实验室检查显示：血肌酐 1 102.07μmol/L（如图 1-5-4 所示）、血白蛋白 32.15g/L、丙氨酸氨基转移酶 833.79IU/L、天冬氨酸氨基转移酶 467.42IU/L、胆红素正常、心房钠尿肽 4 795pg/mL、血红蛋白 51g/L、甲型流感病毒核酸检测阳性。胸片检查显示：双肺模糊影，心影饱满，右侧少量胸腔积液。诊断为尿毒症、心力衰竭、肝功能不全、甲型流感病毒感染，开始肾脏替代、保肝、纠正贫血、抗病毒等相关治疗。患者于 2019 年 2 月 18 日转入我科，给予规律腹膜透析及非透析综合治疗，病情好转出院。患者依从性差，于腹透门诊不能规律复查，2019 年 12 月于家中突然去世。

三、案例分析（案例 11）

1. 病史特点

（1）患者为年轻女性，主因“双下肢水肿 1 个月余”入院。

（2）既往无特殊。

（3）体征：血压 155/86mmHg，心、肺、腹未见异常，双下肢中度可凹性水肿。

（4）血白蛋白 22.58g/L（$<$ 30g/L）。

（5）肾功能正常，肝功能正常。

（6）尿蛋白 +++、轻度镜下血尿，24 小时尿蛋白定量 4.28g（$>$ 3.5g）。

（7）高脂血症（总胆固醇、甘油三酯均高）。

（8）IgG 明显低下；补体 C3 0.19g/L，明显低下。

（9）抗核抗体谱、抗中性粒细胞胞浆抗体、传染病检查均正常。

（10）腹部、泌尿系彩超未见异常。

（11）肾脏病理：I 型膜增生性肾小球肾炎。

2. 诊断和诊断依据

（1）诊断：肾病综合征、I 型膜增生性肾小球肾炎、肾性高血压。

（2）诊断依据：

1）年轻女性。

2）临床表现为低蛋白血症、大量蛋白尿、水肿、高血压、高脂血症。

3）无其他多系统受累表现。

4）低补体（C3）血症。

5）肾脏病理：Ⅰ型膜增生性肾小球肾炎。

四、案例分析（案例 12）

1. 病史特点

（1）患者为中年男性，主因“间断水肿 3 年余，咳嗽 1 周”入院。

（2）既往高血压病史 6 年，血压控制一般。

（3）血压 172/113mmHg；慢性病容，贫血貌；心、肺、腹未见异常；双下肢重度可凹性水肿。

（4）血白蛋白 26g/L（＜ 30g/L）。

（5）肾功能、肝功能、血脂正常。

（6）尿蛋白 +++、轻度镜下血尿，24 小时尿蛋白定量 10.71g（＞ 3.5g）。

（7）贫血系列、骨髓检查，肿瘤系列、胃镜检查、粪便常规，排除恶性病变。

（8）IgG、IgM 明显低下，补体 C3 0.84g/L（低下）；抗核抗体谱、抗中性粒细胞胞浆抗体、传染病检查均正常。

（9）腹部、泌尿系彩超未见异常。

（10）肾脏病理：I 型膜增生性肾小球肾炎。

2. 诊断和诊断依据

（1）诊断：肾病综合征、I 型膜增生性肾小球肾炎、混合性贫血、右肺炎症、高血压 3 级（极高危）。

（2）诊断依据：

1）中年男性，既往高血压病史。

2）临床表现为低蛋白血症、大量蛋白尿、水肿、贫血、肺部感染。

3）无其他多系统受累表现。

4）低补体（C3）血症。

5）肾脏病理：I 型膜增生性肾小球肾炎。

五、鉴别诊断

患者为低补体血症，需要与引起血清补体水平降低的肾小球疾病相鉴别（如表 1-5-1 所示）。

表 1-5-1　引起血清补体水平降低的肾小球疾病

	膜增生性肾小球肾炎	急性链球菌感染后肾炎	狼疮性肾炎	乙型肝炎病毒相关性肾炎	丙型肝炎病毒相关性肾炎
病史	20%～30%可有前驱感染病史	起病 2～3 周前有链球菌感染病史		乙型肝炎病毒感染病史	丙型肝炎病毒感染病史
临床特点	肾病综合征伴肾炎综合征，可有眼部病变和局部脂肪萎缩	急性肾炎综合征，多为自限性疾病	系统性损害，包括皮肤、关节、肌肉、内脏、神经、血液系统	慢性肾炎综合征，表现类似于相应类型的原发性肾小球肾炎	肾炎综合征，肾病综合征，可有急性肾损伤和高血压
实验室检查	可有 C3 肾炎因子阳性	抗链球菌溶血素 O（↑）	抗核抗体、抗双链 DNA 抗体、抗 Sm 抗体阳性	乙型肝炎病原学检查呈阳性	丙型肝炎病原学检查阳性，可有冷球蛋白血症、循环免疫复合物和类风湿因子阳性
补体水平	持续性 C3（↓）和 CH50（↓）	C3（↓）、CH50（↓），在 6～8 周内恢复	C3、C4、C50 等均下降，与病情活动一致	C3（↓），并可伴有 C1q 和 C4 降低	C4 下降，C3 可轻度下降
病理特点	双轨征、系膜细胞增生和系膜基质扩张	毛细血管内增生，上皮下电子致密物呈“驼峰”状	免疫荧光呈“满堂亮”	多为不典型膜性肾病、乙型肝炎抗原染色阳性	双轨征、毛细血管内皮增生、假血栓形成

两例患者据病史及实验室检查，均可排除急性链球菌感染后肾炎、狼疮性肾炎、乙型肝炎病毒相关性肾炎、丙型肝炎病毒相关性肾炎。

特发性膜增生性肾小球肾炎需要与继发性膜增生性肾小球肾炎相鉴别（如表 1-5-2 所示）。

表 1-5-2　继发性膜增生性肾小球肾炎的特点

有免疫复合物沉积	
感染	乙型肝炎、丙型肝炎、EB 病毒及艾滋病病毒感染、支原体感染、疟疾、血吸虫病、感染性心内膜炎、脑室心房分流感染、内脏脓肿
自身免疫病	系统性红斑狼疮、类风湿性关节炎、干燥综合征、硬皮病、冷球蛋白血症
异常蛋白血症	轻链或重链沉积病、华氏巨球蛋白血症、触须样或者纤维样肾小球病
无免疫复合物沉积	
慢性肝病	肝硬化、a1 抗胰蛋白酶缺乏
血栓性微血管病	溶血性尿毒综合征 / 血栓性血小板减少性紫癜、抗磷脂综合征、放射性肾炎、镰状红细胞性贫血、移植性肾病
糖尿病肾脏病	

两例患者据病史及实验室检查，无继发性因素存在，考虑为特发性膜增生性肾小球肾炎。

六、处理方案及基本原则

1. 一般治疗

患者应适当卧床休息，避免劳累；减少外界接触；宜进食低盐、低脂、优质蛋白质、易消化饮食；每天摄取食盐 2 ~ 3g；在肾病综合征早期、极期，给予优质蛋白质 1 ~ 1.5g/（kg·d）。

适度利尿、缓慢减轻水肿。患者处于低血容量、低血压状态时，应考虑输注人血白蛋白，扩容后利尿，不建议频繁使用。

降脂治疗。

抗凝，防止血栓、栓塞性并发症。应评估用抗凝治疗后易出现出血性并发症的危险

因素，如老年人、脑卒中、消化道出血等出血性疾病史。抗凝治疗一般主张血浆白蛋白 < 20g/L 时可以应用，> 25g/L 即可停用。选择口服抗凝药 - 华法林，应监测凝血酶原时间，国际标准化比值（INR）需控制在 1.8 ~ 2.0。不主张长期大剂量抗凝治疗。对于已有血栓合并症者的治疗目标是使血栓不再发展。

2. 特发性膜增生性肾小球肾炎的处理

（1）蛋白尿 < 3.5g/24h，无肾病综合征，估算的肾小球滤过率正常，支持治疗及 RAS 阻断剂。

（2）肾病综合征、估算的肾小球滤过率正常或接近正常，支持治疗、RAS 阻断、有限的糖皮质激素治疗。

（3）估算的肾小球滤过率异常、尿沉渣异常、无新月体、任何程度的蛋白尿，支持治疗、RAS 阻断、糖皮质激素及免疫抑制剂治疗。

（4）疾病迅速进展有新月体，支持治疗、RAS 阻断、糖皮质激素及环磷酰胺治疗。

（5）估算的肾小球滤过率 <30mL/（min·$1.73m^2$），支持治疗及 RAS 阻断剂。

3. 转诊及社区随访

基层及社区医务人员应该了解肾病综合征的常见病理类型、常见并发症，发现肾脏疾病者，应积极转诊有条件的医院，确保患者得到及时、有效的诊治。而且患者要依从性好，规律复查，要有信心，结局往往会比较好。

（1）患者出现肾病综合征，无条件排查继发性肾病病因时应积极转诊。

（2）基层及社区无法进一步明确肾脏病理类型，即无法行肾穿刺活检术时，建议转诊。

（3）患者出现肾病综合征并发症：血栓、栓塞性疾病，如突发腰痛（肾静脉血栓）、感染、肾功能不全时，积极转诊。

（4）在基层及社区随访应指导患者的生活饮食，监测患者的血压、血糖（空腹 + 三餐后 2 小时）、体重。

（5）在基层及社区随访，应注意患者在治疗过程中可能出现的并发症，如感染、消化道出血、低钾血症、骨痛等。

七、要点与讨论

1. 膜增生性肾小球肾炎的定义及分类

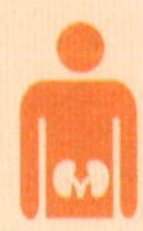

（1）膜增生性肾小球肾炎又称系膜毛细血管性肾小球肾炎和分叶性肾炎，属于肾脏病理学诊断范畴。其病理表现为光学显微镜下见肾小球毛细血管袢细胞和基质中 - 重

度增生，呈分叶状，而最具诊断价值的病变为肾小球毛细血管袢双轨征形成。是一种少见的肾小球肾炎，是肾病综合征中为数不多的增殖性肾炎之一。通常而言，此病的病程较长，预后较差，估算的肾小球滤过率会持续下降，同时出现大量蛋白尿。在出现肾病综合征的患者中，大约 50% 会在 10 年内进展为终末期肾脏病。

（2）确诊为膜增生性肾小球肾炎后，需进行病因分类。既往将该病理类型分为Ⅰ、Ⅱ、Ⅲ型，但后来发现Ⅱ型膜增生性肾炎，其实是由于 C3 的代谢异常引起的致密物沉积病（DDD），而Ⅰ、Ⅲ型分型仍然保留至今，新近出现的 C3 肾小球病的病理表现也同样会出现膜增生性肾炎改变，所以目前对膜增生性肾小球肾炎的诊断，已经不仅仅局限于形态学的诊断，更需要结合病史和实验室检查，追溯到病因高度。肾脏活检所见的膜增生性损伤模式并不反映具体的疾病，而是反映一种通常发生在异常补体激活和（或）免疫复合物沉积的背景下的组织学特征，其治疗方式也需视具体疾病而定。因此，有人建议取消膜增生性肾小球肾炎这一术语，以支持对这些疾病进行更好的病理生理学分类。根据免疫荧光可以分为三类情况：免疫球蛋白（伴或不伴 C3）阳性、单独 C3 阳性、免疫球蛋白 /C3 均阴性。

1）免疫球蛋白（伴或不伴 C3）阳性。重点是三类疾病：感染性疾病、自身免疫性疾病和淋巴增殖性疾病。感染性疾病主要包括病毒感染（如丙型肝炎病毒和乙型肝炎病毒等）、细菌感染（如感染性心内膜炎）、寄生虫感染（如疟疾），其他如立克次体等；自身免疫性疾病可见于狼疮性肾炎和抗磷脂综合征等；淋巴增殖性疾病主要包括 B 细胞、浆细胞瘤，如具有肾脏意义的单克隆免疫球蛋白病。

如无上述病因，则可诊断为特发性膜增生性肾小球肾炎。

2）只有 C3 阳性。意味着补体异常活化致病，如果电镜检查见电子致密物在抗肾小球基底膜内呈腊肠样沉积，支持致密物沉积病，电子致密物多部位沉积则可能为 C3/C4 肾炎。

3）免疫球蛋白和 C3 均为阴性。主要为血栓性微血管病，电镜检查可见肾小球毛细血管内皮肿胀、内皮下填充电子稀疏物质，也可见双轨征。此外，电镜下也可见小动脉内皮肿胀、血栓形成和洋葱皮样病变。

2. 诊断思路

肾活检的免疫荧光结果可用于对这类疾病的分类进行评估。如果免疫球蛋白阳性，无论有无补体成分，评估的重点应该是区分单克隆球蛋白沉积疾病、自身免疫性免疫复合物疾病、感染相关性疾病。在成人中，特发性免疫复合物肾小球肾炎（ICGN）罕见，在做出这一诊断之前，应该排除所有其他诊断的可能性。如果免疫荧光显示补体为主，

应考虑 C3 或 C4 肾小球病（C3G，C4G），并应对补体系统进行适当评估。如果免疫荧光阴性，应该考虑几种疾病可能性，特别是各种类型的血栓性微血管病。

3. 膜增生性肾小球肾炎的治疗原则

（1）明确病因有利于精准治疗。针对感染的致病微生物，需要抗感染治疗；自身免疫性疾病需要免疫抑制疗法；淋巴增殖性疾病则可根据 B 细胞、浆细胞的病因开展有针对的治疗乃至化疗。针对以补体异常活化为主要病因，以及涉及补体异常活化者，将有多种针对补体不同活化阶段的药物或生物制剂进入临床，如针对 C5 的单克隆抗体等。

（2）如果在有免疫球蛋白沉积的范畴内未能明确病因，则诊断为特发性膜增生性肾小球肾炎。2021 年改善全球肾脏病预后组织关于《肾小球疾病管理临床实践指南》的征求意见版建议，如果患者临床表现隐匿，只需对症支持治疗；对于 24 小时尿蛋白定量 <3.5g，无临床肾病综合征，且估算的肾小球滤过率正常者，建议采用肾素 – 血管紧张素系统抑制疗法；对于表现为肾病综合征，血肌酐接近正常，可尝试糖皮质激素；临床上血肌酐异常（非新月体），有活动性尿沉渣者，建议使用糖皮质激素联合免疫抑制剂；表现为急进性肾炎 / 新月体性肾炎者，可大剂量糖皮质激素联合环磷酰胺等强化免疫抑制疗法。对于估算的肾小球滤过率 $<30mL/(min \cdot 1.73m^2)$ 的患者，则支持对症治疗。

（3）对于排除单克隆免疫球蛋白的中重度 C3 肾小球病，建议尝试吗替麦考酚酯，如无效则争取补体抑制疗法。

（4）膜增生性肾小球肾炎涉及多种病因和发病机制，肾活检确诊后还应明确病因，做到对因治疗。如短时间无法获得检测结果（如补体及部分调节蛋白的基因、蛋白水平和活性套餐等），可先参照特发性膜增生性肾小球肾炎治疗，等待检查结果再校正治疗方案。如尚不能检测，则建议留存标本备检，将有助于患者未来的诊断与治疗。

4. 诊断上常见误区

随着人口老龄化、血液系统肿瘤的增加和诊断技术的提高，肾脏病领域对具有肾脏意义的单克隆球蛋白（MGRS）类疾病的认识不断提高。事实上，MGRS 可以导致上述三种荧光表现的膜增生性肾小球肾炎，如因单克隆免疫球蛋白本身沉积在肾小球可以引起轻链沉积病、增生性肾小球肾炎伴单克隆免疫球蛋白沉积；而单克隆免疫球蛋白通过干扰补体活化既可以间接导致 C3、C4 肾小球病，也可以间接导致肾小球的血栓性微血管病样病变。临床上应仔细甄别。

对于临床表现为血尿、蛋白尿、肾功能不全、高血压，尤其是实验室检查存在低补体血症时，应高度怀疑膜增生性肾小球肾炎，需行肾穿刺活检经过光镜、免疫、电镜明确诊断，之后进一步完善相关实验室检查，明确是原发性还是继发性，做出病因

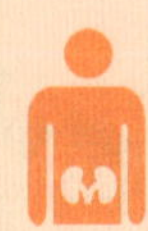

诊断，否则易误诊。

在一些患者中，这些表现还可能出现在上呼吸道感染后，这与急性肾小球肾炎（PSGN）很类似，对于典型发病的PSGN，根据急性肾炎的临床表现以及证实近期有链球菌（尤其是A组型溶血性链球菌）感染的，并且链球菌溶血素O增高、补体C3减少的可诊断PSGN。大多数儿童PSGN无须行肾活检，患者通常在1~2周可出现症状缓解，若2周仍未出现好转，需进一步行肾活检明确诊断。但膜增生性肾小球肾炎患者在4~6周后仍持续存在蛋白尿、血尿和低补体血症，且可能出现血肌酐进行性升高，故需仔细鉴别，避免误诊。

八、思考题

1. 膜增生性肾小球肾炎的定义是什么？
2. 膜增生性肾小球肾炎是如何分类的？
3. 常见的引起血清补体水平降低的肾小球疾病有哪些？

九、科普小常识

1. 哪些人容易得膜增生性肾小球肾炎？

一些自身免疫性疾病（系统性红斑狼疮、硬皮病、干燥综合征、结节病等）、癌症（白血病、淋巴瘤等），以及感染（乙型肝炎、丙型肝炎、疟疾等）都可能引发上述的免疫异常。因此，上述患者更易发生膜增生性肾小球肾炎。

2. 膜增生性肾小球肾炎遗传吗？

膜增生性肾小球肾炎不是遗传性肾小球肾炎，而是后天获得的。但有一些病因，可能与基因遗传缺陷有关系。

3. 日常生活中，膜增生性肾小球肾炎患者应注意哪些细节？

（1）保持一定的热量对提高抵抗力十分有帮助，否则后续患者身体状况较差，很容易引起感染并发症。由于有不少患者表现出高血压的症状，所以要保证低盐饮食，防止高血压加重不易控制。

（2）由于尿里的蛋白质流失较多，抵抗力降低，从而导致一些肺部、尿道和皮肤感染的出现，因此适量地补充优质蛋白质十分重要，既不会加重肾脏的负担，又可弥补失去的蛋白质。

（3）少吃富含脂肪的肉类，用植物油或者鱼油来代替，因为患者往往会有高脂血症，需要控制脂肪的摄入，同时用这些不饱和脂肪酸来减轻高脂血症。在主食上可以选择富

含膳食纤维的食物，比如燕麦、米糠和豆类等。除此之外，还可以补充一些富含微量元素的食物。及时补充重要的微量元素以维持身体的运转。

（4）戒烟、酒。

4. 膜增生性肾小球肾炎预后如何?

膜增生性肾小球肾炎分为原发性和继发性。原发性膜增生性肾小球肾炎大部分患者会向慢性肾衰竭方向发展，预后是不好的；继发性膜增生性肾小球肾炎积极地通过免疫抑制剂、糖皮质激素或生物制剂的治疗，预后是比较好的。

另外，像乙型肝炎病毒相关性的感染导致的膜增生性肾小球肾炎，在抗乙型肝炎病毒的基础上或者是配合使用糖皮质激素或者免疫抑制剂治疗，一部分患者蛋白尿能够得到缓解，还有丙型肝炎病毒感染导致的膜增生性肾小球肾炎，积极地抗丙型肝炎病毒治疗，患者的预后也会比较好。

（编者　梁风琴）

第六节　抗肾小球基底膜病（案例 13 ~ 15）

核心提示

❖掌握抗肾小球基底膜病的诊断方法。

❖掌握抗肾小球基底膜病的治疗方法。

一、病历资料（案例 13）

1. 病史

高 ×，女，35 岁，主因“乏力 4 个月余，发现血肌酐升高 7 天”入院。

患者 2021 年 12 月底取宫内节育器后出现全身乏力，伴头晕，无恶心、呕吐、腹痛、腹泻、黑便，就诊于山西省太原市 × 妇幼医院，血常规显示血红蛋白 89g/L，诊断为“贫血”，予口服驴胶补血颗粒治疗。2022 年 2 月 13 日患者于山西省 × 中医院复查，血红蛋白 70g/L，予口服补血药（具体不详），效差，仍有乏力不适，遂于 2022 年 3 月 4 日就诊于山西医科大学附属第 × 医院，实验室检查显示，血红蛋白 50g/L、尿蛋白 +++、尿潜血 ++++、血肌酐 169 μmol/L，予输注浓缩红细胞 6U 后出院。

为进一步诊治，患者入住我科。患者自发病以来精神、食欲、睡眠可，小便量少（具体不详），大便正常，体重未见明显变化。

既往体健。患者否认肝炎、结核病病史，否认手术史、外伤史，有输血史，否认食物、药物过敏史，否认吸烟及饮酒史，适龄结婚，育 2 子，配偶患糖尿病，母亲患有贫血。

2. 体格检查

体温 36.4℃，脉搏 96 次 / 分，呼吸 20 次 / 分，血压 107/84mmHg，身高 162cm，体

重 52kg。神志清醒，贫血貌；全身皮肤无瘀点、瘀斑；双肺呼吸音清，未闻及干、湿啰音；心率 96 次 / 分，心律齐，心脏各瓣膜听诊区未闻及病理性杂音；腹软，无压痛，无反跳痛；肝、脾肋下未触及；双下肢轻度水肿。

3. 实验室检查和辅助检查

患者入院前于山西医科大学附属第 × 医院实验室检查：

（1）血常规：白细胞计数 10.8×10^9/L、血红蛋白 50g/L、血小板计数 651×10^9/L。

（2）尿常规：蛋白 +++、潜血 ++++、白细胞 ++。

（3）血生化：丙氨酸氨基转移酶 23IU/L、天冬氨酸氨基转移酶 25IU/L、血清白蛋白 26.5g/L、血肌酐 169 μmol/L、尿素氮 7.82mmol/L。

（4）血沉：157mm/h。

（5）骨穿：未检测到明显的急性白血病、淋巴瘤、骨髓瘤相关免疫表型异常证据。

（6）肾脏彩超：双肾体积增大，皮质回声增强。

4. 初步诊断

急性肾损伤、重度贫血。

5. 诊治经过

患者青年女性，主因“乏力 4 个月余，发现血肌酐升高 7 天”入院。临床表现为乏力、水肿、尿量减少。查体贫血貌，双下肢轻度水肿。院前实验室检查显示血红蛋白 50g/L、尿蛋白 +++、尿潜血 ++++、血肌酐 169 μmol/L。彩超显示双肾体积增大。初步考虑急性肾损伤、重度贫血。

患者入院后的相关检查项目及结果如下：

（1）血常规动态变化（如表 1-6-1 所示）。

表 1-6-1 血常规动态变化

日期	白细胞计数（$\times 10^9$/L）	血红蛋白（g/L）	血小板计数（$\times 10^9$/L）
2022 年 3 月 11 日	10.01	85	495
2022 年 3 月 15 日	9.32	85	429
2022 年 3 月 18 日	15.13	121	505
2022 年 3 月 23 日	16.74	100	366
2022 年 4 月 1 日	20.44	89	187
2022 年 4 月 11 日	13.44	100	242

（2）肾功能及抗肾小球基底膜抗体滴度动态变化（如表 1–6–2 所示）。

表 1–6–2　肾功能及抗肾小球基底膜抗体滴度动态变化

日期	血肌酐（μmol/L）	抗肾小球基底膜抗体滴度
2022 年 3 月 13 日	359.5	（+++）141
2022 年 3 月 18 日	430.3	（+++）106
2022 年 3 月 20 日	369.8	（+++）74
2022 年 3 月 23 日	317.3	（+++）54
2022 年 3 月 25 日	298.2	（++）48
2022 年 3 月 27 日	260.1	（+++）58
2022 年 4 月 1 日	246.8	（++）31
2022 年 4 月 7 日	210.4	（+++）71
2022 年 4 月 13 日	182.0	（+++）95

（3）C– 反应蛋白及血沉动态变化（如表 1–6–3 所示）。

表 1–6–3　C– 反应蛋白及血沉动态变化

日期	C– 反应蛋白（mg/L）	血沉（mm/h）
2022 年 3 月 11 日	134.86	80
2022 年 3 月 13 日	111.53	30
2022 年 3 月 15 日	91.27	27
2022 年 3 月 20 日	6.44	10
2022 年 3 月 25 日	6.86	10
2022 年 4 月 7 日	1.69	7

（4）尿检。

尿红细胞位相：潜血 +++、蛋白 +++、白细胞 +。相差镜检：红细胞满视野 /HP，变形率 70%，形态为小影红、环形、芽孢样；白细胞 5 ～ 10 个 /HP；颗粒管型 1 ～ 2 个 /LP。

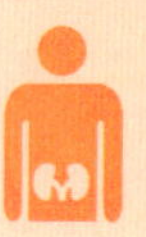

24 小时尿蛋白定量 1.33g（尿量 850mL）。

（5）影像学检查。

胸部 CT 平扫：左肺下叶小结节，左侧胸腔少量积液可能。

腹部彩超：双肾弥漫性病变，双肾体积增大，肝、胆、胰、脾、门脉未见明显异常。

（6）肾脏穿刺活检（如图 1–6–1 所示）。

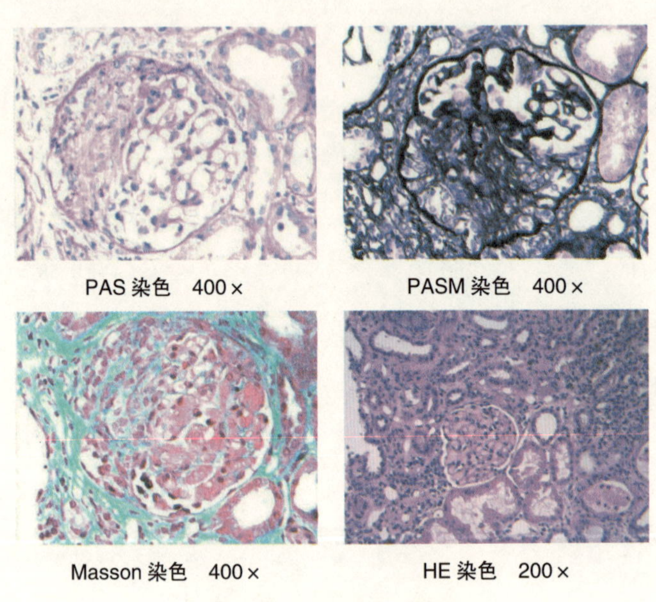

图 1–6–1　肾组织光镜图

肾脏穿刺活检病理报告：符合抗肾小球基底膜病。肾脏病变类型特点：新月体性肾小球肾炎，球性废弃（3/13），节段硬化（3/13），新月体（7/13），肾小管间质中度急性病变（30%），中度慢性病变（40%）。

本案例患者的具体治疗见本节相关内容。

二、病历资料（案例 14）

1. 病史

马 ××，女，40 岁，主因“发热伴恶心、纳差 20 天”入院。

2022 年 1 月底患者受凉后出现发热，体温最高达 38.8℃，伴畏寒、寒颤、头晕、头痛，伴恶心、纳差，无呕吐、腹胀、腹痛、腹泻，伴肉眼血尿、泡沫尿，无水肿、尿频、尿急、尿痛、尿量减少，自行口服布洛芬、去痛片、阿莫西林、清肺丸、清开灵及中药治疗，体温可降至正常，但仍反复升高，遂于 2022 年 2 月 12 日就诊于山西省翼城县 × 医院，血常规检查示白细胞计数 11.73×10^9/L、血红蛋白 110g/L、C– 反应蛋白 250.98mg/L；血

肌酐 413.7 μmol/L；尿常规示蛋白 +、潜血 +++，给予静点阿奇霉素、青霉素、左氧氟沙星治疗，效果差。

为进一步诊治，患者被转诊至山西省人民医院。患者否认高血压、糖尿病病史，否认肝炎、结核病病史，否认手术史、外伤史，有输血史，否认食物、药物过敏史，否认吸烟及饮酒史，适龄结婚，育 1 女，家族史无特殊记载。

2. 体格检查

查体：体温 37.3 ℃，脉搏 78 次 / 分，呼吸 16 次 / 分，血压 137/76mmHg，身高 160cm，体重 60kg。神志清醒，咽无充血，扁桃体无肿大；双肺呼吸音清，未闻及干、湿啰音；心率 78 次 / 分，节律齐，心脏各瓣膜听诊区未闻及病理性杂音；腹软，无压痛，无反跳痛，肝、脾肋缘下未触及，双下肢无水肿。

3. 实验室检查和辅助检查

患者入院前于山西省翼城县 × 医院实验室检查项目及结果如下：

（1）血常规：白细胞计数 11.73 × 10^9/L、中性粒细胞 91%、血红蛋白 110g/L。

（2）尿常规：蛋白 +、潜血 +++。

（3）肾功能：血肌酐 413.7 μmol/L、尿素氮 27.96mmol/L。

（4）血沉：137mm/h。

（5）C- 反应蛋白 250.98mg/L。

（6）胸部 CT 平扫：左肺下叶纤维索条。

4. 初步诊断

肾功能异常原因待查，急性肾损伤？慢性肾衰竭？发热待查，感染性发热？非感染性发热？

5. 诊治经过

患者女性，急性病程，主因“发热伴恶心、纳差 20 天”入院。临床表现为发热、恶心、纳差、肉眼血尿。外院实验室检查显示：血常规，白细胞计数 11.73 × 10^9/L、中性粒细胞 91%、血红蛋白 110g/L；尿常规，蛋白 +、潜血 +++；血肌酐 413.7 μmol/L；血沉 137mm/h；C- 反应蛋白 250.98mg/L。入院测体温 37.3 ℃。初步考虑肾功能异常原因待查。患者入院后的相关辅助检查如下：

（1）血常规动态变化（如表 1-6-4 所示）。

表 1-6-4　血常规动态变化

日期	白细胞计数（$\times 10^9$/L）	血红蛋白（g/L）	血小板计数（$\times 10^9$/L）
2022 年 2 月 14 日	8.79	87	462
2022 年 2 月 23 日	21.34	115	283
2022 年 2 月 28 日	16.4	111	182
2022 年 3 月 10 日	14.44	86	203
2022 年 3 月 14 日	12.18	87	183

（2）肾功能、抗肾小球基底膜抗体滴度、C- 反应蛋白、血沉动态变化（如表 1-6-5 所示）。

表 1-6-5　肾功能、抗肾小球基底膜抗体滴度、C- 反应蛋白、血沉动态变化

日期	血肌酐（μmol/L）	抗肾小球基底膜抗体滴度	C- 反应蛋白（mg/L）	血沉（mm/h）
2022 年 2 月 14 日	715.5	（+++）> 50	218.95	96
2022 年 2 月 23 日	595.8	（+++）> 50	48.64	50
2022 年 2 月 28 日	457.2	（+++）> 50	31.5	50
2022 年 3 月 10 日	584.0	（+++）> 50	88.96	未检测
2022 年 3 月 14 日	715.5	（+++）67	213.41	未检测

（3）尿检。

尿红细胞位相：潜血 +++、蛋白 +。相差镜检：红细胞满视野 /HP，变形率 60%，形态为小影红、靶型。

24 小时尿蛋白定量 0.71g（尿量 650mL）。

（4）影像学检查。

胸部 CT 平扫（2022 年 2 月 14 日）：右肺尖小结节，右肺上叶钙化灶，左肺下叶索条。

胸部 CT 平扫（2022 年 2 月 25 日）：双侧胸腔积液，右肾及肾周血肿形成。

腹部彩超：双肾弥漫性病变，脂肪肝，胆、胰、脾、门脉未见明显异常。

头颅核磁（2022 年 2 月 23 日）左侧额叶及双侧颞枕叶异常信号影，大脑后部可逆

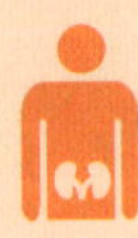

性白质脑病不除外。

头颅核磁（2022 年 3 月 7 日）双侧额顶枕叶异常信号，与 2022 年 2 月 23 日片对比，病灶范围明显增大，大脑后部可逆性白质脑病不除外。

（5）肾脏穿刺活检（如图 1–6–2 所示）。

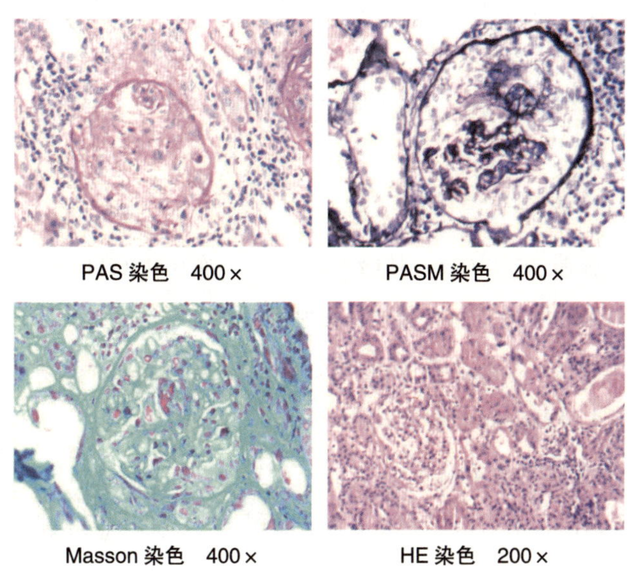

图 1–6–2　肾组织光镜图

肾脏穿刺活检病理报告：考虑抗肾小球基底膜病。肾脏病变类型特点：新月体性肾小球肾炎，节段硬化（2/12），新月体（9/13），肾小管间质中度急性病变（40%），中度慢性病变（40%）。

本案例患者的具体治疗见本节相关内容。

三、病历资料（案例 15）

1. 病史

赵 ××，女，54 岁，主因“纳差 1 个月余，发现血肌酐升高 1 周”入院。

患者 2021 年 12 月初无明显诱因出现纳差，伴恶心、干呕，偶伴咳嗽，咳白黏痰，无发热、消瘦、盗汗、胸憋、气紧、心悸、腹痛、腹胀、腹泻，伴泡沫尿，尤肉眼血尿、尿频、尿急、尿痛、腰痛，无脱发、光过敏、口腔溃疡、关节疼痛等，后就诊于当地诊所，予口服中药 20 余服（具体不详），症状未见明显缓解。

2022 年 1 月 20 日患者就诊于山西省阳泉市煤业有限责任公司 × 医院消化科门诊，实验室检查示血肌酐 261 μmol/L、尿素氮 8.8mmol/L，遂收住肾内科。尿常规示潜血

+++、蛋白 +++，24 小时尿蛋白定量 9.35g，尿本周氏蛋白 +，抗核杭体 +，抗肾小球基底膜抗体可疑阳性，诊断为“肾功能衰竭，抗肾小球基底膜病”，予补液、护胃治疗，纳差、恶心、干呕症状较前略缓解。住院期间监测血肌酐逐渐升高至 300 μmo1/L。

为进一步诊治，患者被转诊至山西省人民医院。患者既往发现血压高 3 年余，最高为 160/100mmHg，未口服降压药。1 周前患者因纳差、上腹部不适行胃镜，诊断为“慢性萎缩性胃炎”，并行胃息肉切除术。患者否认肝炎、结核病病史，否认外伤史，否认输血史，否认食物、药物过敏史，否认吸烟及饮酒史。26 岁结婚，生育 1 子；父母及妹均患高血压。

2. 体格检查

体温 36.3℃，脉搏 78 次 / 分，呼吸 18 次 / 分，血压 196/116mmHg，身高 160cm，体重 69kg。神志清醒，咽无充血，扁桃体无肿大；双肺呼吸音清，未闻及干、湿啰音；心率 78 次 / 分，节律齐，心脏各瓣膜听诊区未闻及病理性杂音；腹软，无压痛，无反跳痛，肝、脾肋缘下未触及；双下肢无水肿。

3. 实验室检查和辅助检查

患者入院前于山西省阳泉市煤业有限责任公司 × 医院实验室检查项目及结果如下:

（1）尿常规：潜血 +++、蛋白 +++。

（2）24 小时尿蛋白定量：9.35g。

（3）肾功能：血肌酐 261 μmol/L、尿素氮 8.8mmol/L、血白蛋白 25.7g/L。

（4）尿本周氏蛋白：+。

（5）抗核杭体：+。

（6）抗肾小球基底膜抗体：可疑阳性。

4. 初步诊断

肾功能异常原因待查，抗肾小球基底膜病？多发性骨髓瘤肾损害？

5. 诊治经过

患者女性，起病急，主因“纳差 1 个月余，发现血肌酐升高 1 周”入院。临床表现为恶心、纳差、干呕，伴泡沫尿。外院实验室检查示血肌酐进行性升高至 300 μmol/L；尿常规提示潜血 +++、蛋白 +++；24 小时尿蛋白定量 9.35g；免疫学检查提示抗肾小球基底膜抗体及抗核杭体阳性；尿本周氏蛋白 +。初步考虑肾功能异常原因待查，抗肾小球基底膜病？多发性骨髓瘤肾损害？

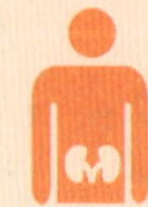

患者入院后的相关辅助检查项目及结果如下：

（1）血常规动态变化（如表 1-6-6 所示）。

表 1-6-6　血常规动态变化

日期	白细胞计数（$\times 10^9/L$）	血红蛋白（g/L）	血小板计数（$\times 10^9/L$）
2022 年 1 月 29 日	5.78	107	325
2022 年 2 月 1 日	9.49	99	322
2022 年 2 月 7 日	15.58	103	297
2022 年 2 月 14 日	8.45	91	295
2022 年 2 月 21 日	6.47	95	323
2022 年 2 月 28 日	4.59	88	311

（2）肾功能、抗肾小球基底膜抗体滴度、C- 反应蛋白动态变化（如表 1-6-7 所示）。

表 1-6-7　肾功能、抗肾小球基底膜抗体滴度、C- 反应蛋白动态变化

日期	血肌酐（μmol/L）	抗肾小球基底膜抗体滴度	C- 反应蛋白（mg/L）
2022 年 1 月 29 日	379.4	（+++）> 50	2.32
2022 年 2 月 1 日	321.0	未检测	0.61
2022 年 2 月 5 日	252.0	未检测	2.98
2022 年 2 月 10 日	255.4	（++）（26~50）	0.98
2022 年 2 月 14 日	279.2	未检测	1.82
2022 年 2 月 17 日	281.9	未检测	2.31
2022 年 2 月 21 日	266.6	（+）（11~25）	1.40
2022 年 2 月 28 日	270.0	（-）（0~10）	1.88

（3）尿检。

尿红细胞位相：潜血 +++、蛋白 +++，相差镜检：红细胞 55 ~ 60 个 /HP，变形率 75%，形态为环状、芽孢样。

24 小时尿蛋白定量 5.85g（尿量 800mL）。

（4）免疫学检查。

抗核抗体谱阴性、抗中性粒细胞胞浆抗体阴性、免疫球蛋白未见异常。

（5）血沉：44mm/h。

（6）影像学检查。

胸部 CT 平扫：右肺上、下叶小结节，右肺上叶钙化灶，右肺上叶索条，双侧胸膜增厚。

心脏彩超：左房饱满。

腹部彩超：慢性胆囊炎伴胆囊壁息肉样病变，双肾弥漫性病变伴双肾囊肿（左肾多发），肝、胰、脾及门脉未见明显异常。

（7）肾脏穿刺活检病理报告（如图 1–6–3 所示）：抗肾小球基底膜病。肾脏病变类型特点：新月体性肾小球肾炎，球性废弃（2/14），节段硬化（6/14），新月体（8/14），肾小管间质中度急性病变（30%），中度慢性病变（40%）。

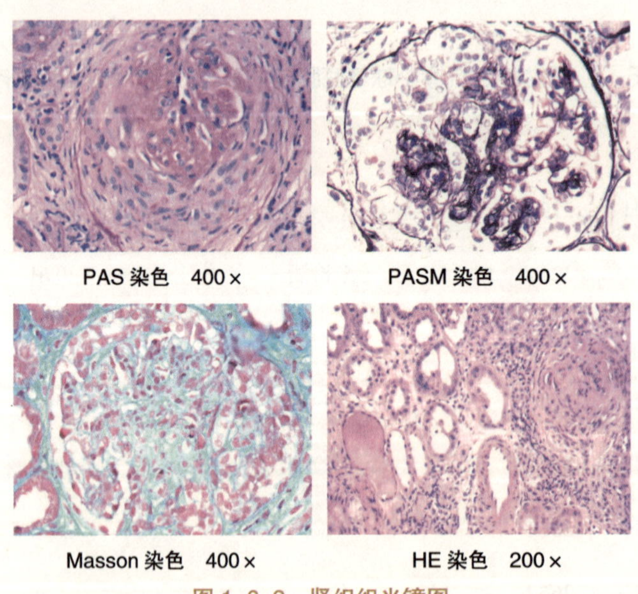

图 1–6–3 肾组织光镜图

本案例患者的具体治疗见本节相关内容。

四、案例分析（案例 13）

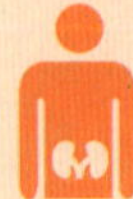

1. 病史特点

（1）青年女性，起病较急，以“乏力 4 个月余，发现血肌酐升高 7 天”为主诉。

（2）患者既往否认高血压、糖尿病、肾脏病相关病史。

（3）患者近 4 个月出现乏力、头晕症状，血常规显示重度贫血，外院给予口服补血药，效差。1 周前患者化验血肌酐升高至 169 μmol/L，尿蛋白 +++，尿潜血 ++++。

（4）患者入院后完善相关检查。24 小时尿蛋白定量 1.33g。血肌酐进行性升高至 488.8 μmol/L。抗肾小球基底膜抗体滴度 +++。肾脏病理报告提示新月体性肾炎。

（5）治疗上给予激素冲击、免疫抑制、血浆置换治疗后血肌酐缓慢下降至 182μmo1/L。

2. 诊断和诊断依据

（1）诊断：急性肾损伤、新月体性肾炎、抗肾小球基底膜病。

（2）诊断依据：

1）女性，临床上表现为急进性肾炎综合征。

2）查体：贫血貌，双下肢轻度水肿。

3）尿红细胞位相：潜血 +++、蛋白 +++、白细胞 +。相差镜检：红细胞满视野 / HP，变形率 70%。24 小时尿蛋白定量 1.33g。监测血肌酐，进行性升高至 488.8 μmol/L。C- 反应蛋白及血沉明显高于正常范围，抗肾小球基底膜滴度强阳性。肾脏病理提示新月体性肾炎。

五、案例分析（案例 14）

1. 病史特点

（1）中年女性，发病急，主因“发热伴恶心、纳差 20 余天”收住入院。

（2）患者既往否认高血压、慢性肾炎、癫痫等疾病史。

（3）患者 20 余天前受凉后出现反复发热、恶心、纳差、肉眼血尿、泡沫尿等症状，就诊于当地县医院。血常规显示，白细胞计数 11.73 × 10^9/L、C- 反应蛋白 250.98mg/L；血肌酐 413.7 μmol/L；尿常规显示，蛋白 +、潜血 +++。给予静脉输注抗生素治疗，效差。

（4）患者入院后完善相关检查。尿红细胞位相：潜血 +++，蛋白 +。相差镜检：红细胞满视野 /HP，变形率 60%。24 小时尿蛋白定量 0.71g。激素冲击前血肌酐已升高至 715.5 μmol/L；抗肾小球基底膜滴度 +++。肾脏病理提示新月体性肾炎。

（5）治疗过程中出现癫痫大发作，头颅核磁提示双侧额顶枕叶异常信号，大脑后部可逆性白质脑病不除外。

2. 诊断和诊断依据

（1）诊断：血液透析状态、急性肾损伤、新月体性肾炎、抗肾小球基底膜病、大

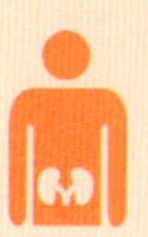

脑后部可逆性白质脑病。

（2）诊断依据：

1）女性，临床上表现为急进性肾炎综合征伴癫痫发作。

2）尿红细胞位相：尿潜血 +++、尿蛋白 +。相差镜检：红细胞满视野 /HP，变形率 60%。形态：小影红，靶型。24 小时尿蛋白定量 0.71g（尿量 650mL）。监测血肌酐，进行性升高至 715.5 μmol/L。C- 反应蛋白及血沉明显高于正常范围。抗肾小球基底膜滴度强阳性。肾脏病理提示新月体性肾炎。

3）给予免疫抑制治疗后仍无法短期内脱离透析。

4）头颅核磁显示：双侧额顶枕叶异常信号，大脑后部可逆性白质脑病不除外。

六、案例分析（案例 15）

1. 病史特点

（1）中年女性，急性病程，以“纳差 1 个月余，发现血肌酐升高 1 周”为主诉。

（2）患者既往有高血压病史 3 年。

（3）患者 1 个月前出现恶心、纳差、干呕，伴咳嗽、咳痰，就诊于外院。血肌酐 261μmo1/L；尿常规示潜血 +++、蛋白 +++；24 小时尿蛋白定量 9.35g；抗肾小球基底膜抗体可疑阳性。给予补液、护胃治疗，效果欠佳，期间血肌酐升高至 300 μmol/L。

（4）患者入院后完善相关检查。尿红细胞位相：潜血 +++、蛋白 +++。相差镜检：红细胞 55 ~ 60 个 /HP，变形率 75%。血肌酐最高至 379.4μmo1/L。抗肾小球基底膜抗体滴度 +++。肾脏病理提示：新月体性肾炎。

（5）治疗上给予抗炎、免疫抑制、血浆置换后血肌酐缓慢下降。

2. 诊断和诊断依据

（1）诊断：急性肾损伤、新月体性肾炎、抗肾小球基底膜病。

（2）诊断依据：

1）中年女性，临床上表现为急进性肾炎综合征。

2）尿红细胞位相：潜血 +++、蛋白 +++。相差镜检：红细胞 55 ~ 60 个 /HP，变形率 75%。24 小时尿蛋白定量 5.85g（尿量 800mL）。监测血肌酐，进行性升高至 379.4 μmol/L。抗肾小球基底膜滴度强阳性。肾脏病理提示：新月体性肾炎。

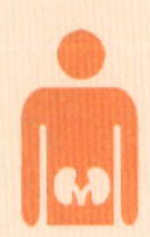

七、鉴别诊断

1. 肺出血合并肾小球肾炎

抗肾小球基底膜病，亦称抗肾小球基底膜抗体病、抗肾小球基底膜性肾炎，是指循环中的抗肾小球基底膜抗体在肾小球基底膜和肺泡基底膜沉积，可导致快速进展性新月体性肾炎，超过 50% 的患者伴有肺出血，称为肺 – 肾综合征（Goodpasture 综合征）。肺出血合并肾小球肾炎可以发生在多种疾病中，包括抗中性粒细胞胞浆抗体相关性血管炎、系统性红斑狼疮、过敏性紫癜性肾炎、抗磷脂抗体综合征、血栓性微血管病等。抗肾小球基底膜病应与肺出血合并肾小球肾炎相鉴别（如表 1–6–8 所示）。

表 1–6–8　抗肾小球基底膜病与肺出血合并肾小球肾炎的鉴别

	流行病学	临床表现	血清学检查	肾脏病理
抗肾小球基底膜病	多见于青年男性	肺、肾受累	抗肾小球基底膜抗体 +	IgG 沿肾小球基底膜线样沉积，新月体性肾炎
抗中性粒细胞胞浆抗体相关血管炎	多见于老年人	多系统受累	抗中性粒细胞胞浆抗体 +	寡免疫沉积，新月体性肾炎
系统性红斑狼疮	多见于青年女性	多系统受累	抗核抗体 + 抗双链 DNA 抗体 + 抗 Sm 抗体 + 补体 C3 下降	免疫荧光常呈“满堂亮”
过敏性紫癜性肾炎		过敏史 皮肤紫癜 关节痛 腹痛 黑便	可有 1gA 升高	IgA 沉积为主
抗磷脂抗体综合征		习惯性流产史血栓栓塞	抗心磷脂抗体 + 狼疮抗凝物 +	肾小球毛细血管襻可有微血栓
血栓性微血管病		微血管病性溶血性贫血 血小板减少	外周血涂片可见破碎红细胞	内皮细胞肿胀，内皮下增宽，内含疏松物质 小动脉管腔狭窄，血栓形成

2. 血清抗肾小球基底膜抗体阳性的其他情况

抗肾小球基底膜病患者早期即可检出血清抗肾小球基底膜抗体，及时给予有效治疗可改善患者预后。然而越来越多的临床医生认为，仅依靠血清学检查诊断是片面的，因为血清抗肾小球基底膜抗体阳性可能见于多种情况，如：

（1）约 1/3 的患者血清抗肾小球基底膜抗体和抗中性粒细胞胞浆抗体同时阳性（双阳性），多为核周型抗中性粒细胞胞浆抗体（pANCA）/ 髓过氧化物酶特异性抗中性粒细胞胞浆抗体（MPO-ANCA）阳性。临床上双抗体阳性者可以出现肾脏以外的脏器受累，类似抗中性粒细胞胞浆抗体相关血管炎。

（2）新月体膜性肾病。膜性肾病中新月体形成较为罕见，需考虑合并抗肾小球基底膜病或抗中性粒细胞胞浆抗体相关性血管炎。膜性肾病患者肾脏病理提示免疫球蛋白沿肾小球基底膜呈线样沉积，血清检测出抗肾小球基底膜抗体，都是抗肾小球基底膜病的诊断依据。其临床表现更倾向于膜性肾病，如蛋白尿程度重，新月体形成少。

（3）免疫治疗后抗肾小球基底膜病。调节性 T 细胞在维持和重建对自身抗原免疫耐受中的作用是治疗抗肾小球基底膜病复发的原因，增加使用可改变调节性 T 细胞亚群平衡的生物制剂，如检查点抑制剂（抗 PD1、抗 CTLA4），可能会出现抗肾小球基底膜抗体，应排除接受免疫治疗患者的抗肾小球基底膜病。

（4）非典型抗基膜性肾小球炎：抗肾小球基底膜病的典型病理特点为免疫球蛋白沿肾小球基底膜线性沉积和坏死性新月体肾小球肾炎。但也可能出现其他损伤形式以及新月体形成较少。非典型抗基膜性肾炎一般无肺部受累，肾脏预后较好，血清抗肾小球基底膜抗体阴性，组织学检查可见毛细血管内、系膜或膜增生性肾炎，无弥漫性新月体肾小球肾炎。

八、处理方案及基本原则

1. 治疗方案

抗肾小球基底膜病治疗的主要目标为快速清除抗肾小球基底膜抗体和抑制抗体的产生。

抗肾小球基底膜病的标准治疗方案包括强化血浆置换同时给予糖皮质激素和环磷酰胺治疗。

（1）血浆置换：使用 5% 人血白蛋白注射液进行血浆置换，每天 4L。侵入性操作（如肾活检）3 天内或肺泡出血患者需输注新鲜血浆（300 ~ 600mL），持续 14 天或至抗体水平转阴。停止治疗后定期监测抗体水平，若抗体水平升高，需再次给予血浆置换治疗。

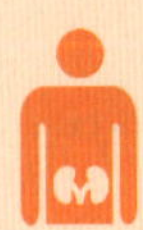

（2）甲泼尼龙 7~15mg/（kg·d）（最大不超过每天 1g）静点，连续 3 天，接着应用口服强的松 1mg/（kg·d）至少 4 周，之后逐渐减量，至 6 个月停药。环磷酰胺可以口服 2mg/（kg·d），也可静脉注射，起始量 0.5g/m^2 体表面积。

2. 案例 13~15 相关诊治

（1）案例 13：

1）患者肾功能进行性恶化（血肌酐最高升至 488.8μmol/L），临床上表现为急进性肾炎综合征。予单膜血浆置换共 18 次，甲泼尼龙冲击治疗（0.5g/d，连用 3 天）2 轮，住院期间累积静点环磷酰胺 0.8g。

2）随访：患者初始治疗至今，环磷酰胺累积静点 8g，激素减停 1 年余，随访患者尿蛋白完全转阴，血肌酐降至约 80 ~ 90μmol/L，并长期保持稳定。

（2）案例 14：

1）患者起始血肌酐已达 715.5μmol/L，予甲泼尼龙冲击治疗（0.5g，连用 3 天）1 轮，住院期间累积静点环磷酰胺 1g，单模血浆置换 15 次后仍无法脱离透析。

2）患者治疗期间出现癫痫发作，结合影像学检查考虑大脑后部可逆性白质脑病，长期给予镇静治疗。

3）随访：患者长期规律血液透析。

（3）案例 15：

1）患者肾功能进行性恶化（血肌酐最高升至 379.4μmol/L），抗肾小球基底膜抗体 +++，肾穿刺活检术提示新月体性肾炎。

2）予单膜血浆置换共 16 次，甲泼尼龙冲击治疗（0.5g/d，连用 3 天）1 轮，住院期间累积静点环磷酰胺 0.6g。

3）随访：患者院外血肌酐波动于 250μmol/L，因突发脑出血死亡。

3. 转诊及社区随访

抗肾小球基底膜病预后凶险，如不能及时治疗，患者多进展至终末期肾衰竭，很少有自发缓解的可能。如出现少尿，血肌酐 >600μmol/L 和肾活检 85% 以上的肾小球出现新月体，即使予以强化免疫抑制疗法（包括血浆置换），多数患者也不能脱离透析。所以早期诊断、及时治疗对于改善患者预后非常重要。对于快速进展的急进性肾炎尤其合并呼吸系统症状患者建议基层医院及时识别，尽快往上级医院转诊。此外，对于少部分患者的血尿及蛋白尿的程度较轻，以肺出血为主要表现，容易误诊为肺部感染、肺结核、肿瘤及特发性肺含铁血黄素沉着症等多种疾病。因此，当肺出血患者出现肾脏受累表现时，无论其病情进展迅速与否，肾功能是否正常，均应考虑到抗肾小球基底膜病的可能，

尽早检测血清抗体及肾穿刺活检，做到早诊断、早治疗。

九、要点与讨论

1. 诊断

肾活检是确诊抗肾小球基底膜病的金标准。抗肾小球基底膜血清学诊断的特异性（90%~100%）和敏感性（94.7%~100%）都较高，但临床医生解读抗肾小球基底膜抗体结果时还应考虑特殊情况：某些特殊的 III 型急进性肾炎；多克隆激活状态下可出现抗肾小球基底膜抗体假阳性，如丙型肝炎或 HIV 感染患者。此外，有报道称，少数罕见的抗肾小球基底膜病患者无血清抗肾小球基底膜抗体阳性，最终行肾活检后才确诊为抗肾小球基底膜病。

2. 争分夺秒挽救肾功能

如果怀疑抗肾小球基底膜病，即使在确诊之前也应立即启动治疗。因为抗肾小球基底膜抗体具有明确致病性，所以应尽快将其从循环中清除，改善患者预后。多数病例在 8 周内使用血浆置换联合免疫抑制剂清除抗体。在抗肾小球基底膜病中加快抗体清除可提高肾功能恢复率。如果高度怀疑抗肾小球基底膜病，治疗需立即进行（24 小时内），甚至早于肾活检确诊之前进行。若出现某些影响预后的临床和病理改变，在决定开始治疗时，临床医生应考虑到肾脏恢复可能性较低，以及其承受强免疫抑制治疗的能力。但如果合并肺出血，积极地治疗还是有必要的。

对于基层医生遇到肺、肾同时受累或不明原因地快速进展的肾衰竭患者，及时送检血清抗体检测同时，建议尽快转诊上级医院明确诊断。其次在转诊前仍然需要注意的是，尽量避免使用潜在肾毒性药物及可能加重疾病活动的药物。

3. 难治性抗肾小球基底膜病

难治性抗肾小球基底膜病很罕见，目前关于霉酚酸酯类药物、利妥昔单抗、酰化酶等药物治疗经验有限，有待于进一步研究证实。对于难治性抗肾小球基底膜病，利妥昔单抗治疗只有个案报道。

霉酚酸酯类药物可用于拒绝使用环磷酰胺者，或用于因环磷酰胺毒性不能耐受者。酰化酶是一种来自化脓链球菌的 lgG 降解内肽酶，可将人 lgG 裂解为 F（ab）2 和 Fc 片段，并抑制抗体和补体依赖的细胞毒性。免疫吸附能够有效去除抗肾小球基底膜抗体。

4. 抗肾小球基底膜病典型病理表现

抗肾小球基底膜病典型病理表现为弥漫增生性肾小球肾炎，常伴不同程度肾小球坏死、新月体形成、肾小球硬化和小管受损。新月体形成和肾小球受损的程度与肾脏预后

关系密切。所有新月体形成进展一致，且多为细胞性新月体。若在疾病早期行肾活检，其病理改变仅为局灶性或节段性系膜扩张，伴或不伴坏死。这些改变进一步进展为细胞增生等更多病理改变，包括基底膜和肾小囊断裂，肾小球中性粒细胞浸润和肾小球毛细血管血栓形成。

肾小球存在炎症反应情况下，免疫球蛋白沿肾小球基底膜线性沉积是其免疫荧光特征。沉积的免疫球蛋白一般为 IgG，有时（10% ～ 15%）伴有 IgA 或 IgM，但很少量，有时为单纯性 IgA 沉积。约 75% 患者活检发现 C3 呈线性沉积。肾小球没有炎症反应时，抗免疫球蛋白试剂处理后免疫荧光偶尔也可见线性沉积。

抗肾小球基底膜病诊疗流程图（如图 1-6-4 所示）。

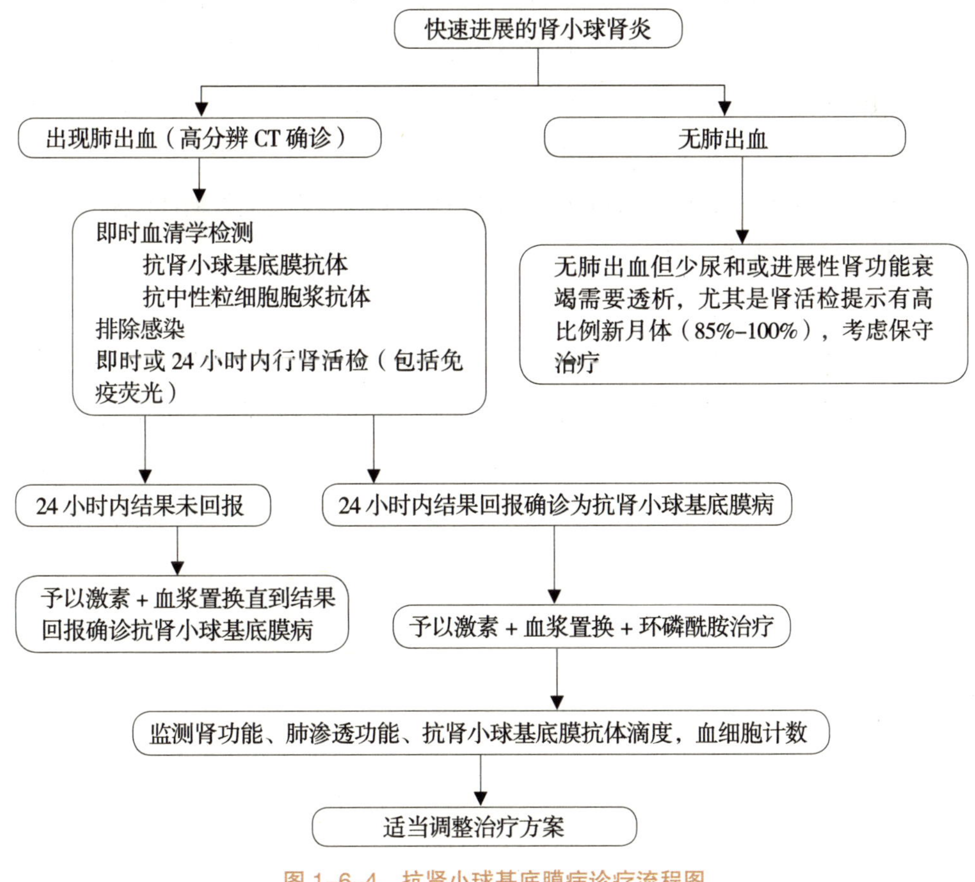

图 1-6-4　抗肾小球基底膜病诊疗流程图

十、思考题

1. 抗肾小球基底膜病的诊断标准是什么？

2. 抗肾小球基底膜病的治疗方案是什么？

3. 抗肾小球基底膜病的病理特点有哪些？

4. 血浆置换治疗抗肾小球基底膜病需要注意些什么？

十一、科普小常识

1. 抗肾小球基底膜病的诱发因素有哪些？

环境因素是影响抗肾小球基底膜病发病的一个重要因素。抗肾小球基底膜病患者中约半数以上有上呼吸道感染的前驱史，其中多为病毒感染。一些病例报告发现碳氢化物暴露与发病有关，另外吸烟可以促进已有循环抗体存在的患者发生肺出血。有多项报道表明抗肾小球基底膜病可以继发于多种肾小球肾炎、肾外伤、肾结石、尿路感染等疾病。

2. 抗肾小球基底膜病能否行肾移植？

抗肾小球基底膜病肾移植患者有较高的疾病复发风险，因此建议循环抗体转阴持续6个月后再行肾移植是合理的。

3. 抗肾小球基底膜病能治愈吗？

抗肾小球基底膜病经过免疫抑制治疗后，一旦病情完全缓解，几乎不会复发。由于复发病例多出现于未戒烟或暴露在肺部刺激情况下，所以强烈建议患者戒烟。

（编者　覃志成）

第二章
继发性肾小球疾病

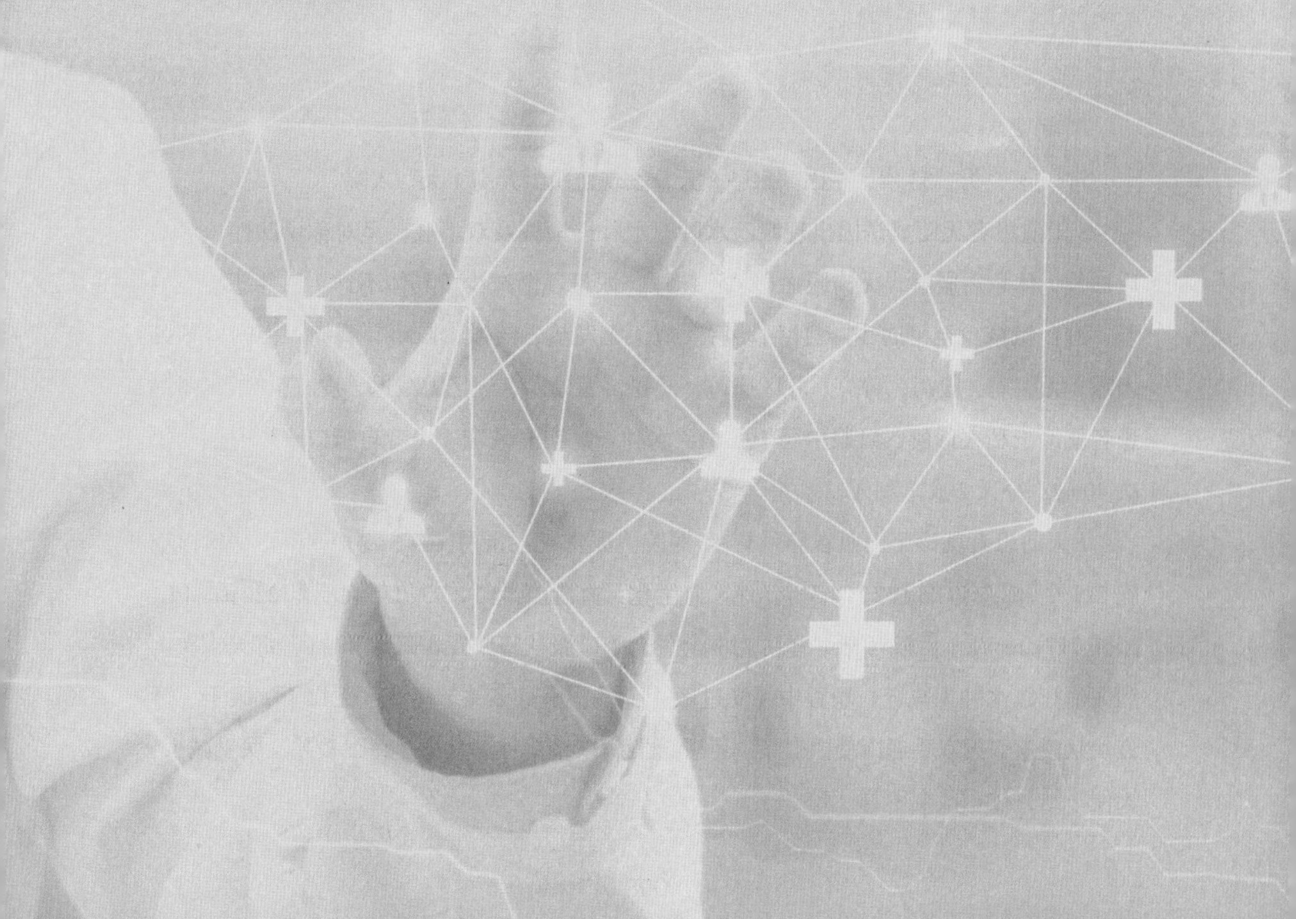

第一节　狼疮性肾炎（案例 16 ~ 17）

核心提示

❖学会识别狼疮性肾炎。

❖掌握狼疮性肾炎的诊断方法。

❖学会规范化、个体化治疗狼疮性肾炎，降低狼疮性肾炎复发率。

一、病历资料（案例 16）

1. 病史

常 ××，男，53 岁，主因“水肿 8 天，发现血肌酐升高 1 天”入院。

8 天前患者无明显诱因出现眼睑水肿，水肿逐渐波及双下肢，呈对称可凹性，活动后加重，休息后缓解，无肉眼血尿、泡沫尿，尿量逐渐减少（具体不详），伴恶心、纳差，进食量减少至平时 1/2，伴活动后气短，无发热、咳嗽、咳痰、胸痛，夜间可平卧入睡，无腹痛、腹泻、黄疸、肝区痛，有便秘，无畏寒、记忆力减退、皮肤粗糙等症状。患者就诊于私人诊所，口服中药 1 服半，水肿未见明显减轻。患者自行口服螺内酯（每次 40mg，每天 2 次）利尿，效差。

1 天前患者就诊于山西省静乐县 × 医院。尿常规：蛋白 +++、潜血 +++。镜检白细胞 221 个 /μL、红细胞 2 174.3 个 /μL。血生化：血清白蛋白 23.3g/L、血肌酐 222 μmol/L、尿酸 717 μmol/L。医院考虑“肾功能不全”，予口服呋塞米片（每次 40mg，每天 1 次）利尿治疗，水肿无减轻。病程中无光过敏、脱发、全身多关节疼痛，无口干、眼干、牙齿块状脱落，无双手遇冷变白变紫。患者自发病以来精神、食欲及睡眠较差，尿量减少，大便干结，体重改变不详。

2017 年 1 月患者因“胸痛”就诊于山西医科大学附属第 × 医院，诊断为“急性心肌梗死”，使用溶栓治疗，长期口服阿司匹林（每次 100mg，每天 1 次）、普伐他汀钠片（每次 40mg，每天 1 次）、尼可地尔（每次 5mg，每天 2 次）、贝那普利片（每次 2.5mg，每天 1 次）。患者否认肝炎、结核病病史，否认手术史、外伤史、输血史，否认食物、药物过敏史，吸烟及饮酒史均 20 年，已戒烟酒 5 年，适龄结婚，育 3 子，母亲患肺结核。

2. 体格检查

体温 36.3℃，脉搏 75 次 / 分，呼吸 20 次 / 分，血压 128/90mmHg，身高 178cm，体重 88kg。神志清醒；眼睑水肿；咽部无充血；双肺呼吸音清，未闻及干、湿啰音；心率 75 次 / 分，心律齐，心脏各瓣膜听诊区未闻及病理性杂音；腹软，无压痛，无反跳痛，肝、脾肋缘下未触及；双侧肾区叩击痛阴性；双下肢轻度水肿；神经系统未见异常。

3. 实验室检查和辅助检查

患者入院前于山西省静乐县 × 医院实验室检查项目及结果如下：

血常规：白细胞计数 3.54×10^9/L、血红蛋白 146g/L、血小板计数 144×10^9/L。

尿常规：蛋白 +++、潜血 +++，镜检白细胞 221 个 / μL、红细胞 2174.3 个 / μL。

生化：丙氨酸氨基转移酶 11IU/L、天冬氨酸氨基转移酶 21IU/L、白蛋白 23.3g/L、血肌酐 222 μmol/L、血尿酸 717 μmol/L。

4. 初步诊断

肾功能不全待查，急性肾损伤？慢性肾衰竭？

5. 诊治经过

患者中年男性，主因“水肿 8 天，发现血肌酐升高 1 天”入院。临床表现为恶心、纳差，水肿伴尿量减少。入院前实验室检查显示，尿蛋白 +++、尿潜血 +++、血肌酐 222 μmol/L。初步考虑肾功能不全待查，急性肾损伤？慢性肾衰竭？

患者入院后的相关检查项目及结果如下：

（1）肾功能动态变化（如表 2-1-1 所示）。

表 2-1-1　肾功能动态变化

日期	血肌酐（μmol/L）	尿素氮（mmol/L）	血尿酸（μmol/L）
2022 年 7 月 14 日	274.5	28.86	828.34
2022 年 7 月 16 日	384.4	35.1	–
2022 年 7 月 18 日	489.9	45.13	917.42

续表

日期	血肌酐（μmol/L）	尿素氮（mmol/L）	血尿酸（μmol/L）
2022年7月21日	434.7	47.28	871.46
2022年7月24日	538.4	50.19	–
2022年7月26日	718.9	53.11	–
2022年7月29日	889.0	55.02	590.60
2022年8月1日	495.1	41.73	–
2022年8月3日	187.0	12.95	303.96
2022年8月8日	143.8	10.44	–

（2）尿常规。

尿红细胞位相：潜血 +++、蛋白 +、白细胞 +。相差镜检：红细胞满视野 /HP 变形率 60%。形态：靶型，影红。白细胞 5 ~ 10 个 /HP，肾上皮细胞少量 /HP。

24 小时尿蛋白定量 2.85g（尿量 300mL）。

（3）血清免疫学检查。

补体动态变化（如表 2-1-2 所示）。

表 2-1-2　补体动态变化

日期	C3（g/L）	C4（g/L）
2022年7月14日	0.32	0.11
2022年7月21日	0.28	0.09
2022年7月29日	0.41	0.15
2022年8月3日	0.46	0.19

抗核抗体谱：抗核杭体 1∶320（核颗粒型）、抗核糖体 P 蛋白抗体 +、抗线粒体 M2 抗体 +++、抗组蛋白抗体 +、抗 Sm 抗体 +++、抗核糖蛋白抗体 +++、抗核小体抗体 +、抗中性粒细胞包浆抗体 +、抗心磷脂抗体 –。

（4）其他。

实验室检查：白细胞计数 4.17×10^9/L、血红蛋白 123g/L、血小板计数 162×10^9/L；血沉 22mm/h；C- 反应蛋白 13.39mg/L；白蛋白 19.47g/L。

（4）影像学检查。

胸部 CT 平扫：双肺小叶间隔增厚，双肺上叶肺大泡，右肺上叶小结节，双侧胸腔

积液。

心脏彩超：左房增大，二尖瓣反流（少量）。

腹部彩超：肝脏多发局灶性病变（血管瘤可能），慢性胆囊炎伴胆囊多发结节，双肾弥漫性病变。

（5）肾脏穿刺活检病理报告（如图 2-1-1 所示）：狼疮性肾炎。肾脏病变类型特点：肾小球膜性病变伴弥漫性毛细血管内细胞增多，球性废弃（1/18），节段硬化（6/18），新月体（1/18）。肾小管间质轻度慢性病变（10%）。评分评级：狼疮性肾炎 ISN/RPS，分型 IV+V，AI 7，CI 3。

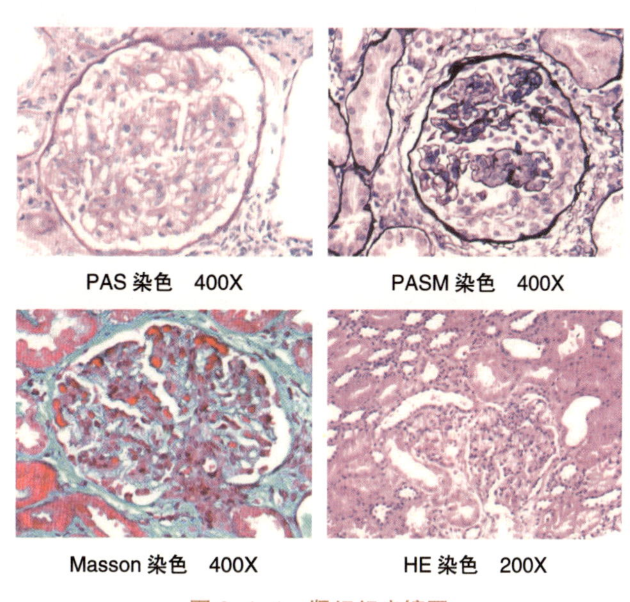

图 2-1-1 肾组织光镜图

本案例患者的具体治疗见本节相关内容。

二、病历资料（案例 17）

1. 病史

谢 ××，女，31 岁，主因“发现双下肢水肿 20 余天”入院。

2020 年 3 月中旬患者受凉后出现流涕、咳嗽、咳白痰、发热，体温最高为 38℃，伴双下肢水肿，呈对称可凹性，伴泡沫尿，无畏寒、寒颤，无肉眼血尿、尿频、尿急、尿痛、腰痛，自行口服感冒药（具体不详），效果欠佳，水肿进行性加重，遂就诊于社区医院，实验室检查示尿蛋白 ++（未见报告单），社区医院建议上级医院就诊。病程中患者有脱发、双手晨僵，无光过敏、全身多关节疼痛，无口干、眼干、牙齿块状脱落，

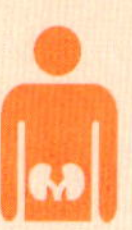

无双手遇冷变白变紫。自发病以来精神、食欲及睡眠差，泡沫尿，尿量无减少，大便正常，体重增加约 3kg。

患者否认高血压、糖尿病病史，否认肝炎、结核病病史，否认手术史、外伤史、输血史，否认食物、药物过敏史，否认吸烟、饮酒史，未婚未育，母亲患高血压、糖尿病。

2. 体格检查

体温 36.3℃，脉搏 76 次 / 分，呼吸 20 次 / 分，血压 106/75mmHg，身高 160cm，体重 54kg。咽部无充血，扁桃体无肿大；双肺呼吸音清，未闻及干、湿啰音；心率 76 次 / 分，心律齐，心脏各瓣膜听诊区未闻及病理性杂音；腹软，无压痛，无反跳痛，肝、脾肋缘下未触及；双下肢轻度水肿。

3. 实验室检查和辅助检查

患者入院前于社区医院完善实验室检查：尿蛋白 ++、尿潜血 +++。

4. 初步诊断

水肿待查，肾病综合征？慢性肾炎？

5. 诊治经过

患者育龄期女性，主因“发现双下肢水肿 20 余天”入院。

临床表现为泡沫尿、水肿、脱发、晨僵、发热、咳嗽、咳痰。入院前尿蛋白 ++、尿潜血 +++。初步考虑水肿待查，肾病综合征？慢性肾炎？

患者入院后的相关检查项目及结果如下：

（1）血常规动态变化（如表 2–1–3 所示）。

表 2–1–3　血常规动态变化

日期	白细胞计数（10^9/L）	血红蛋白（g/L）	血小板计数（$\times 10^9$/L）
2020 年 4 月 11 日	3.43	103	74
2020 年 4 月 18 日	9.87	95	152
2020 年 4 月 25 日	16	82	110
2020 年 4 月 30 日	12.86	69	118
2020 年 5 月 7 日	10.18	69	124

（2）尿常规及 24 小时尿蛋白定量。

尿常规：潜血 +++、蛋白 +++、白细胞 +、红细胞 676 个 /μL、白细胞 130 个 /μL。

24 小时尿蛋白定量 8.8g（尿量 2 650mL）。

（3）血清免疫学检查（如表 2-1-4 所示）。

表 2-1-4　补体动态变化

日期	C3（g/L）	C4（g/L）
2020 年 4 月 11 日	0.18	<0.07
2022 年 4 月 25 日	0.37	<0.07
2022 年 4 月 30 日	0.37	<0.07

抗核抗体谱：抗双链 DNA 抗体 +、抗 SSA 抗体 +、抗 U1-nRNP 抗体 +、抗组蛋白抗体 +、抗核小体抗体 +、抗心磷脂抗体 -。

（4）血生化：丙氨酸氨基转移酶 42.57IU/L、天冬氨酸氨基转移酶 49.74 IU/L、血清白蛋白 21.57g/L、血肌酐 72.07 μmol/L、胆固醇 6.24mmol/L、甘油三酯 1.8mmol/L

（5）其他实验室检查：血沉 47mm/h、C- 反应蛋白 0.3mg/L。

（6）影像学检查：胸部 CT 未见明显异常。

（7）肾脏穿刺活检病理报告（如图 2-1-2 所示）。狼疮性肾炎。肾脏病变类型特点：肾小球膜性病变伴弥漫性毛细血管内细胞增多，节段硬化（16/39），新月体（8/39），肾小管间质轻度慢性病变（10%）。评分评级：狼疮性肾炎 ISN/RPS，分型 IV（A/C）+V，AI 12，CI 3。

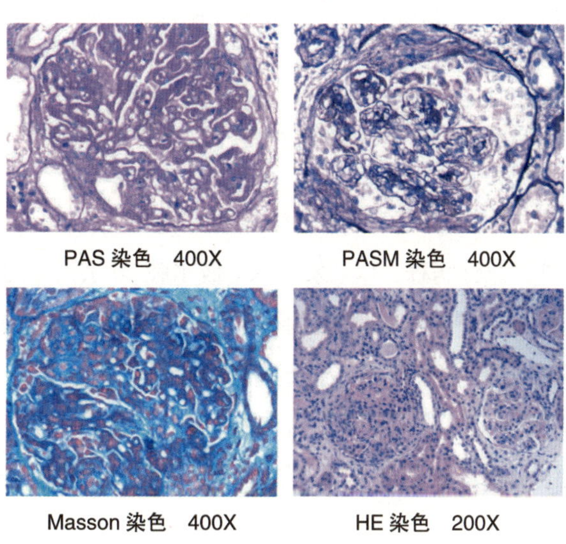

图 2-1-2　肾组织光镜图

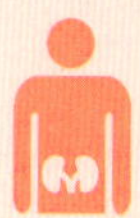

本案例患者的具体治疗见本节相关内容。

三、案例分析（案例 16）

1. 病史特点

（1）中年男性，起病急，主因“水肿 8 天，发现血肌酐升高 1 天”收住入院。

（2）既往有冠心病、陈旧性心肌梗死病史。

（3）患者 8 天前开始出现眼睑及双下肢水肿，伴恶心、纳差。外院实验室检查示尿蛋白 +++、尿潜血 +++、血肌酐 222 μ mol/L。利尿效果差。

（4）患者入院后完善相关检查。尿红细胞位相：潜血 +++、蛋白 +。相差镜检：红细胞满视野，变形率 60%。24 小时尿蛋白定量 2.85g（尿量 300ml），血肌酐进行性升高至 889μmol/L，补体 C3 0.32g/L，补体 C4 0.11g/L，多项自身抗体阳性。肾脏病理：狼疮性肾炎（IV+V 型）。

（5）治疗上接受血液透析、激素冲击联合免疫抑制治疗后患者脱离透析，出院时血肌酐降至 143.8μmol/L。

2. 诊断和诊断依据

（1）诊断：急性肾损伤、狼疮性肾炎（IV+V 型）。

（2）诊断依据：

1）有急进性肾炎综合征临床表现：水肿、尿量进行性减少、肾功能进行性减退。

2）查体：双下肢轻度水肿。

3）尿潜血 +++、尿蛋白 +；24 小时尿蛋白定量 2.85g（尿量 300mL）；血肌酐进行性升高至 889 μmol/L；低补体血症；多项自身抗体阳性。肾脏病理，狼疮性肾炎（IV+V 型）。

四、案例分析（案例 17）

1. 病史特点

（1）育龄期女性，急性病程，以“发现双下肢水肿 20 余天”为主诉。

（2）患者以上呼吸道感染为前驱史，随后出现双下肢水肿伴泡沫尿，病程中伴随脱发、双手关节晨僵，外院实验室检查示尿蛋白 ++。

（3）患者入院后完善相关检查。符合肾病综合征诊断标准（24 小时尿蛋白定量 8.8g，血清白蛋白 21.57g/L）；低补体血症，多项自身抗体阳性。肾脏病理：狼性肾炎（IV+V 型）。

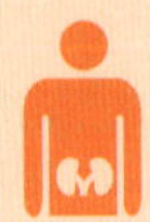

（4）存在系统性红斑狼疮血液系统受累：白细胞计数 3.43×10^{12}/L，血红蛋白 103g/L，血小板计数 74×10^{9}/L。

2. 诊断和诊断依据

（1）诊断：系统性红斑狼疮、狼疮性肾炎（IV+V 型）、血液系统受累。

（2）诊断依据：

1）有肾病综合征、关节受累、脱发等多系统损伤表现。

2）查体双下肢轻度水肿。

3）尿常规：潜血 +++、蛋白 +++、白细胞 +、红细胞 676 个 /μL、白细胞 130 个 /μL。24 小时尿蛋白定量 8.8g（尿量 2 650mL）。血常规：白细胞计数 3.43×10^9/L，血红蛋白 103g/L，血小板计数 74×10^9/L。血生化：血清白蛋白 21.57g/L、血肌酐 72.07μmol/L、胆固醇 6.24mmol/L、甘油三酯 1.8mmol/L。补体 C3 0.18g/L、补体 C4<0.07g/L、多项自身抗体阳性。肾脏病理：狼疮性肾炎（IV+V 型）。

五、鉴别诊断

几乎所有的系统性红斑狼疮患者都存在肾组织的组织学、免疫病理或超微结构改变，在确诊为系统性红斑狼疮的基础上，有肾脏损害表现，如持续性蛋白尿（>0.5g/24h，或>+++）或管型（可见红细胞、白细胞、颗粒等），则可诊断为狼疮性肾炎。狼疮性肾炎易误诊为原发性肾小球肾炎，通过认真检查有无多系统受累表现，实验室检查血清抗核杭体、抗双链 DNA 抗体、抗 Sm 抗体等可资鉴别。

（1）原发性肾小球肾炎：狼疮性肾炎亦可表现为单纯肾脏损害，无多系统受累，且血清自身抗体也可阴性，常导致误诊。其中特别是 V 型狼疮性肾炎，常误诊为“膜性肾病”，或少数被误诊为“膜增生性肾炎”。密切监测自身抗体、补体等血清学指标的变化可鉴别。

（2）类结缔组织病：类结缔组织病是患者存在自身免疫性疾病，但其临床与实验室特点又不能归为某一特定的疾病类型。类结缔组织病常具有几种自身免疫性疾病的临床特征，如重叠综合征，如混合性结缔组织病（同时有系统性红斑狼疮、硬皮病和肌炎的临床特点伴高滴度抗核糖蛋白抗体）等。有人认为，类结缔组织病是某一种自身免疫性疾病不同病程中的相应表现。对于患者应定期随访、观察并及时做出正确的诊断。

（3）其他：以肾病综合征为主要表现，而无明显系统性红斑狼疮肾外表现者，应注意排除原发性肾病综合征，伴有咯血者应与小血管炎及抗基底膜肾炎鉴别，通常进行血清自身抗体检测可鉴别。

六、处理方案及基本原则

狼疮性肾炎的治疗包括诱导缓解和维持治疗两个阶段，治疗目标是减少尿蛋白、保护肾脏、阻止或延缓肾功能恶化和改善患者预后。2019 年，欧洲抗风湿病联盟 / 欧洲肾脏协会和欧洲透析与移植协会制订的《狼疮性肾炎治疗指南》中提出，狼疮性肾炎诱导缓解治疗的目标为开始治疗 3 个月内尿蛋白至少减少 25%，6 个月时尿蛋白减少 50% 以上，12 个月时随机尿（尿蛋白 / 尿肌酐，UPCR）<500mg/g。完全缓解的标准为 24 小时尿蛋白定量 < 0.5g 或随机尿 UPCR<500mg/g。表现为肾病综合征的狼疮性肾炎患者的治疗目标可适当放宽，表现为大量蛋白尿（ > 3.5g/24h）者达到完全缓解的时间可能需要延长 6 个月，即治疗 18 个月后评估疗效，缓解后的治疗应至少维持 3 年。

1. 一般管理

（1）建议所有系统性红斑狼疮患者，包括狼疮性肾炎患者，使用羟氯喹或等效的抗疟药物治疗，除非有禁忌证。羟氯喹，一般剂量不超过 5mg/（kg · d），分 1~2 次服用，安全性较高，主要不良反应是视网膜毒性，应定期监测。

（2）所有狼疮性肾炎患者都应考虑采用辅助疗法管理狼疮性肾炎，并减轻疾病或治疗并发症（如表 2–1–5 所示）。

表 2–1–5　降低狼疮性肾炎或其治疗相关并发症风险的方法

风险	降低风险的管理方案
心血管风险	生活方式调整：戒烟、优化体重、锻炼
	血脂异常管理
	孕期服用小剂量阿司匹林
	血压控制
蛋白尿和慢性肾脏病进展	避免高钠饮食
	优化血压
	RAAS 阻断剂，SGLT2 抑制剂等，用于无急性肾损伤的稳定患者
	避免肾毒性损伤
	预防急性肾损伤

续表

风险	降低风险的管理方案
感染风险	评估带状疱疹和结核病病史
	筛查 HBV、HCV、HIV 和接种 HBV 疫苗
	预防肺孢子菌感染
	接种流感和肺炎链球菌疫苗
	重组疱疹疫苗的个体化使用
	在治疗时根据公共卫生问题对其他传染性病原体进行个体化考虑
骨损伤	评估骨密度和骨折风险 补充钙和维生素 D 恰当使用双磷酸盐
紫外线暴露	使用广谱防晒霜 限制紫外线暴露
卵巢早衰	促性腺激素释放激素激动剂（例如：亮丙瑞林） 精子 / 卵母细胞冷冻保存
意外妊娠	避孕类型的个体评估和咨询 （偏好，血栓风险，年龄）
癌症	评估恶性肿瘤的个体危险因素 限制环磷酰胺的终身暴露量至 < 36g

说明：HBV，乙型肝炎病毒；HCV，丙型肝炎病毒；HIV，人免疫缺陷病毒；RAAS，肾素血管紧张素醛固酮系统；SGLT2，钠 – 葡萄糖协同转运蛋白 2 抑制剂。

2. 免疫抑制治疗

免疫抑制方案的选择主要根据肾脏病理类型和病变活动性，并结合肾外病变来选择。

（1）活动性 III 型或 IV 型，伴或不伴 V 型狼疮性肾炎患者初始治疗用药建议（如图 2–1–3 所示）：霉酚酸类似物（MPAA），或低剂量静脉注射环磷酰胺，或贝利优单抗联合 MPAA 或低剂量静脉注射环磷酰胺，或肾功能未严重受损者，可以使用 MPAA 和钙调磷酸酶抑制剂（CNI）（如估算的肾小球滤过率≤ 45mL/（min・1.73m^2））。

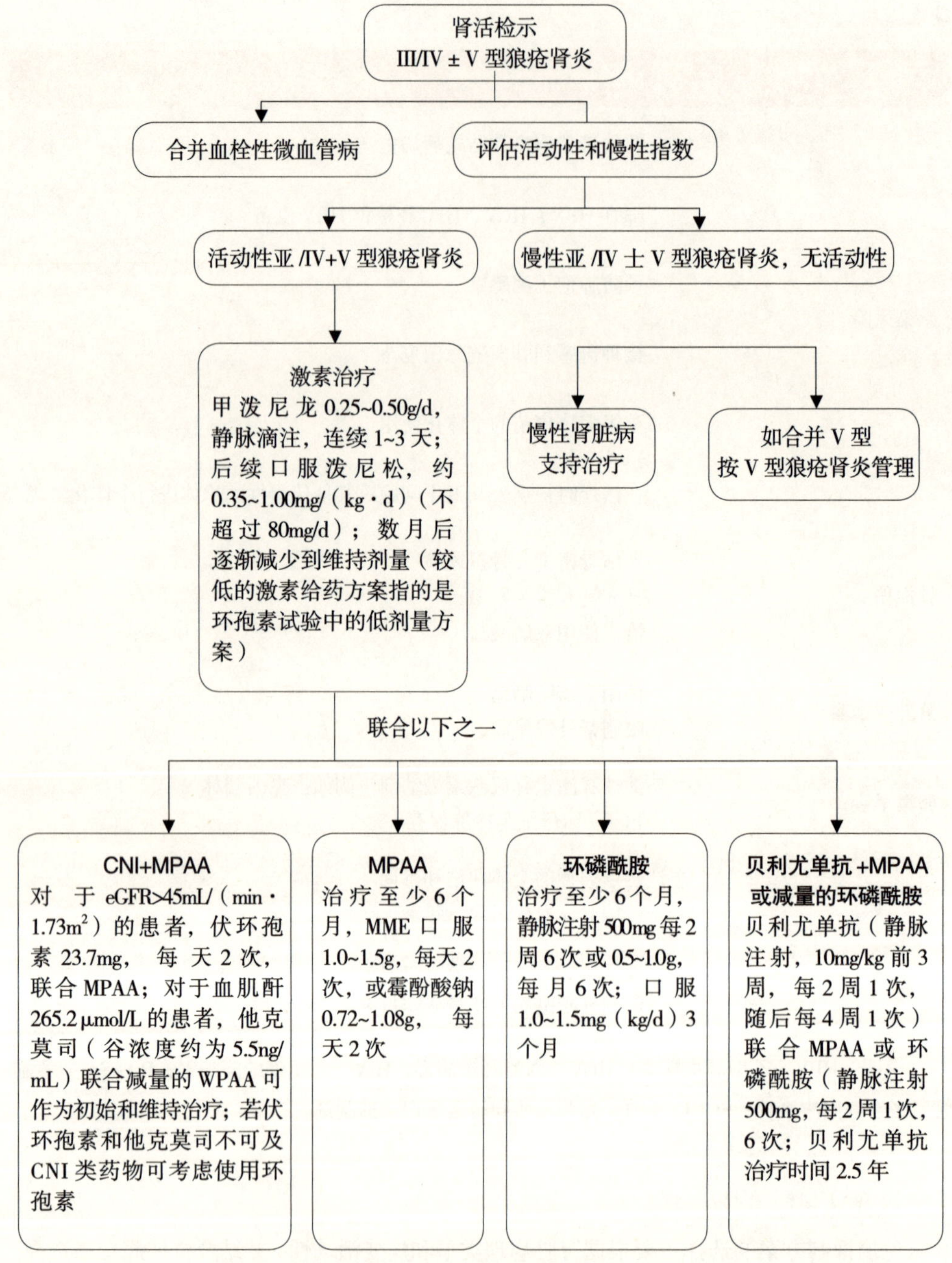

图 2-1-3　活动性Ⅲ型或Ⅳ型，伴或不伴 V 型狼疮性肾炎患者初始治疗用药建议

（2）活动性 I 型、II 型狼疮性肾炎初始治疗用药建议（如图 2-1-4 所示）。

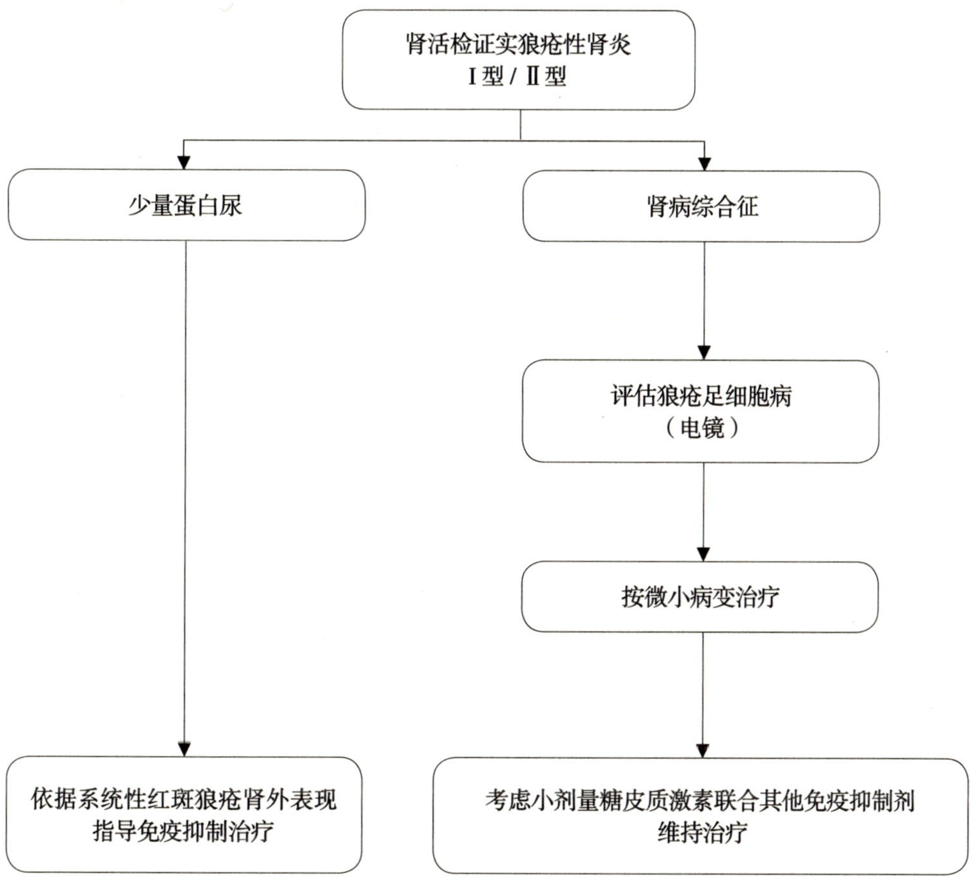

图 2-1-4　活动性 I 型、II 型狼疮性肾炎初始治疗用药建议

（3）活动性 V 型狼疮性肾炎患者初始治疗用药建议（如图 2-1-5 所示）。

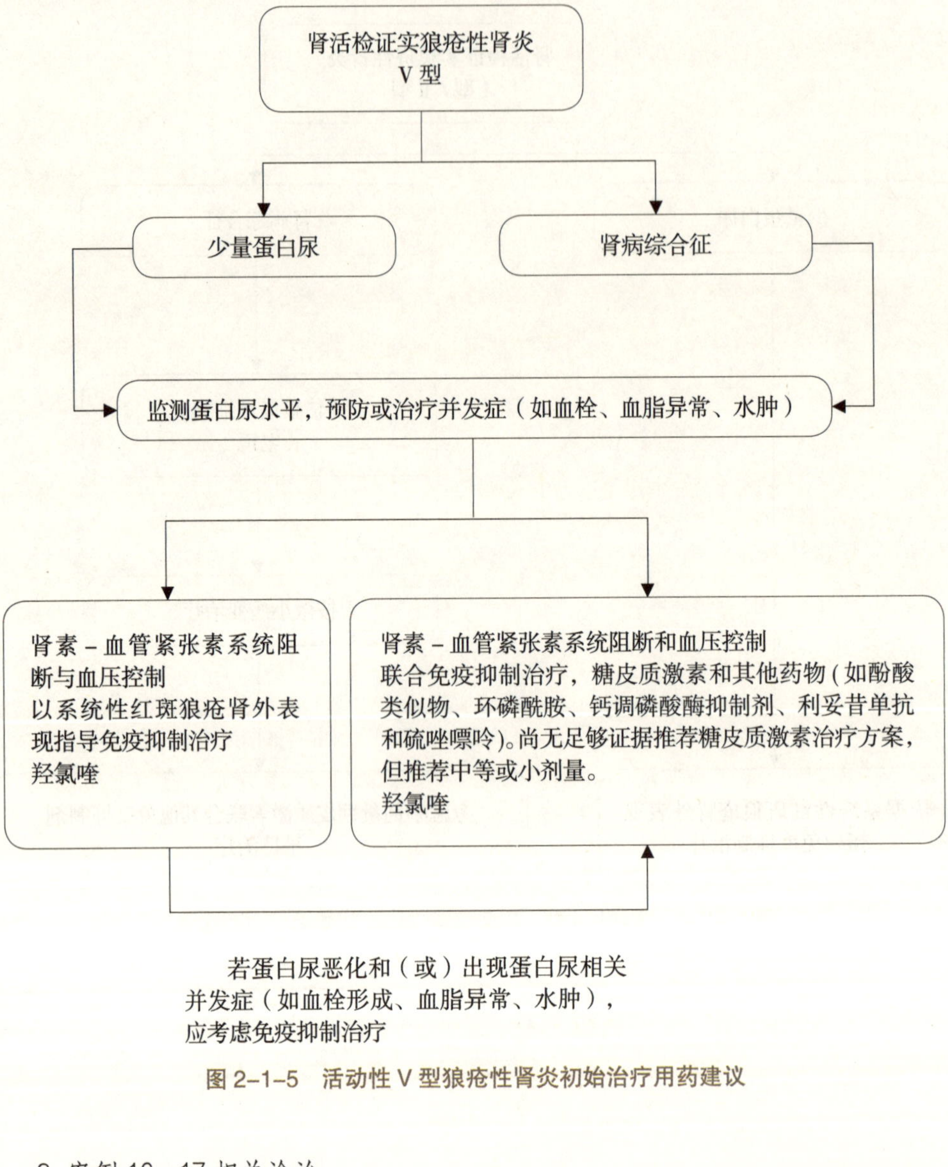

肾活检证实狼疮性肾炎
V 型

少量蛋白尿

肾病综合征

监测蛋白尿水平，预防或治疗并发症（如血栓、血脂异常、水肿）

肾素－血管紧张素系统阻断与血压控制
以系统性红斑狼疮肾外表现指导免疫抑制治疗
羟氯喹

肾素－血管紧张素系统阻断和血压控制
联合免疫抑制治疗，糖皮质激素和其他药物(如酚酸类似物、环磷酰胺、钙调磷酸酶抑制剂、利妥昔单抗和硫唑嘌呤)。尚无足够证据推荐糖皮质激素治疗方案，但推荐中等或小剂量。
羟氯喹

若蛋白尿恶化和（或）出现蛋白尿相关并发症（如血栓形成、血脂异常、水肿），应考虑免疫抑制治疗

图 2-1-5　活动性 V 型狼疮性肾炎初始治疗用药建议

3. 案例 16、17 相关诊治

（1）案例 16：

1）血肌酐进行性升高至 889 μmol/L，无尿，全身水肿加重，行血液透析治疗后尽快行肾穿刺活检术明确肾脏病变病理类型。

2）嘱咐患者限盐、限水，保持口腔卫生，佩戴口罩。

3）诱导治疗。激素冲击治疗：①甲泼尼龙冲击，0.5g/d，连用 3 天，或 0.2g/d，连用 3 天；②口服吗替麦考酚酯胶囊（每次 0.5g，每天 2 次）；③口服羟氯喹（每次

0.2g，每天 2 次）。维持治疗：强的松 + 羟氯喹 + 吗替麦考酚酯 + 利妥昔单抗。

4）补钙、抑酸护胃、抗凝、降尿酸、利尿治疗。

5）监测尿量、肾功能、补体变化。

（2）案例 17：

1）诱导治疗。激素冲击治疗：①甲泼尼龙，静点，0.2g/d，连用 3 天；②口服他克莫司（每次 1mg，每天 2 次）；③口服羟氯喹（每次 0.2g，每天 2 次）。

2）维持治疗：激素 + 羟氯喹 + 他克莫司 + 环磷酰胺、激素 + 羟氯喹 + 硫唑嘌呤。

4. 转诊及社区随访

40% ~ 50% 的系统性红斑狼疮患者有肾损害的临床表现，而肾组织病理检查发现肾脏病变者可达 90%。狼疮性肾炎的临床表现多样，肾脏病理表现亦多变，病变轻者仅出现肾小球轻微病变，重者可表现为弥漫增生，甚至新月体性肾炎。病理类型是狼疮性肾炎患者治疗方案选择的基础，甚至病理对狼疮性肾炎诊断、活动性评估、治疗选择及预后判断有重要意义。对顽固性狼疮性肾炎（活动性狼疮性肾炎接受初始免疫抑制治疗后肾损害加重或诱导缓解 6 个月无效）、狼疮性肾炎复发并怀疑肾脏病理类型发生转换、或不能确定肾损害是活动性还是慢性病变所致时，应考虑重复行肾组织活检。所以当临床遇到以下情况建议转至上级医院就诊：诊断狼疮性肾炎，需肾活检明确病理类型指导治疗；临床疑诊狼疮性肾炎，需进一步明确诊断；病情反复或疗效差，需行重复肾活检进一步诊治者。

七、要点与讨论

系统性红斑狼疮已由既往的急性、高致死性疾病转为慢性、可控性疾病。临床医生和患者对系统性红斑狼疮的认知与重视度提高，科学诊疗方案的不断出现与优化发挥了重要作用。

1. 狼疮性肾炎诊断

狼疮性肾炎临床表现多样，轻者可表现为无症状性蛋白尿和（或）血尿，重者可出现肾病综合征或急进性肾小球肾炎。病变持续和复发还可导致慢性肾功能不全甚至肾衰竭。

狼疮性肾炎的临床表现与肾组织病理类型间缺乏紧密的联系，《中国狼疮性肾炎诊断和治疗指南》① 推荐系统性红斑狼疮患者应早期识别肾脏是否受累，有狼疮性肾炎的

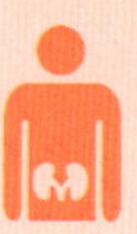

① 中国狼疮性肾炎诊断和治疗指南编写组。中国狼疮性肾炎诊断和治疗指南[J]. 中华医学杂志，2019，99(44)：3441-3455.DOI：10.3760/cma.j.issn.0376-2491.2019.44.001.

临床表现且既往未行肾活检者，均推荐行肾活检术病理检查（除非有肾活检绝对禁忌证）。

高危肾脏损伤发生的系统性红斑狼疮患者（男性，青少年及血清学指标活动）应严密监测（至少 3 个月 1 次），以尽早发现肾脏损伤。系统性红斑狼疮患者出现以下一项临床和实验室检查异常时，即可诊断为狼疮性肾炎，包括：①蛋白尿持续 > 0.5g/24h，或随机尿检查蛋白 +++，或尿蛋白 / 尿肌酐比 > 500mg/g（50mg/mmol）；②细胞管型包括红细胞管型、血红蛋白管型、颗粒管型、管状管型或混合管型；③活动性尿沉渣（除外尿路感染，尿白细胞 > 5 个 /HP，尿红细胞 > 5 个 /HP），或红细胞管型，或白细胞管型。肾活检病理显示为免疫复合物介导的肾小球肾炎则进一步确定狼疮性肾炎的诊断。

狼疮性肾炎病理类型如表 2-1-6 所示，活动性慢性指数评分如表 2-1-7 所示。

表 2-1-6　2003 年国际肾脏病学会、肾脏病理学工作组推荐的狼疮性肾炎病理分型

分型	病理分型	病理表现
Ⅰ型	系膜轻微病变性狼疮性肾炎	光镜下肾小球正常，免疫荧光见肾小球系膜区免疫复合物沉积
Ⅱ型	系膜增生性狼疮性肾炎	肾小球系膜区系膜细胞增生伴免疫复合物沉积
Ⅲ型	局灶性狼疮性肾炎	肾小球毛细血管内细胞增多，内皮下免疫复合物沉积，病变累及 < 50% 肾小球 Ⅲ型活动性病变（A）：局灶增生性 Ⅲ型活动性伴慢性病变（A/C）：局灶增生性 + 硬化 Ⅲ型慢性病变（C）伴肾小球瘢痕：局灶硬化
Ⅳ型	弥漫性狼疮性肾炎	肾小球毛细血管内细胞增多，内皮下免疫复合物沉积，病变累及 > 50% 肾小球 Ⅳ型节段性病变［累及 < 50% 肾小球毛细血管襻（S）］（A）：弥漫性节段性增生 Ⅳ型球性病变［累及 ≥ 50% 肾小球毛细血管襻（G）］（A）：弥漫性球性增生 Ⅳ型 S（A/C）：弥漫性节段性增生性 + 硬化 Ⅳ型 G（A/C）：弥漫性球性增生性 + 硬化 Ⅳ型 S（C）：弥漫性节段性硬化 Ⅳ型 G（C）：弥漫性球性硬化
Ⅴ型	膜性狼疮性肾炎	肾小球基底膜增厚，上皮下免疫复合物沉积，可与Ⅲ型或Ⅳ型合并存在
Ⅵ型	硬化性狼疮性肾炎	≥ 90% 肾小球球性硬化，且无活动性病变

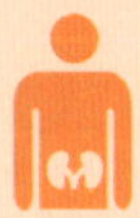

表 2-1-7　美国国立卫生研究院推荐的《狼疮性肾炎活动性慢性指数评分》（修订版）

病理指数	病变范围	评分（分）
活动性指数		
肾小球毛细血管内细胞增多	<25%	1
	25%~50%	2
	>50%	3
中性粒细胞浸润和（或）核碎裂	<25%	1
	25%~50%	2
	>50%	3
肾小球纤维素样坏死	<25%	2
	25%~50%	4
	>50%	6
肾小球内皮下沉积物（包括透明样微栓塞）	<25%	1
	25%~50%	2
	>50%	3
肾小球细胞性和（或）纤维细胞性新月体	<25%	2
	25%~50%	4
	>50%	6
肾间质炎细胞浸润	<25%	1
	25%~50%	2
	>50%	3
总分		0~24
慢性指数		
肾小球硬化（包括球性和节段）	<25%	1
	25%~50%	2
	>50%	3
纤维性新月体	<25%	1
	25%~50%	2
	>50%	3
肾小管萎缩	<25%	1
	25%~50%	2
	>50%	3
间质纤维化	<25%	1
	25%~50%	2
	>50%	3
总分		0~12

2. 转诊及时性

育龄期女性患者，临床上出现多系统（包括皮肤黏膜、肌肉关节、浆膜、肾脏、血液系统、神经系统等）损害，应高度考虑系统性红斑狼疮或其他结缔组织病，及时进行尿常规、肾功能、补体、自身抗体、血沉等实验室检查。如患者自身抗体阳性，建议及时转诊上级医院专科就诊；如相关实验室检查暂无法支持结缔组织病，但多系统病变仍无法用单一病因解释时，仍然要高度警惕系统性疾病，建议尽快转诊上级医院明确诊断。患者在转诊前仍然需要尽量避免使用潜在肾毒性药物及可能加重疾病活动的药物。

科学、规范地治疗狼疮性肾炎十分重要。作为基层医生，要求掌握治疗狼疮性肾炎药物的作用及主要副作用（如表 2-1-8 所示），及时判断不良反应的严重程度，比如使用激素和免疫抑制剂的狼疮性肾炎患者出现发热症状，需要高度警惕感染的严重程度，并指导患者及时去上级医院就诊，以免延误病情导致重症感染。

表 2-1-8　治疗狼疮性肾炎药物的作用及主要副作用

免疫抑制剂	作用	主要副作用
泼尼松龙	高效	免疫力低下、高血压、糖尿病、高脂血症、库兴综合征、骨质疏松、股骨头坏死、消化性溃疡及出血、情绪易波动、青光眼、肌病、体重增加
环磷酰胺	高效	免疫力低下、脱发、肝损伤、骨髓抑制、性腺毒性、出血性膀胱炎、致畸、肿瘤发生率增加
硫唑嘌呤	有效，耐受性好	免疫力下降、骨髓抑制、胃肠道反应、肝功能异常
霉酚酸酯	高效，耐受性好	免疫力低下、胃肠道不适、贫血、严重感染
他克莫司 / 环孢素	对蛋白尿较有效	免疫力低下、高血压、肾毒性、神经毒性、上肢震颤、高血钾

3. 重视生活方式指导

（1）心理指导：系统性红斑狼疮是一种不能根治、病程长、反复发作的疾病，会出现焦虑、多疑、抑郁，甚至自暴自弃，治疗期间应该把握和观察好患者的心理变化，给予相应的心理指导。

（2）鼓励患者保持乐观情绪，正确对待疾病，劳逸结合，适当体育锻炼，天气变化时及时增减衣物，预防感染。

（3）防晒：减少日晒，避免暴晒和紫外线照射，室内阳光过强时应挂窗帘。

（4）疾病活动期避免妊娠。

（5）在医生指导下正规服药，不宜口服避孕药等雌激素类的药物。

（6）住所清洁卫生，避免寒冷潮湿，尽量减少与动植物致病源的接触。

（7）正规服药，定期复查，长期应用激素等药物时注意副作用的出现。

（8）辅助治疗主要包括必要的免疫接种、血压、血糖、血脂的药物控制。

八、思考题

1. 系统性红斑狼疮的诊断标准是什么？

2. 狼疮性肾炎的诊断标准是什么？

3. 狼疮性肾炎病理分型有哪些？

九、科普小常识

1. 狼疮性肾炎可以接种疫苗吗？

狼疮性肾炎患者是否可以接种疫苗，需要根据患者的病情进行判断。患者接种疫苗应遵循的原则：尽可能在疾病稳定时接种疫苗；在计划进行免疫抑制治疗，特别是B细胞清除治疗前进行疫苗接种；应接种灭活疫苗，避免使用减毒活疫苗。推荐系统性红斑狼疮患者接种流感疫苗、肺炎球菌疫苗；高风险系统性红斑狼疮患者接种甲肝、乙型肝炎和带状疱疹疫苗；推荐系统性红斑狼疮患者接种人乳头瘤病毒（HPV）疫苗。

2. 狼疮性肾炎患者可以妊娠吗？

虽然妊娠可能诱发红斑狼疮活动，但并非所有狼疮性肾炎患者都无法妊娠。在病情得到控制且处于稳定期的情况下，部分患者仍有可能成功妊娠。狼疮性肾炎（尤其活动期）患者妊娠时母体及胎儿不良事件发生的风险显著增加。所有狼疮性肾炎患者孕前需评估妊娠时机、妊娠并发症风险和停用妊娠期禁忌药物。无狼疮活动、尿蛋白正常并停用妊娠禁忌药物（如MMF、环磷酰胺、来氟米特、MTX、生物制剂等）6个月以上、血压正常及估算的肾小球滤过率 >60mL/（min · $1.73m^2$）分可考虑妊娠。

3. 狼疮性肾炎遗传吗？

系统性红斑狼疮是一种多因素参与的（遗传、性激素、环境、感染、药物、食物、遗传背景等）系统性自身免疫性疾病，有一定的遗传倾向。研究发现，系统性红斑狼疮

患者的近亲发病率大概是 5% ～ 12%。有系统性红斑狼疮家族史的家庭，一旦出现皮疹、发热等症状时，最好能积极去医院检查治疗，并且应定期为子女进行健康体检。

（编者　覃志成）

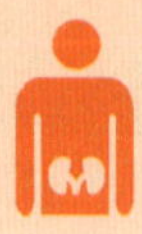

第二节　系统性血管炎肾脏损害（案例 18 ~ 19）

核心提示

❖掌握系统性血管炎肾脏损害的规范处理办法。

❖掌握系统性血管炎鉴别诊断的方法。

一、病历资料（案例 18）

1. 病史

王 ××，男，66 岁，主因“发现蛋白尿 6 个月”入院。

患者 6 个月前实验室检查发现：尿蛋白 ++、血红蛋白 101g/L、白蛋白 34.6g/L，尿素氮 9.79mmol/L、血肌酐 147.8 μmol/L，尿中无泡沫，无肉眼血尿，无尿频、尿急、尿痛，无浮肿，无咳嗽，无发热，无腰痛，无躯干皮疹，无明显脱发，无口腔及外阴溃疡，无口干、眼干，无腹痛、腹泻，伴双足跟疼痛，患者就诊于山西省兴县 × 医院，被诊断为“贫血、肾气不足”，口服中药治疗。7 天前患者在山西省兴县 × 院实验室复查：尿蛋白 ++、血红蛋白 101g/L、尿素氮 11.19mmol/L、血肌酐 173.4 μmol/L、β_2– 微球蛋白 9.62mg/L、胱抑素 C 2.77mg/L、血糖 6.71mmol/L。

2 年前患者因咳嗽、发热就诊于山西省晋中市 × 医院及河北省保定市 × 医院，两医院均考虑“肺癌”。后患者转诊天津市武警 × 医院，行肺组织活检后，被诊断为“肺肉芽肿性炎”。

个人史、家族史等无特殊。

2. 体格检查

体温 36.4℃，脉搏 85 次 / 分，呼吸 18 次 / 分，血压 122/65mmHg，身高 173cm，体

重 70kg。一般情况可，颜面无浮肿；皮肤潮湿不明显，弹性可；未见明显突眼，巩膜未见黄染；颈无抵抗；未闻及甲状腺血管杂音，双肺未闻及干、湿啰音；心率 85 次 / 分，心律齐，心脏各瓣膜听诊区未闻及病理性杂音；腹软，无压痛、反跳痛，肝、脾肋缘下未触及；双下肢无水肿；足背动脉搏动未见减弱。

3. 实验室检查和辅助检查

患者入院前在山西省兴县 × 医院检查项目及结果如下：

（1）胸片：双肺支气管病变。

（2）腹部超声：脂肪肝，胆囊息肉病变，前列腺体积略大。

（3）尿常规：蛋白 ++。

（4）血常规：血红蛋白 101g/L。

（5）血生化：尿素氮 11.19mmol/L、血肌酐 173.4 μmol/L、β_2- 微球蛋白 9.62mg/L、胱抑素 C 2.77mg/L、血糖 6.71mmol/L。

4. 初步诊断

肾功能不全原因待查，慢性肾小球肾炎？系统性血管炎？肉芽肿性肺炎、脂肪肝、胆囊息肉。

5. 诊治经过

患者老年男性，主因“发现蛋白尿 6 个月”入院。

患者入院时血肌酐增高，2 年前被诊断为“肉芽肿性肺炎”，不除外系统性血管炎、慢性肾小球肾炎等因素引起。

患者入院后的诊治过程如下：

（1）患者肾功能不全的继发因素筛查：各型免疫球蛋白、Ig κ 型、Ig λ 型轻链、补体 C3、补体 C4 正常；风湿性疾病各项抗体正常；肿瘤；胸部、腹部、核磁均未提示；抗磷脂酶 A2 受体抗体 IgG 检测 <5.00RU/mL，肿瘤标志物等正常。抗中性粒细胞胞浆抗体系列检查（如图 2-2-1 所示）。

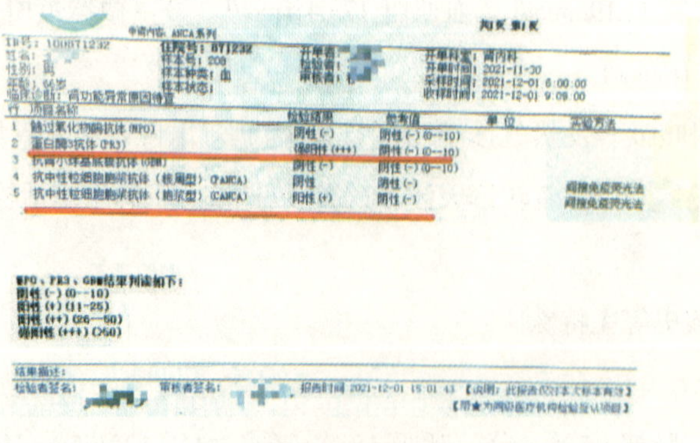

申请内容：ANCA系列

住院号：871232
样本号：208
样本种类：血
开单科室：肾内科
开单时间：2021-11-30
采样时间：2021-12-01 6:00:00
收样时间：2021-12-01 9:09:00

序	项目名称	检验结果	参考值	单位	实验方法
1	髓过氧化物酶抗体（MPO）	阴性（-）	阴性（-）（0--10）		
2	蛋白酶3抗体（PR3）	强阳性（+++）	阴性（-）（0--10）		
3	抗肾小球基底膜抗体（GBM）	阴性（-）	阴性（-）（0--10）		
4	抗中性粒细胞胞浆抗体（核周型）（PANCA）	阴性	阴性（-）		间接免疫荧光法
5	抗中性粒细胞胞浆抗体（胞浆型）（CANCA）	阳性（+）	阴性（-）		间接免疫荧光法

MPO、PR3、GBM结果判读如下：
阴性（-）（0--10）
阳性（+）（11-25）
阳性（++）（26--50）
强阳性（+++）（>50）

结果描述：
检验者签名：　审核者签名：　报告时间 2021-12-01 15:01:43

图 2-2-1　抗中性粒细胞胞浆抗体系列检查

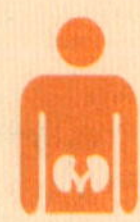

（2）一般项目：血常规，白细胞计数 5.83×10^9/L、红细胞计数 2.98×10^{12}/L、血红蛋白 87g/L、血小板计数 177×10^9/L、C- 反应蛋白 1.51mg/L；血生化，丙氨酸氨基转移酶 41.37IU/L、天冬氨酸氨基转移酶 16.97IU/L、白蛋白 35.29g/L、总胆红素 6.06μmol/L、直接胆红素 0.75μmol/L、间接胆红素 5.31μmol/L、r- 谷氨酰转肽酶 28.76IU/L、尿酸 415.99μmol/L、钙 2.18mmol/L、无机磷酸盐 1.68mmol/L、钾 4.89mmol/L、钠 143.28mmol/L、氯 112.58mmol/L、脂肪酶 21.07IU/L、估算的肾小球滤过率 12.45mL/（min · $1.73m^2$）；尿常规，相对密度 1.015、蛋白 ++、红细胞 2 ～ 3 个 /HP；24 小时尿蛋白定量 4.64g；窦性心律，大致正常心电图；腹部彩超，胆囊切除术后，肝内外胆管未见明显扩张，肝、胰、脾及门脉未见明显异常；心脏彩超，升主动脉稍宽，主动脉瓣反流（微量）；双肾彩超，双肾体积偏小，双肾轻度弥漫性病变；胸部 CT，双肺散在小结节，左肺上叶舌段及右肺下叶钙化灶，建议定期复查。

（3）肾脏穿刺活检病理报告（如图 2-2-2 所示）：抗中性粒细胞胞浆抗体相关系统性血管炎肾损伤。肾脏病变类型特点：新月体性肾小球肾炎，球性废弃（2/30），节段硬化（9/30），新月体（14/30），肾小管间质中度急性病变（40%），中度慢性病变（40%）。

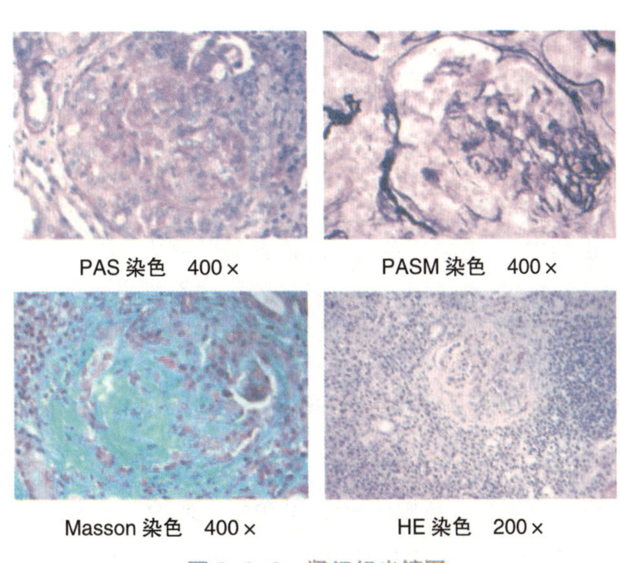

图 2-2-2 肾组织光镜图

（5）治疗经过：患者入院后给予对症支持治疗，完善相关检查明确诊断后，立即启动甲泼尼龙注射液 500mg/d，共 3 天；环磷酰胺 0.6g/d，住院时使用 1 次，联合间断血浆置换治疗（7 次）后，将甲泼尼龙注射液迅速调整为 40mg/d 至出院，后每月输注环磷酰胺 0.6~1g，共使用 8g。

二、病历资料（案例 19）

1. 病史

吴 ××，男，66 岁，主因“发现血肌酐升高 1 年”入院。

患者 1 年前于山西省 × 糖尿病专科医院复查血糖时发现血肌酐升高（未见报告），口服金水宝等药物治疗，其间患者未规律服药及复查，双下肢间断水肿，伴泡沫尿，夜尿增多，每晚 5~6 次，伴腰疼，无尿频、尿急等。今日患者再次于山西省 × 糖尿病专科医院复查时，实验室检查显示血肌酐 231 μmol/L、血白蛋白 38g/L、血钾 6.9 μmol/L、尿微量白蛋白 599.2mg/L。为进一步诊治，患者入住我科。

患者高血压 10 年余，血压最高 180/90mmHg，现口服拜新同（每天 1 片）、卡维地洛（每天 1 片），自诉血压控制可；糖尿病 10 余年，现皮下注射甘精胰岛素（16IU，睡前）、赖脯胰岛素（8IU，三餐前），监测空腹血糖，波动于 7mmol/L 上下，三餐后 2 小时血糖约 10mmol/L。3 年前患者因胆囊结石、胆总管结石于山西省 × 医院行手术治疗；1 年前因左肾结石行碎石治疗。

2. 体格检查

体温 36.5℃，脉搏 96 次 / 分，呼吸 20 次 / 分，血压 159/94mmHg。精神尚可，神情合作，言语流利；头颅大小及形态正常，无畸形；咽无充血；双肺呼吸清音，未闻及干、湿啰音；心率 96 次 / 分，心律齐，心脏各瓣膜听诊区未闻及病理性杂音；腹软；双下肢无浮肿，神经系统未见异常。

3. 实验室检查和辅助检查

患者入院前在山西省 × 糖尿病专科医院检查项目及结果如下：血肌酐 231 μmol/L、血白蛋白 38g/L、血钾 6.9 μmol/L、尿微量白蛋白 599.2mg/L。

4. 初步诊断

肾功能不全原因待查，糖尿病肾脏病？慢性肾小球肾炎？高钾血症、高血压、糖尿病。

5. 诊治经过

患者为老年男性，糖尿病、高血压病史 10 余年，血糖、血压控制可。1 年前患者发现血肌酐增高，一直在山西省 × 糖尿病专科医院按照“糖尿病肾脏病”就诊。进一步询问病史及查阅既往病历资料，患者未排除肾功能不全其余病因，糖尿病肾脏病诊断可疑，应在对症治疗的同时，进一步明确病因。

（1）患者肾功能不全的继发因素筛查：眼底检查未提示糖尿病视网膜病变；各型免疫球蛋白、Ig κ 型、Ig λ 型轻链、补体 C3、补体 C4 正常；风湿性疾病各项抗体正常；肿瘤，胸部、腹部核磁均无异常；抗磷脂酶 A2 受体抗体 IgG 检测 <5.00RU/mL，肿瘤标志物

等正常；传染病系列检查阴性。抗中性粒细胞胞浆抗体系列检查：抗髓过氧化物酶抗体强阳性（+++）、抗蛋白酶3（PR3）抗体阴性、抗肾小球基底膜抗体阴性、抗中性粒细胞胞浆抗体（核周型）pANCA阳性、抗中性粒细胞胞浆抗体（胞浆型）cANCA阴性。

（2）一般项目：血常规，白细胞计数 7.44×10^9/L、红细胞计数 2.34×10^9/L、血小板计数 178×10^9/L；尿检，蛋白++、24小时尿蛋白定量1.75g（2 500mL）、红细胞4～6个/HP；肾功能，血肌酐170 μmol/L、估算的肾小球滤过率12.45mL/（min · 1.73m^2）、尿素氮11.36mmol/L；白蛋白30.32g/L；甲状旁腺素43.2pg/mL；无机磷酸盐1.36mmol/L；钙2.22mmol/L；凝血功能正常；尿、痰抗酸杆菌阴性；C-反应蛋白6.35mg/L；血沉90mm/h；胸部CT，双肺多发小叶间隔增厚及索条，右肺下叶钙化灶，双侧胸膜增厚，右侧局部伴钙化，主动脉及冠脉走行区多发钙化灶。

（3）双肾彩超：肾脏，位置形态正常，左右肾大小分别约10.8cm×5.1cm、9.7cm×5.2cm，左肾下极可见无回声区，直径约0.5cm，透声好，未见明显血流信号，余双肾皮质回声略增强，左右肾皮质厚分别约0.8cm、0.9cm，集合系统未见分离，肾内血流分布正常。

（4）肾脏穿刺活检病理报告：抗中性粒细胞胞浆抗体相关系统性血管炎肾损伤。肾脏病变类型特点：新月体性肾小球肾炎，球性废弃（3/27），节段硬化（5/27），新月体（14/27），肾小管间质重度慢性病变（60%）。

（5）治疗经过：患者入院后给予降钾、降压、降糖等对症支持治疗。完善相关检查，明确诊断后，立即启动甲泼尼龙注射液200mg/d，共3天，其间密切监测血糖水平；环磷酰胺0.6g/d，住院时使用1次。联合间断血浆置换治疗4次后，将甲泼尼龙注射液迅速调整为40mg/d，一直用至出院。患者出院后每月输注环磷酰胺0.6g，达3.6g后，患者未再复查。

三、案例分析（案例18）

1. 病史特点

（1）老年男性，以蛋白尿、血肌酐增高为主诉。

（2）2年前患者因咳嗽、发热就诊于外院，外院考虑“肺癌”，后患者转诊于天津市武警×医院，行肺组织活检，被诊断为“肺肉芽肿性炎”。

（3）体格检查：无特殊。

（4）实验室检查和辅助检查：抗中性粒细胞胞浆抗体系列，抗中性粒细胞胞浆抗体（胞浆型）+++、蛋白酶3抗体+、24小时尿蛋白定量1.75g（2 500mL）；肾功能，

血肌酐 170 μmol/L、尿素氮 11.36mmol/L；血沉 90mm/h。

（5）肾穿刺活检病理报告：抗中性粒细胞胞浆抗体相关系统性血管炎肾损伤。肾脏病变类型特点：新月体性肾小球肾炎。

2. 诊断和诊断依据

（1）诊断：抗中性粒细胞胞浆抗体相关性血管炎肾损害、新月体性肾炎。

（2）诊断依据：

1）患者出现蛋白尿、血肌酐增高等临床表现。

2）既往曾诊断肉芽肿性肺炎。

3）抗中性粒细胞胞浆抗体（胞浆型）+++、抗蛋白酶 3 抗体 +、血沉增快。

4）通过肾脏穿刺活检，观察到血管炎的病理改变，主要表现为新月体形成。

四、案例分析（案例 19）

1. 病史特点

（1）老年男性，既往高血压、糖尿病史，血糖控制可，以“血肌酐增高”为主诉。

（2）患者 2 年前于山西省 × 糖尿病专科医院复查血糖时发现血肌酐升高（未见报告），考虑糖尿病肾脏病，采取对症治疗。今日患者再次于 × 糖尿病专科医院复查时，实验室检查显示血肌酐 231 μmol/L。

（3）体格检查：无特殊。

（4）实验室检查和辅助检查：抗中性粒细胞胞浆抗体系列，抗中性粒细胞胞浆抗体（核周型）阳性、抗髓过氧化物酶抗体阳性，24 小时尿蛋白定量 1.75g（2 500mL），红细胞 4 ~ 6 个 /HP；肾功能，血肌酐 170 μmol/L。

（5）肾穿刺活检病理：慢性肾脏病 5 期、抗中性粒细胞胞浆抗体相关系统性血管炎肾损伤、新月体性肾炎。

2. 诊断和诊断依据

（1）诊断：抗中性粒细胞胞浆抗体相关性血管炎肾损害、新月体性肾炎。

（2）诊断依据：

1）患者出现蛋白尿、血肌酐增高等临床表现，且病史达 1 年。

2）抗中性粒细胞胞浆抗体（胞浆型）+++，抗蛋白酶 3 抗体 +，血沉增快。

3）通过肾脏穿刺活检，观察到血管炎的病理改变，主要表现为新月体形成，同时提示肾小管间质重度慢性病变（60%）。

3. 鉴别诊断

患者主要表现，需与坏死性新月体性肾炎、Goodpasture 病、原发性肾小球疾病、血栓性微血管病肾脏损害药物或毒素引起的肾损伤等相鉴别。

（1）坏死性新月体性肾炎：坏死性新月体性肾炎并非抗中性粒细胞胞浆抗体相关性血管炎所特有的病理改变，狼疮性肾炎、紫癜性肾损害、IgA 肾病、抗肾小球基底膜病、细菌性心内膜炎也可引起相似的病理变化，因此病理诊断为新月体性肾炎的患者，还应结合临床表现、免疫学检查和其他系统病理特征加以鉴别。

（2）Goodpasture 病：前者抗中性粒细胞胞浆抗体阳性，后者抗肾小球基底膜抗体阳性；肾活检免疫荧光前者阴性或微量，后者 IgG 沿基底膜呈线性分布，部分病例可出现合并抗中性粒细胞胞浆抗体阳性。

（3）原发性肾小球疾病：两者均可能有炎症标志物的升高如轻度 C- 反应蛋白、血沉升高以及肾脏组织的病理改变，但不同的是原发性肾小球疾病一般不会伴有系统性血管炎的显著免疫标志物升高，而系统性血管炎肾脏病常见抗中性粒细胞胞浆抗体阳性。系统性血管炎病理常表现小动脉、小静脉或毛细血管的炎症，病理较重的可能会同时伴有血管壁的纤维素样坏死、新月体形成等特征性改变，而原发性肾小球疾病一般不涉及小血管的炎症，实验室检查以抗中性粒细胞胞浆抗体阳性进行鉴别。

（4）血栓性微血管病肾脏损害：两者病理特征均涉及微血管的炎症和血栓形成，导致肾脏损伤。系统性血管炎是一种涉及全身血管的炎症性疾病，可能由自身免疫反应引起，导致血管壁的损伤和炎症，有的会显示炎症标志物升高，如血沉和 C- 反应蛋白升高，以及自身抗体的存在。而血栓性微血管病肾脏损害实验室检查通常显示异常红细胞形态比例增高或出现红细胞碎片（裂红细胞）、血小板降低、肾功能损害。尽管两种疾病病理生理机制有所联系，但临床表现、病因却有所相同，可通过病因、临床表现、实验室检查进行鉴别。

（5）药物或毒素引起的肾损伤：两者均会出现不同程度的肾损伤。由毒素或药物引起肾损伤的患者可能出现蛋白尿、血尿、水肿、高血压等表现，还可能表现为急性肾功能不全的症状，如血肌酐进行性增高、尿少等。系统性血管炎肾脏病累及肾脏后，也会出现蛋白尿、血尿、高血压等表现，严重时出现尿毒症症状。医护人员在问诊时应询问患者是否有特殊用药史，除外由药物导致肾脏损害的可能性。此外，药物或毒素引起的肾损伤通常缺乏实验室检查中的特异性指标和系统性血管炎的全身性症状。因此确诊通常需要结合病史、临床表现、实验室检查和肾脏活检等综合判断。

五、处理方案及基本原则

1. 治疗要点

系统性血管炎肾脏损害的治疗分为初始治疗（“诱导缓解”）、维持缓解的治疗和复发治疗。

（1）初始治疗：初始治疗是主要应用糖皮质激素联合细胞毒性药物（特别是环磷酰胺），对于重症患者应采取必要的抢救措施，包括大剂量甲泼尼龙（MP）冲击和血浆置换治疗。对于非重症或者环磷酰胺使用禁忌的患者，也可以使用激素联合利妥昔单抗（375mg/m^2，每周 1 次，共 4 次）治疗。本案例患者临床进展快，最主要病理表现为新月体性肺炎，且以细胞新月体为主，治疗上给予激素冲击联合环磷酰胺治疗，同时给予血浆置换治疗。

（2）维持缓解治疗：维持缓解治疗主要是对于经过初始治疗达到缓解的患者，长期应用免疫抑制剂伴或不伴小剂量激素治疗，以减少患者的复发。

2. 针对案例 18、19 患者的相关诊治

（1）患者入院后进一步完善血常规、尿常规、肾功能、肾脏活检等相关检查。部分患者就诊初期，存在严重贫血、严重肾功能不全，可考虑输血、血液透析滤过等对症治疗，病情略好转后，再行肾穿刺活检术，这样可以减少肾穿刺后出血风险。

（2）使用甲泼尼龙冲击治疗 + 环磷酰胺冲击等对因治疗。在环磷酰胺的剂量上，考虑案例 18 患者血肌酐偏高、肾功能较差，故暂先给予静注 0.6g 治疗，并严密观察免疫抑制剂的不良反应。关于环磷酰胺选择静注还是口服，部分研究显示，一次性静注环磷酰胺的冲击疗法，可能在疗效和安全性上均优于口服治疗。患者无论在病史、肾穿结果方面，还是在肾脏超声结果方面，均提示慢性程度高。由于肾穿中会合并少量大新月体，故考虑合并急性病变可能，给予 200mg 少量激素冲击，并给予血浆置换治疗，观察疗效。

（3）案例 18、案例 19 的病理和临床表现均为重症，故予以血浆置换。患者病理表现为新月体肺炎且有肾功能恶化趋势，故在激素联合环磷酰胺治疗的同时，给予血浆置换治疗。其实关于血浆置换对系统性血管炎的治疗一直存在争议。公认的激素联合免疫抑制剂治疗，特别是环磷酰胺治疗，是系统性血管炎的基础治疗方案。以往的前瞻性研究结果显示，在此基础药物治疗方案上联用血浆置换不会在患者生存率的改善上得到明显效果，且单对比血浆置换和激素冲击两者，血浆置换对抗中性粒细胞胞浆抗体相关性血管炎患者的生存率也无明显影响。在回顾性研究中，血浆置换对存活率的影响却未得出一致意见。有研究表明，血浆置换有助于在短时间内降低重症抗中性粒细胞胞浆抗体相关性血管炎的透析依赖率，对非透析依赖的较轻的患者，血浆置换能否降低抗中性粒

细胞胞浆抗体相关性血管炎患者的血肌酐等肾功能水平仍存疑。部分研究认为，活动性肾小球肾炎，且血肌酐 > 300 μmol/L 的 GPA/MPA 患者可使用血浆置换，不建议常规使用血浆置换治疗 GPA/MPA 中的肺泡出血。这个提议并没有得到广泛认可。目前认为，血浆置换对于合并肺出血的抗中性粒细胞胞浆抗体相关性血管炎患者是治疗的重要辅助手段。案例 18、案例 19 患者肾功能不全，病理表现重，故在治疗上，我们也联合了血浆置换。

（4）进行强化免疫抑制治疗时应密切关注不良反应，监测血常规、外周血 B 细胞、CD+++、CD++++、淋巴细胞、肝功能等。

（5）案例 18 患者出院后口服泼尼松，并于 6 个月后逐渐减量至 10mg/d 维持治疗；每月输注环磷酰胺 0.6 ~ 1g，总量达到 8g，每月定期复查效果可；案例 19 患者慢性程度高，主观治疗意愿不强，后失访。

（6）案例 18 患者激素停药后，硫唑嘌呤 1 ~ 2mg/（kg · d），用于维持治疗，预防复发。

近年来美国风湿病学会、血管炎基金会提出，对于经环磷酰胺或利妥昔单抗治疗实现缓解的重症系统性血管炎患者，有条件的话，推荐使用利妥昔单抗维持缓解，而不是甲氨蝶呤或硫唑嘌呤；甲氨蝶呤和硫唑嘌呤维持缓解疗效相当。但硫唑嘌呤优于吗替麦考酚酯，因为在研究中吗替麦考酚酯治疗下的复发率高于硫唑嘌呤。

（7）若患者对于使用环磷酰胺联合糖皮质激素进行诱导缓解治疗无效，建议加用利妥昔单抗、丙种球蛋白、血浆置换。

（7）复查血常规，严密监测肾功能及抗中性粒细胞胞浆抗体滴度动态变化。

3. 转诊及社区随访

系统性血管炎是一组涉及全身小血管的炎症性疾病，肾脏损害是系统性血管炎常见的并发症之一，可能导致血尿、蛋白尿甚至肾功能不全。转诊和社区随访对于管理这些患者的病情至关重要。以下是转诊和随访的一些关键点：

（1）早期识别和评估。基层医生应提高对系统性血管炎肾损伤疾病的认识，特别重视患者的早期症状，如血尿、蛋白尿、高血压等表现，及时进行尿常规和血生化检查，包括血肌酐、尿素氮，以及 C- 反应蛋白、血沉等炎症标志物，有条件者行血清抗中性粒细胞胞浆抗体等特异性抗体检测做出初步诊断。

（2）初步诊断。根据临床表现和实验室检查结果，初步考虑诊断系统性血管炎肾损伤的患者，有条件者应首先转诊至当地肾脏病专科或风湿免疫科进行进一步诊断和治疗，如无相关治疗经验或者治疗所需设备的，应尽早转移至上级医院治疗。

（3）初步治疗。在等待专科转诊或确诊期间，基层医生可给予初步治疗，如使用糖皮质激素（如甲泼尼龙注射液）控制病情。在控制血压和减少蛋白尿方面，根据情况可使用 ACEI 或 ARB 类药物。

（4）转诊和专科治疗。有条件的患者应转诊至肾脏病专科或风湿免疫科，由专科医生进行详细评估和治疗。专科医生根据患者病情严重程度，结合治疗经验和水平，给予基本治疗，并根据实际情况确定何时、何地转诊。

（5）长期管理和随访。患者在专科医生的指导下进行长期治疗，包括免疫抑制剂、生物制剂等。定期随访，监测肾功能、血压、血细胞等指标，以及药物治疗的副作用。

（6）患者教育。教育患者关于疾病的知识，包括药物治疗、饮食调整、生活方式的改善等。强调定期随访的重要性，以及可能的并发症预防。

（7）预防并发症。指导患者进行适当的运动，保持健康的生活方式，预防心血管疾病等并发症。

（8）紧急情况处理。基层医生应了解系统性血管炎肾损伤可能出现的紧急情况，如急性肾衰竭、严重感染等，并知道如何及时处理。

基层医生在诊疗过程中应密切关注患者的病情变化，及时与专科医生或者上级医院医生沟通，确保患者得到及时、有效的治疗。同时，基层医生应积极参与患者的长期管理和随访工作，以改善患者的预后和生活质量。

六、要点与讨论

1. 抗中性粒细胞胞浆抗体相关性血管炎的诊断取决于临床表现、抗中性粒细胞胞浆抗体血清学阳性和（或）其他原因不明的坏死性血管炎或/和肉芽肿性破坏性实质炎症的组织学证据

抗中性粒细胞胞浆抗体相关血管炎是系统性血管炎中的一大类。

免疫荧光结合酶联免疫吸附试验（ELISA）是抗中性粒细胞胞浆抗体的标准检测。间接免疫荧光可以将抗中性粒细胞胞浆抗体分为胞浆型（cANCA）、核周型（pANCA）以及非典型抗中性粒细胞胞浆抗体。蛋白酶 3 是 cANCA 的主要靶抗原，髓过氧化物酶是 pANCA 的主要靶抗原，ELISA 可识别上述特定的中性粒细胞抗原，高质量免疫测定蛋白酶 3–抗中性粒细胞胞浆抗体和髓过氧化物酶–抗中性粒细胞胞浆抗体是诊断抗中性粒细胞胞浆抗体相关性血管炎的首选筛查方法。但是，抗中性粒细胞胞浆抗体检测结果应该仔细解读，因结果并非完全特异，且他们不平行于疾病活动存在。如在一些慢性感染患者中，虽抗髓过氧化物酶抗体或抗蛋白酶 3 抗体不呈阳性，但抗中性粒细胞胞浆

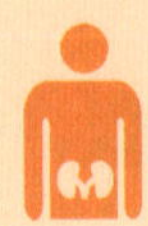

抗体试验可能呈阳性。

2. 抗中性粒细胞胞浆抗体相关性血管炎分类

抗中性粒细胞胞浆抗体相关性血管炎是以中小血管坏死性血管炎为特征的一类自身免疫性疾病，包括三种病理类型：肉芽肿性多血管炎（GPA）、显微镜下多血管炎（MPA）和嗜酸性肉芽肿性多血管炎（EGPA，以前称 Churg-Strauss 综合征）。EGPA 属于独特的一种临床综合征，其定义和管理方面跟前两者差异明显，本章节只重点讨论了 GPA 和 MPA 的临床表现、诊断方法、疾病监测和治疗策略。

GPA 为坏死性肉芽肿性炎症，主要影响中小型血管，通常累及上呼吸道和下呼吸道，通常引起坏死性肾小球肾炎。MPA 为无免疫沉积物或肉芽肿性炎症的坏死性血管炎，通常导致肺毛细血管炎和坏死性肾小球肾炎。除器官特异性表现外，GPA 和 MPA 患者也有不同程度的非特异性体质特征，包括疲劳、发热和体重减轻等。从这儿可以看出本章节所举病例为典型的 GPA。

3. 诊断上常见误区

对于社区全科医生，要求能掌握系统性血管炎肾损害的诊断要点。系统性血管炎肾损害的临床表现多样，且不具有特异性，易导致临床误诊、漏诊。2019 年一项研究发现，32 例最终诊断为血管炎肾损害患者中，25 例曾因各种原因误诊，误诊率达 78.1%，确诊时间在 1 个月内者仅 7 例，多数在 3~6 个月内确诊，发病 > 1 年确诊 4 例，其中 1 例误诊达 5 年。常见误诊原因：9 例就诊初期未及时检测血清抗中性粒细胞胞浆抗体被误诊为原发性慢性肾炎所致肾功能不全（17.3%），1 例因肾功能不全合并有糖尿病史 10 年而被误诊为糖尿病肾脏病，5 例被误诊为肺部感染或重症肺炎（15.4%），2 例被误诊为肺部肿瘤，1 例因检测抗中性粒细胞胞浆抗体阴性诊为肺结核曾行抗结核治疗，2 例误诊为慢性支气管炎伴支气管扩张，2 例被误诊为慢性鼻炎伴鼻息肉，4 例被误诊为慢性胃炎或可疑胃肠道肿瘤（13.5%）。鉴于此，基层医生应该提高对系统性血管炎的认识，特别是很多不典型临床表现的鉴别诊断。抗中性粒细胞胞浆抗体相关性小血管炎属于跨学科疾病，临床表现复杂多样，且不具特异性。患者首诊科室多样，部分首诊医生因专业不对口，对系统性血管炎肾损害缺乏认识，导致系统性血管炎肾损害在基层医院误诊、漏诊率较高。故当患者出现不明原因的肺部感染、发热、肾功能不全、血尿、蛋白尿、肺部结节、眼、耳、鼻及多关节疼痛等多系统损害时，应考虑到抗中性粒细胞胞浆抗体相关性小血管炎的可能。临床上基层医生要详细询问病史，怀疑该病时，如无条件监测血清抗中性粒细胞胞浆抗体系列，应及早联系上级医院转诊。系统性血管炎肾损害早期治疗对预后及疾病进展非常关键，及时、规范化、个体化治疗是改善患者预后的关键。

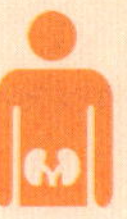

此外，系统性血管炎肾损害如果合并肺间质性改变时肺部感染发生率很高，故如何预防感染及提高感染的治愈率应是治疗的重要方面。

4. 激素冲击和血浆置换时机选择

抗中性粒细胞胞浆抗体相关性血管炎治疗中使用激素冲击的理由是，有重要脏器受损的重症患者，如存在小血管纤维素样坏死、细胞新月体和肺出血的患者，诱导治疗初期，可采用甲泼尼龙注射液冲击疗法，甲泼尼龙使用的是 0.5 ~ 1.0g/ 次，每天 1 次，3 次为 1 个疗程，根据病情可以应用 1 ~ 3 个疗程。

抗中性粒细胞胞浆抗体相关性血管炎治疗中使用血浆置换最有力的理由是，在活动性疾病早期，主要器官功能或生命受到，直接威胁（例如出现早期、侵袭性肾小球肾炎或弥漫性肺泡出血等）。因此，一些抗中性粒细胞胞浆抗体相关性血管炎专家仍然认为，对于患有严重弥漫性肺泡出血或早期侵袭性肾病的患者，血浆置换应继续作为治疗方案的一部分。

七、思考题

1. 抗中性粒细胞胞浆抗体相关性血管炎的诊断要点有哪些？
2. 抗中性粒细胞胞浆抗体相关性血管炎肾损害治疗方案有哪些？
3. 抗中性粒细胞胞浆抗体相关性血管炎肾损害激素冲击和血浆置换的指针？
4. 哪些情况抗中性粒细胞胞浆抗体相关性血管炎肾损害患者需要转诊？

八、科普小常识

1. 抗中性粒细胞胞浆抗体相关性血管炎主要临床表现有哪些？

抗中性粒细胞胞浆抗体相关性血管炎的症状可能因受累的器官和疾病类型而有所不同。一般来说，患者可能会出现以下一些常见的症状：

（1）全身症状：发热、乏力、食欲不振等全身性不适感。

（2）皮肤症状：可能出现皮疹、紫癜（皮肤出现小点状出血）、瘀斑等皮肤损害。

（3）呼吸系统症状：嗓音嘶哑、鼻塞、鼻出血、咳嗽、呼吸困难等呼吸道症状。

（4）泌尿系统症状：尿频、尿痛、血尿等泌尿系统症状，严重时可能导致肾功能损害。

（5）关节症状：关节疼痛、关节肿胀等。

（6）神经系统症状：可能出现神经痛、肌无力、手指或脚趾麻木等。

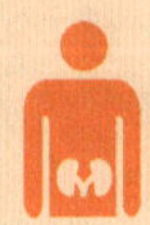

2. 抗中性粒细胞胞浆抗体相关性血管炎包括哪些治疗措施?

抗中性粒细胞胞浆抗体相关性血管炎的治疗旨在控制炎症、减轻症状，防止器官损害，并达到缓解和长期稳定的预后。治疗方案通常会根据疾病的类型、严重程度和受累器官的情况进行个体化的调整。主要的治疗措施包括：

（1）糖皮质激素：首选治疗是使用高剂量的糖皮质激素（如泼尼松）来抑制炎症反应和免疫系统的过度活跃。随着病情的控制，剂量逐渐减少。

（2）免疫抑制剂：对于糖皮质激素治疗无效或严重病情的患者，可能需要联合使用免疫抑制剂，如环磷酰胺、甲氨蝶呤等，以抑制免疫系统的异常活动。

（3）生物制剂：近年来，一些针对特定免疫分子的生物制剂也被用于治疗抗中性粒细胞胞浆抗体相关性血管炎，如利妥昔单抗。

（4）肾脏替代治疗：对于肾功能严重损害的患者，可能需要进行肾脏替代治疗，如血液透析或腹膜透析，以帮助维持体内的水电解质平衡。

（5）对症治疗：针对不同器官的受累症状，如关节疼痛、皮肤病变等，也可以进行对症治疗，以改善患者的生活质量。

3. 什么是嗜酸性肉芽肿性血管炎?

嗜酸性肉芽肿性血管炎，既往称为变应性肉芽肿性血管炎、Churg-Strauss 综合征。嗜酸性肉芽肿性血管炎以过敏性哮喘、嗜酸性粒细胞在外周血中增多、发热和肺部浸润为特征，其病理特点是坏死性小血管炎，同时在病变组织中见嗜酸性粒细胞浸润和肉芽肿形成。嗜酸性肉芽肿性血管炎的发展一般认为可以分为3个阶段：第一阶段哮喘，临床多表现为同支气管哮喘；第二阶段嗜酸粒细胞在病变组织浸润；第三阶段血管炎后期，临床表现类似于第一阶段，通常为严重的哮喘，还包括系统性血管炎引起的一系列继发性改变，如高血压、心肌梗死、慢性心功能不全、外周神经损伤后遗症等。

（编者　王宝栋）

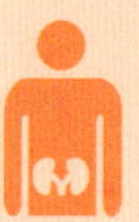

第三节　过敏性紫癜性肾炎（案例 20 ~ 21）

核心提示

❖掌握诊断过敏性紫癜性肾炎的流程。

❖掌握治疗过敏性紫癜性肾炎的方法。

❖学会应对激素及环磷酰胺的副作用。

一、病历资料（案例 20）

1. 病史

刘 ×，女，14 岁，主因“间断双下肢出血点 8 年余，蛋白尿 5 年，加重 5 个月”入院。

患者于 2015 年感冒后出现双下肢散在出血点，颜色鲜红，部分暗红色，大小不一，高出皮面，压之不褪色，无瘙痒、疼痛，无水肿、水疱，无腹痛、关节痛，无血尿、泡沫尿，无寒战、发热。患者在山西省孝义市 × 中医院被诊断为过敏性紫癜，给予双嘧达莫、槐杞黄颗粒、云屏风颗粒以及中药对症治疗，1 周后皮疹消退。

2018 年患者再次出现上述症状，伴泡沫尿，无肉眼血尿，实验室检查示尿蛋白 + ~ ++、红细胞 +，于当地医院治疗 1 个月皮疹消退，但尿蛋白、尿隐血仍阳性，后就诊于山西省 × 儿童医院，考虑过敏性紫癜性肾炎合并上呼吸道感染，给予抗感染及口服“地黄叶总苷胶囊、双嘧达莫片、盐酸贝那普利、槐杞黄颗粒、盐酸西替利嗪口服液”等治疗 1 周，院外长期口服上述药物半年后复查，尿蛋白、尿潜血转阴。

2023 年 3 月患者无明显诱因再次出现双下肢皮疹，就诊于山西省 × 儿童医院，给予上述药物治疗后效果差。皮疹反复出现 1 个月后，就诊于当地中医诊所，予中药治疗 2 个月，皮疹渐消退，复查尿蛋白持续存在。

2023 年 8 月 7 日，为进一步诊治，患者就诊于山西省人民医院我科门诊。尿检显示，蛋白 ++、红细胞 10 ~ 15 个 /HP、24 小时尿蛋白定量 1.13g。患者以“过敏性紫癜性肾炎”入住我科。

患者否认高血压、风湿病病史；否认肝炎、结核病病史；否认手术史、外伤史、输血史；否认食物、药物过敏史；家族史无特殊记载。

2. 体格检查

体温 36.3℃，脉搏 74 次 / 分，呼吸 18 次 / 分，血压 106/74mmHg，身高 160cm，体重 54kg。一般情况可，精神尚可，神情合作，言语流利；头颅大小及形态正常，无畸形；咽无充血；双肺呼吸清音，未闻及干、湿啰音；心率 74 次 / 分，心律齐，心脏各瓣膜听诊区未闻及病理性杂音；腹软；双下肢无水肿，有散在皮疹（如图 2-3-1 所示），呈暗红色；神经系统未见异常。

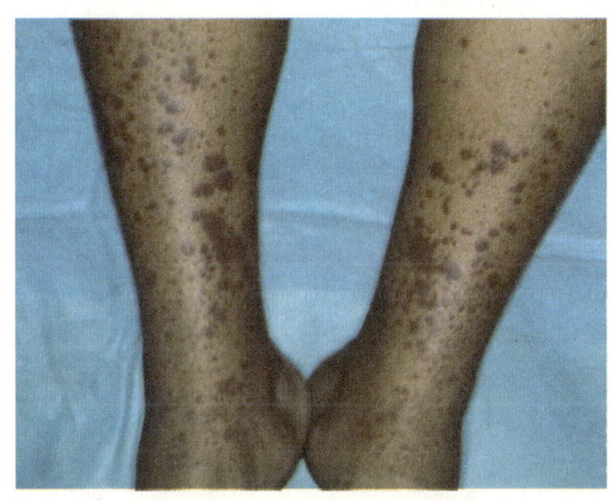

图 2-3-1　双下肢皮疹图片

3. 实验室检查和辅助检查

患者入院前门诊实验室检查项目及结果如下：

（1）血常规：白细胞计数 8.74×10^9/L、中性粒细胞 66.0%，中性粒细胞计数 5.77×10^9/L、血红蛋白 128g/L、血小板计数 291×10^9/L。

（2）尿红细胞位相 + 尿液检查 + 尿沉渣镜检：红细胞 +++、白细胞 +、蛋白 ++；红细胞 10 ~ 15 个 /HP，变形红细胞率 55%；变形红细胞形态，环状、小影红，白细胞 5~10 个 /HP，细颗粒管型偶见 /HP。

（3）24 小时尿蛋白定量 1.13g，24 小时尿量 1 200mL。

（4）尿微量白蛋白：1 014.5mg/L。

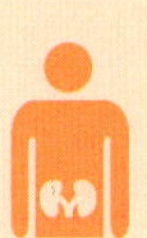

（5）血生化：血肌酐 42.1μmol/L、尿素氮 3.87mmol/L、丙氨酸氨基转移酶 30.21 IU/L、天冬氨酸氨基转移酶 27.25 IU/L、白蛋白 43.46g/L。

4. 初步诊断

过敏性紫癜性肾炎。

5. 诊治经过

患者主因“间断双下肢出血点 8 年余，蛋白尿 5 年，加重 5 个月”入院。

患者既往诊断为过敏性紫癜。

患者目前双下肢有散在暗红色皮疹。

患者入院时尿检提示红细胞 +++、蛋白 ++、尿微量白蛋白及 24 小时尿蛋白定量增加，血常规、肝肾功正常。

初步考虑蛋白尿原因待查（过敏性紫癜性肾炎可能性大）。

患者入院后的相关检查项目及结果如下：

（1）凝血检查（如表 2-3-1 所示）。

表 2-3-1 凝血检查报告

项目名称	检验结果	参考值
凝血酶原时间	11.7s	9.9 ~ 12.8
正常对照	10.8s	
国际标准化比值	1.08	0.8 ~ 1.1
活动度	89%	80 ~ 160
活化部分凝血活酶时间	32.2s	25.1 ~ 36.5
凝血酶时间	13.6s	10.3 ~ 16.6
纤维蛋白原	3.58g/L	2.38 ~ 4.98
抗凝血酶 III 活性	102%	84.6 ~ 120.2
D- 二聚体	98ng/mL	0 ~ 250

（2）腹部彩超检查。肾脏：位置形态大小正常，左右肾大小分别约为 10.2cm × 4.5cm、10.3cm × 4.9cm，皮质厚度分别约 0.7cm、0.6cm，皮质回声均匀，集合系统未见分离。肾内血流分布正常。肝、胆、胰、脾及门脉未见明显异常。

（3）肾脏穿刺活检病理报告：紫癜性肾炎、IgA 血管炎。肾脏病变类型特点：肾小

球轻－中度系膜增生性病变，节段硬化（2/14），新月体（1/14）。

具体治疗见本节相关内容。

二、病历资料（案例 21）

1. 病史

曹 ××，男，20 岁，主因“间断双下肢皮疹半月余，腹痛 10 余天”入院。

患者于半个月前无明显诱因出现双下肢皮疹，渐波及臀部，双侧对称性分布，皮疹呈暗红色，大小不一，高出皮面，压之不褪色，伴疼痛，无瘙痒，无水肿、水疱，无寒战、发热，就诊于当地医院（具体不详），予西替利嗪、氯雷他定治疗，效果尚可，院外口服中药治疗。10 余天前患者进食食物后出现腹痛，呈阵发性，伴恶心、呕吐，偶伴黑便，无呕血，无腹泻、腹胀。患者病程中伴双膝关节疼痛，无活动受限，无关节触痛、无关节红肿，遂就诊于当地医院（具体不详），实验室检查示尿潜血 +++、尿蛋白 +++。为进一步诊治，患者就诊于山西省人民医院。

患者 8 年前曾诊断过敏性紫癜，口服中药治疗（具体不详）。患者否认高血压、糖尿病病史，否认肝炎、结核病病史，否认手术史、外伤史、输血史，否认食物、药物过敏史；家族史无特殊记载。

2. 体格检查

体温 36.2℃，脉搏 80 次 / 分，呼吸 19 次 / 分，血压 139/73mmHg，身高 175cm，体重 69kg。一般情况可，精神尚可；神情合作，言语流利；头颅大小及形态正常，无畸形；咽无充血；双肺呼吸清音，未闻及干、湿啰音；心率 80 次 / 分，心律齐，心脏各瓣膜听诊区未闻及病理性杂音；腹软，上腹部有压痛，无反跳痛；双肾区无叩击痛；双下肢无浮肿；双上肢、双下肢、双足散在皮疹，呈暗红色；神经系统未见异常。

3. 实验室检查和辅助检查

入院前当地医院尿常规检查：白细胞 +、蛋白 +++、潜血 +++。

4. 初步诊断

过敏性紫癜性肾炎。

5. 诊治经过

患者主因“间断双下肢皮疹半月余，腹痛 10 余天”入院，既往诊断为过敏性紫癜。患者目前双上肢、双下肢、双足散在暗红色皮疹，上腹部有压痛。入院时尿常规检查提示：红细胞 +++、蛋白 +++。初步考虑过敏性紫癜性肾炎可能性大。

患者入院后相关检查项目及结果如下：

（1）实验室检查。

血常规：白细胞计数 21.49×10^9/L、中性粒细胞 83.5%、中性粒细胞计数 17.95×10^9/L，血红蛋白 121g/L，血小板计数 369×10^9/L。

C- 反应蛋白 103.40mg/L，血沉 20mm/h。

尿红细胞位相 + 尿液检查 + 尿沉渣镜检：红细胞 +++、白细胞 +、蛋白 +++、红细胞 20 ~ 25 个 /HP、正常红细胞率 70%、白细胞满视野 /HP、透明管型偶见 /HP、白细胞管型 0 ~ 1 个 /HP。

血生化：血肌酐 53.6 μmol/L、尿素氮 4.47mmol/L、丙氨酸氨基转移酶 18.72 IU/L、天冬氨酸氨基转移酶 14.43 IU/L、白蛋白 25.45g/L。

总胆固醇 3.14mmol/L、甘油三酯 1.27mmol/L、低密度脂蛋白胆固醇 1.94mmol/L。

凝血功能：凝血酶原时间 13.0s、国际标准化比值 1.21、活动度 75%、活化部分凝血活酶时间 28.8s、凝血酶时间 12.4s、纤维蛋白原 4.92g/L、抗凝血酶 III 活性 101%、D-二聚体 6557ng/mL。

抗中性粒细胞胞浆抗体系列阴性，抗核抗体谱阴性。

（2）腹部彩超。肾脏：位置形态大小正常，左右肾大小分别约 11.8cm × 5.2cm、11.5cm × 4.6cm，皮质厚度分别约 0.8cm、0.7cm，皮质回声均匀，集合系统未见分离。肾内血流分布正常。副脾，肝、胆、胰及门脉未见明显异常。

（3）肾脏穿刺活检病理报告：紫癜性肾炎、IgA 血管炎。肾脏病变类型特点：肾小球轻 – 中度系膜增生性病变，球性废弃（1/44），节段硬化（4/44），新月体（2/44），5 处袢坏死。

具体治疗见本节相关内容。

三、案例分析（案例 20）

1. 病史特点

（1）青少年女性，14 岁，以“间断双下肢出血点 8 年余，蛋白尿 5 年，加重 5 个月”入院，伴血尿。

（2）既往因双下肢出血点诊断为过敏性紫癜。

（3）体格检查：可见双下肢散在鲜红或暗红色皮疹。

（4）实验室检查和辅助检查：尿红细胞 +++、尿蛋白 ++、尿微量白蛋白及 24 小时尿蛋白定量增加、凝血功能及血小板功能正常。肾活检病理显示：光镜下肾小球轻 – 中

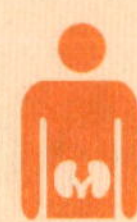

度系膜增生性病变，节段硬化（2/14），新月体（1/14）；免疫荧光下 IgA++、C+++ 弥漫分布，呈颗粒状沉积于系膜区。

2. 诊断和诊断依据

（1）诊断：过敏性紫癜性肾炎。

（2）诊断依据：

1）发病前有上呼吸道感染史。

2）典型的皮肤紫癜，伴蛋白尿、血尿。

3）尿红细胞 +++、尿蛋白 ++、尿微量白蛋白及 24 小时尿蛋白定量增加。

4）肾活检病理提示：肾小球轻 – 中度系膜增生性病变，IgA++ 且呈颗粒状沉积于系膜区。

四、案例分析（案例 21）

1. 病史特点

（1）青年男性，双下肢紫癜，伴腹痛、关节痛、血尿、蛋白尿。

（2）既往因双下肢紫癜诊断为过敏性紫癜。

（3）体格检查：可见双上肢、双下肢、双足散在暗红色皮疹，上腹部有压痛。

（4）实验室检查和辅助检查：尿红细胞 +++、尿蛋白 +++、凝血指标及血小板功能正常。肾活检病理显示：光镜下肾小球轻 – 中度系膜增生性病变，球性废弃（1/44），节段硬化（4/44），新月体（2/44），5 处袢坏死；免疫荧光下 IgA++、C+++ 弥漫分布，呈颗粒状沉积于系膜区。

2. 诊断和诊断依据

（1）诊断：过敏性紫癜性肾炎。

（2）诊断依据：

1）典型的皮肤紫癜，无血小板减少。

2）急性腹痛，偶伴黑便。

3）尿红细胞 +++、尿蛋白 +++。

4）肾活检病理提示：肾小球轻 – 中度系膜增生性病变，IgA++ 且呈颗粒状沉积于系膜区。

五、鉴别诊断

患者主要表现为双下肢紫癜，伴蛋白尿、血尿，需与 IgA 肾病、原发性抗中性粒细

胞胞浆抗体相关血管炎肾损害和狼疮性肾炎等相鉴别。

1.IgA 肾病

肾脏病理以 IgA 及补体 C3 为主沉积于系膜区和毛细血管壁。单纯根据肾脏病理及免疫病理的改变很难与 IgA 肾病相区别，二者的鉴别主要取决于临床表现，如过敏性紫癜性肾炎好发于儿童，有特征性的皮疹表现，多发生于四肢，为略高于皮面的出血性斑点，而上感后 3 天内出现肉眼血尿或（和）血清 IgA 增高是临床上提示 IgA 肾病的重要线索。

2. 原发性抗中性粒细胞胞浆抗体相关血管炎肾损害

过敏性紫癜性肾炎以皮肤小血管炎及肾小球 IgA 沉积为主；抗中性粒细胞胞浆抗体相关血管炎患者除血清抗中性粒细胞胞浆抗体阳性外，临床可有更多脏器受累，如肺、眼、耳和鼻等，其肾脏病理多表现为寡免疫沉积性局灶纤维素样坏死或新月体性肾小球肾炎。

3. 狼疮性肾炎

狼疮性肾炎也可以有四肢皮疹表现，但狼疮性肾炎的典型皮疹主要是面部的蝶形红斑，同时伴多系统侵犯，如多浆膜腔积液、对称性多关节肿痛、肺间质病变等，实验室检查抗核抗体等多种自身抗体阳性，活动期血清 IgG 增高，补体 C3 下降。肾组织光镜检查除系膜增生外，病变有多样性及不典型性特点，免疫病理检查可见多种免疫球蛋白和补体成分沉积而表现为典型的“满堂亮”现象。

六、处理方案及基本原则

1. 针对案例 20 的处理方案

（1）患者在急性期，宜注意适当休息，避免剧烈活动，以少渣、易消化、清淡食物为主。伴有胃肠道损害时需注意控制饮食，消化道症状明显者予流食或半流食，必要时可暂禁食并给予胃肠外营养支持治疗。皮疹、胃肠道症状好转建议恢复日常饮食，不推荐长时间限制动物蛋白饮食。

（2）患者入院后进一步完善便常规、凝血、血脂、抗核抗体谱、免疫功能、传染病、心电图、腹部彩超等相关检查。

（3）监测血压、血糖，嘱咐患者低盐、清淡饮食，对症给予降压、降脂对症治疗。

（4）排除禁忌证后，行肾穿刺活检术。

（5）明确诊断后，予口服泼尼松片 40mg/d，输注环磷酰胺 0.4g，每 2 周 1 次，共 6g；同时口服碳酸钙 D3 片、阿法骨化三醇片补钙治疗，预防骨质疏松。

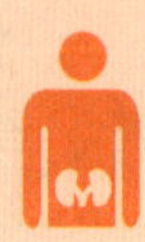

2. 针对案例 21 的处理方案

（1）患者在急性期，宜注意适当休息，避免剧烈活动，以少渣、易消化清淡食物为主。伴有胃肠道损害时需注意控制饮食，消化道症状明显者予流食或半流食，必要时可暂禁食并给予胃肠外营养支持治疗。皮疹、胃肠道症状好转建议恢复日常饮食，不推荐长时间限制动物蛋白饮食。

（2）患者入院后进一步完善便常规、凝血功能、血生化、抗核抗体谱、免疫功能、传染病系列、心电图、腹部彩超等相关检查。

（3）监测血压、血糖，嘱咐患者低盐、清淡饮食。

（4）患者腹痛明显，考虑为紫癜活动所致，在常规足量激素基础上予地塞米松 5 ~ 10mg/d，静脉推注。

（5）排除禁忌证后，行肾穿刺活检术。

（6）明确诊断后，予甲基泼尼松 250mg，每天 1 次，静点，连用 3 天，后改为每天 40mg 泼尼松；泰它西普 160mg，皮下注射，每周 1 次。同时口服碳酸钙 D3 片、阿法骨化三醇片补钙治疗，预防骨质疏松。

3. 治疗方法及基本原则

需依据临床表现及肾脏病理分级选择治疗方案，在缺少病理诊断时，可依据临床分型决定治疗方案。本节所介绍的治疗方法及基本原则参考自《紫癜性肾炎诊治循证指南（2016）》①。

（1）激素及其他免疫抑制剂治疗。

1）孤立性血尿或病理Ⅰ级：仅对过敏性紫癜进行相应治疗，密切监测患儿病情变化，建议延长随访时间。

2）孤立性微量蛋白尿或合并镜下血尿或病理Ⅱa 级：建议对于持续蛋白尿 >0.5 ~ 1g/（d·1.73m^2）的紫癜性肾炎患儿，应使用 ACEI 或 ARB 治疗。

3）非肾病水平蛋白尿或病理Ⅱb、Ⅲa 级：建议对于持续蛋白尿 >1g/（d·1.73m^2）、已应用 ACEI 或 ARB 治疗、GFR>50mL/（min·1.73m^2）的患儿，给予糖皮质激素治疗 6 个月。

4）肾病水平蛋白尿、肾病综合征、急性肾炎综合征或病理Ⅲb、Ⅳ级：建议对于表现为肾病综合征和（或）肾功能持续恶化的新月体性紫癜性肾炎的患儿应用激素联合环磷酰胺治疗。若临床症状较重、肾病理呈弥漫性病变或伴有 >50% 新月体形成者，除口

① 中华医学会儿科学分会肾脏学组 . 紫癜性肾炎诊治循证指南（2016）[J]. 中华儿科杂志，2017，55（9）：647-651.

服糖皮质激素外，可加用甲泼尼龙冲击治疗，15 ~ 30mg/（kg·d），每天最大量不超过 1.0g，每天或隔天冲击，3 次为 1 个疗程。除环磷酰胺外，激素联合其他免疫抑制剂如环孢素 A、吗替麦考酚酯、硫唑嘌呤等亦有明显疗效。具体治疗方案如下：

糖皮质激素联合环磷酰胺冲击治疗：泼尼松 1.5 ~ 2mg/（kg·d），口服 4 周改隔天口服，4 周后渐减量。在使用糖皮质激素基础上应用环磷酰胺静脉冲击治疗，常用方法为：① 8 ~ 12mg/（kg·d），静脉滴注，连续应用 2 天，间隔 2 周为 1 个疗程；② 500 ~ 750mg/（m^2·次），每月 1 次，共 6 次。环磷酰胺累计量≤ 168mg/kg。

糖皮质激素联合环孢素 A：环孢素 A 口服 4 ~ 6mg/（kg·d），每 12 小时 1 次，于服药后 1 ~ 2 周查血药浓度，维持谷浓度在 100 ~ 200μg/L，诱导期 3 ~ 6 个月，诱导有效后逐渐减量。

糖皮质激素联合吗替麦考酚酯（MMF）：MMF 20 ~ 30mg/（kg·d），分 2 次口服，3 ~ 6 个月后渐减量，总疗程 12 ~ 24 个月。

糖皮质激素联合硫唑嘌呤：硫唑嘌呤 2mg/（kg·d），一般疗程 8 个月 ~ 1 年。

5）急进性肾炎或病理Ⅴ级、Ⅵ级：甲泼尼龙冲击治疗 1 ~ 2 个疗程后口服泼尼松 + 环磷酰胺（或其他免疫抑制剂）+ 肝素 + 双嘧达莫，也可以甲泼尼龙联合尿激酶冲击治疗 + 口服泼尼松 + 环磷酰胺 + 肝素 + 双嘧达莫。

（2）其他辅助治疗。

1）对于有蛋白尿的患儿，无论是否合并高血压，均建议加用 ACEI 和（或）ARB 类药物。

2）建议加用抗凝剂和（或）抗血小板聚集药，多为口服双嘧达莫 3 ~ 5mg/（kg·d），以改善患儿高凝状态。对于重症紫癜性肾炎患儿，可考虑加用尿激酶治疗。

3）对重症紫癜性肾炎患儿，血浆置换可显著改善预后。

4）对于扁桃体炎反复发作且与紫癜发作高度关联者，可行扁桃体切除。

5）可联合健脾益肾，活血祛瘀的中药配合治疗，以协助控制病情，使激素、免疫抑制剂能够顺利减停，减少长期应用西药引起的不良反应。疾病缓解期可采用中药进行体质调理，促进机体康复，减少疾病复发。恢复期可采用益气健脾补肾、活血祛瘀之法。

4. 转诊及社区随访

严重的紫癜性肾炎宜转诊至上级医院治疗。

紫癜性肾炎虽有一定的自限性，但仍有部分患儿病程迁延，甚至进展为慢性肾功能不全。除极少数于急性期死于急进性肾炎改变者外，发展至终末期肾脏病者占 2% ~ 15%，后者虽常有急性期后迁延不愈、缓慢进展的病史。值得注意的是，有些患儿急性期肾受累不明显或曾尿检已正常，但其后又发生高血压、肾功能障碍，患儿还有成年后

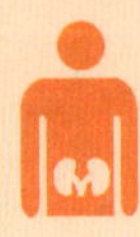

妊娠易伴高血压、蛋白尿者。因此应加强随访，至少随访 5 年，对于起病年龄晚、临床表现为肾病水平蛋白尿或肾组织病理损伤严重的患儿应延长随访时间，随访至成年期。对女患儿，应对此后妊娠期的情况进行监测。

七、要点与讨论

1. 过敏性紫癜的简单介绍

过敏性紫癜属于系统性小血管炎，主要侵犯皮肤、消化道、关节和肾脏。过敏性紫癜的病理特点为，含有 IgA 的免疫复合物沉积于受累脏器的小血管壁引起炎症反应。皮肤可引起白细胞碎裂性血管炎，表现为出血点和紫癜；胃肠道受累可发生溃疡，表现为腹痛和出血；而肾脏受累为免疫复合物性肾小球肾炎。过敏性紫癜好发于儿童，但也可见于成人，男性略多。儿童患者中一半以上 <5 岁，且发病高峰在 4~5 岁，可占儿童肾小球肾炎患者的 15%。但儿童或成人肾脏受累较为严重。过敏性紫癜发病可能有种族的差异，美国黑人较少发生。过敏性紫癜家族聚集发病罕见。约 1/4 患者有过敏史，病情加重时也不一定与特异性过敏原相关。部分患者再次接触过敏原或遇冷后可复发。过敏性紫癜多发于冬季。约 1/3 患者有前驱感染史，但未能证明与链球菌感染相关。我国近年的一项针对 385 例儿童过敏性紫癜的研究发现，诱因为感染者占 61.0%，发病前进食特殊食物者占 20.5%，接触油漆者占 5.2%。

2. 过敏性紫癜的临床表现

过敏性紫癜的经典四联症包括皮肤、胃肠道、关节和肾脏受累，但临床上并非均有四联症。发病时，患者还可有非特异性症状，包括发烧、不适和乏力。皮疹多发生于四肢，但也可以发生于臀部和躯干，多为略高于皮面的出血性斑点。皮疹可成批出现，也可融成片。皮肤活检为白细胞碎裂性血管炎，免疫荧光检查可见血管壁上有含 IgA 的免疫复合物沉积，也可有 IgG 和补体 C3。25%~90% 的患者存在胃肠道受累：可表现为腹部绞痛、恶心、呕吐、黑便和便鲜血。内镜检查可见胃肠道紫癜样病变，偶有发生肠穿孔和肠套叠者。关节受累多发生于踝关节和膝关节，肘和腕关节少见，既可为关节痛也可发生关节炎，表现为关节积液和压痛，一般不会发生关节变形。偶有累及其他脏器，如肺、中枢神经系统和泌尿道。过敏性紫癜肾脏受累率各家报道不一，常规检测尿液可发现其肾脏受累率。紫癜性肾炎的临床分型为：孤立性血尿型；孤立性蛋白尿型；血尿和蛋白尿型；急性肾炎型；肾病综合征型；急进性肾炎型；慢性肾炎型。

3. 实验室检查

过敏性紫癜患者血常规和血清补体水平基本正常。急性期近一半患者血清 IgA 升高

与临床表现的严重程度和病程无关。部分患者血清中发现了一系列异常的 IgA 抗体，包括 IgA 类风湿因子、含有 IgIA 和 IgG 的循环免疫复合物、IgA 型抗心磷脂抗体、IgA 与纤黏连蛋白聚合物和 IgA 型抗中性粒细胞胞浆抗体。虽然含有 IgA 和 IgG 的循环免疫复合物，但与过敏性紫癜的关系尚有待进一步证实。此外，部分患者还存在冷球蛋白增高。

4. 肾脏病理

肾活检光镜检查与 IgA 肾病类似，表现为系膜增生性肾小球肾炎，并可伴不同程度的新月体形成。既有肾小球系膜细胞增生，又有系膜基质扩张；病变既可为局灶性，也可为弥漫性。严重的病例可见多形核白细胞和单个核细胞在肾小球毛细血管襻浸润，甚至可见坏死。经单克隆抗体检测证实，浸润的细胞为单核细胞 / 巨细胞，以及 CD4 和 CD8 阳性 T 细胞。少数病例也可表现为膜增生性肾炎伴肾小球基底膜双轨形成。肾小管萎缩和肾间质纤维化程度一般与肾小球病变平行。肾活检病理检查是判断肾脏损伤程度的金标准，目前国内最新的病理分级指标为 2016 年中华医学会儿科学分会肾脏学组制订的《紫癜性肾炎诊治循证指南（2016）》及 2023 年儿童过敏性紫癜性肾炎中西医结合循证小组制订的《儿童过敏性紫癜性肾炎中西医结合诊疗指南（2023）》①。

（1）肾小球病理分级：

Ⅰ级：肾小球轻微异常。

Ⅱ级：单纯系膜增生，分为局灶节段、弥漫性。

Ⅲ级：系膜增生，伴有 <50% 肾小球新月体形成和（或）节段性病变（硬化、粘连、血栓、坏死），其系膜增生可为局灶节段、弥漫性。

Ⅳ级：病变同Ⅲ级，50% ~ 75% 的肾小球伴有上述病变，分为局灶节段、弥漫性。

Ⅴ级：病变同Ⅲ级，>75% 的肾小球伴有上述病变，分为局灶节段、弥漫性。

Ⅵ级：膜增生性肾小球肾炎。

（2）肾小管间质病理分级：

– 级：间质基本正常。

+ 级：轻度小管变形扩张。

++ 级：间质纤维化、小管萎缩 <20%，散在炎性细胞浸润。

+++ 级：间质纤维化、小管萎缩占 20% ~ 50%，散在和（或）弥漫性炎性细胞浸润。

++++ 级：间质纤维化、小管萎缩 >50%，散在和（或）弥漫性炎性细胞浸润。

① 儿童过敏性紫癜性肾炎中西医结合循证小组 . 儿童过敏性紫癜性肾炎中西医结合诊疗指南（2023）[J]. 北京中医药大学学报，2024，47（01）：133-140.

5. 过敏性紫癜性肾炎的诊断标准

过敏性紫癜性肾炎诊断的流程，是首先确诊过敏性紫癜，然后确诊过敏性紫癜性肾炎，尽可能找出过敏原，以防复发。

（1）皮肤紫癜：分批出现的可触性紫癜，或下肢明显的瘀点，无血小板减少。

（2）腹痛：急性弥漫性腹痛，可出现胃肠道出血。

（3）组织学检查：皮肤活检病理为以 IgA 免疫复合物沉积为主的白细胞碎裂性血管炎，或肾脏病理为以 IgA 沉积为主的增殖性肾小球肾炎。

（4）肾脏损害：蛋白尿（0.3g/24h，或晨尿样本白蛋白 / 尿肌酐比 >300mg/g），红细胞管型血尿（红细胞 >5 个 /HP，或尿潜血≥ ++，或尿沉渣见红细胞管型）。

以上 4 条中，其中（1）为必要条件，加（2）~（4）中任意 1 条即可诊断。

6. 过敏性紫癜性肾炎的诊断标准

（1）在过敏性紫癜病程 6 个月内，出现血尿和（或）蛋白尿，即可诊断紫癜性肾炎。其中血尿和蛋白尿的诊断标准分别为：

1）血尿。肉眼血尿或 1 周内 3 次镜下血尿，红细胞≥ 3 个 /HP。

2）蛋白尿。满足以下任一项者：① 1 周内 3 次尿常规检查显示，尿蛋白阳性；② 24 小时尿蛋白定量 >150mg；③ 1 周内 3 次尿微量白蛋白高于正常值。

（2）极少部分患儿在过敏性紫癜急性病程 6 个月后，再次出现紫癜复发，同时首次出现血尿和（或）蛋白尿者，应争取进行肾活检，如为 IgA 系膜区沉积为主的系膜增生性肾小球肾炎，可诊断为过敏性紫癜性肾炎。

八、思考题

1. 过敏性紫癜性肾炎的诊断要点是什么？

2. 过敏性紫癜性肾炎的治疗方案有哪些？

3. 激素及环磷酰胺常见的不良反应有哪些？怎么处理？

九、科普小常识

1. 您了解过敏性紫癜性肾炎吗？

随着人民生活水平的不断提高食物、药物品种繁多，过敏性疾病越来越多，过敏性紫癜就是其中的一种。过敏性紫癜是由于对某种药物或者是食物过敏引起的变态反应性坏死性小血管炎，当累及到肾脏的时候，就叫过敏性紫癜性肾炎。事实上，系统性红斑狼疮肾炎、抗中性粒细胞胞浆抗体相关性血管炎肾损害等都属于血管炎类疾病，它们的

发病机制都很类似。

2. 得了过敏性紫癜性肾炎，会有哪些表现呢？

过敏性紫癜常表现为皮肤红点红斑、关节肿痛、腹痛、蛋白尿、血尿等。容易反复发作，单纯性紫癜影响美观，关节型紫癜影响活动，腹型紫癜影响饮食，肾型紫癜容易体虚，久治不愈有可能发展为肾病综合征、肾功能减退、尿毒症。

3. 过敏性紫癜性肾炎能不能治好？

大部分过敏性紫癜性肾炎预后很好，但是过敏性紫癜性肾炎的预后要根据实际病情确定，一些病情较重的患者可能治不好。如果有以下几个指标的任意一条，说明病情中等以上，如果一条都没有则病情较轻。① 24 小时尿蛋白定量高于 1g；②高血压；③血肌酐高；④血白蛋白低；⑤血尿酸高；⑥肾穿刺活检提示肾脏病理类型重。

4. 过敏性紫癜性肾炎如何预防？

（1）平时要少吃辛、辣、刺激性食物，过敏体质的人忌食海鲜，多食新鲜蔬菜、水果。疾病初期过敏原因不明者不吃过去未吃过的食物。

（2）注意防寒保暖，尽量避免化纤类衣服，预防感冒，注意运动锻炼，增强体质，提高机体抗病能力。

（3）注意休息，避免疲劳过度，节制房事，忌食烟酒，疾病急性期要卧床休息。

5. 过敏性紫癜性肾炎会不会遗传？

不会遗传，但是有易感基因，也就是说有过敏性紫癜性肾炎患者的家族成员更容易患类似疾病，因此有这种病的家族成员生活中更应该注意。

温馨提示：生活中要多关注自己，保持健康的生活饮食习惯，一旦发现异常尽早就医，争取做到早发现、早诊断、早治疗。一旦患病，要定期复查、监测。因为有些病人往往没有任何不舒服，甚至直到尿毒症要透析了才出现不舒服。

（编者　乔玉峰）

第四节　血栓性微血管病肾脏损害（案例 22 ~ 23）

核心提示

❖掌握血栓性微血管病肾脏损害的规范处理方法。

❖掌握血栓性微血管病肾脏损害的治疗方式。

一、病历资料（案例 22）

1. 病史

裴 ××，女，68 岁，主因“乏力 1 个月，无尿半个月”入院。

患者 2020 年 12 月 1 日受凉后“感冒”，表现为乏力、自觉低热（未测体温），自行口服感冒胶囊 3 天后病情好转，后间断出现全身乏力等不适，未予重视。

2020 年 12 月 15 日患者晚上进食半个“凉梨”后出现中上腹部疼痛，当晚大便次数增多，共 3 次，为正常成形便。12 月 16 日中午患者于当地诊所口服中药制剂（具体不详）1 服后，随即出现恶心、呕吐，呕吐物为胃内容物。后乏力加重，尿量减少、巩膜渐黄染，无胸憋、气短，无明显咳嗽、咳痰，无皮疹、关节痛、紫癜，精神差。患者于 12 月 16 日晚就诊于山西省大同市第 × 人民医院急诊，测体温为 38.6℃，排尿 1 次，尿色为红葡萄酒色。实验室检查显示：血小板计数 70g/L、白细胞计数 10.3×10^9/L、凝血异常（凝血酶原时间 19.9s、凝血酶原活动度 47.1%、国际标准化比值 1.66、活化部分凝血活酶时间 57.5s、凝血酶时间 21s）、血肌酐 263.20 μmol/L、血糖 20.3mmol/L、血酮体 0.7mmol/L。上腹压痛、反跳痛阳性，墨菲氏征弱阳性。腹部彩超提示：胆囊炎。给予“左氧氟沙星”抗感染、对症支持治疗后患者腹痛减轻，第 2 日未再发热。患者多次

复查血常规，结果显示，血红蛋白逐渐下降（由 80g/L 下降至 53g/L），给予紧急配血。配血时出现溶血，未进一步给予输血。无尿，血肌酐增加明显（508 μmol/L），病情危重，当日因考虑“2 型糖尿病酮症酸中毒，腹痛原因待查，胆囊炎，肾功能不全贫血”即转入重症医学科。2020 年 12 月 18 日患者完善相关辅助检查：尿素氮 32.27mmol/L、血肌酐 589.3 μmol/L；网织红细胞 0.066 9、未成熟网织红细胞比率 25.8、网织血小板比率 9.7；白细胞计数 6.23×10^9/L、红细胞计数 1.14×10^{12}/L、血红蛋白 38g/L、血小板计数 35×10^9/L；总胆红素 49.4 μmol/L、直接胆红素 21.4 μmol/L，间接胆红素 28 μmol/L；凝血四项中凝血酶时间 > 100.0s。考虑“溶血尿毒综合征重症感染（急性胆囊炎）”，留置尿管（每天尿量在 50 ~ 100mL 之间），给予血浆置换（共 1 次）、血液滤过治疗，输注丙种球蛋白（共 5 次，每次 10g），输注红细胞（共两次，每次 1IU），患者血红细胞、血红蛋白（出院时 58g/L）、血小板逐渐回升（159）、凝血功能改善，乏力及精神状态改善，发热、腹痛无。患者因半月来尿量未见明显增加，24 小时小便量多在 50 ~ 100mL（昨日 75mL/24h），血肌酐无明显下降（昨日血滤后 1 天，大于 300 μmol/L），难以纠正的重度贫血等，为进一步治疗转入我科。患者自发病以来，精神欠佳，食欲减退，半个月来共大便 2 次。

患者有糖尿病史 14 年，规律使用精蛋白锌重组赖脯胰岛素 25R 混合注射液 13IU，早、晚皮下注射，自诉血糖控制可。6 年前患者行子宫切除术；7 个月前患者因带状疱疹行手术治疗（具体不详，自述当时尿检、肾功能无异常）。近 10 年患者每天平均口服感冒胶囊 4 粒。

个人史、婚育史、家族史无特殊。

2. 体格检查

体温 36.4℃，脉搏 78 次 / 分，呼吸 18 次 / 分，血压 113/90mmHg，身高 160cm，体重 56kg。神清，精神可，对答切题；重度贫血貌；全身皮肤、黏膜未见黄染，浅表淋巴结未及肿大；口唇无绀；胸廓无畸形，双肺呼吸音粗，未闻及干、湿啰音；心率 78 次 / 分，窦性心律，心脏各瓣膜听诊区未闻及明显病理性杂音；腹平软，肝、脾肋缘下未及；双下肢轻度水肿。

3. 实验室检查和辅助检查

患者入院前检查项目及结果如下：

（1）血常规：血红蛋白 89g/L、血小板计数 70g/L、白细胞计数 10.3×10^9/L。

（2）凝血异常：凝血酶原时间 19.9s。

（3）血生化：血肌酐 263.20 μmol/L。

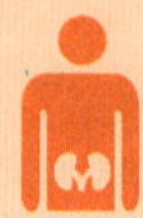

（4）尿常规：胆原 +、潜血 +++、蛋白 +、葡萄糖 +++。

（5）血糖 20.3mmol/L、血酮体 0.7mmol/L、降钙素原 58.434ng/mL、C- 反应蛋白 188mg/L。

（6）肾功能：尿素氮 35.27mmol/L、血肌酐 564.4 μmol/L。

（7）肝功能：天冬氨酸氨基转移酶 82U/L、总蛋白 42.6g/L、白蛋白 26.0g/L、总胆红素 49.4 μmol/L、直接胆红素 21.4 μmol/L、间接胆红素 28 μmol/L。

（8）甲状腺功能：正常。

（9）血沉：52mm/h。

（10）D- 二聚体：9 780.0 μg/L。

（11）腹部彩超：双肾大小正常（左肾 11.0cm × 4.4cm，右肾 10.9cm × 4.4cm），实质回声增强；胆囊积液、胆囊炎、胆总管增宽。

（12）腹部立位平片：腹部右侧气液平面。

（13）胸部 CT、心电图：无明显异常。

4. 初步诊断

肾功能不全原因待查，血栓性微血管病？糖尿病肾脏病？糖尿病，胆囊炎。

5. 诊治经过

老年女性，既往糖尿病史 14 年，血糖控制可，无肾脏病史，本次病程 1 个月。临床过程可分为两个阶段：第一阶段（12 月 1 日 ~ 12 月 15 日），患者间断“感冒”、乏力，未重视；第二阶段（12 月 15 日 ~ 12 月 31 日），患者食用不洁饮食后，腹泻 1 天，间断腹痛。患者目前主要有两方面临床表现：①肾功能不全，表现为血尿后出现无尿，血肌酐、尿素氮高；②溶血性贫血，表现为贫血 + 乳酸脱氢酶 + 胆红素高 + 血小板减少。

患者入院后的主要检查项目及结果如下：

（1）肾功能不全的继发因素筛查：各型免疫球蛋白及 κ 型、λ 型轻链正常；血管炎、风湿性疾病各项抗体正常；胸部、腹部、核磁、肿瘤标志物均无阳性提示；抗磷脂酶 A2 受体抗体 IgG 检测 <5.00RU/mL；传染病系列检查阴性。

（2）溶血、血小板减少因素检查：外周血异型红细胞比例 4.7%；血浆纤维蛋白（原）降解产物 11.05 μg/mL，血浆鱼精蛋白副凝试验阴性；心磷脂抗体阴性；Hams 实验阴性；Coomb’s 实验阴性；外周血涂片，异型红细胞 4.7%；抗血小板抗体阴性；骨髓穿刺活检结果正常。

（3）完善 H 因子、VWF 因子监测（如图 2-4-1 所示）。

第1页/共1页
门诊

北京大学第一医院检验报告单 FH因子浓度+FH因子抗体

姓　名：裴学娥　　病 历 号：96321BD　　标本种类：静脉全血　　样本编号：20210112G0450535
性　别：女　　科　　别：肾脏门诊　　申请医生：谭颖　　采样时间：2021-01-11 11:54
年　龄：60岁　　临床诊断：外院送标本，待查
备　注：FH-4126

NO	项　目	结果	提示	生物参考区间	单位	检测方法
1	补体FH因子抗体(ELISA)(FH抗体)	阴性		阴性	ug/ml	
2	补体FH因子浓度(ELISA)(FH浓度)	636.70		247.0-1010.8	ug/ml	

NO	项　目	结果	提示	生物参考区间	单位	检测方法
1	VWF-cp(ADAMTS13活性)	70.00		40-99	%	

姓　名　裴学娥　　科　室　肾内　　实验号　F20894
性　别　女　　住院/门诊号　818501　　送检标本　血浆
年　龄　60岁　　房/床号　6-13　　标本情况　无肉眼可见异常
联系电话　　申请医生　王宝栋　　采样时间　2021-01-05
临床诊断　　医院标识　　接收时间　2021-01-05 15:53:41

项　目	检测方法	结　果	单位	提示	参考区间
血管性血友病因子(vWF:Ag)	免疫比浊法	234.0	%	↑	50.0-160.0

图 2-4-1　H 因子、VWF 因子监测

治疗上，我们积极给予血浆置换、静注甲泼尼龙注射液等对因治疗，同时予以抗感染、营养支持等对症治疗，患者病情逐渐好转后出院。

二、病历资料（案例 23）

1. 病史

刘 ×，男，27 岁，主因“发现尿检异常 1 年余，血肌酐升高 1 个月”于 2023 年 8 月 14 日入院。

患者 2022 年 6 月体检时发现尿蛋白 +++、镜下红细胞 40 个 /μL，于山西省运城市 × 中心医院行肾穿刺活检术，考虑慢性肾炎综合征合并 IgA 沉积，给予口服氯沙坦钾治疗后。患者自行口服中药至今。其间复查尿蛋白波动于 + ~ ++，自诉 2023 年 6 月复查血肌酐正常。2023 年 7 月 19 日患者无诱因出现胸憋气短，伴咳嗽、尿量减少，无发热，无水肿，无腹痛、腹泻等症状，就诊于浙江省绍兴市 × 医院。实验室检查发现，血肌酐升高至 1477 μmol/L，血钾 5.81mmol/L，血红蛋白 68g/L，血小板减少至 101×10^9/L，胆红素正常，尿蛋白 ++++、尿潜血 +++，白蛋白 36g/L。完善相关实验室检查，排除继发性肾损伤因素，同时外送 ADAMTS13 活性阴性，人补体因子 H 抗体阴性，给予血液透析治疗。后转院至山西省运城市 × 中心医院，血红蛋白、血小板仍低，血肌酐波动于 700 ~ 900 μmol/L，同时再次行肾穿刺活检术，结果回报为血栓微血管病。为进一步诊治，患者转入我科。

患者 1 年前外院诊断为血栓性微血管病，否认高血压、糖尿病、冠心病、脑血管意外病史，否认手术史、外伤史、输血史，无传染病史，预防接种史不详，否认食物、药物过敏史，未婚未育，个人史、家族史无特殊记载。

2. 体格检查

血压 126/80mmHg。精神欠佳，言语流利；贫血貌；双肺闻及干、湿啰音；心率 100 次 / 分，心律齐，心脏各瓣膜听诊未闻及病理性杂音；腹软，全腹无压痛、反跳痛；双下肢轻度水肿；神经系统未见异常。

3. 实验室检查和辅助检查

患者入院前于浙江省绍兴市 × 医院检查项目及结果如下：

（1）血常规：血红蛋白 76g/L、白细胞计数 3.36×10^9/L、血小板计数 65×10^9/L。

（2）多次查血肌酐波动于 700 ～ 900 μmol/L，血清白蛋白 41g/L，磷 1.89mmol/L，电解质正常。

（3）抗核杭体、免疫功能、抗中性粒细胞胞浆抗体大致正常。

（4）外周血涂片：成熟红细胞形态，小影红 2%，裂片红 2%。

（5）尿常规：蛋白 ++++、潜血 +++、白细胞 56.9 个 / μL、白细胞 10 个 /HP、红细胞 349 个 / μL。

（6）胸部 CT：双肺多发高密度影，考虑渗出，双侧胸腔积液。

（7）腹部彩超：双肾皮质部回声增强，双肾结石。

（8）胸部 CT：双侧胸腔积液。

4. 初步诊断

血栓微血管病肾损害、肾性贫血、双侧胸腔积液、双肾结石。

5. 诊治经过

患者为青年男性，1 年前因尿检异常、血肌酐增高，行肾穿刺活检术，考虑慢性肾炎综合征合并 IgA 沉积，给予口服氯沙坦钾治疗，后患者自行口服中药至今。其间复查尿蛋白波动于 + ～ ++，自诉 2023 年 6 月复查血肌酐正常。1 个月前患者因贫血、血小板减少、血肌酐增高，再次于外院行肾穿刺活检术、外周血涂片，异性红细胞形态比例≥ 4%。为进一部完善诊治，患者入住我科。

（1）对肾功能不全的继发因素进一步筛查：各型免疫球蛋白及 κ 型、λ 型轻链正常；血管炎、风湿性疾病各项抗体正常；胸部、腹部、核磁、肿瘤标志物均未阳性提示；抗磷脂酶 A2 受体抗体 IgG 检测 <5.00RU/mL；传染病系列检查阴性。

（2）对患者溶血、血小板减少的相关检查：血浆纤维蛋白（原）降解产物 10.05 μg/mL，血浆鱼精蛋白副凝试验阴性；心磷脂抗体阴性；Hams 实验阴性；Coomb’s 实验阴性；外周血涂片，异型红细胞 4%；抗血小板抗体阴性；骨髓穿刺活检结果正常。

（3）一般项目检查：红细胞计数 2.45×10^{12}/L、血红蛋白 78g/L、红细胞比容

0.218、网织红细胞 0.093 8、有核红细胞绝对值 0.01 × 10^9/L、有核红细胞百分比 0.1%；C- 反应蛋白 6.63mg/L；血沉 18mm/h；总胆红素 9.92 μmol/L，直接胆红素 2.07 μmol/L、间接胆红素 7.85 μmol/L、乳酸脱氢酶 269.21IU/L。

（4）肾脏穿刺活检病理报告（如图 2-4-2 所示）：符合血栓性微血管病样病变，请结合临床，除外继发性因素。

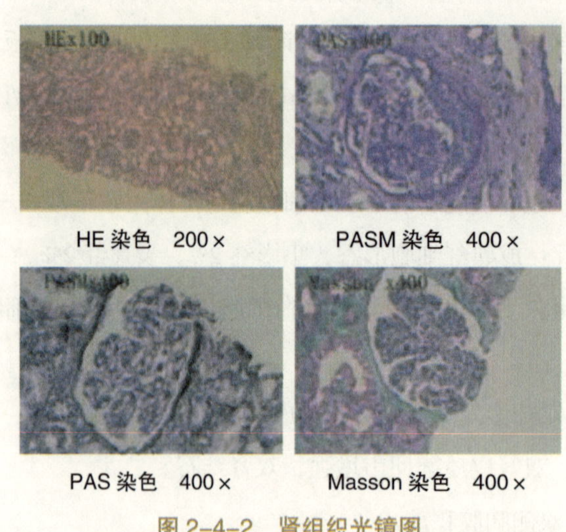

图 2-4-2 肾组织光镜图

本案例患者的治疗，我们主要给予积极血浆置换联合静注甲泼尼龙注射液等对因治疗。患者血肌酐高、尿量少，常规予以血液透析支持治疗。患者出院时异型红细胞形态比例 <1%，血红蛋白未再下降，血清间接胆红素、乳酸脱氢酶均正常。患者出院后，泼尼松片 40mg（8 片），口服，每天 1 次，晨起顿服，目前已停药；规律血液透析治疗，每周 3 次；定期监测尿量；3 ~ 5 天复查血常规，评估血小板、血红蛋白变化。患者出院 3 个月后，激素逐渐减停，肾功能未明显改善，目前已行动静脉内瘘成形术，规律血液透析治疗。截稿前，患者未再发生血栓性微血管病表现。

三、案例分析（案例 22）

1. 病史特点

（1）老年女性，以“乏力 1 个月，无尿半个月”为主诉，中间曾伴随 1 次典型的急性胃肠炎。

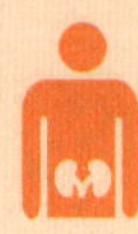

（2）糖尿病史 14 年，血糖控制可。

（3）体格检查：无明显异常。

（4）实验室检查和辅助检查：外周血涂片，异型红细胞 4.7%；贫血、血小板减少；间接胆红素、乳酸脱氢酶增高；血肌酐增高；血清 VWF 因子 +。

2. 诊断和诊断依据

（1）诊断：血栓性微血管病肾脏损害、糖尿病。

（2）诊断依据：

1）有血尿、贫血、蛋白尿、肌酐增高、尿少等肾脏受累的临床症状。

2）有血小板减少、外周血破碎红细胞增多、网织红细胞增高、胆红素升高等溶血性贫血改变。

3）直接抗人球蛋白试验显示阴性。

4）超声、检查显示：肾脏结构异常，有肾萎缩、肾实质不均质性改变。

5）血管性血友病因子（VWF）阳性。

6）肠道感染的诱发因素。

四、案例分析（案例 23）

1. 病史特点

（1）青年男性，以“发现尿检异常 1 年余，血肌酐升高 1 个月”为主诉。

（2）1 年前患者因尿检异常，外院肾穿刺活检术提示慢性肾炎，1 个多月前患者再次行肾穿刺活检提示血栓微血管病肾损害。

（3）体格检查：无明显异常。

（4）实验室检查和辅助检查：外周血涂片，异型红细胞 4%；贫血、血小板减少；乳酸脱氢酶、间接胆红素、乳酸脱氢酶增高；血肌酐高。

2. 诊断和诊断依据

（1）诊断：血栓性微血管病肾脏损害、慢性肾衰竭急性加重。

（2）诊断依据：

1）有血尿、蛋白尿病史大于 3 个月。

2）有贫血、血肌酐增高、尿少等肾衰竭表现。

3）有血小板减少、外周血破碎红细胞增多、乳酸脱氢酶、网织红细胞增高、胆红素升高等溶血性贫血改变。

4）直接抗人球蛋白试验显示阴性。

5）肾穿刺活检明确诊断：血栓性微血管病。

3. 鉴别诊断

血栓性微血管病肾损害需与抗磷脂综合征、HELLP 综合征等相鉴别。

（1）抗磷脂综合征：血栓性微血管病肾损害与抗磷脂综合征在血液学表现方面均有血小板减少、溶血性贫血、微血管血栓形成。但抗磷脂综合征是一种主要表现为血栓形成的多系统自身免疫性疾病，可波及脑血管、心脏、肾脏、皮肤和胎盘，患者还可能出现如中风、心肌梗死、肺栓塞、流产、血小板减少和抗磷脂抗体阳性等血栓性事件。患者出现多系统受累、血小板减少和血性栓塞病变应考虑到抗凝抗磷脂综合征，而检测发现血清抗磷脂抗阳性则可确诊。

（2）HELLP 综合征：HELLP 综合征表现为妊娠妇女子痫或溶血、转氨酶升高和血小板减少。HELLP 综合征许多临床表现与血栓性微血管病肾脏损害综合征重叠。HELLP 综合征多与妊娠相关，尤其是与妊娠高血压疾病（如子痫前期和子痫）有关，产科诱发因素被控制后恢复较快，预后较溶血性尿毒症综合征乐观。鉴别诊断时需要根据患者详细病史、临床表现、实验室检查结果以及可能的特殊检查结果来综合判断和区分。

（3）EVANS 综合征：称特发性血小板减少性紫癜合并溶血性贫血，临床表现为自身免疫性溶血性贫血同时伴有自身免疫性血小板减少，并容易引起紫癜等出血性倾向的一种综合征。目前认为符合原发性血小板减少症、自身免疫性溶血性贫血诊断标准者即可诊断 EVANS 综合征。

五、处理方案及基本原则

1. 一般治疗

血栓性微血管病肾脏损害的治疗方案并不一致，血浆疗法为公认的主要治疗措施，并且需要尽早启动血浆置换。血浆治疗的疗程一般认为应持续应用到病情完全缓解，病程中血小板和血清乳酸脱氢酶是监测治疗反应的重要指标。

2. 相关诊治

（1）针对案例 22 患者的治疗：

1）病情允许的话应做肾穿刺活检术以明确诊断，但考虑案例 22 患者年龄偏大，一般情况差，且治疗后情况明显好转，没必要进一步冒风险做肾穿刺活检术。

2）对症支持治疗应根据血容量状态、尿量、心功能状态维持体液平衡。

3）血浆置换治疗，直到血小板和血清乳酸脱氢酶正常为止。

4）使用 40mg 甲泼尼龙注射液静脉输注治疗。

5）纠正电解质紊乱和酸碱平衡，间断血液透析或床旁滤过。

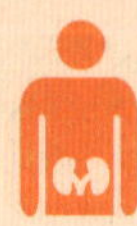

6）患者老龄，病情进展凶险，治疗过程中应监测和预防，如感染、出血倾向、心血管事件等并发症的发生。

7）患者出院后需要进行营养支持、监测肾功能等长期管理。

（2）针对案例 23 患者的治疗：

1）案例 23 患者行肾穿刺活检术明确了诊断。主要给予 40mg 甲泼尼龙注射液静脉输注 + 血浆置换（5 次）治疗；血浆置换治疗的停用指针仍为直到血红蛋白不再下降、血小板和血清乳酸脱氢酶、间接胆红素正常为止。

2）纠正电解质紊乱和酸碱平衡，间断血液透析或床旁滤过。

3）患者 1 年前即出现蛋白尿、血尿的症状，肾穿刺活检术提示慢性肾炎，本次合并血栓性微血管病肾脏损害，考虑慢性肾脏病急性加重，所以从治疗效果看，也不如案例 22 患者，最终发展成尿毒症，给予规律血液透析。

3. 转诊及社区随访

血栓性微血管病肾脏损害是一种罕见但严重的疾病，发病机制主要涉及 VWF 裂解酶（ADAMTS13）活性缺乏，也与血管内皮细胞 VWF 异常释放、补体异常活化、血小板异常活化等相关。血浆中 ADAMTS13 活性缺乏导致内皮细胞异常释放的超大分子 VWF（UL-VWF）不能及时降解，UL-VWF 可自发结合血小板，导致微血管内血栓形成、微血管病性溶血，进而引起相应器官缺血、缺氧及功能障碍，引起临床症候群。① 血栓性微血管病的转诊和社区随访对于患者的管理和预后至关重要。以下是转诊和随访的一些关键点：

（1）转诊：患者在确诊血栓性微血管病肾脏损害后，应由初级医疗保健提供者转诊至肾脏病专家或肾脏病科，条件不允许应联系上级医院迅速完成转诊；一部分基层医院对诊断血栓性微血管病肾脏损害存在困难，应在患者存在不明原因的肾功能不全、贫血、血小板减少、乳酸脱氢酶、间接胆红素等表现异常时，想到血栓性微血管病的诊断，并迅速联系上级医院确认是否需要转诊，以免延误病情。转诊时，应提供详细的病史、体检和实验室检查结果，包括血常规、肾功能测试、电解质水平、凝血功能等。转诊后，患者可能需要住院治疗，以监测和管理急性肾损伤、电解质失衡、贫血和凝血功能障碍。

（2）社区随访：出院后，患者应定期监测肾功能、血常规、血生化等相关指标。随访期间，医生可以随时按照病情调整药物治疗。

① 吕继成，赵明辉. 血栓性微血管病肾损害 [J]. 中华肾脏病杂志，2006，22（5）：3.DOI：10.3760/j.issn：1001-7097.2006.05.001.

（3）教育和支持：医护人员要做好对患者和家属有关疾病管理、药物治疗和饮食调整的教育，做好心理建设，使患者有信心对抗疾病。

（4）预防复发：患者应避免再次接触可能导致血栓性血小板减少性紫癜的感染微生物，如避免食用未煮熟的肉类和未消毒的水。患者应保持良好的个人卫生习惯，如勤洗手。

（5）长期管理：对于血栓性微血管病的长期管理，可能需要肾脏病专家和营养师的持续支持。转诊和社区随访是血栓性微血管病患者综合管理计划的重要组成部分，有助于改善患者的预后和生活质量。

基层医生在诊疗过程中应密切关注患者的病情变化，及时与专科医生沟通，确保患者得到及时、有效的治疗。同时，基层医生应积极参与患者的长期管理和随访工作，以改善患者的预后和生活质量。

六、要点与讨论

血栓性微血管病肾脏损害的诊断流程，是首先确认血栓性微血管病变，然后明确病因分类。

1. 血栓性微血管病的诊断标准

（1）血小板减少和溶血是血栓性微血管病的标志。

（2）血栓性微血管病发作时血小板数量可降至 2×10^9/L。

（3）溶血时外周血涂片见到 >2% 的破碎红细胞，还可有网织红细胞升高、乳酸脱氢酶上升、间接胆红素升高、游离血红蛋白升高和结合珠蛋白降低或检测不到。

（4）Coombs 实验阴性。

（5）临床表现为微血管性溶血、血小板减少和急性肾损伤，可表现为严重高血压，甚至恶性高血压；肾受累严重，常不可恢复；血栓性血小板减少性紫癜常在溶血性尿毒症综合征的基础上发生神经系统受累和发热。部分患者主要以神经系统受累为主，表现为头痛、恶心，甚至抽搐和癫痫发作，而肾脏受累则较轻。

（6）发生溶血和血小板减少者应考虑血栓性微血管病，可通过寻找溶血证据、病理学方法、补体相关基因监测等进行辅助诊断。

2. 血栓性微血管病的病理表现

血栓性微血管病的病理组织学变化是多变的，并且是不稳定的。这些变化可能非常微妙，并且会随着时间的推移而演变；肾小球或小动脉血栓形成是特异性的，但是由于取样有限，这些血栓很可能会被遗漏。除微血栓外，动脉内膜水肿（黏液样 / 黏液样改变）

或纤维蛋白的存在也被认为是诊断性的特征病理改变。在肾小球内，内皮增生（特别是妊娠相关综合征）和系膜溶解也是典型的。当然，在任何情况下都可以看到红细胞碎片。值得注意的是，尽管组织学改变的类型对任何病因都没有特异性，但肾小球血栓在CM-TMA中更常见，而小动脉改变通常在硬皮病肾危象和高血压相关血栓性微血管病中突出。在慢性期，肾小球毛细血管壁双重轮廓从新的内皮下基底膜形成，和动脉洋葱皮从肌内膜增生。随着急性和慢性疾病活动的重复循环，急性和慢性病变都可以在一个样本中看到。特别值得注意的是，显著的节段性内皮下扩张伴疏松和致密玻璃样变性的异常表现与血管内皮生长因子（VEGF）拮抗剂相关的血栓性微血管病特别相关。血栓性微血管病的主要发病机制涉及微血管内皮细胞的损伤和遗传易感因素，致病因素包括细菌、内毒素、外毒素、自身抗体、免疫复合物、病毒、药物等，且病因不同其发病机制也不尽相同。

3. 诊断上常见误区

对于社区全科医生，要求能掌握血栓性微血管病的诊断要点，经常容易犯错的是当患者出现贫血、血小板减少等临床表现时误以为是血液病或者狼疮等系统性疾病，导致血栓性微血管病的误诊、漏诊，错过最佳的治疗时机。在某些情况下，肾脏活检可能有助于确诊溶血性尿毒症综合征，因此进行肾脏活检对诊断困难者具有必要性，但因为该病常因血小板减少、凝血功能障碍等出血风险大，成为肾穿刺的禁忌证，故也可以选择先治疗，根据临床治疗效果，决定是否需要再行肾穿刺活检术。血栓性微血管病的治疗不仅是急性期的处理，还包括长期的肾脏功能监测和预防复发的措施。

七、思考题

1. 血栓性微血管病肾脏损害的诊断要点有哪些？
2. 血栓性微血管病肾脏损害的治疗方案有哪些？
3. 血浆置换治疗和停止的指征是什么？
4. 哪些情况下血栓性微血管病肾脏损害的患者需要转诊？

八、科普小常识

1. 在诊治血栓性微血管病时人们最容易犯哪些错？

在诊治血栓性微血管病时，人们经常容易犯的错是忽视肠道感染。

溶血性尿毒症综合征与肠道感染密切相关，特别是与某些特定类型的大肠杆菌感染有关，忽视肠道感染可能导致溶血性尿毒症综合征的误诊，错过最佳的治疗时机。

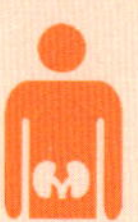

2. 血栓性微血管病的典型症状有哪些？

（1）血小板减少症（100%）：常伴有紫癜，然而，患者通常不会有严重的出血。

（2）微血管病溶血性贫血（100%）。

（3）神经系统症状：通常会自行消退（最初约 70%），症状不典型，有的表现为比较轻度的头痛、谵妄，重者还可能出现癫痫、中风、昏迷、可逆性后部脑病综合征（PRES）等表现。这些神经系统症状通过积极的治疗，通常可以看到完全的神经恢复。因此，严重的神经损伤不应该阻止积极的治疗。

（4）肾功能不全（初期约 50%）：与其他类型的血栓性微血管病相比，血栓性血小板减少性紫癜的肾功能衰竭一般较轻，治疗及时，在当前的医疗水平，患者发展为不可逆的终末期肾衰竭是非常少见的。

（5）发热（最初约 20%）：仅在约 5% 的患者中出现，发热不能作为诊断标准。

（6）胃肠道症状（约 50%）；症状不典型，可包括恶心、呕吐、腹痛和腹泻；有的患者表现为胰腺炎，肠系膜微血栓形成可引起血性腹泻，引起结肠炎。

3. 血栓性微血管病时，主张输血、血小板及血制品吗？

血栓性微血管病确诊后应避免积极血液制品输注（除新鲜冰冻血浆），给予血小板可能加重血栓形成和组织缺血。因此，除非有临床显著的出血，否则应避免使用血小板，血浆置换之前不要给血小板。

红细胞输注避免过度输血，这只会加重溶血。只有在血红蛋白降到 70g/L 并引起症状时才考虑输血。应补充叶酸以促进内源性造血。

4. 感染及合并症与血栓性微血管病的关系

感染相关血栓性微血管病除最常见和公认的产志贺毒素大肠杆菌感染诱发的 STEC-HUS 和肺炎链球菌感染引发的 HUS（SP-HUS）等细菌感染诱发外，人类免疫缺陷病毒（HIV）等病毒感染也会引发血栓性微血管病。

除以上描述的几种血栓性微血管病外，脓毒症、DIC、恶性高血压、自身免疫性疾病、恶性肿瘤、器官移植、糖尿病等基础疾病也可引发血栓性微血管病。

（编者　王宝栋）

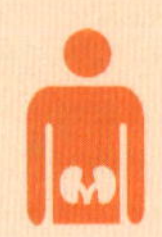

第五节　干燥综合征肾损害（案例24）

核心提示

- ❖掌握原发性干燥综合征的诊断要点。
- ❖认清原发性干燥综合征肾损害的临床表现。
- ❖掌握原发性干燥综合征肾损害的治疗方法。

一、病历资料

1. 病史

任 ××，女，60岁，主因“口干半年余”入院。

患者半年前出现口干，无明显眼干，不伴牙齿片状脱落，未予以重视。1周前患者因面部皮脂腺囊肿于当地医院皮肤科行手术治疗。术前行实验室检查：肝肾功能，丙氨酸氨基转移酶16U/L、总蛋白95.5g/L、球蛋白49.8g/L、血肌酐157μmol/L、尿素氮10mmol/L、β_2-微球蛋白8.23mg/L；尿常规，蛋白+、潜血-；24小时尿蛋白定量1.39g（尿量1800mL）；尿本周氏蛋白阴性；血沉正常；类风湿因子升高；κ轻链、λ轻链升高；抗SSA抗体、抗SSB抗体阳性。患者遵医嘱口服百令胶囊、肾炎康复片等保肾药物。病程中未注意有无泡沫尿，无肉眼血尿，无尿急、尿频、尿痛，不伴有水肿，不伴有胸憋、气短，无腹痛、腹泻，无皮疹、光过敏、关节痛、雷诺现象等。为进一步诊治，患者入住我科。自发病以来，患者精神、睡眠可，食欲欠佳，大便正常，夜尿3次（具体量不详），体重无明显变化。

患者否认高血压、糖尿病病史，否认肝炎、结核病病史，否认手术史、外伤史、输血史，否认食物、药物过敏史。无烟酒嗜好。已婚，已育；母亲体健，父亲已故；家

族史无特殊记载。

2. 体格检查

体温 36.3℃，脉搏 72 次 / 分，呼吸 20 次 / 分，血压 106/61mmHg，身高 156cm，体重 50kg。一般情况可，颜面部无浮肿；皮肤、黏膜无黄染；咽无充血；双肺呼吸音清，未闻及干、湿啰音；心率 72 次 / 分，心律齐，心脏各瓣膜听诊区未闻及病理性杂音；腹软，无压痛、反跳痛，肝、脾肋缘下未触及；双下肢无水肿，足背动脉搏动未见减弱。

3. 实验室检查和辅助检查

患者入院前在山西省 ×× 医院实验室检查：丙氨酸氨基转移酶 16U/L、总蛋白 95.5g/L、球蛋白 49.8g/L、血肌酐 157 μmol/L、尿素氮 10mmol/L、β_2- 微球蛋白 8.23mg/L、κ 轻链 8.35g/L、λ 轻链 4.58g/L、抗核抗体弱阳性、抗 SSA 抗体阳性、抗 SSB 抗体阳性、尿蛋白 +、尿潜血 -、24 小时尿蛋白定量 1.39g（尿量 1800mL）、尿本周氏蛋白阴性。

4. 初步诊断

血肌酐升高原因待查：干燥综合征肾损害？原发性肾脏疾病？

二、诊治经过

患者主因“口干半年余”入院，夜尿次数增多，查体无明显阳性体征。外院实验室检查显示：血肌酐轻度升高、球蛋白升高、尿蛋白阳性、类风湿因子升高、κ 轻链升高、λ 轻链升高、抗 SSA 抗体阳性、抗 SSB 抗体阳性、抗核抗体弱阳性。初步考虑干燥综合征肾损害。

患者入院后的相关检查项目及结果如下：

1. 自身免疫性抗体检查（如表 2-5-1 所示）

表 2-5-1　自身免疫性抗体检查报告

项目	结果
抗核抗体	阳性
抗 SSA 抗体	阳性
抗 Ro52 抗体	阳性

2. 血常规及肝肾功能（如表 2-5-2 所示）

表 2-5-2　血常规及肝功检查报告

项目	结果
血肌酐	139.2 μmol/L
尿素氮	10.22mmol/L
血清白蛋白	38.37g/L
球蛋白	39.63g/L
白细胞计数	4.2×10^9/L
血红蛋白	106g/L
血小板计数	176×10^9/L

3. 尿液相关检查（如表 2-5-3、表 2-5-4、表 2-5-5 所示）

表 2-5-3　尿常规报告

项目	结果
相对密度	1.010
红细胞	阴性
白细胞	阴性
蛋白	弱阳性
红细胞	偶见 /HP
白细胞	1 ~ 2 个 /HP

表 2-5-4　肾小管功能检测报告

项目	结果
尿 β_2– 微球蛋白	57.91mg/L
尿胱抑素	4.06mg/L
尿 N– 乙烯 –β–D– 氨基葡萄糖苷酶	4.46U/L
尿 α_1– 微球蛋白	10.8mg/L
尿视黄醇结合蛋白	9.56mg/L
尿 κ 型轻链	84.7mg/L
尿 λ 型轻链	30mg/L

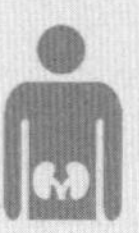

表 2-5-5　尿液其他相关检查报告

项目	结果
24 小时尿蛋白定量	0.54g（尿量 3 000mL）
尿渗透压	287mOsm/kgH_2O

4. 免疫功能及血清蛋白电泳报告（如表 2-5-6、表 2-5-7 所示）

表 2-5-6　免疫功能检查报告

项目	结果
IgG	24g/L
IgA	4.05g/L
IgM	2.67g/L
κ 型轻链	6.45g/L
λ 型轻链	3.35g/L
IgE	137IU/mL

表 2-5-7　血清蛋白电泳检查报告

项目	结果
白蛋白	47.5%
α1- 球蛋白	3.7%
α2- 球蛋白	7.4%
β1- 球蛋白	5.0%
β2- 球蛋白	5.8%
γ- 球蛋白	30.6%

5. 唾液流率、泪腺分泌试验测定（如表 2-5-8 所示）

表 2-5-8　唾液流率、泪腺分泌试验报告

项目	结果
唾液基础流率	0mm/min
唾液刺激后流率	0.4mm/min
泪腺分泌试验：左眼	8mm/5min
泪腺分泌试验：右眼	10mm/5min

6. 肾穿刺活检病理报告（如图 2-5-1 所示）

干燥综合征肾损伤可能。肾脏病变类型特点：慢性间质性肾炎（40%），肾小球病变轻微，球性废弃（12/22）。建议：请结合临床相关检查。

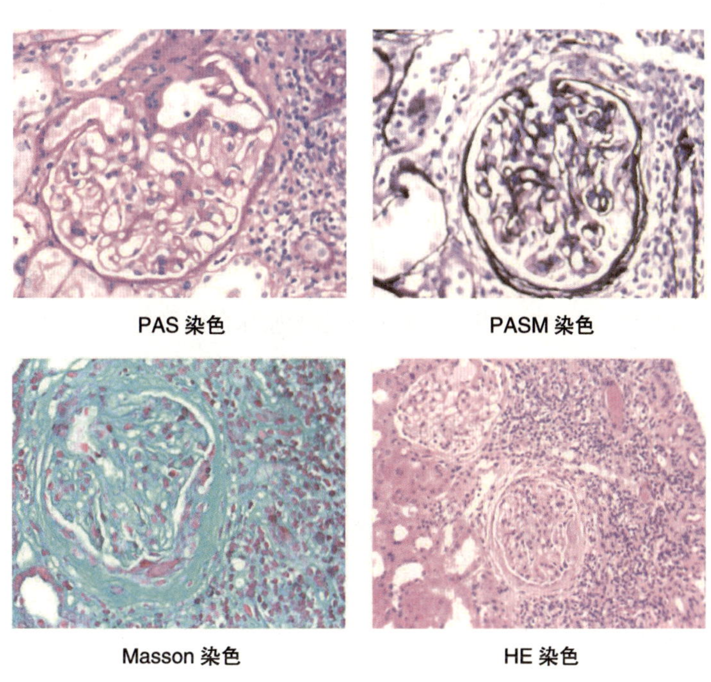

图 2-5-1　肾组织光镜图

7. 唇腺活检病理报告（如图 2-5-2 所示）

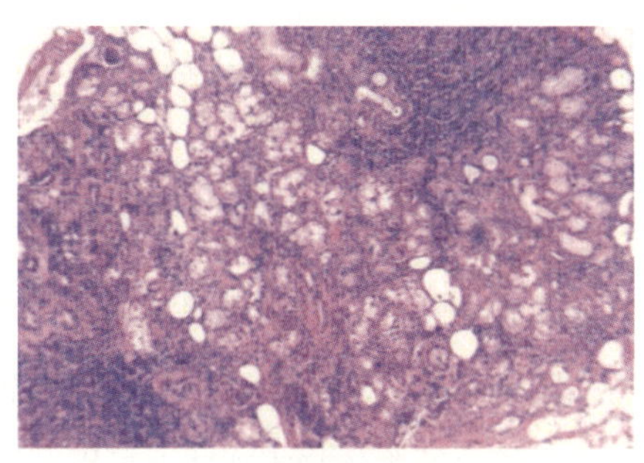

图 2-5-2　唇腺活检病理报告

病理诊断：（唇腺活检）4mm 涎腺组织内可见 2 灶淋巴细胞浸润，均 >50 个淋巴细胞。考虑干燥综合征可能，请结合临床相关检查。免疫组化：IgG4-、IgG+。

本案例患者的具体治疗见本节相关内容。

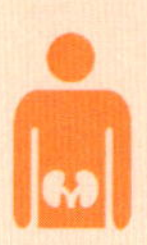

三、案例分析

1. 病史特点

（1）老年女性，以“口干半年余”入院，伴夜尿次数增多。

（2）否认肾脏病史。

（3）无明显阳性体征。

（4）实验室检查和辅助检查：血肌酐轻度升高；IgG、κ 轻链、λ 轻链均明显升高；抗核抗体阳性；抗 SSA 抗体、抗 Ro52 抗体阳性；24 小时尿蛋白定量增加；尿渗透压下降；唾液流率、泪腺分泌均下降。彩超显示：双肾体积小伴双肾弥漫性病变。肾穿刺活检结果提示：干燥综合征肾损伤可能。唇腺活检结果显示：（唇腺活检）4mm 涎腺组织内可见 2 灶淋巴细胞浸润，均 >50 个淋巴细胞；考虑干燥综合征可能。

2. 诊断和诊断依据

（1）诊断：原发性干燥综合征肾损害。

（2）诊断依据：

1）有口干症状；有肾小管功能受损症状（夜尿增多）。

2）血肌酐轻度升高；24 小时尿蛋白定量增加；尿渗透压下降；IgG、κ 轻链、λ 轻链明显升高；抗核抗体阳性；抗 SSA 抗体、抗 Ro52 抗体阳性；唾液流率、泪腺分泌下降。

3）肾穿刺活检结果示：考虑干燥综合征肾损害可能。

4）唇腺活检结果显示：（唇腺活检）4mm 涎腺组织内可见 2 灶淋巴细胞浸润，均 >50 个淋巴细胞。

3. 鉴别诊断

由于本案例患者肾脏方面主要表现为肾小管间质性损害，故应与其他类型的肾小管间质疾病相鉴别。

（1）药物或中毒导致的间质性肾炎：药物导致的急性间质性肾炎，多在药物治疗后出现，肾脏起病较急，常伴有全身症状，如发热、皮疹、关节痛等，血和尿中嗜酸性粒细胞增多，肾间质可见嗜酸细胞浸润。患者血清中抗 SSA 抗体或者抗 SSB 抗体阴性，无持续性高球蛋白血症，无干燥综合征腺体损害症状，可以鉴别。

（2）狼疮性间质性肾炎：少数狼疮性肾炎也可表现为间质性肾炎，肾小球病变轻微，但患者临床表现有面部红斑、关节痛、多浆膜腔炎、血清抗双链 DNA 抗体阳性、补体低下等系统性红斑狼疮的特征。患者肾活检可见较多免疫复合物及补体沉积于肾小球和肾小管基底膜。

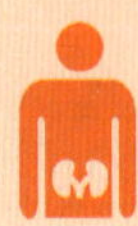

（3）特发性间质性肾炎：多与自身免疫相关，如患者伴有眼葡萄膜炎，又称肾小

管－间质性肾炎伴葡萄膜炎综合征（TINU 综合征）。患者肾脏病理为典型的急性过敏性间质性肾炎的表现。

（4）类风湿关节炎肾损害：临床表现为关节痛、血清类风湿因子阳性、高球蛋白血症和肾脏损害。肾脏损害可表现为肾小管间质病变。类风湿关节炎有明显关节症状，无口干、眼干燥等表现。患者肾活检病理改变除间质损害外，常伴有明显的肾小球和间质血管病变。

四、处理方案及基本原则

因为原发性干燥综合征属于系统性疾病，所以治疗需多学科合作，不仅可缓解患者口、眼干燥的症状，而且可终止或抑制体内发生的免疫异常反应，保护外分泌腺体和脏器的功能。对于原发性干燥综合征肾损害，临床上应首先对症治疗，其次根据病变性质及严重程度酌情选用激素和（或）免疫抑制剂。

1. 一般治疗

使患者充分了解原发性干燥综合征肾损害的治疗原则、药物用法和不良反应；停止吸烟、饮酒，保持口腔清洁，勤漱口，减少龋齿和口腔继发感染的可能；尽量避免使用某些药物，如阿托品、利尿剂、降压药、雷公藤等，这些药物可加重口、眼干燥。

2. 针对本案例患者的相关诊治

（1）患者入院后进一步完善血常规、肝肾功能、尿常规、自身免疫性抗体、唾液流率试验、泪腺分泌试验、唇腺活检、肾穿刺活检等相关检查。

（2）嘱咐患者多吃优质蛋白饮食。

（3）针对口干，保持口腔清洁、勤漱口，尽量避免使用可加重口、眼干燥的药物，必要时使用人工替代品，如人工唾液。

（4）针对肾损害，给予泼尼松片（每次 30mg，每天 1 次）联合吗替麦考酚酯分散片（每次 0.5g，每天 2 次）治疗。

（5）给予保肾、补钙治疗。

（6）定期复查尿常规、肝肾功能、血常规、血沉、C- 反应蛋白；严密监测有无药物不良反应。

（7）避免肾毒性药物。

3. 治疗要点及注意事项

（1）对症治疗：

1）肾小管酸中毒的对症治疗：应维持电解质及酸碱平衡，纠正酸中毒可给予碳酸

氢钠或 Shohl 合剂；肾功能不全患者由于尿液中枸橼酸排出减少，建议使用碳酸氢钠纠正酸中毒；补钾一般主张用枸橼酸钾，或将枸橼酸合剂中的枸橼酸钠改为枸橼酸钾。

2）肾钙化和肾结石的对症治疗：肾结石一般无须手术清除或碎石，除非引起梗阻、感染或严重出血。若患者条件允许，可增加饮水量使每天尿量保持至少在 2 000~2 500mL。谨慎使用碱性钾盐，因碱性钾盐可能会使尿液碱化、磷酸钙过饱和而加重病情。

3）骨病的对症治疗：对骨代谢异常的患者除控制原发病外，由于肾近曲小管 1α 羟化酶受损，建议补充骨化三醇。骨化三醇还可调节骨外免疫。有文献报道，应用大剂量骨化三醇可通过抑制树突状细胞的成熟和抑制 T 细胞的增殖来调节机体的免疫功能。

（2）糖皮质激素和（或）免疫抑制剂：激素是治疗肾小管间质性肾炎的主要疗法。膜增生性肾小球肾炎是一种危及生命的疾病，诱导期以激素静脉冲击治疗，随后口服。肾炎达到缓解后可予环磷酰胺或硫唑嘌呤维持。其他如血浆置换、利妥昔单抗和霉酚酸酯较少出现不良反应。

（3）生物制剂：

1）利妥昔单抗：利妥昔单抗是特异性针对 B 细胞（即 B 淋巴细胞）表面 CD20 分子的单克隆抗体，可通过多种机制杀灭 B 细胞。利妥昔单抗在原发性干燥综合征肾损害中的应用目前仍缺乏有说服力的大样本数据，在目前已有的研究中其疗效也存在争议。

2）其他：①贝利尤单抗：是一种抗 B 细胞活化因子抗体，其 II 期临床研究发现，可以改善原发性干燥综合征患者的症状评分。②阿巴西普：是由 CTLA4 细胞外功能区和人 IgG 1Fc 段组成的融合蛋白，可抑制 T 细胞活化。有研究表明，阿巴西普可以促进原发性干燥综合征患者唾液的产生，并改善唾液腺的组织学改变。但这些药物是否可用于治疗原发性干燥综合征肾损害目前并不清楚。

五、要点与讨论

1. 原发性干燥综合征的诊断标准

《原发性干燥综合征诊疗规范（2023）》① 收入了 2002 年美欧共识小组修订的《干燥综合征国际分类诊断标准》、2012 年干燥综合征国际临床合作联盟制订的《干燥综合征分类诊断标准》、2016 年美国风湿病学会和欧洲抗风湿病联盟制订的《原发性干燥综合征分类标准》。

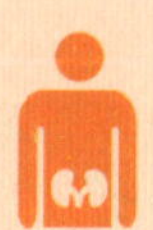

① 张文，陈竹，厉小梅，等. 原发性干燥综合征诊疗规范（2023）[J]. 中华内科杂志，2023，62（9）：1059-1067.DOI：10.3760/cma.j.cn112138-20221027-00797.

（1）2002 年美欧共识小组修订的《干燥综合征国际分类诊断标准》。

1）口腔症状。下述 3 项中有 1 项或 1 项以上：①每天感口干持续 3 个月以上；②成年后腮腺反复肿大或持续肿大；③吞咽干性食物需要饮水帮助。

2）眼部症状。下述 3 项中具有 1 项或 1 项以上：①每天感到不能忍受的眼干持续 3 个月以上；②有反复的沙子进眼或磨砂感觉；③每天需用人工泪液。

3）眼部特征。下述检查任意 1 项或 1 项以上阳性：① Schirmer 试验 +（<5mm/5min）；②角膜染色 +（Van Bijsterveld 计分法≥ 4 分）。

4）组织病理学检查。下唇腺组织病理示淋巴细胞灶≥ 1（$4mm^2$ 组织内至少有 50 个淋巴细胞聚集于唇腺间质为 1 个灶）。

5）唾液腺受损。下述检查任意 1 项或 1 项以上阳性：①唾液流率 +（≤ 1.5mL/15min）②腮腺造影 +；③唾液腺放射性核素检查 +。

6）自身抗体。抗 SSA 抗体和（或）抗 SSB 抗体阳性。

无任何潜在疾病的情况下，按下述两项诊断原发性干燥综合征：①符合四项或四项以上，但组织病理学检查和自身抗体项中至少一项阳性；②符合上述 3）、4）、5）、6）项中任意 3项。

继发性干燥综合征：患者有潜在的疾病（如任一结缔组织病），符合上述 1）和 2）中任意一项，同时符合上述 3）、4）、5）中的任意两项。

排除：头颈面部放疗史、丙型肝炎病毒感染、艾滋病、淋巴瘤、结节病、移植物抗宿主病、使用抗乙酰胆碱药（如阿托品、莨菪碱、溴丙胺太林、颠茄等）。

2002 年修订的《干燥综合征国际分类诊断标准》要求必须具备自身免疫表现，即小唾液腺组织活检病理阳性或血清学抗体阳性，方能诊断干燥综合征。此外，该标准将丙型肝炎病毒感染、艾滋病等列入排除标准，该类患者的干燥症状是上述排除疾病的肝外表现，需与原发性干燥综合征辨别。

（2）2012 年干燥综合征国际临床合作联盟制订的《干燥综合征分类诊断标准》。

具有干燥综合征相关症状和体征的患者，如能满足下述 3 项标准中至少两项即可诊断干燥综合征：

1）血清抗 SSA 抗体和（或）抗 SSB 抗体阳性，或类风湿因子阳性，同时伴抗核抗体≥ 1∶320。

2）干燥性角膜炎，OSS ≥ 3 分。

3）唇腺活检组织病理显示局灶性淋巴细胞性唾液腺炎，其灶性指数≥ 1 个淋巴细胞灶 /$4mm^2$（$4mm^2$ 组织内至少有 50 个淋巴细胞聚集）。

干燥性角膜炎的诊断：目前患者无每天使用眼药水治疗青光眼及既往5年内未做角膜手术或眼睑整容手术。

针对2002年《干燥综合征国际分类诊断标准》中，主观条件（如眼干、口干）与血清学指标、唇腺活检组织病理学结果、角结膜染色相关性低，干燥综合征国际临床合作联盟制订的《干燥综合征分类诊断标准》提出，应用血清学、眼染色、唾液腺检查这3项客观指标评估干燥综合征，满足3项中的两项即可诊断干燥综合征。

（3）2016年美国风湿病学会和欧洲抗风湿病联盟制订的《原发性干燥综合征分类标准》。

入选标准：至少有眼干或口干症状之一的患者，即下列至少一项为阳性：①每天感到不能忍受的眼干，持续3个月以上；②眼中反复沙砾感；③每天需用人工泪液3次或3次以上；④每天感到口干，持续3个月以上；⑤吞咽干性食物需要频繁饮水帮助。

排除标准：可能有重叠的临床表现或干扰诊断的试验结果，出现下述疾病，应予排除：①头颈部放疗史；②活动性丙型肝炎病毒感染；③获得性免疫缺陷综合征（AIDS）；④结节病；⑤淀粉样变性；⑥移植物抗宿主病；⑦IgG4相关疾病。

满足上述入选标准和排除标准者，且下述5项评分总和≥4分者诊断为原发性干燥综合征：①唇腺灶性淋巴细胞浸润，且灶性指数≥1个灶/4mm^2，计3分；②血清抗SSA抗体阳性，计1分；③至少单眼OSS≥5分或VanBijsterveld评分≥4分，计1分；④至少单眼Schirmer试验≤5mm/5min，计1分；⑤未刺激的全唾液流率≤0.1mL/min（Navazesh和Kumar测定方法），计1分。常规使用胆碱能药物的患者应充分停药后再进行上述第①、②、③项评估口眼干燥的检查。

该标准敏感度为96%，特异度为95%，在诊断标准的验证分析及临床试验的入组条件中均适用。

2. 原发性干燥综合征肾损害的诊断标准

（1）符合原发性干燥综合征诊断。

（2）确诊原发性干燥综合征后患者若出现肾小管酸中毒、肾脏浓缩功能障碍、血尿、蛋白尿、肾功能不全者，应考虑肾脏受累，必要时行肾穿刺活检术明确病理类型。

3. 原发性干燥综合征的病因和发病机制

原发性干燥综合征的病因至今仍不十分清楚，可能与遗传因素及外来诱因有关，也可能与人类白细胞抗原分型有一定相关性。近年来证实，多种病毒，如EB病毒、丙型肝炎病毒、人类免疫缺陷病毒（HIV），可能与原发性干燥综合征的发生和发展相关。由于原发性干燥综合征好发于女性，故认为性激素在其发生中起作用。研究表明，原发

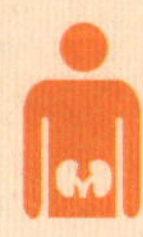

性干燥综合征主要与女性患者体内雄激素水平降低有关。

原发性干燥综合征的肾小管间质性肾炎是由细胞免疫及体液免疫共同介导的，其中肾小管可以被认为是内脏器官中具有外分泌腺体结构的组织。其发病机制类同于其他外分泌腺。原发性干燥综合征肾小球肾炎为免疫复合物肾炎，沿肾小球基底膜、系膜及肾小管基底膜可见免疫球蛋白呈颗粒样沉积，主要是可见冷沉淀的单克隆 IgM κ 型类风湿因子，以及多克隆的 IgG 和 IgA。冷球蛋白血症和低补体（C4）是预测发生肾小球肾炎的重要因子。

4. 原发性干燥综合征的临床表现

原发性干燥综合征起病缓慢，根据受累脏器不同分为外分泌腺病和非外分泌腺受累两种。前者又分为累及口、眼、呼吸道、消化道、生殖道及皮肤黏膜等改变的体表腺体病变，肺、肾、肝胆和胰腺等内脏外分泌腺病变和单克隆 B 淋巴细胞病；后者表现为血管炎、非炎性血管病、炎症介质诱导的发热、乏力等全身非特异性改变和血液系统改变，以及自身免疫性内分泌病变。

（1）肾外表现：

1）局部表现：口干燥症、干燥性角膜炎和其他浅表部位如鼻、硬腭、气管及其分支、消化道、阴道黏膜病变。主要表现为腺体分泌减少后干燥、防御功能减弱导致的组织损伤、继发感染等表现，其中猖獗性龋齿、腮腺肥大都是干燥综合征的特征性表现。

2）系统改变：皮肤主要表现为高球蛋白血症性紫癜样皮疹，其本质为局部血管损害；关节与肌肉表现有轻度、自限性关节疼痛，破坏性关节炎少见，可有肌无力和肌炎。呼吸系统损害主要为肺间质病变而导致的肺功能下降，表现为小气道阻塞，50% 患者有肺泡炎，少数发生弥漫性肺间质纤维化。消化系统除因口干、咽、食管干燥导致吞咽困难外，还可表现为萎缩性胃炎、低胃酸和无胃酸分泌；小肠吸收功能低；胰腺外分泌功能异常；肝内胆管的慢性炎症，似慢性活动性肝炎的表现；部分患者有原发性胆汁性肝硬化。神经系统损害主要由血管炎引起，周围知觉或运动神经受累最为多见，中枢神经受累报道增多，如偏瘫、抽搐、运动障碍、横贯性脊髓炎等，还有精神分裂症的报道。血液系统表现为白细胞和血小板减少，少数有出血倾向；淋巴组织增生、淋巴结肿大较为突出，淋巴瘤的发生率比正常人高数十倍。血管炎除前面已提到的关于皮肤和神经系统受累外，也有累及内脏如胃肠道、肾、脾、生殖道的系统性血管炎的报道。

（2）肾脏损害表现：

1）肾小管间质性损害：原发性干燥综合征的肾脏损害多见，大多数患者表现为肾小管间质性损害，临床可表现为肾小管酸中毒、肾性尿崩症等，少数患者为范科尼综合征。

①肾小管酸中毒：是干燥综合征肾损害最常见的临床表现，见于22%~35%的患者，占干燥综合征肾损害的70%，其中以远端肾小管酸中毒（I型）最为常见。干燥综合征病变损害远端肾小管后，氢离子的排泌功能下降而蓄积，尿液常呈碱性，尿中排出大量钾离子，常造成低钾血症。患者肌肉无力软瘫，严重者累及躯干肌甚至呼吸肌，不少患者以低钾麻痹为首发症状而就诊。酸中毒抑制肾小管对钙的再吸收以及维生素D的活化，而引起高尿钙及低血钙，大量排钙及尿液偏碱，钙盐易沉积而形成泌尿道结石和肾钙化。②肾脏浓缩功能障碍及肾性尿崩症。肾脏浓缩稀释功能受损常常是干燥综合征患者最早期出现的症状，表现为多饮、多尿和夜尿增多。早期由于症状轻微，往往被患者及临床医生忽视，严重的可发生肾性尿崩症，主要由于远端肾小管受损后，对抗利尿激素的反应降低，不能正常回吸收水分。③范科尼综合征：少部分干燥综合征的患者主要累及近端肾小管，使 $HCO3^-$ 重吸收障碍，尿 $HCO3^-$ 排出增加，血浆 $HCO3^-$ 显著下降。在一部分患者，除碳酸氢尿、低碳酸氢血症外，同时可伴有糖尿、磷酸盐尿、尿酸尿、氨基酸尿等异常，表现为范科尼综合征。④肾小管性蛋白尿：尿蛋白表现为小分子蛋白的特点，24小时定量低于1.0g，尿 β_2-微球蛋白、N-乙酰葡萄糖苷酶等明显升高，提示肾小管重吸收蛋白减少。

2）肾小球损害：表现为肾小球肾炎者并不少见。临床主要表现为高血压，轻度蛋白尿和镜下血尿，患者可出现肾病综合征，很少出现肉眼血尿。肾脏病理改变主要表现为轻度或不规则的系膜增生、肾小球毛细血管襻不规则增厚、膜性肾病、IgA肾病。

5. 原发性干燥综合征肾损害病理表现

干燥综合征肾损害病理表现主要为小管间质性肾炎、肾小球肾炎及血管炎。

（1）肾小管间质性肾炎（TIN）：TIN没有特异的组织学表现，主要是肾小管间质炎性细胞浸润，呈灶性或弥漫浸润，很少形成淋巴滤泡。浸润的细胞以CD4T淋巴细胞为主，70%的病例可见浆细胞浸润，偶见多形核白细胞，嗜酸性粒细胞浸润罕见。除此之外，还可见肾小管扩张、管腔内蛋白管型、上皮细胞萎缩、灶性小管基膜增厚、间质增宽及纤维化。髓质区病变的范围及程度一般较皮质严重。部分可见肾小管基膜lgG和C3沉积。IgG也见于肾小管上皮细胞或间质浸润的浆细胞。TIN可合并肾小球病变和肾间质血管纤维素样坏死，后期可出现小管萎缩和间质纤维化。

（2）肾小球肾炎（GN）：膜增生性肾小球肾炎是原发性干燥综合征最常见的肾小球病变类型，占全部肾活检病例的8% ~ 28%，多继发于高冷球蛋白血症。其余包括肾小球系膜增生性病变、膜性肾病和新月体性肾炎。而国内报道最常见的是肾小球系膜增生性病变，少数为局灶节段性肾小球硬化症或膜性肾病。

膜增生性肾小球肾炎特征性的病理表现如下：①光镜下，肾小球毛细血管腔内常见

由冷球蛋白组成的血栓，常伴单核细胞和中性粒细胞浸润，内皮下可见大量沉积物，大小不一，可占据整个肾小球毛细血管，沉积物中常见单个核细胞。肾小球毛细血管襻及血管周围单核细胞和T细胞浸润。系膜细胞和系膜基质增生使肾小球呈“分叶状”改变，基底膜增厚、“双轨征”形成。可见叶间动脉和小动脉的血管炎。②电镜下，内皮下可见大量电子致密物（如IgM和IgG），凸向管腔，形成毛细血管腔内血栓，系膜区致密物小且稀疏，偶见上皮侧及基底膜内沉积，沉积物常呈管状结构。③免疫荧光下，可见大量免疫复合物（如补体C1、C3，免疫球蛋白IgM、IgG及κ轻链、λ轻链）沉积于肾小球毛细血管襻和系膜。免疫荧光标记技术可用于血管内定位和探索沉积物的性质，并明确是否继发于冷球蛋白血症膜增生性肾小球肾炎的诊断。

（3）血管炎：肾间质坏死性血管炎少见，主要累及中小动脉，多与高球蛋白、高效价类风湿因子及SSA抗体、低补体血症相关。

6. 预后

原发性干燥综合征肾损害大多数临床进展缓慢，远期预后较好。影响预后的主要因素为肾间质慢性化程度、是否合并高球蛋白血症、高IgG及贫血。间质性肾炎的预后和临床结局较好，肾小球疾病的发生可能与淋巴瘤的发展相关，预后相对较差。需要注意的是由于小管间质性肾炎在疾病早期症状轻微，临床上往往重视不够，而发展到晚期时，由于肾间质纤维化及肾小管萎缩，出现慢性肾功能不全，反而比肾小球疾病患者预后要差。因此重视原发性干燥综合征肾损害，强调早期诊断，评估和治疗尤为重要。

7. 原发性干燥综合征肾损害用药后监测血常规和肝肾功能非常重要

使用免疫抑制剂治疗的干燥综合征肾损害患者，应严密监测血常规、肝肾功能，因很多免疫抑制剂有骨髓抑制、肝肾损害等不良反应，若出现上述不良反应，需根据具体病情调整治疗方案。

六、思考题

1. 原发性干燥综合征肾损害病理类型有哪些？

2. 原发性干燥综合征如何选择免疫抑制剂？

七、科普小常识

1. 患者如何自测是否存在干燥综合征症状？

（1）口干系列：你是否感觉口干达3个月以上，并且喝水无法缓解？进食干性食物时，是否一定要用水帮助才能咽下？每晚睡后是否口干，干醒达3次以上？

（2）眼干系列：有眼干的感觉是否超过 3 个月？无沙眼等明显眼疾的情况下，眼部是否常有砂粒感？每天必须使用滴眼液润眼超过 3 次？

（3）辅助系列：是否有不明原因的关节痛？是否反复或持续出现唾液腺（如腮腺）肿大？近几个月或近年迅速出现龋齿或牙齿脱落？

如果以上三大类系列问题中有两类及以上回答“是”，则要怀疑干燥综合征，应该及时到正规医院风湿免疫科检查确诊，及早治疗。

2. 原发性干燥综合征合并肾损害会有哪些症状？

（1）夜尿增多。很多干燥综合征的患者一到晚上，就总想去厕所，严重影响患者的睡眠质量，有些患者甚至因为害怕起夜而减少饮水量，但实际上，这种情况很有可能是肾脏出现了慢性损伤。

（2）蛋白尿。干燥综合征合并肾损伤的患者早期起病隐匿，可出现血电解质紊乱，部分患者出现肾小球受损，表现为蛋白尿等。

（3）肌无力、软瘫。部分干燥综合征的患者会出现四肢乏力、无力、易疲劳的症状，实验室检查可以发现血钾减低以及尿 pH 值升高等。因为这些临床症状不典型，所以很容易被人忽视，严重的患者可能会出现周期性软瘫。这些肢体无力的症状都与肾脏损伤密切相关。

（4）骨质疏松。干燥综合征患者出现骨质疏松、骨折等症状也与肾脏损伤有关系。中医讲“肾主骨”，肾主要负责人体的钙磷代谢，人体的钙磷代谢是骨骼代谢的基础，所以有肾病的情况下会因骨骼代谢障碍而出现骨质疏松。

3. 干燥综合征患者的日常生活指导

（1）保持居住环境的安静整洁，温、湿度适宜（保持温度 18~20℃、湿度 50%~60%）。

（2）每天记录出入量，定期测量体重。

（3）避免到人多的地方，预防交叉感染。

（4）做好皮肤护理：适当进食牛奶、蛋清等食物，增加皮肤弹性，少用或不用碱性肥皂。

（5）有阴道干燥、瘙痒、性交痛的患者注意阴部卫生，可以适当应用润滑剂。

（6）眼睛的护理：由于泪腺分泌减少，抑制眼睛干涩，可用人造泪液滴眼和加湿器缓解眼干。

（7）注意口腔卫生：唾液腺分泌减少，易发生龋齿，其他口腔感染应该注意口腔卫生。

（8）患者容易产生自卑情绪，医生应予以心理疏导，使患者积极地面对疾病。

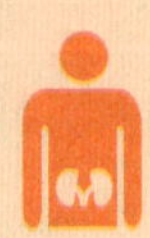

（编者　赵芬）

第六节　糖尿病肾脏病（案例 25）

核心提示

❖掌握糖尿病肾脏病的诊断方法。

❖掌握糖尿病肾脏病的治疗方法。

一、病历资料

1. 病史

游 ×，男，38 岁，主因“血糖升高 6 年，尿检异常 1 年余，血肌酐升高 13 天”入院。

患者 6 年前无明显诱因而感乏力，就诊于山西医科大学附属第 × 医院，发现血糖高（具体不详），不伴明显多食、消瘦等症状，诊断为“糖尿病”。开始口服“二甲双胍 0.5g，每天 3 次；格列美脲 2mg，每天 1 次”，未规律监测血糖。1 年前患者因眼底出血于山西省人民医院内分泌科住院治疗，住院期间查尿蛋白 ++、尿红细胞 14 ~ 21 个 /μL、血肌酐正常，诊断为“2 型糖尿病合并糖尿病肾脏病 IV 期，合并糖尿病视网膜病变 IV 期，合并糖尿病周围神经病变”，给予“门冬胰岛素 10IU，三餐前地特胰岛素 20IU，睡前”皮下注射，联合口服“二甲双胍 0.5g，每天 3 次”，降糖治疗。血糖控制良好。后间断复查，尿蛋白 +++，24 小时尿蛋白定量波动于 3.7 ~ 5.7g。半年前查血肌酐 78.0μmol/L。2019 年 4 月患者于内分泌门诊复查，尿常规提示：蛋白 ++。尿液检查 + 尿红细胞位相显示：蛋白 +++，镜下红细胞 25 ~ 30 个 /HP，变形率 60%，呈花环状、环状。肾功能：血肌酐 124.67μmol/L、尿素氮 11.02mmol/L。为进一步诊治，患者入住我科。

患者自发病以来，精神、食欲、睡眠可，大便正常，小便量未见减少。

患者高血压病史 3 年，最高血压 180/100mmHg，目前口服“倪福达、拜新同、科素亚”治疗，血压可控制在 150/90mmHg 左右；发现血尿酸升高 2 年；否认肝炎、结核病病史，否认手术史、外伤史、输血史，否认食物、药物过敏史。

患者吸烟 10 余年，平均每天 20 支；少量饮酒；无药物等嗜好；无冶游史；27 岁结婚，生育 1 子、1 女，配偶体健；父亲健在，母亲曾患“糖尿病”，因“心肌梗死”去世，姥姥及两姨患“糖尿病”，其中一姨因脑血管疾病去世，子女均健康。

2. 体格检查

体温 36.3℃，脉搏 78 次 / 分，呼吸 20 次 / 分，血压 139/96mHg，身高 172cm，体重 100kg，BMI 33.8kg/m^2。神志清楚，精神可，体型肥胖；颈静脉无怒张，颜面无浮肿；双肺呼吸音清，未闻及干、湿啰音；心率 78 次 / 分，心律齐，心脏各瓣膜听诊区未闻及病理性杂音；腹软，无压痛、反跳痛，肝、脾肋缘下未及；双下肢轻度水肿；双侧足背动脉搏动未见减弱。

3. 实验室检查和辅助检查

患者入住我科前实验室检查：尿常规，蛋白 +++，镜下红细胞 25 ~ 30 个 /HP，变形率 60%，呈花环状、环状；肾功能，血肌酐 124.67 μmol/L、尿素氮 11.02mmol/L。

4. 初步诊断

糖尿病肾脏病 G2A3 期、2 型糖尿病伴多并发症、合并糖尿病视网膜病变 IV 期、合并糖尿病周围神经病变、高血压病 3 级（很高危）。

二、诊治经过

患者主因“血糖升高 6 年，尿检异常 1 年余，血肌酐升高 13 天”入院。患者双下肢有轻度水肿。院外门诊实验室检查显示尿蛋白 +++、血肌酐升高，初步考虑糖尿病肾脏病。患者院外多次尿常规检查提示镜下血尿，以变形红细胞为主。泌尿系彩超未见明显异常。考虑患者年龄较轻，蛋白尿为大量蛋白尿，没有肾穿刺活检的禁忌证，故予肾穿刺活检术以明确诊断。

患者入院后的相关检查项目及结果如下：

1. 血尿实验室检查

（1）血常规：中性粒细胞计数 9.50 × 10^9/L、血红蛋白 115g/L。

（2）血生化：白蛋白 32.24g/L、尿素氮 10.74mmol/L、血肌酐 137.0 μmol/L、估算的肾小球滤过率 53.15mL/（min · 1.73m^2）、血尿酸 520.0 μmol、低密度脂蛋白胆固醇 3.74mmol/L。

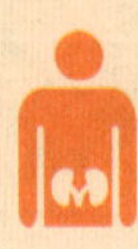

（3）糖化血红蛋白 6.0%。

（4）甲状腺功能正常；抗核杭体、抗中性粒细胞胞浆抗体、磷脂酶 A2 受体抗体阴性。

（5）24 小时尿蛋白定量 6.6g。

2. 眼底检查

糖尿病视网膜病变Ⅳ期。

3. 腹部彩超

脂肪肝，双肾体积增大，双肾皮髓分界不清，胆、胰、脾及门脉未见明显异常。

4. 肾穿刺活检（如图 2-6-1 所示）

肾穿刺活检病理报告：符合糖尿病肾脏病。肾脏病变类型特点：肾小球中 - 重度系膜增生性病变伴结节形成，球性废弃（4/35），间质中度慢性病变（40%），轻度急性病变（20%）。评分 / 分级：糖尿病肾脏病的肾小球病理分型Ⅲ。

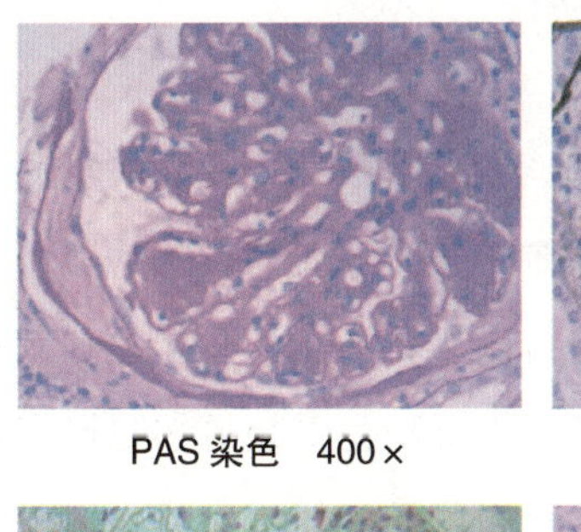
PAS 染色　400×

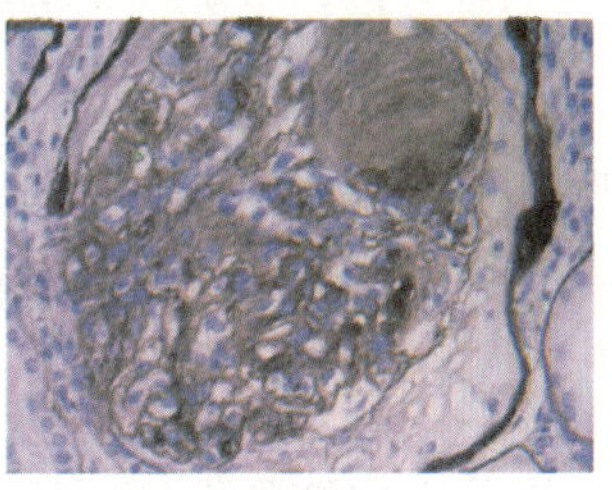
PASM 染色　400×

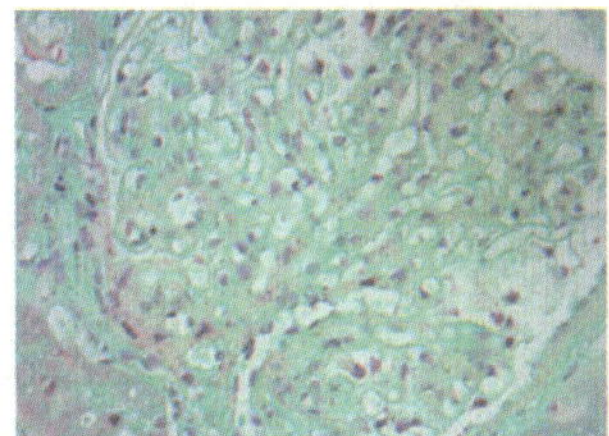
Masson 染色　400×

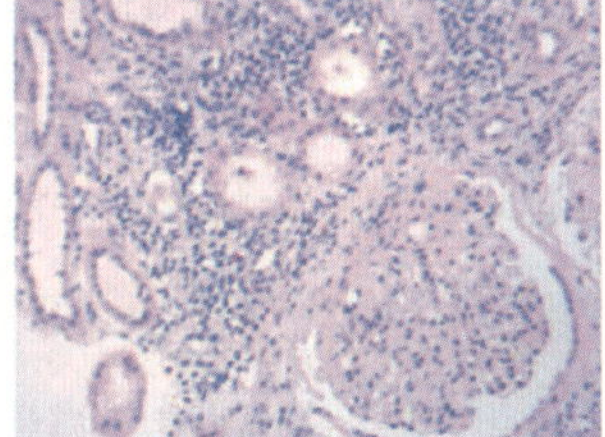
HE 染色　200×

图 2-6-1　肾组织光镜图

具体治疗见本节相关内容。

三、案例分析

1. 病史特点

（1）中年男性，糖尿病史 6 年，高血压病史 3 年；

（2）既往血糖控制情况不详，近期血糖控制良好；

（3）发现蛋白尿 1 年；

（4）眼底检查提示，增殖期糖尿病视网膜病变；

（5）多次尿常规检查提示，镜下血尿，以变形红细胞为主；

（6）近半年血肌酐升高快（从 78 μmol/L 升高到 137 μmol/L）；

（7）肾穿刺活检确诊糖尿病肾脏病。

2. 诊断和诊断依据

（1）诊断：糖尿病肾脏病 IV 期（G3aA3 期）。

（2）诊断依据：

1）有泡沫尿、双下肢水肿等症状。

2）糖尿病病程 6 年。

3）合并增殖期糖尿病视网膜病变。

4）尿蛋白 +++，24 小时尿蛋白定量 6.6g，血肌酐 137.0 μmol/L。

5）肾穿刺活检病理：符合糖尿病肾脏病。

3. 鉴别诊断

患者主要表现为蛋白尿及血肌酐升高，需与膜性肾病、IgA 肾病等原发性肾脏病相鉴别，患者有高血压病史，也需与高血压肾损害等继发性肾脏病相鉴别。

（1）膜性肾病。膜性肾病是成人肾病综合征的主要病理类型，其病理特征为弥漫性肾小球基底膜增厚伴上皮细胞下免疫复合物沉积，引起足细胞损伤和肾小球滤过屏障的破坏，最终导致蛋白尿等表现。膜性肾病可见于任何年龄，但以成人多见，发病高峰在 40~60 岁，儿童不常见，男、女比例为 2∶1。膜性肾病约占成人肾病综合征的 20%~40%。我国近年来原发性膜性肾病的患病率逐年增加，据报道，肾活检中膜性肾病占原发性肾小球疾病的比例由 2003~2006 年的 10.4% 上升到 2011~2014 年的 24.1%。本案例患者表现为大量蛋白尿，要着重与膜性肾病进行鉴别，磷脂酶 A2 受体阳性可辅助诊断，但阴性不能除外诊断，最终需要依靠肾脏穿刺活检明确诊断。

（2）IgA 肾病。IgA 肾病在临床上通常表现为发作性的肉眼血尿和无症状性的镜下血尿和（或）蛋白尿，伴或不伴水肿、腰背酸痛、高血压等，如治疗不及时，可导致不同程度的肾功能衰竭。本案例患者表现为蛋白尿、镜下血尿及血肌酐升高，需除外 IgA 肾病可能。需要依靠肾脏穿刺活检明确诊断。

（3）高血压肾损害。患者高血压病史 3 年，且平素血压控制不达标，需考虑高血压肾损害可能。一般高血压肾损害尿蛋白定量较小，且患者眼底改变为糖尿病视网膜病变，故考虑高血压肾损害的可能性不大。可进一步完善心脏彩超明确高血压靶器官损害情况。

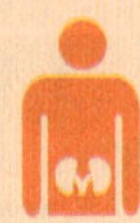

四、处理方案及基本原则

1. 一般治疗

予以低盐、低脂、优质低蛋白饮食。每天盐的摄入量应小于 5g，蛋白质的摄入量应为 0.8g/kg，来源应以奶、蛋、肉等优质蛋白为主。黄豆制品也可以少量摄入。每周应进行至少 150 分钟的与心肺功能相匹配的运动。通过控制饮食及加强运动减轻体重。戒烟、戒酒。慎用肾毒性药物。

2. 针对本案例患者的相关诊治

（1）患者入院后进一步完善血常规、肝肾功能、尿常规、腹部彩超、心脏彩超、肾穿刺活检等相关检查。

（2）嘱咐患者低盐、低脂、优质低蛋白饮食。

（3）给予二甲双胍、卡格列净联合胰岛素降糖治疗。

（4）给予硝苯地平缓释片、奥美沙坦降压治疗。

（6）加用胰激肽原酶改善微循环、复方 α 酮酸保护肾脏治疗。

3. 转诊及社区随访

《中国糖尿病肾脏病防治指南》① 指出，对于已确诊糖尿病肾脏病的患者，应根据估算的肾小球滤过率及尿蛋白水平确定对血肌酐、估算的肾小球滤过率、UACR、血电解质的监测频率，以评估疾病进展、指导治疗方案调整等。本案例患者目前处于 G3aA3 期，监测频率应为每年 3 次。社区医生应密切关注患者血糖、血压及双下肢水肿情况变化，对血糖、血压控制不达标或双下肢水肿加重的患者应及时转诊。

五、要点与讨论

糖尿病肾脏病诊断的流程是，首先确认糖尿病合并慢性肾脏病，然后再确定慢性肾脏病的病因是否糖尿病肾脏病。

1. 糖尿病肾脏病的诊断标准

目前，糖尿病肾脏病通常是根据持续存在的白蛋白尿和（或）估算的肾小球滤过率下降，同时排除其他原因引起的慢性肾脏病而做出的临床诊断。在明确糖尿病作为肾损害的病因并排除其他原因引起慢性肾脏病的情况下，至少具备下列一项者可诊断为糖尿病肾脏病。

① 中华医学会糖尿病学分会微血管并发症学组 . 中国糖尿病肾脏病防治指南（2021）[J]. 国际内分泌代谢杂志，2021，41（4）：388−410.

（1）排除干扰因素的情况下，在 3 ～ 6 个月内的 3 次检测中至少 2 次 UACR ≥ 30mg/g 或 UAER ≥ 30mg/24h（≥ 20μg/ 分）。

（2）估算的肾小球滤过率＜ 60mL/（min·1.73m²）持续 3 个月以上。

（3）肾活检符合糖尿病肾脏病的病理改变。

2. 糖尿病肾脏病与非糖尿病肾脏病的鉴别

糖尿病患者出现肾脏损害一定要考虑到非糖尿病肾脏病的可能。出现以下情况，有条件者应完善肾穿刺活检术，以明确诊断。

（1）病程较短（1 型糖尿病 <10 年）或未合并糖尿病视网膜病变。

（2）GFR 较低或下降过快。

（3）尿蛋白迅速增加或出现肾病综合征。

（4）顽固性高血压。

（5）出现活动性尿沉渣。

（6）其他系统性疾病的症状或体征。

（7）给予 ACEI 或 ARB 治疗后 2 ～ 3 个月内 GFR 下降大于 30%。

（8）肾脏超声发现异常。

本案例患者因为多次查尿常规提示镜下血尿，合并大量蛋白尿，且近半年估算的肾小球滤过率快速下降，所以考虑非糖尿病肾脏病可能，予以完善肾穿刺活检术明确诊断。

3. 诊断上常见误区

当糖尿病患者合并慢性肾脏病时，很多医生可能会忽略了非糖尿病肾脏病的可能。多项研究显示，糖尿病合并慢性肾脏病时，有相当比例的患者为非糖尿病肾脏病。自我科糖尿病肾脏病病区成立以来，2019 ～ 2022 年我们共为 269 例糖尿病合并慢性肾脏病患者做了肾穿刺活检术，其中 192 例明确诊断为非糖尿病肾脏病或糖尿病肾脏病合并非糖尿病肾脏病，包括糖尿病肾脏病合并膜性肾病、合并 IgA 肾病、合并急性肾损伤。因为糖尿病肾脏病与非糖尿病肾脏病的治疗原则完全不同，因此在确诊糖尿病肾脏病前应明确有无非糖尿病肾脏病可能。对于可疑患者，应及时转诊至肾内科进行进一步诊治。

4. 糖尿病肾脏病患者如何选择降糖药

有效的降糖治疗可延缓糖尿病肾脏病的发生和进展，因此糖尿病肾脏病患者应进行合理的降糖治疗。多项大型研究结果显示，降糖达标可使早期糖尿病患者或早期糖尿病肾脏病患者主要肾脏终点事件发生率降低 20%，且对于已有大量蛋白尿的患者，可逆转为微量蛋白尿或正常蛋白尿。糖尿病肾脏病患者低血糖发生率显著升高，低血糖是血肌酐水平上升和 GFR 下降的独立危险因素，与糖尿病患者肾功能恶化显著相关。因此，

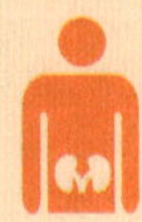

对糖尿病肾脏病患者而言，理想的降糖策略是在有效降糖的同时能带来额外的心肾获益，且不增加体重，不增加低血糖发生的风险，同时避免诱发乳酸性酸中毒或增加心力衰竭的风险。

对于改善生活方式而血糖仍不达标且 HbA1c<9.0%的患者可根据肾功能情况个体化选择口服降糖药。在使用某些低血糖风险较大的口服降糖药时需严格监测血糖，确保随机血糖 >5.0mmol/L。估算的肾小球滤过率小于 45mL/（min · m^2）时宜采用胰岛素治疗。若患者拒绝胰岛素治疗，需选择尽可能不经肾脏排泄的口服降糖药物，如瑞格列奈、利格列汀等。

制订降糖方案时，应根据每个患者的年龄、病程、并发症等因素制订个体化的治疗方案及血糖控制目标。慢性肾脏病 1~3a 期患者 HbA1c 目标值应控制在 7.0%，慢性肾脏病 3b~5 期患者若低血糖风险高、依从性不佳、预期寿命较短或合并心血管疾病，HbA1c 应控制在≤ 8.5%，如果无危险因素者，病程≥ 10 年，HbA1c 应控制在≤ 8.0%，病程 <10 年则控制在≤ 7.5%。

二甲双胍是多数 2 型糖尿病患者单药治疗的首选，临床上常选择以二甲双胍为基础的联合治疗方案，如二甲双胍禁忌或不耐受，则可选择其他治疗药物，如 α－糖苷酶抑制剂或胰岛素促泌剂（如磺脲类、格列奈类）为基础的联合治疗。多项研究证实，SGLT-2 抑制剂及 GLP-1 受体激动剂具有独立于降糖作用之外的心肾保护作用，无使用禁忌时应作为联合治疗的首选。目前国内外推荐：如果糖尿病患者合并慢性肾脏病，无论患者在二甲双胍单药治疗时血糖是否控制达标，如无使用禁忌，都应该加用 SGLT2 抑制剂以降低蛋白尿，延缓肾脏病进展。改善全球肾脏病预后组织在 2022 年《慢性肾脏病合并糖尿病管理的临床实践指南》中将钠－葡萄糖协同转运蛋白 2 抑制剂由降糖类药物调整为 2 型糖尿病（T2D）合并慢性肾脏病患者的一线治疗用药。但应注意 SGLT-2 抑制剂可能增加泌尿生殖系统感染风险，并可能发生急性肾损伤。因此在使用时，要交代患者适当多饮水，注意卫生，并在初始加用 1 个月时复查血肌酐，以便及时发现急性肾损伤。对于合并心衰的 2 型糖尿病患者应尽量避免使用噻唑烷二酮类（TZD）、沙格列汀和阿格列汀等增加心衰风险的药物。当估算的肾小球滤过率小于 60mL/（min · m^2）时，应及时按照估算的肾小球滤过率调整用药剂量。

总之，对于糖尿病肾脏病患者，应通过积极调整降糖方案，达到糖尿病患者 HbA1c 目标值分层管理的要求，延缓肾病进展，同时减少不良反应。在选择降糖药物时，要尽可能地选择具有肾脏获益的药物。

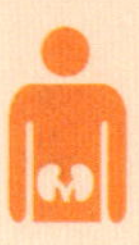

5. 糖尿病肾脏病患者合并高血压应如何选择降压药物

糖尿病肾脏病患者的血压控制目标应个体化，对于大多数患者降压目标应为 < 130/80mmHg，老年患者或者合并多种并发症的患者降压目标可适当放宽。降压药物应首选 ACEI 或 ARB 类，双倍剂量的药物具有更好的降蛋白尿，延缓肾脏病进展的作用。应该据血压逐渐滴定至最大耐受剂量，但不推荐两药联合使用，因为研究发现两药联合并未进一步增加肾脏获益，反而增加高钾血症和估算的肾小球滤过率短期内迅速下降的风险。

目前没有证据显示 ACEI 或 ARB 可预防糖尿病肾脏病，且可能增加心血管风险，因此，在不合并高血压的糖尿病人群中，不推荐 ACEI 或 ARB 类药物作为糖尿病肾脏病的一级预防。

ACEI 或 ARB 类药物可安全地用于血肌酐≤ 265 μmol/L（3.0mg/dL）的患者，而血肌酐 > 265 μmol/L 时应用这类药物是否有肾脏获益尚存争议。近期一项研究表明，虽然在估算的肾小球滤过率 <30mL/（min · 1.73m^2）的患者中停用 ACEI 或 ARB 可减少高钾血症的发生，但会面临更高的死亡和心血管事件风险，而坚持使用 ACEI 或 ARB 类药物并不会增加终末期肾脏病风险。

在使用 ACEI 或 ARB 类药物期间，应定期监测 UACR、血肌酐及血钾，及时调整方案。一般认为，用药两个月内血肌酐升高幅度 >30% 应停用 ACEI 或 ARB 类药物，并寻找可能的原因（如肾缺血等）；用药期间出现高钾血症也应及时停药并给予相应治疗。研究表明，在心血管高风险患者中，起始或强化降压治疗后最初的估算的肾小球滤过率下降 26%~46% 依赖于血压下降的幅度，而与长期肾功能降低无关。

6. 盐皮质激素受体拮抗剂（MRA）在糖尿病肾脏病中的应用

心肾组织盐皮质激素受体（MR）过度激活通过促进活性氧生成、介导组织炎症反应及纤维化过程，导致心肌肥大、心室重构、肾小球肥大、肾小球硬化等心肾损伤，最终诱导肾心不良结局。相较于传统甾体类 MRA，非甾体类 MRA 非奈利酮具有独特的非甾体大块状结构，可与 MR 立体结合，结合位点更多，与 MR 特有的 Ala-773 和 Ser-810 残基结合，结合特异性更高，与 MR 结合后导致 C 端配体依赖活化结构域 AF2 的螺旋段 helix12 向结构域外突出，形成“非活性构象”，充分抑制共调节因子募集。另外，非奈利酮不与糖皮质激素受体、雄激素受体及孕激素受体结合，选择性更高。《非奈利酮在糖尿病合并慢性肾脏病患者中应用的中国专家共识（2023）》[①] 指出：非奈利酮可

①《非奈利酮在糖尿病合并慢性肾脏病患者中应用的中国专家共识（2023）》专家组 . 非奈利酮在糖尿病合并慢性肾脏病患者中应用的中国专家共识（2023）[J]. 中华肾脏病杂志，2023，39（10）：800-808.

强效抑制肾心组织 MR 过度活化，从而抑制和延缓炎症纤维化及相关损伤进展，起到直接的肾心保护作用。

非奈利酮的使用剂量分为起始剂量和标准剂量。起始剂量需综合估算的肾小球滤过率和血钾水平判定，当血钾 >5mmol/L 或估算的肾小球滤过率 <25mL/（min·1.73m^2），不推荐使用非奈利酮。对于血钾≤ 5mmol/L 的患者，当估算的肾小球滤过率≥ 60mL/（min·1.73m^2）时，推荐 20mg/d 标准剂量；当 25mL/（min·1.73m^2）≤估算的肾小球滤过率 <60mL/（min·1.73m^2）时，推荐 10mg/d 起始。初始用药 4 周时，应注意复查血肌酐及血钾。如果血钾≤ 4.8mmol/L 且估算的肾小球滤过率与上次检测相比降低≤ 30%，可增加剂量至 20mg/d 或维持 20mg/d 剂量；若血钾为 4.8 ~ 5.5mmol/L 或估算的肾小球滤过率与上次检测相比降低 >30%，应维持 10 或 20mg/d 的当前剂量；若血钾 >5.5mmol/L，应暂停非奈利酮治疗，待血钾降至≤ 5mmol/L，再考虑重新开始治疗，剂量为 10mg/d。剂量调整后的 4 周内，也应进行血钾与估算的肾小球滤过率水平监测。整个治疗期间需持续规律性监测血钾及估算的肾小球滤过率水平（最长每 4 个月监测 1 次）以指导剂量调整，若患者估算的肾小球滤过率≥ 15mL/（min·1.73m^2）可维持治疗，若进展至终末期肾病，即估算的肾小球滤过率 <15mL/（min·1.73m^2），应停用非奈利酮。

非奈利酮可以与 ACEI 或 ARB 类药物联用，联合使用时应注意血压监测，避免血压过低，且应密切监测血肌酐及血钾变化。非奈利酮也可以与 SGLT2 抑制剂联合使用，研究证明两药联合肾心获益更佳、高钾血症发生率更低。

7. 降脂治疗

糖尿病肾脏病患者长期服用降脂药有助于减少心脑血管疾病的发生率。建议糖尿病肾脏病患者血脂控制目标值：甘油三酯小于 1.7mmol/L；总胆固醇小于 5.2mmol/L；男性高密度脂蛋白胆固醇不低于 1.0mmol/L 和女性不低于 1.3mmol/L；低密度脂蛋白胆固醇小于 2.6mmol/L，如为心血管高危人群，则低密度脂蛋白胆固醇小于 1.8mmol/L。降低胆固醇优选他汀类药物，如胆固醇较高、单用他汀类药物无法控制时，可联合胆固醇吸收抑制剂依折麦布。贝特类药物仅推荐用于严重的高甘油三酯血症（甘油三酯 > 5.7mmol/L）。

8. 糖尿病肾脏病患者应评估心血管风险

糖尿病肾脏病患者心血管风险显著升高。包括中国人群在内的大量研究表明，随着估算的肾小球滤过率下降或 UACR 增加，糖尿病患者心血管事件、心血管相关死亡风险显著升高，而降低 UACR 可使心血管风险下降。很多糖尿病肾脏病患者在进展至终末期肾病之前可能就因为心血管意外去世，因此糖尿病肾脏病的患者一定要评估心血管的风险，并给予相应的调脂、稳定斑块、抗血小板治疗等干预。评估的内容包括心血管病史、

年龄、吸烟、高血压、血脂紊乱、肥胖（特别是腹型肥胖）、早发心血管疾病的家族史、肾脏损害（尿白蛋白排泄率增高等）、心房颤动（可导致卒中）。

9. 改善肾脏微循环药物治疗

糖尿病肾脏病患者通常存在血液高凝、血管动脉粥样硬化、血管收缩管腔狭窄，以及肾活检病理缺血性病变等。前列腺素 E1（PGE1）和前列环素（PGI2）可抑制血小板聚集，降低血小板高反应和血栓素 A2 水平，抑制血小板活化；可扩张微血管、改善肾脏血流；还可刺激血管内皮细胞产生组织性纤溶酶原激活物，具有一定的溶栓作用。国内外研究及荟萃分析显示，PGE1 和 PGI2 能减少尿蛋白，改善肾脏微循环、减轻局部炎症反应等，有效延缓糖尿病肾脏病进程，推荐 PGE1 和 PGI2 用于糖尿病肾脏病的治疗。目前，临床上常用的 PGE1 类药物有前列地尔，前列环素衍生物有贝前列素钠等。

六、思考题

1. 糖尿病肾脏病的诊断要点有哪些？

2. 降低蛋白尿、延缓糖尿病肾脏病进展的药物有哪些？

3. 糖尿病患者合并慢性肾脏病时，什么情况下需要考虑非糖尿病肾脏病可能？

七、科普小常识

1. 糖尿病肾脏病患者在生活上应注意哪些细节？

（1）生活方式上要低盐、低脂、优质低蛋白饮食。每天盐的摄入量应小于 5g。如果有蛋白尿的患者，蛋白质的摄入量应为 0.8g/kg，来源应以奶、蛋、肉等优质蛋白为主。黄豆制品也可以少量摄入。饮食管理之外，也要进行规律的运动，每周应进行至少 150 分钟的与心肺功能相匹配的运动。肥胖的患者要通过控制饮食及运动减轻体重。

（2）戒烟、戒酒。

（3）控制血糖达标。糖尿病患者一定要重视血糖的监测，通过调整降糖方案将空腹血糖控制在 6 ~ 7mmol/L，餐后 2 小时血糖控制在 8 ~ 10mmol/L，糖化血红蛋白控制在 7% 以下。当然，血糖控制的目标应个体化，根据患者的年龄、糖尿病病程、合并症及并发症的情况、低血糖风险等进行调整。

（4）按医嘱及时随访、随诊。

2. 糖尿病患者如何早期发现糖尿病肾脏病？

糖尿病肾脏病可能会出现泡沫尿、双下肢及颜面水肿、夜尿增多、血压升高等不适，但在早期往往缺乏特异性的症状，等到出现明显不适时往往已经到了疾病的中晚期，因

此要早期发现糖尿病肾脏病，就要重视糖尿病肾脏病的早期筛查。如何筛查呢？建议1型糖尿病病程5年以上及2型糖尿病新诊断时即进行糖尿病肾脏病的筛查，筛查的内容包括尿常规、尿微量白蛋白、尿肌酐、血肌酐。如果没有问题，以后建议每年筛查1次，如果发现异常，及时就诊，调整治疗方案。

3. 糖尿病患者如何预防糖尿病肾脏病的发生？

糖尿病肾脏病是糖尿病最严重的并发症之一，是引起终末期肾病的重要原因。糖尿病患者如果并发肾脏病，往往表现为双下肢水肿、颜面水肿，肾功能进行性下降，最终发展到尿毒症期，需要肾脏替代治疗，严重影响患者的生活质量。那么，糖尿病患者应如何在日常生活中预防和及早发现糖尿病肾脏病呢？

（1）要控制血糖、血压达标。高血糖及高血压均是糖尿病肾脏病的高危因素，糖尿病患者应尽可能地控制血糖、血压达标，延缓糖尿病肾脏病的发生及进展。大多数糖尿病患者空腹血糖应控制在4.4 ~ 7.0mmol/L，餐后2小时血糖应控制在10mmol/L以下。糖化血红蛋白应控制在7.0%以下。血压应控制在130/80mmHg以下。糖尿病患者出现血糖、血压控制不达标；原先血糖偏高，近期经常出现低血糖；原先血压控制平稳，近期血压突然升高，或者血压、血糖波动较大，都应及时就诊，调整治疗方案。除血糖、血压外，糖尿病患者也应关注血脂、尿酸等指标。

（2）饮食上应注意低盐、低脂、优质低蛋白饮食。牛奶、鸡蛋、瘦肉均是很高的蛋白质的来源。应戒烟、限酒，肥胖的患者应通过控制饮食、运动，合理减轻体重。

（3）要注重定期筛查。糖尿病患者应每年检查尿常规、尿微量白蛋白、尿肌酐、肾功能，如果没有异常，以后至少每年检查1次，以便及早发现糖尿病肾脏病。处于微量白蛋白尿期的患者经过合理的治疗，尿蛋白可能会转阴，而不积极干预，则往往会进展至大量白蛋白尿期，甚至出现肾功能的进行性下降，直至进展到尿毒症期。糖尿病患者还应每年检查眼底，进行糖尿病视网膜病变的筛查。如果已经确诊为糖尿病肾脏病，则应根据不同的分期进行相应的评估，及时调整治疗。

（4）及早发现糖尿病肾脏病的早期症状。糖尿病患者如果出现尿中泡沫增加、夜尿次数增多、双下肢或颜面水肿等症状，应及时就诊。

总之，糖尿病患者应重视日常生活管理，控制血糖、血压达标，定期筛查，尽早发现糖尿病早期损害，延缓疾病进展。

4. 糖尿病肾脏病患者可以吃豆制品吗？

糖尿病肾脏病患者可以适当吃黄豆、黑豆、青豆等大豆类制品，少吃红豆、绿豆等杂豆类制品。很多患者在确诊糖尿病肾脏病后，就认为不能吃豆制品了。其实豆制品虽

是植物蛋白，但也是优质蛋白，糖尿病肾脏病患者可以适量食用，但避免吃杂豆类制品。豆制品富含植物蛋白，含有大量的不饱和脂肪酸、多种微量元素、维生素及蛋白质，可以增强体质和机体的抗病能力，并能补充人体所需要的热量。

糖尿病肾脏病患者在饮食治疗时需要注意控制糖分、蛋白质、脂肪和食盐的摄入，倡导适量进食优质蛋白质。大豆制品中含有优质蛋白，可以适量食用，不可过量食用，因为在肾脏受损的前提下，大量服用含有优质蛋白质的食物，也会加重肾脏负担。而杂豆类制品属于非优质蛋白质，所含有的必需氨基酸较少，长期高蛋白饮食使估算的肾小球滤过率增加，同时增加体内有毒的氮代谢产物，从而进一步损害肾功能，所以建议患者适量少吃或者不吃。

糖尿病合并肾脏病患者要求低蛋白、低磷的饮食，但也要补充足够的氨基酸、维生素、矿物质及热量。

5. 糖尿病肾脏病患者是否能口服二甲双胍？

在临床工作中，经常碰到因为发现了尿蛋白阳性而停用二甲双胍的患者，也有血肌酐已经 300 μmol/L 以上但仍然口服二甲双胍的患者，还有一些患者因为听说二甲双胍会伤肾而拒绝服用二甲双胍。那么，糖尿病患者发现尿蛋白阳性，还能继续口服二甲双胍吗？二甲双胍会伤肾吗？

明确告诉大家：二甲双胍不伤肾！有一些药物，比如非甾体类抗炎药、含马兜铃酸的中草药或植物（关木通、广防己、南木香等），具有肾毒性，会引起急性肾损伤，但二甲双胍没有肾毒性。二甲双胍主要从肾脏排泄，当患者肾脏受到损伤出现肾功能不全时，二甲双胍可能在体内蓄积，甚至引起乳酸性酸中毒。因此，当血肌酐升高，估算的肾小球滤过率小于 45mL/（min · 1.73m^2）时（通过血肌酐估算），建议停止使用二甲双胍。如果只是尿蛋白阳性，血肌酐正常的患者，大可放心地继续使用二甲双胍。

服用二甲双胍还有哪些注意事项呢？

（1）有的患者服用二甲双胍后会出现胃肠道不适，有些还会出现腹泻，大多数可以逐渐耐受，但少部分患者不能耐受，这时需要停用。为了减少胃肠道的不良反应，服用二甲双胍应从小剂量开始，逐渐增加用量。通常建议饭前服用，但不需要提前 30 分钟。如果有胃肠道不适，可以和饭一起吃或饭后服用，也可以更换为肠溶片。

（2）有的患者体形偏瘦，担心服药后会使自己更瘦而不愿意口服二甲双胍。其实二甲双胍减重的作用并不显著，体形偏瘦的患者仍然可以放心使用。

（3）除上述提到的肾功能不全外，严重感染、急性心衰、呼吸衰竭、严重肝功能不全等情况也不建议使用二甲双胍。

（4）当估算的肾小球滤过率小于 60mL/min 时，使用造影剂前或全身麻醉术前 48 小时应当暂时停用二甲双胍，完成至少 48 小时后复查肾功能无恶化可继续用药。

总之，二甲双胍降糖疗效好，价格便宜，是目前国内外各种“指南”推荐使用的首选降糖药物，因此在没有上述提到的不适合使用的情况下，建议广大糖尿病患者合理正确地使用二甲双胍，控制血糖达标，预防或延缓糖尿病肾脏病进展。

6. 糖尿病肾脏病患者一定需要胰岛素治疗吗?

糖尿病肾脏病患者要根据估算的肾小球滤过率调整降糖方案。在仅表现为蛋白尿、估算的肾小球滤过率大于 45mL/（min·1.73m^2）时，大多数的口服降糖药可选用，但要优先选择具有肾保护作用的 SGLT2 抑制剂或 GLP-1 受体激动剂。在估算的肾小球滤过率小于 45mL/（min·1.73m^2）时，大多数的口服药需要停用或减少剂量；在估算的肾小球滤过率小于 15mL/（min·1.73m^2）时，建议大多数患者改用胰岛素治疗。胰岛素用量要根据血糖进行调整，大部分患者进展至终末期后胰岛素用量需要减少，甚至可以停用基础胰岛素。胰岛素仅有降糖治疗，没有额外的肾脏保护作用，因此在估算的肾小球滤过率大于 25mL/（min·1.73m^2）且无禁忌证的情况下，建议保留 SGLT2 抑制剂，这样才能发挥降蛋白尿、延缓肾脏病进展的作用。

（编者　马婵娟）

第七节　肾淀粉样变性（案例26）

核心提示

- ❖认清肾淀粉样变性的临床表现。
- ❖掌握肾淀粉样变的治疗方法。

一、病历资料

1. 病史

关 ××，女，66 岁，主因“发现双下肢水肿 1 个月余”入院。

患者 2021 年 12 月 23 日无明显诱因出现双下肢水肿，伴泡沫尿，不伴肉眼血尿，无尿频、尿急、尿痛及尿量改变，无咳嗽、咳痰，无头晕、发热，无恶心、呕吐，无腹痛、腹泻，无光过敏、口腔溃疡、脱发、皮疹等不适，未重视治疗。2022 年 1 月 17 日患者因双下肢水肿就诊于山西省阳泉市 × 医院，实验室检查显示，尿蛋白 ++++、血清白蛋白 27.72g/L、血肌酐 53.8 μmol/L。为进一步治疗，患者入住我科。

患者否认高血压、糖尿病病史，否认肝炎、结核病病史；2020 年曾行子宫切除术；否认外伤史、输血史；否认食物、药物过敏史；父母均体健；已婚，已育；无烟酒嗜好；家族史无特殊记载。

2. 体格检查

体温 36.5℃，脉搏 83 次 / 分，呼吸 17 次 / 分，血压 135/75mmHg，身高 153cm，体重 55kg。神志清楚，查体合作，应答切题；双肺呼吸音清，未闻及干、湿啰音；心率 83 次 / 分，心律齐，心脏各瓣膜听诊区未闻及病理性杂音；腹软，无压痛、反跳痛，肝、

脾肋缘下未触及；双下肢轻度凹陷性水肿。

3. 实验室检查和辅助检查

患者入院前于山西省阳泉市 × 医院检查：尿蛋白 ++++、血白蛋白 27.72g/L、血肌酐 53.8 μmol/L、丙氨酸氨基转移酶 50IU/L、天冬氨酸氨基转移酶 96IU/L、总胆固醇 10.6mmol/L、甘油三酯 3.15mmol/L、低密度脂蛋白 6.69mmol/L。腹部 + 泌尿系彩超：胆囊结石、左肾囊肿。

4. 初步诊断

蛋白尿原因待查，肾病综合征、子宫切除术后、胆囊结石、左肾囊肿。

二、诊治经过

患者入院后的相关检查项目及结果如下：

（1）尿常规：蛋白 +++、潜血 +-、镜下红细胞 1 个 /μL；24 小时尿蛋白定量 6.12g（<0.15g），尿量 1 620mL，尿总蛋白浓度 3.78g/L。

（2）肝肾功能：丙氨酸氨基转移酶 40.56IU/L、天冬氨酸氨基转移酶 93.59IU/L、总蛋白 41.46g/L、白蛋白 19.24g/L、总胆固醇 8.66mmol/L、甘油三酯 2.95mmol/L、低密度脂蛋白 5.56mmol/L。

（3）免疫功能：免疫球蛋白定量测定 IgG 4.96g/L，κ 型轻链测定 1.31g/L，余结果正常。

（4）抗磷脂酶 A2 受体抗体 IgG 检测：<5.00RU/mL。

（5）抗核抗体谱：抗 Ro-52 抗体 ++、抗着丝点蛋白 B 抗体 ++，余大致正常。

（6）血常规、便常规、肿瘤标志物、传染病系列、抗中性粒细胞胞浆抗体、甲状腺功能大致正常。

（7）心电图：窦性心律，T 波改变（II、III、aVF、v4 ~ v6），不正常心电图 .

（8）心脏超声：心脏结构及功能未见明显异常。

（9）腹部彩超：慢性胆囊炎伴胆囊多发结石，双肾弥漫性病变伴左肾囊肿。

（10）胸部 CT：双肺多发小结节，建议定期复查；左肺上叶舌段线样肺不张；纵隔内轻度肿大淋巴结；肝左叶钙化灶；慢性胆囊炎可能；

（11）肾穿刺活检病理：肾淀粉样变性，倾向 AL 型。肾脏病变类型特点：肾小球内和血管壁见 PAS 淡染，刚果红阳性物质沉积，球性废弃（2/37），肾小管间质轻度慢性病变（5%）。请结合临床明确病因。（见图 2-7-1）

本案例患者的相关诊治见本节相关内容。

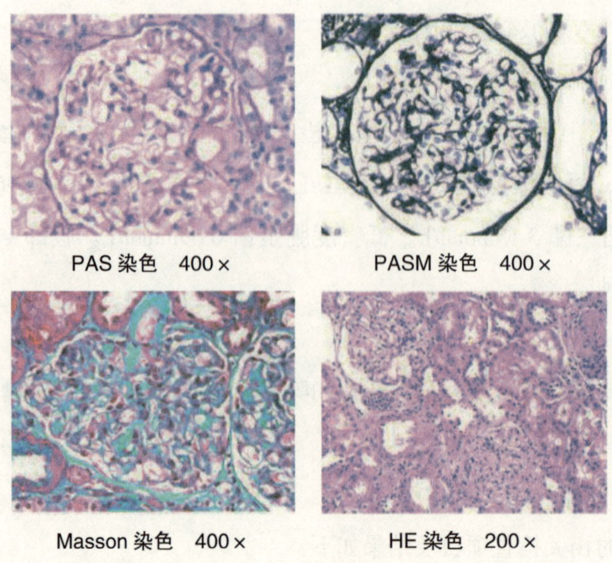

图 2-7-1　肾组织光镜图

三、案例分析

1. 病史特点

（1）中年女性，主要表现为双下肢水肿 1 个月余。

（2）体格检查：双下肢水肿。

（3）实验室及辅助检查显示：尿蛋白 +++、24 小时尿蛋白定量 6.12g、合并血清白蛋白降低 19.24g/L、总胆固醇 8.66mmol/L、甘油三酯 2.95mmol/L、低密度脂蛋白 5.56mmol/L。

（4）肾穿刺活检病理报告：肾淀粉样变性。

2. 诊断及诊断依据

（1）诊断：肾淀粉样变性（AL 型）、肾病综合征、高血压病 3 级（很高危）、慢性胆囊炎伴胆囊多发结石、双肺多发小结节、子宫切除术后。

（2）诊断依据：

1）表现为大量蛋白尿>3.5g/24h，血清白蛋白低<30g/L，合并血脂升高，伴双下肢水肿。

2）肾穿刺活检病理结果为肾淀粉样变性。

3. 鉴别诊断

AL 型淀粉样变性应与两类疾病作鉴别诊断：一类是其他类型的淀粉样变性；另一类是 M 蛋白相关的其他疾病。其他类型淀粉样变性包括 AA 型淀粉样变性、遗传性淀粉样变性和局限性 AL 型淀粉样变性。

（1）遗传性淀粉样变性种类较多，需要借助基因分析来进一步确诊。常见基因突变有 TTR（编码甲状腺素转运蛋白），APOA1、APOA2、APOC2 和 APOC3（分别编码载脂蛋白 A Ⅰ、A Ⅱ、C Ⅱ和 C Ⅲ）基因等。甲状腺素转运蛋白相关淀粉样变性（ATTR）易与 AL 型淀粉样变性混淆，临床需注意鉴别，主要累及心脏和神经系统，99Tcm 标记的焦磷酸盐（PYP）或 99Tcm 标记的 3，3- 二膦基 -1，2- 丙二羧酸（DPD）心脏核素扫描可用于鉴别。遗传性系统性 AL 型淀粉样变性是一种近年认识的疾病，轻链恒定区基因突变导致常染色体显性遗传的 AL 型淀粉样变性，患者并无浆细胞病也无须化疗。

（2）AL 型淀粉样变性中约有 5% 的患者表现为局限性淀粉样变性，常见部位为膀胱、喉、胃、结肠、皮肤、眼睑、肺和泌尿道，这些患者不需要系统性治疗。

（3）M 蛋白相关疾病的鉴别中，需明确 AL 型淀粉样变性是否继发于血液肿瘤，如多发性骨髓瘤、华氏巨球蛋白血症或 B 细胞淋巴瘤等；还需要与其他累及肾脏的单克隆免疫球蛋白病相鉴别。

四、处理方案及基本原则

1. 一般治疗

AL 型淀粉样变性有肾脏和心脏受累的患者应给予低盐饮食，每天钠盐摄入量 <6g；保持容量稳定，避免容量负荷的快速增加或减少；每天监测体重、尿量、血压、心率等基础生命体征。

2. 针对本案例患者的相关诊治

（1）患者入院后完善血常规、肝肾功能、尿常规、24 小时尿蛋白定量、免疫功能、骨髓穿刺术、肾穿刺活检术、胸部 CT 等检查。

（2）嘱咐患者低盐、低脂、优质、低蛋白饮食，注意休息，避免劳累感染。

（3）坎地沙坦酯片控制血压，减少尿蛋白。

（4）给予口服泼尼松片，40mg/d；联合硼替佐米，每周 1 次。

（5）联合碳酸钙 D3 片、骨化三醇，预防骨质疏松。

五、要点与讨论

以下内容依据《系统性轻链型淀粉样变性诊断和治疗指南（2021 年修订）》[①] 进行介绍。

① 中国系统性轻链型淀粉样变性协作组，国家肾脏疾病临床医学研究中心，国家血液系统疾病临床医学研究中心．系统性轻链型淀粉样变性诊断和治疗指南（2021 年修订）.[J]. 中华医学杂志，2021，101（22）：1646-1656.

1.AL 型淀粉样变性的概念

AL 型淀粉样变性是由单克隆免疫球蛋白轻链错误折叠形成淀粉样蛋白，沉积于组织器官，造成组织结构破坏、器官功能障碍并进行性进展的疾病，主要与克隆性浆细胞异常增殖有关，少部分与淋巴细胞增殖性疾病有关。

淀粉样蛋白具有如下特点：光镜下苏木精－伊红（HE）染色呈嗜伊红均质状，过碘酸－雪夫（PAS）染色呈弱阳性或阴性，Masson 染色呈嗜亮绿；刚果红染色呈砖红色，偏振光显微镜下呈苹果绿色双折光；电镜下表现为直径 8~14nm、无分支、排列紊乱的纤维丝状结构；X 线衍射显微镜下可见 β 片层结构。

AL 型淀粉样变性是一种罕见病，欧美国家报道的发病率为每年 8~10 例 / 百万人。我国尚无确切的发病率数据，从肾活检资料看，约占继发性肾脏病患者的 4%。

2.AL 型淀粉样变性的临床表现

AL 型淀粉样变性的临床表现多样，可累及多个器官。肾脏及心脏是最常见的受累器官，其他受累器官包括肝脏、自主或外周神经、消化道、皮肤软组织等。大部分 AL 型淀粉样变性临床表现无特异性，但舌体肥大和眶周紫癜是 AL 型淀粉样变性较为特异的临床表现。建议对有特异性临床表现，或出现两个及以上器官受累临床表现的患者进行淀粉样变性的筛查。

肾淀粉样变性患者的临床表现取决于淀粉样蛋白的类型、淀粉样蛋白在肾内沉积的位置和数量以及肾外受累的程度。

AL 型淀粉样变性通常影响肾小球，患者常表现为大量蛋白尿，其中 >65% 的患者患有肾病综合征。蛋白尿的类型多为非选择性，尿沉渣无明显异常。24 小时尿蛋白定量与肾脏淀粉样物质沉积水平并不一致。就诊时就存在肾病综合征的患者预后较差。部分早期肾淀粉样变性患者无任何临床表现，仅靠肾活检确诊。约 1/3 患者合并镜下血尿，肉眼血尿少见。据报道，新月体性肾小球肾炎包括抗肾小球基底膜疾病出现在 AA 型淀粉样变性（AA 型淀粉样变性为继发性，AL 型淀粉样变性为原发性）患者中，肾功能不全是 AA 型淀粉样变性的主要表现。在极少数情况下，淀粉样蛋白累及肾小管会导致 Fanconi 综合征或肾源性尿崩症。临床上，超过 75% 的肾淀粉样变性患者表现为外周水肿，这是由于肾病综合征、肾功能衰竭、心力衰竭或这些因素的综合作用导致的。可出现低血压，可能与淀粉样蛋白沉积于血管、自主神经功能障碍或晚期心力衰竭有关，可导致进行性肾功能障碍。根据一项研究，在影像学上，肾淀粉样变性患者中 <15% 观察到肾脏增大，这可能发生在疾病的早期，大多数患者在就诊时已有肾皮质变薄。

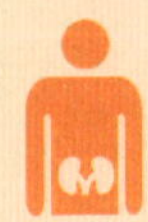

3. 诊断标准及分型

（1）诊断标准：

1）临床表现、体格检查、实验室或影像学检查证实有组织器官受累。

2）组织活检病理证实有淀粉样蛋白沉积，且淀粉样蛋白的前体蛋白为免疫球蛋白轻链或重轻链。具体病理表现为：①刚果红染色阳性，在偏振光下呈苹果绿色双折光；②免疫组化、免疫荧光或免疫电镜检查结果为轻链限制性表达，或质谱分析明确前体蛋白为免疫球蛋白轻链；③电镜下可见细纤维状结构，无分支，僵硬，排列紊乱，直径8~14nm。

3）血液或尿液中存在单克隆免疫球蛋白或游离轻链的证据，或骨髓检查发现有单克隆浆细胞、B 细胞。

推荐使用表 2-7-1 的标准判断淀粉样变性器官受累。确诊 AL 型淀粉样变性后，可综合临床、组织学和影像学特征判断患者全身各器官受累情况。

表 2-7-1　AL 型（系统性轻链型）淀粉样变性器官受累判断标准

受累器官	诊断标准
肾脏	24 小时尿蛋白定量 >0.5g，以白蛋白为主
心脏	心脏超声平均心室壁厚度 >12mm，排除其他心脏疾病；或在没有肾功能不全及房颤时 NT-prBNP>332ng/L
肝脏	无心衰时肝总界（肝叩诊时锁骨中线上测量肝上界到肝下界的距离）>15cm，或碱性磷酸酶大于正常值上限的 1.5 倍
神经系统	外周神经：临床出现对称性的双下肢感觉运动神经病变 自主神经：胃排空障碍，假性肠梗阻，非器官浸润导致的排泄功能紊乱
胃肠道	直接活检证实并有相关症状
肺	直接活检证实并有相关症状：影像学检查提示肺间质病变
软组织	舌增大、关节病变、跛行、皮肤病变、肌病（活检证实或假性肥大）、淋巴结肿大、腕管综合征

肾淀粉样变性是蛋白尿鉴别诊断的一部分，尤其是肾病综合征。当蛋白尿伴有全身症状（如心力衰竭、胃肠道症状、神经病变）时，高度怀疑。实验室检查由病史和临床表现决定，肾淀粉样变性的最终诊断通过肾活检确定。

淀粉样蛋白可累及肾脏的任何部分（肾小球、小管、间质和血管），淀粉样蛋白沉积物的分布因淀粉样蛋白的类型而异。在光学显微镜下，淀粉样沉积物表现为无定形物

质（图 2–7–2，A~D）。在肾小球系膜中的广泛沉积可形成类似于糖尿病肾脏病的肾小球内结节（图 2–7–2，B）。由于这些结节由淀粉样纤维而不是细胞外基质组成，因此可以通过其对高碘酸 – 希夫和甲胺银染色的弱染色或阴性染色与 Kimmelstiel–Wilson 病变相区别。

淀粉样原纤维对刚果红具有特殊亲和力，在光学显微镜下表现出经典的鲑鱼粉红色，在偏振光下表现出病理性苹果绿双折射（图 2–7–2，E、F）。虽然刚果红染色在肾脏组织中的敏感性为 98%，但没有刚果红染色并不能排除淀粉样蛋白沉积。免疫荧光通常对免疫球蛋白和补体呈阴性，但对 AL 淀粉样变轻链呈阳性，有 λ 或 κ 限制。在 AL 肾淀粉样变性中，λ 轻链比 κ 轻链更常见，因为 λ 轻链更容易产生淀粉样蛋白。免疫荧光通常用于确定 AL 淀粉样变性病的诊断，然而其检测轻链的灵敏度仅为 65% ~ 85%。因此，对轻链的阴性染色并不排除所有可能也可能出现假阳性染色，这可能导致对 AL 淀粉样蛋白的不正确诊断，需要更可靠的检测。在电子显微镜下，发现直径为 7 ~ 12nm 的随机排列的直的、无分支的原纤维是淀粉样变性病的基本诊断（图 2–7–2，G、H）。

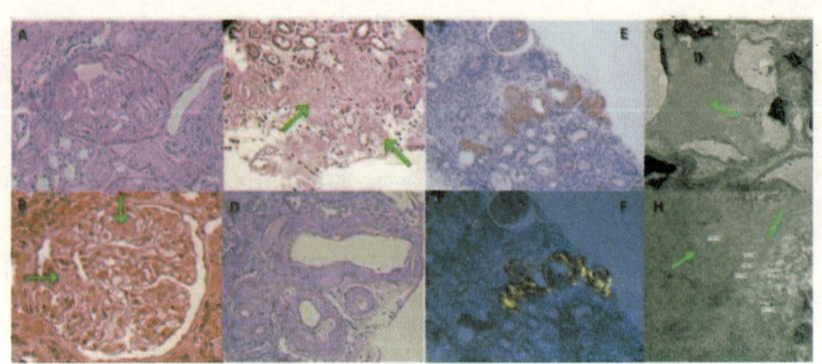

图 2–7–2　光学显微镜下淀粉样沉积物表现

（2）分型和分期：根据组织病理结果中单克隆轻链沉积的类型，可将 AL 型淀粉样变性分为 λ 轻链型和 κ 轻链型。临床上以 λ 轻链型为主，约占 85%。少数患者在轻链之外尚合并出现单一的重链或者片段，临床为重轻链（AHL）型淀粉样变性，此类患者在 IgG 分型中仅表达 IgG1、IgG2、IgG3、IgG4 中单一类型，或者 IgA 分型中仅表达 IgA1、IgA2 中单一类型。根据是否合并血液肿瘤，可将 AL 型淀粉样变性分为原发性和继发性，继发性 AL 型淀粉样变性是继发于其他浆细胞 /B 细胞疾病如多发性骨髓瘤、华氏巨球蛋白血症及部分能分泌球蛋白的套细胞淋巴瘤等。

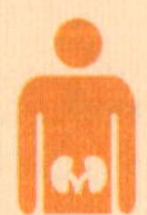

推荐临床常规使用梅奥 2012 分期系统判断预后，以心脏受累为主的患者建议使用梅奥 2004 分期系统，判断肾脏淀粉样变性进展建议使用肾脏预后分期系统，合并肾脏

和心脏受累的患者建议使用南京预后分期系统。

（3）危险分层及预后判断：建议从累及脏器的严重程度以及浆细胞肿瘤负荷和生物学特性方面对 AL 型淀粉样变性患者进行危险分层和预后判断。

推荐使用以下危险分层的标准，将 AL 型淀粉样变性患者分为低危组、中危组和高危组。符合以下所有条件为低危组：美国东部肿瘤协作组（ECOG）体力状态评分 0~2 分；纽约心脏病学会（NYHA）分级Ⅰ～Ⅱ级；左室射血分数 >45%；氨基末端脑钠肽前体（NT - ProBNP）<5 000ng/L；肌钙蛋白 T（cTNT）<0.06 μg/L；不吸氧血氧饱和度 >95%；总胆红素 <34 μmol/L；基线收缩压 >90mmHg。中危组指不符合低危组条件且梅奥 2004 分期在Ⅰ～Ⅲ a 期患者。高危组指梅奥 2004 分期Ⅲ b 期或 NYHA 分级Ⅳ期的患者。

4.AL 型淀粉样变性所需的检查

建议对诊断 AL 型淀粉样变性所需的检查分两部分进行，一是确诊 AL 型淀粉样变性所需的检查；二是明确受累组织器官范围及严重程度的相关检查。

（1）确诊淀粉样变性的检查：

1）组织活检部位：推荐选择淀粉样变性可能累及（临床症状或者实验室检查证实）的器官或组织进行活检，并结合临床易操作性和安全性。可选取的活检部位包括肾脏、心脏、皮肤脂肪、舌、骨髓、胃肠道等。脂肪抽吸活检简单易行，但阴性结果并不能排除淀粉样变性。一般来说有症状的器官或组织活检阳性率 >95%，皮下脂肪为 75%~80%，而骨髓仅为 50%~65%。联合皮下脂肪和骨髓活检可提高诊断阳性率。由于心肌活检风险性较高，仅在有经验的单位开展。

2）淀粉样变性分型检查：淀粉样变性物质的分型检测包括免疫病理染色、免疫电镜和质谱分析，怀疑遗传性淀粉样变性者行相关基因检测。对受累器官、组织进行 κ、λ 轻链的免疫组化或免疫荧光染色，如呈现单一轻链阳性，即可明确诊断为 AL 型淀粉样变性。如在单一轻链之外出现单一重链沉积则诊断 AHL 淀粉样变性。

3）M 蛋白检测及肿瘤筛查：推荐所有患者行血清及尿蛋白电泳、血清及尿免疫固定电泳、血清游离轻链、骨髓单克隆浆细胞增殖（骨髓流式检查：CD38、CD138、CD45、CD56、CD19、CD20、cκ、cλ、骨髓活检 κ 及 λ 轻链免疫组化）等检查来获取 AL 型淀粉样变性的间接证据。为进一步鉴别诊断，建议有条件的患者完善以下检查：全身骨骼低剂量 CT 检查、全身 PET - CT、全身核磁类 PET 成像、内分泌功能（性腺、甲状腺、肾上腺）、血管内皮生长因子（VEGF）、骨髓 B 淋巴细胞增殖性疾病相关流式检查。

4）骨髓荧光原位杂交（FISH）检测：建议有条件的患者行骨髓 FISH 检测，有助于

判断预后和选择治疗方案，检测前建议对骨髓标本进行 CD138 磁珠分选，检测项目包括 17p 缺失、13q14 缺失、1q21 扩增、t（4；14）、t（6；14）、t（11；14）、t（14；16）、t（14；20）。

（2）确定淀粉样变性受累器官或组织的范围及严重程度：AL 型淀粉样变性在诊断后还需要评估器官、组织受累情况。一般来说，一旦经过一个部位的病理活检证实为淀粉样变性后，其他器官 / 组织是否受累不需要再行病理活检，而需通过血液、尿液、影像学等检查来评估器官、组织受累情况（如表 2–7–2 所示）。

表 2–7–2　AL 型淀粉样变性的检查项目

项目	具体内容
血液检查	血常规； 肝功能：白蛋白、球蛋白、乳酸脱氢酶、碱性磷酸酶、丙氨酸转氨酶、天冬氨酸转氨酶、胆红素 肾功能和电解质：血肌酐、尿素氮、尿酸、钾、钠、氯、钙、磷 心肌损伤标志物：肌钙蛋白 T、肌钙蛋白 I、氨基末端脑钠肽前体、脑钠肽 凝血功能； 体液免疫检测：IgG、IgA、IgM、κ 轻链、λ 轻链 血清蛋白电泳、血清免疫固定电泳、血清游离轻链 补体 C3、C4
尿液检查	尿常规、尿蛋白电泳、尿免疫固定电泳，尿本周蛋白检测，24 小时尿蛋白定量、24 小时尿轻链检测
影像学检查	全身骨骼低剂量 CT 胸部 CT 有条件行全身 PET - CT 或全身核磁类 PET 成像 超声心动图，心脏磁共振（有条件下进行）；腹部超声 必要时胃肠道钡餐、胃肠道内镜检查
其他	心电图、24 小时动态心电图、神经肌电图、内分泌功能（性腺、肾上腺、甲状腺）、VEGF、骨髓 FISH 等

5. 疗效评估

推荐使用血液学缓解和进展标准（如表 2–7–3 所示）、器官缓解和进展标准（如表 2–7–4 所示）对 AL 型淀粉样变性的疗效进行评估。所有接受抗浆细胞治疗的患者均应定期进行血液学和器官疗效评估。血液学评估需根据患者基线血清游离轻链差值（dFLC）水平选择合适的标准，dFLC>50mg/L 的患者所有血液学反应均可评估，dFLC 水平在 20~50mg/L 的患者可评估完全缓解（CR）和部分缓解（PR），dFLC<20mg/L 的

患者目前仍无法评估血液学疗效。器官缓解和进展评估的标准：①心脏，氨基末端脑肽前体 >650ng/L 或脑钠肽 >150ng/L；②肾脏，24 小时尿蛋白定量 >0.5g；③肝脏，碱性磷酸酶 >1.5 倍正常值上限。

表 2-7-3　AL 型淀粉样变性的血液学缓解和进展标准

定义	标准
严格意义的完全缓解（sCR）	符合 CR，并且 iFLC ≤ 20mg/L 和 dFLC ≤ 10mg/L
完全缓解（CR）	血液、尿液免疫固定电泳阴性，并且血清游离轻链水平和比值正常
非常好的部分缓解（VGPR）	dFLC 下降至 <40mg/L
部分缓解（PR）	dFLC>50mg/L 的患者：dFLC 下降 >50% dFLC 在 20~50mg/L 的患者：dFLC<10mg/L
疾病稳定（SD）	未达到 PR，也不符合 PD 标准
疾病进展（PD）	若达到 CR，可检测到 M 蛋白或轻链比值异常（iFLC 水平必须翻倍） 若达到 PR，血 M 蛋白增加≥ 50% 并 >5g/24h；或尿 M 蛋白增加≥ 50% 并 >200mg/24h iFLC 水平增加≥ 50% 并 >100mg/L

表 2-7-4　AL 型淀粉样变性的器官缓解和进展标准

器官	缓解	进展
心脏	CR：NT - ProBNP ≤ 350ng/L 同时 BNP<80ng/L VGPR：NT - ProBNP 下降 >60% PR：NT - ProBNP 下降 31%~60%	NT - ProBNP 升高 >30% 且升高 >300ng/L 或肌钙蛋白升高≥ 33% 或射血分数下降≥ 10%
肾脏	CR：24 小时尿蛋白定量≤ 200mg，同时估算的肾小球滤过率下降≤ 25% VGPR：尿蛋白减少 >60% PR：尿蛋白减少 31%~60%	24 小时尿蛋白定量增加 50%（至少增加 1g/24h）；或估算的肾小球滤过率较基线下降 >25%
肝脏	碱性磷酸酶下降超过 50%，和（或）肝脏体积减小≥ 2cm	碱性磷酸酶升高 50% 以上
外周神经	肌电图提示神经传导速率改善	肌电图或神经传导速率提示病变进展

说明：本标准综合了美国国家综合癌症网络（NCCN）2021 版《系统性轻链型淀粉样变性指南》和 2020 年第 17 届国际淀粉样变性研讨会对《器官反应标准》的更新内容。NT-ProBNP 为氨基末端脑钠肽前体；BNP 为脑钠肽。

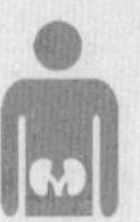

6. 治疗原则

AL 型淀粉样变性的患者一经确诊，应按照预后分期、受累脏器功能、体能状况及可获得的药物尽早开始治疗。治疗目标是降低体内单克隆免疫球蛋白轻链的水平，阻止淀粉样蛋白在重要脏器的进一步沉积，减轻或逆转淀粉样蛋白沉积导致的器官功能障碍。实现上述治疗目标的主要方法是清除产生异常轻链的浆细胞或 B 细胞克隆。建议治疗过程中遵循以下原则：①符合自体造血干细胞移植条件的患者应首选移植，特别是浆细胞比例 >10% 的患者应积极选用自体造血干细胞移植治疗，并在未获得微小残留病灶（MRD）阴性的患者中加用维持治疗，拒绝移植的患者也可选择糖皮质激素、烷化剂、免疫调节剂、蛋白酶体抑制剂以及抗 CD38 单抗等药物的联合方案治疗；②不符合移植条件的患者，推荐含硼替佐米的联合治疗方案，每 2 个疗程后再次评估是否符合移植条件；③ 3 药联合方案疗效优于 2 药，但需综合考虑患者耐受性和药物不良反应等因素选择联合治疗方案；④血液学不能达到非常好的部分缓解及以上疗效的患者应考虑进行巩固治疗；达到非常好的部分缓解及以上疗效的患者，可考虑停药观察；⑤对于复发难治的 AL 型淀粉样变性的患者，若条件符合，推荐优先参加临床试验。

7. 治疗方案

（1）自体外周血干细胞移植（ASCT）：推荐在符合移植条件的初治 AL 型淀粉样变性患者中首选 ASCT 治疗；也推荐在经过抗浆细胞治疗后状态改善，转为符合移植条件的患者中进行 ASCT 治疗。初诊不适合移植的患者应在治疗 2 个疗程后再次评估是否符合移植条件。移植前诱导治疗：诊断时浆细胞比例 >10% 的患者应先行诱导治疗，诱导治疗方案建议使用含硼替佐米的方案。浆细胞比例 <10% 的患者是否进行诱导治疗仍有争议。有研究表明在浆细胞比例 <10% 的患者移植前使用含硼替佐米的诱导治疗方案可以提高移植疗效。

（2）抗浆细胞治疗：目前 AL 型淀粉样变性的主要治疗方案都是针对克隆性浆细胞的治疗（初治患者推荐的治疗方案如表 2-7-5 所示）。两个疗程后血液学疗效评估为部分缓解及以下疗效的患者需及时更换为二线方案以争取更好的血液学缓解和最大程度的重要器官缓解。

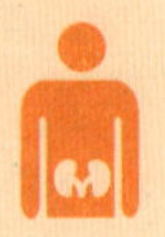

表 2-7-5　初治 AL 型淀粉样变性患者的治疗方案

方案	适合移植的患者	不适合移植的患者
首选方案	硼替佐米、环磷酰胺、地塞米松（CyBorD 方案） DARA、硼替佐米、环磷酰胺、地塞米松（D - CyBorD 方案）	硼替佐米、环磷酰胺、地塞米松 DARA、硼替佐米、环磷酰胺、地塞米松
其他推荐方案	硼替佐米、地塞米松（BD 方案） 硼替佐米、来那度胺、地塞米松（BRD 方案） 硼替佐米、美法仑、地塞米松（BMD 方案） 来那度胺、环磷酰胺、地塞米松（RCD 方案） 来那度胺、地塞米松（RD 方案） 美法仑、地塞米松（MD 方案）	硼替佐米、美法仑、地塞米松 硼替佐米、地塞米松 硼替佐米、来那度胺、地塞米松 美法仑、地塞米松 来那度胺、环磷酰胺、地塞米松 来那度胺、地塞米松

给药方案建议：①推荐皮下注射硼替佐米以减轻毒性，但为保证充分吸收，对严重的水钠潴留患者可给予静脉滴注；②推荐硼替佐米及地塞米松每周使用 1 次，以减少药物不良反应，但对于耐受良好的患者可使用每周两次的方案；③硼替佐米治疗期间建议常规使用抗病毒药物预防带状疱疹病毒感染。

（3）免疫调节剂（IMiDs）：包括沙利度胺、来那度胺以及泊马度胺。常用方案有沙利度胺 + 地塞米松（TD）、来那度胺 + 地塞米松（RD）、来那度胺 + 环磷酰胺 + 地塞米松（CRD）、泊马度胺 + 地塞米松（PD）。沙利度胺的不良反应包括眩晕、心动过缓、便秘以及周围神经病，在合并心脏淀粉样变性患者需警惕。来那度胺主要的不良反应为血细胞减少、疲劳、抽搐和皮疹，治疗过程中有 86% 的患者发生 3 级或以上的不良反应，因此推荐的起始剂量是 15mg/d，且需要根据估算的肾小球滤过率调整剂量。对于有神经系统受累的 AL 型淀粉样变性患者，可选择含来那度胺的方案作为一线方案。泊马度胺可用于难治复发的 AL 型淀粉样变性患者。免疫调节剂使用全程中，均需监测血钾及出凝血时间，防止高血钾，并建议加用抗血小板制剂。

（4）烷化剂：常用烷化剂包括美法仑、环磷酰胺和苯达莫司汀，后两者对 B 细胞来源以及浆细胞来源的 AL 型淀粉样变性均有效，适用于有严重神经病变的 AL 型淀粉样变性患者。常用方案为美法仑 + 地塞米松（MD）的方案，适用于不适合移植的老年患者。

（5）其他：部分 AL 型淀粉样变性继发于多发性骨髓瘤或淋巴瘤，常见的淋巴瘤类型包括边缘区淋巴瘤、华氏巨球蛋白血症 / 浆样淋巴瘤、慢性淋巴细胞白血病等。此类

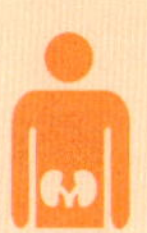

患者的治疗方案以引起 AL 型淀粉样变性的血液肿瘤的治疗方案为主。对于由于非霍奇金淋巴瘤引起的 AL 型淀粉样变性，应使用包含利妥昔单抗在内的针对 B 细胞的治疗。

（6）肾脏受累的支持治疗：

1）以肾病综合征为主要表现的患者主要是利尿治疗，常用药物有呋塞米、螺内酯、氢氯噻嗪和复方阿米洛利，有腹腔积液的患者可选择托伐普坦。用药过程中，应监测容量状态、血压、电解质等指标。

2）建议白蛋白 <20g/L 且无出血倾向的患者常规抗凝治疗。

3）在合并心脏或自主神经系统受累的患者中，尤其在低血压的情况下，应避免使用 ACEI 和 ARB。

4）终末期肾功能衰竭的患者应适时开始透析治疗，综合考虑患者年龄、肾外器官受累的严重程度以及抗浆细胞疗法的可及性等因素选择血液透析或腹膜透析。

5）受累游离轻链 >500mg/L 同时合并急性肾损伤的患者，可联合高截留量透析治疗，有高黏滞血症症状的患者建议行血浆置换治疗。

6）符合肾移植受者标准的患者可接受肾移植治疗，患者肾移植前应获得血液学完全缓解。

8. 随访监测

建议治疗期间每个疗程后评估血液学疗效，对于完成治疗后的患者则建议规律随访，每 3 ~ 6 个月评估血液学疗效。所有患者首先评估血清游离轻链定量。对于诊断时骨髓浆细胞 >10% 的患者随访时需要进行骨髓检查，包括骨髓穿刺和活检，按照多发性骨髓瘤的随访每 3 ~ 6 个月进行检查。建议有条件的患者进行 MRD 检测。建议治疗期间每 3 个月评估器官功能缓解情况，治疗结束后每 3 ~ 6 个月评估 1 次。随访内容包括：24 小时尿蛋白定量、血肌酐和估算的肾小球滤过率、碱性磷酸酶等肝功能指标、心肌损伤标志物（肌钙蛋白 T、肌钙蛋白 I 和氨基末端脑钠肽前体）；必要时复查心电图、心脏超声、磁共振等。最低随访要求：心脏淀粉样变性每 3 ~ 6 个月必须要随访水平变化；肾脏淀粉样变性每 3 ~ 6 个月定期随访 24 小时蛋白尿变化；肝脏淀粉样变性则需要每 3 ~ 6 个月随访碱性磷酸酶变化。

AL 型淀粉样变性是一种典型的多学科诊疗模式病种，诊断和治疗均有其特殊之处。诊断上应重视早期症状的甄别和 M 蛋白的筛查，及早发现疑似病例，并通过组织活检明确诊断。治疗应建立在器官功能全面评估和危险分层的基础上，结合药物的可及性和不良反应选择合理的治疗方案，同时治疗过程中应注意重要器官的支持治疗和并发症的预防。

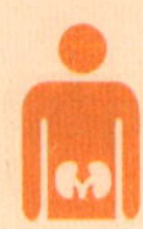

六、思考题

1. 淀粉样变性的临床表现有哪些?

2. 淀粉样变性诊断标准有哪些? 其中淀粉样变性肾脏受损的诊断有哪些?

3. 淀粉样变性的治疗原则及治疗方案有哪些?

七、科普小常识

淀粉样变性是一种罕见的全身性疾病，早期因发现这种淀粉样物质对碘的反应类似于淀粉而得名，实际上主要是非可溶性的纤维蛋白质。淀粉样变性临床表现是由于淀粉样蛋白沉淀于全身组织、器官所引起，造成组织结构破坏、器官功能障碍。而沉淀于肾脏组织引起的肾病则称为“肾淀粉样变性”。

肾淀粉样变性引起的肾损害表现以大量蛋白尿和肾病综合征为主，血尿不突出，后期可进展为肾功能不全，甚至终末期肾衰竭。肾淀粉样变性常需肾脏病理活检证实。单独肾脏淀粉样变性患者绝大多数早期肾功能正常。因此，对肾淀粉样变性的早期确诊及明确病理分型至关重要。同时对于有症状的其他器官或组织进行活检，阳性率可 >95%。肾淀粉样变性的常见治疗方案：自体外周血干细胞移植；化疗，基于硼替佐米的联合治疗；免疫调节剂，包括沙利度胺、来那度胺及泊马度胺等；烷化剂和生物制剂等。

若您发现自己出现蛋白尿，同时合并其他脏器受损，需提高警惕，及时到正规医院就诊，完善全面检查，早期明确诊断，接受正规治疗，以免延误病情。

（编者　焦楠）

第八节　多发性骨髓瘤肾损害（案例 27）

核心提示

- ❖认清多发性骨髓瘤肾损害的临床表现。
- ❖掌握多发性骨髓瘤肾损害的诊治方法。
- ❖掌握多发性骨髓瘤导致的高钙危象的处理方法。

一、病历资料

1. 病史

李 ××，女，73 岁，主因“纳差 10 余天，发现血肌酐升高 6 天”入院。

患者十余天前无明显诱因出现纳差，伴腹泻，每天 7 ~ 10 次，为稀水样便，伴全身疼痛及乏力，无腹痛、腹胀，无恶心、呕吐，无肉眼血尿，无尿频、尿急、尿痛，无咳嗽，无发热，有腰骶部困痛，无躯干皮疹，无明显脱发，无口腔及外阴溃疡，无关节痛。6 天前患者就诊于山西省祁县 × 医院，实验室检查显示，血肌酐 226 μmol/L、血沉 113mm/h、血红蛋白 75g/L、C- 反应蛋白 14.1mg/L，给予抗感染、补充营养等治疗。2 天前患者出现双下肢水肿，伴下嘴唇麻木感、腰骶部困痛及下肢疼痛。为进一步诊治，患者入住我科。

患者高血压病史 1 年余，平素口服厄贝沙坦及贝尼地平降压治疗。2 年前患者因房室传导阻滞行心脏起搏器植入术。患者否认糖尿病病史，否认肝炎、结核病病史，否认外伤史、输血史，否认食物、药物过敏史，家族史无特殊记载。

2. 体格检查

体温 36.6℃，脉搏 89 次 / 分，呼吸 20 次 / 分，血压 124/66mmHg。一般情况可；颜

面无浮肿；巩膜未见黄染；颈无抵抗；双肺未闻及干、湿啰音；心率89次/分，心律齐，心脏各瓣膜听诊区未闻及病理性杂音；腹软，无压痛、反跳痛，肝、脾肋缘下未触及；双下肢轻度水肿。

3. 实验室检查和辅助检查

患者入院前于山西省祁县×医院检查项目及结果如下：

（1）实验室检查：血肌酐226μmol/L、血沉113mm/h、血红蛋白75g/L、C-反应蛋白14.1mg/L。

（2）心脏彩超：主动脉硬化，二尖瓣反流（轻度），三尖瓣反流（轻度），主动脉瓣反流（轻度），左室舒张功能减低，收缩功能正常。

4. 初步诊断

肾功能不全待查，贫血原因待查。

二、诊治经过

患者主因“纳差10余天，发现血肌酐升高6天”入院，伴有乏力、全身疼痛、下肢水肿、贫血。

1. 患者入院后完善常规检查及部分继发性肾脏病相关检查

（1）血常规：白细胞计数6.2×10^9/L、中性粒细胞78.2%、中性粒细胞计数4.83×10^9/L、血红蛋白81g/L、血小板计数310×10^9/L。

（2）血生化：丙氨酸氨基转移酶17.37IU/L、天冬氨酸氨基转移酶26.71IU/L、白蛋白29.78g/L、碱性磷酸酶97.57IU/L、尿酸426μmol/L、钙2.34mmol/L、尿素氮7.91mmo/L、血肌酐209.9μmol/L、乳酸脱氢酶346IU/L、氯108mmol/L、铁蛋白756ng/mL、叶酸>24.8μg/L、维生素B_{12}411ng/L、甲状旁腺素43.2pg/mL。

（3）免疫球蛋白IgG 9.23g/L、免疫球蛋白IgA 0.49g/L、免疫球蛋白IgM 0.28g/L、免疫球蛋白IgG4 0.12g/L。补体、抗核杭体、抗肾小球基底膜抗体、抗中性粒细胞胞浆抗体、传染病系列均阴性。

（4）尿常规：潜血-、蛋白质+-。

（5）胸CT：胸骨及左侧部分肋骨周围软组织病变伴骨质破坏；脾内低密度结节。

2. 初步考虑血液系统恶性肿瘤，进一步筛查

（1）血尿免疫固定电泳：血清标本SP上有M蛋白带，与抗λ轻链形成特异性反应沉积带；尿标本SP上有M蛋白带，与抗λ轻链形成特异性反应沉积带。

（2）全身骨扫描：颅骨、胸骨、双侧锁骨、右侧肩关节及右侧肩胛骨、脊柱、双

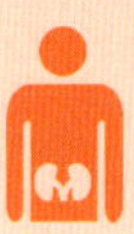

侧肋骨、左侧肱骨中下段、骨盆骨、右侧股骨中段可见多个不规则分布的放射性浓聚影；全身其余各骨放射性核素分布基本均匀，未见明显放射性核素分布异常浓聚或稀疏缺损区。结论：全身多发骨质代谢异常增高灶，考虑肿瘤骨转移。

3. 进一步明确骨髓瘤诊断

（1）骨髓病理学：骨髓增生较活跃（40 ~ 50），PAS染色显示粒红比例低，粒系各阶段细胞可见，以中幼及以下阶段细胞为主；红系各阶段细胞可见，以中、晚幼阶段细胞为主；巨核细胞不少，分叶核为主，可见个别浆细胞。结论：骨髓增生较活跃，红系增生明显，可见个别浆细胞。

（2）骨髓提取液免疫分型：骨髓标本中可见少量单克隆浆细胞，约占有核细胞的0.58%，表型为$CD38^+$、$CD138^+$、$CD19^-$、$CD56^+$、$CD27^+$、$cLambda^+$、$CD28^-$、$CD200^-$、$CD10^-$、$cKappa^-$。

（3）血清游离轻链：血清游离κ轻链310.9mg/L、血清游离λ轻链87 375mg/L、血清游离κ轻链/游离λ轻链0.003 6、游离轻链差值8 706.41mg/L。

（4）尿游离轻链：尿游离κ轻链106.17mg/L、尿游离λ轻链7 549.80mg/L、尿游离κ轻链/游离λ轻链0.014 1。

（5）血清蛋白电泳：白蛋白57.20%、α1-球蛋白4.40%、α2-球蛋白15.00%、β球蛋白10.80%、γ-球蛋白12.60%、M蛋白百分比10.00%。

（6）血清免疫固定电泳：免疫球蛋白IgG-、IgA-、IgM-、x-、λ+、IgD-、IgE-。

（7）尿蛋白电泳定量：κ轻链40.7mg/L、λ轻链4 850mg/L、尿总蛋白定量2 648.20mg/L。

（8）24小时k轻链含量63.492mg、24小时λ轻链含量7 566mg、24小时总蛋白含量4 131.192mg、尿M蛋白含量3.644 g/24h。结果分析：λ型M蛋白。

胸骨及左侧部分肋骨周围软组织穿刺病理：据形态及免疫组化结果符合浆细胞瘤。

4. 骨髓瘤病情评估

颈椎+胸椎+腰椎+骶尾椎：斜坡、颈、胸、腰、骶椎多发椎体及附件，胸7椎体附件旁及椎管内，右侧股骨头及股骨颈多发异常信号影，骶骨周围软组织肿块影，胸骨及左侧部分前肋骨质破坏伴软组织肿块，结合临床病史，考虑淋巴瘤骨髓浸润可能。

X线检查：颅骨、双侧锁骨、肩胛骨及双侧股骨多发性骨髓瘤可能。

本案例患者的诊治见本节相关内容。

三、案例分析

1. 病史特点

（1）老年女性，以“纳差 10 余天，发现血肌酐升高 6 天”入院。

（2）肾功能水平与贫血严重程度不完全一致；尿常规显示尿蛋白水平与血清白蛋白不一致。

（3）血清和尿液 M 蛋白阳性。

（4）胸部软组织病理检查提示浆细胞瘤。

（5）骨髓穿刺见少量异常浆细胞，考虑与骨髓瘤细胞呈灶状分布相关，需要多部位进行骨髓穿刺明确。

2. 诊断和诊断依据

（1）诊断：多发性骨髓瘤、骨髓瘤肾损害。

（2）诊断依据：

1）老年患者，出现贫血、肾功能不全、M 蛋白血症。

2）胸部软组织病理检查提示浆细胞瘤。

3）影像学提示多发骨骼及软组织病变。

3. 鉴别诊断

注意与意义未明的高丙种球蛋白血症（MCUS）、转移癌的溶骨病变、反应性浆细胞增多症、自身免疫疾病相关肾病（如狼疮性肾炎）相鉴别。需要指出的是，在常规血清蛋白电泳检查时，约 3%70 岁以上人群有 M 蛋白，其中部分符合 MGUS。MGUS 血 M 蛋白水平 < 30g/L，尿轻链无或极低，游离轻链比例正常，无终末脏器损害，肾脏损害大多与 M 蛋白无关，只有每年不到 1% 患者进展为骨髓瘤。狼疮性肾炎除蛋白尿、肾衰竭外，也存在肾外症状，如明显贫血、高丙种球蛋白血症、血沉明显增快，但相关自身抗体阳性，肾活检有特异性表现。

四、处理方案及基本原则

1. 肾脏损害的治疗

（1）避免利尿剂、非甾类抗炎药物（NSAIDs）、造影剂和肾毒性药物，积极控制感染。

（2）纠正脱水和水化。初始静脉补充晶体纠正血容量和恢复排尿后，应充分水化，保证尿量 > 2 ~ 3L/24h，以减少肾小管和集合管内管型的形成。

（3）碱化尿液。减少尿酸和轻链蛋白在肾内沉积，减少管型形成。可口服或静脉注射碳酸氢钠，维持尿 pH 在 6.5 ~ 7 之间。

（4）纠正脱水和水化。初始静脉补充晶体纠正血容量和恢复排尿后，应充分水化（3L/24h），保证尿量 > 2 ~ 3L/24h，以减少肾小管和集合管内管型的形成。

（5）防治高血钙。轻度高钙患者可采取以下措施：

1）进食钙含量低而富含草酸盐和磷酸盐的食物，保证钠和水摄入量。

2）利尿剂：口服呋塞米。

3）糖皮质激素：泼尼松，口服，30 ~ 60mg/d。

4）二磷酸盐：如帕米檩酸钠 60mg，静脉点滴，用 1 次；或 30mg/d，静脉点滴，连用两天。双膦酸盐可快速降低血钙，但帕米膦酸二钠与唑来膦酸均不可用于肌酐清除率 <30mL/min 患者。

5）降钙素：5 ~ 10U/kg，分 1 ~ 2 次皮下或肌内注射，也可鼻喷雾剂 200 ~ 400U，分次给予。

6）地舒单抗：《多发性骨髓瘤肾损伤诊治指南（2024）》① 提到，地舒单抗不经肾脏代谢，与唑来膦酸相比，肾脏不良事件更少，可作为多发性骨髓瘤肾损伤患者高钙血症的首选。

高钙危象的处理：①补液，危象者常有脱水，一般每天 3 000 ~ 5 000mL/24h，但需根据心功能和尿量调整，首先补生理盐水，不但纠正脱水，而且使肾脏排钠、排钙；②容量补足后，静推呋塞米 40 ~ 80mg，必要时 2 ~ 6 小时后重复；③糖皮质激素，可静脉点滴甲泼尼龙 40 ~ 80mg；④降钙素，5 ~ 10U/kg，缓慢静脉点滴 6 小时以上；⑤严重高钙血症可使用低钙透析。

（6）快速清除血游离轻链。骨髓瘤肾损害的发生是因血中游离轻链的增加所致，快速清除血游离轻链是治疗的关键措施之一。推荐使用大剂量地塞米松 40mg/d。因为浆细胞对类固醇激素易起反应，可以快速诱导细胞凋亡和减少轻链的沉积。

另一快速清除血中游离轻链的途径是采用血液净化方法。可采用血浆置换、高通量透析（HFHD）与高截留量透析（HCO-HD）、Supra 内源性超滤液回输血液透析滤过、中截留量透析等。对于疑诊管型肾病，或合并高黏滞血症，或血液游离轻链明显升高（≥ 500mg/L）的多发性骨髓瘤患者，在化疗基础上进行血液净化治疗有助于清除血液游离轻链，有助于逆转多发性骨髓瘤患者肾损伤，降低透析依赖率，但对于改善多发性骨髓瘤患者生存率作用有限。但常规治疗加血浆置换对肾损伤恢复和生存率无明显差异，

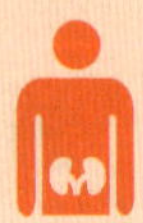

① 中国医师协会血液科医师分会，中国老年医学学会血液科分会，中国研究型医院学会肾脏病学专委会 . 多发性骨髓瘤肾损伤诊治指南（2024）［J］. 中华内科杂志，2024，63（4）：343-354.

因游离轻链广泛分布，可自由通过细胞膜，并不适合血浆置换。

（7）血液净化治疗。多发性骨髓瘤肾损伤的透析指征主要参考改善全球肾脏预后组织《急性肾损伤指南（2012）》及更新的《急性肾损伤指南（2020）》。当多发性骨髓瘤病程中出现可能危及生命的水、电解质或酸碱平衡紊乱，超过肾脏代偿的能力，则需要开始肾脏替代治疗。肾脏替代治疗的开始时机需要考虑患者整体情况、治疗潜在获益以及实验室检查结果的变化趋势来综合判定。严重急性肾损伤患者，如无尿超过 24 小时、少尿超过 72 小时或血尿素氮浓度高于 40mmol/L，需要尽快开始肾脏替代治疗。透析方式可以选择间断性血液透析（IHD）、连续性肾脏替代治疗或间断性延长肾脏替代治疗，尽量选择生物相容性较好的透析膜。

透析抗凝方式需要评估患者的出血风险，因多发性骨髓瘤患者常合并高凝状态，如无明显出血风险，IHD 推荐使用肝素、低分子肝素抗凝；连续性肾脏替代治疗推荐使用局部枸橼酸抗凝（RCA），也可以选择肝素或低分子肝素等其他抗凝剂。如有出血风险，可选择 RCA、肝素 / 低分子肝素减量、阿加曲班或甲磺酸萘莫司他等抗凝方法。超滤量需结合患者尿量、水钠潴留情况等综合判断，单次透析应尽可能避免超滤量过多，以免导致血液浓缩而出现血栓栓塞事件。

2. 传统化疗方案

（1）MP 方案：具有口服方便、毒副作用小的特点。大多数不准备做大剂量化疗的患者常选择 MP 方案做初始治疗。具体方法：美法仑 6 ～ 8mg/（m^2·d）及泼尼松 40 ～ 60mg/d，服用 4 ～ 7 天。美法仑水解后通过肾脏排泄，肾功能损害的患者足量使用可能发生骨髓抑制，故应根据估算的肾小球滤过率调整剂量。

（2）VAD 方案：长春新碱 0.4mg/d、多柔比星 10mg/d 同时联合大剂量地塞米松 40mg/d 连用 4 天。VAD 起效快，90% 在 2 个疗程后可达最大效果，有肾功能不全时无须调整剂量。适用于严重肾功能不全、干细胞移植前的治疗。

单用大剂量地塞米松（HDD）作为初始治疗的优点是简单易行、无骨髓毒性、适用于肾功能不全患者起效迅速。另外，在后续化疗方案未定和其他手段尚未使用之前，HDD 可被作为初始紧急治疗。

（3）以烷化剂为基本药物的联合化疗方案。方案一般都有环磷酰胺和美法仑，再联合以下两种或两种以上药物：长春新碱、泼尼松、阿霉素和卡莫司汀。烷化剂对造血干细胞会造成损害，故不适合准备干细胞移植患者。

3. 靶向治疗

（1）免疫调节药物：沙利度胺和来那度胺。目前越来越多地作为骨髓瘤的一线用药，

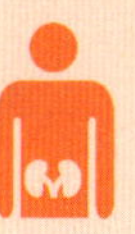

主要作用机制包括：抑制血管内皮生长因子和碱性成纤维细胞生长因子的表达，促进新生血管内皮细胞凋亡；改变肿瘤细胞和基质细胞之间的相互作用，并能通过调节细胞因子的分泌而影响肿瘤生长和生存；经自由基介导造成细胞 DNA 氧化损伤直接杀伤肿瘤细胞；促进白介素 -2（IL-2）和 γ- 干扰素（IFN-γ）分泌，增强自然杀伤细胞（NK 细胞）对肿瘤的杀伤力。

沙利度胺起始剂量为 100mg/d，每 2 周增加 200mg，多数患者不能耐受 > 600mg 的剂量。沙利度胺的副作用包括轻度神经症状，静脉血栓形成、致畸等。来那度胺最大耐受剂量为 25mg/d，第 1 ~ 21 天给药，每 28 天为 1 周期。来那度胺减少了神经毒性，但肾损害患者需减少剂量，因肾衰竭患者更易出现骨髓抑制。

（2）蛋白酶体抑制剂：硼替佐米（万珂）是一种高选择性 24S 硼酸盐蛋白酶体抑制剂，可作用于包括血液系统肿瘤的多种人类肿瘤细胞系，是目前治疗多发性骨髓瘤一线用药。蛋白酶体参与多种蛋白尿和调节蛋白的降解过程，选择性抑制蛋白酶体可以稳定细胞周期的调节蛋白、干扰细胞增殖、诱导细胞凋亡和抗血管生成。硼替佐米可安全、有效用于任何程度肾功能损伤的多发性骨髓瘤患者。

（3）抗 CD38 单抗：代表药物达雷妥尤单抗（Dara，兆珂）。CD38 为 B 细胞尤其是浆细胞表面重要的生物标志物，是一个受体、酶双功能跨膜糖蛋白，在浆细胞以及其他淋巴和髓样细胞群体上低量表达，在 80% ~ 100% 多发性骨髓瘤患者的恶性瘤细胞上表达非常高且均匀。Dara 与多发性骨髓瘤细胞表达的 CD38 结合，可通过补体依赖的细胞毒作用（CDC）、抗体依赖性细胞介导的细胞毒作用（ADCC）和抗体依赖性细胞吞噬作用（ADCP）、细胞凋亡以及 Fcγ 受体等多种免疫相关机制诱导肿瘤细胞凋亡。2015 年底已被美国 FDA 批准用于多发性骨髓瘤的治疗。《多发性骨髓瘤肾损伤诊治指南（2024）》指出，Dara 为基础的方案在新诊断多发性骨髓瘤伴肾损伤患者中安全有效［包括 Dara-VMp（硼替佐米 + 美法仑 + 泼尼松）及 Dara-VTd（硼替佐米 + 沙利度胺 + 地塞米松）在肌酐清除率 >40mL/min、Dara-Rd 在肌酐清除率 >30mL/min 时］，且达 Dara 为基础的方案在复发难治多发性骨髓瘤伴肾损伤患者中安全有效［包括 Dara-Vd（硼替佐米 + 地塞米松）、Dara-Kd（卡非佐米 + 地塞米松）、Dara-Rd（来那度胺 + 地塞米松）、Dara-Pd（泊马度胺 + 地塞米松）在中度肾功能损伤时］。

4. 大剂量化疗联合自体干细胞移植

自体造血干细胞移植（ASCT）是适合移植多发性骨髓瘤患者的一线治疗选择，多发性骨髓瘤肾损伤患者的肾功能经诱导治疗后部分可以完全恢复正常或明显改善，不影响后续 ASCT。即使诱导治疗后肾功能无法完全恢复或透析依赖者，也并非行 ASCT 的绝

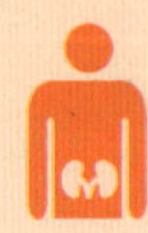

对禁忌证。但需注意肾功能不全使移植相关的毒副作用如黏膜炎、感染等并发症增加，因此，需要根据肾功能下降程度相应降低预处理药物的剂量。

美法仑目前仍被推荐为多发性骨髓瘤患者标准的预处理方案，对于肌酐清除率 < 60mL/min 的患者，美法仑剂量应减为 140mg/m^2，可获得与 200mg/m^2 相近的疗效且并不增加移植相关的毒副作用。不推荐更小剂量如 100mg/m^2 美法仑用于预处理，在此剂量美法仑预处理下 ASCT 的获益尚不确定。

尽管对稳定透析患者或稳定的轻度肾功能不全患者进行干细胞移植治疗是可行的，但是在获得充分的循证医学证据前，尚不推荐把 ASCT 作为对血肌酐 > 150μmol/L 患者的标准治疗。严重肾功能不全（GFR < 30mL/min）患者，虽可考虑大剂量化疗和 ASCT，但仅建议在有特别专长的中心实施。

感染和疾病进展仍是影响多发性骨髓瘤患者生存率的主要因素，尤其是高风险的终末期肾病患者。多因素分析显示，移植相关死亡率的独立危险因素为诊断时一般状况差、血红蛋白 < 95g/L、血肌酐 > 442μmmol/L。采用传统治疗，终末期肾脏病中位生存期仅 4 ~ 8 个月，但现有报道采用 ASCT 的终末期肾脏病患者生存期达到 7 年。

5. 嵌合抗原受体 T 细胞免疫疗法

嵌合抗原受体 T 细胞免疫疗法（CAR-T），为一种细胞疗法，利用修饰过的患者自身的免疫细胞（T 细胞）来清除癌细胞。建议在使用该疗法前对肾损伤与多发性骨髓瘤的关系、损害程度、持续时间进行仔细评估，审慎选择可能获益的患者，并充分考虑清瘤方案以及肿瘤溶解综合征、细胞因子释放综合征等对肾脏功能的影响，并准备好应对预案。

五、要点与讨论

1. 多发性骨髓瘤肾损伤临床表现

（1）蛋白尿：发生率为 60% ~ 90%，很少伴有血尿、水肿、高血压，临床常易误诊为慢性肾小球肾炎，24 小时尿蛋白定量多 < 1g，尿蛋白电泳显示低分子溢出性、肾小管性蛋白尿，β_2- 微球蛋白增高，本周蛋白可阳性。少数患者 24 小时尿蛋白定量 > 1.5g，为中分子和高分子蛋白尿，提示肾小球病变。

（2）肾病综合征：多发性骨髓瘤中肾病综合征并不常见，但在轻链型和 IgD 型多发性骨髓瘤肾脏损害中较常见，提示肾淀粉样变性病或轻链沉积病。

（3）慢性肾小管功能不全：常见肾小管上皮细胞内有轻链沉积，尿中长期排出轻链引起慢性小管病变，远端或近端肾小管性酸中毒。患者表现为口渴、多饮、夜尿增多、

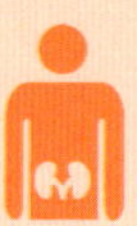

尿液浓缩和尿液酸化功能障碍。尿钾、钠、氯排泄增多或范科尼综合征及小管性蛋白尿等。

（4）慢性肾脏病：发生率为 40% ~ 70%，特点为贫血出现早，与肾功能受损程度不成正比，临床多无高血压，有时甚至血压偏低，双肾体积多无明显缩小。

（5）急性肾损伤：常因脱水（如呕吐、腹泻、利尿剂等）、感染、高尿酸血症、高血钙、药物等诱发，病死率高。造影剂是诱发多发性骨髓瘤患者 ARF 的重要因素。

（6）代谢紊乱：①高钙血症，25% 的多发性骨髓瘤患者发生，主要为骨髓瘤细胞分泌大量破骨活化因子导致骨间质沉积，并加重轻链管型形成。②高尿酸血症，肿瘤细胞破坏及化疗后，产生大量尿酸阻塞肾小管，当尿 pH < 5 时，尿酸大量沉积。

（7）尿路感染：约 1/3 病例反复发生膀胱炎、肾盂肾炎，后者易引起革兰阴性菌败血症使得肾功能恶化。

2. 多发性骨髓瘤的肾外表现

（1）浸润性表现：①造血系统，常见中重度贫血，血小板减少多见，白细胞一般正常；②骨痛，是早期症状：③髓外浸润，70%有骨骼外器官浸润、以肝、脾、淋巴结、肾脏常见；④神经系统病变，肿瘤或椎体滑脱主要表现为进行性对称性四肢远端感觉运动障碍。

（2）异常 M 蛋白相关症状：①感染发热，正常免疫球蛋白形成减少，多发性骨髓瘤患者发生感染的概率较正常人高 15 倍；②出血倾向，M 蛋白可以引起血小板功能障碍、抑制Ⅷ因子活性，常见皮肤紫癜，内脏和颅内出血见于晚期患者；③高黏综合征，一般 IgA > 40g/L、IgG > 50g/L、IgM > 70g/L 时常出现症状，表现为头晕、乏力、恶心、视物模糊、手足麻木、心绞痛等，严重者呼吸困难、充血性心力衰竭、偏瘫、昏迷，也可见视网膜病变。少数患者 M 蛋白为冷球蛋白，可出现雷诺现象。

3. 不同免疫球蛋白分型

在新诊断的骨髓瘤中，表现为 IgG、IgA、IgD 和游离轻链型的分别为 52%、21%、2%、16%。IgM 和 IgE 发病率极低。大约 70% 骨髓瘤患者有尿 M 蛋白。在诊断骨髓瘤时，约 50% 以上患者通过血肌酐检测显示有肾功能损害，25% 患者血肌酐水平大于 177 μmol/L，2% ~ 10% 患者表现为严重肾功能不全需要透析治疗。

IgG 型、IgA 型多发性骨髓瘤肾脏损害多以小分子蛋白尿、肾衰竭、肾小管病变、骨髓瘤管型为主要表现，部分并发轻链沉积病或 AL 型淀粉样变性；轻链蛋白型、IgD 型多发性骨髓瘤肾损害发生率较前两型显著增高，轻链蛋白型肾衰竭发生率为 50%，尽管 IgD 型多发性骨髓瘤发生率仅 1%，但 90% 以上并发肾衰竭，这两型除小管病变外，小球病变发生率亦高，表现为肾病综合征、肾衰竭、AL 型淀粉样变性，部分并发轻链沉积病。

4. 多发性骨髓瘤肾损害的病理表现

多发性骨髓瘤造成的肾脏病理改变以管型肾病最常见，其次为轻链沉积病、淀粉样变性。

（1）管型肾病：多发性骨髓瘤肾损害主要以小管间质病变为主。光镜下骨髓瘤管型伴周围多核合胞体巨细胞反应为多发性骨髓瘤肾病特征性改变，其多见于远曲小管和集合管。管型色泽鲜亮，中有裂隙。肾小管变性、坏死或萎缩；小管间质内时有钙盐、尿酸盐沉积；间质炎性细胞浸润、纤维化。部分有淀粉样物质沉积，较少见浆细胞浸润。免疫荧光无特异性，管型的主要成分为 λ 或 κ 型轻链蛋白、白蛋白、T-H 蛋白、纤维蛋白原，亦可见 IgG、部分 IgA、IgM、补体沉积，与骨髓瘤类型无关，有时可见到淀粉样蛋白纤维。电镜下骨髓瘤管型一般由许多呈丝状扁长形或菱形结晶组成，而其他疾病管型呈颗粒、尖针状，电子致密度高。管型外周偶有炎性细胞反应。小管上皮细胞扁平伴有不同程度萎缩。近端小管管腔扩张，上皮细胞内可见圆形透明包涵体，其内含轻链蛋白，小管基底膜增厚，可有断裂。此外，肾小管及间质常有钙质、尿酸盐及（或）淀粉样物质沉积，间质纤维化。

（2）轻链沉积病（LCDD）：LCDD 时沉积物呈颗粒状，不形成纤维样结构，刚果红染色阴性。淀粉样蛋白往往来源于轻链可变区，而 LCDD 往往是轻链恒定区。光镜下表现和糖尿病肾脏病酷似，呈结节样损害，但 LCDD 的 PAS 染色呈强阳性，肾小球基底膜在 LCDD 增厚不如糖尿病肾脏病明显。如果免疫荧光检查发现轻链弥漫分布于肾小球基底膜、系膜区和肾小管基底膜、结节内，则对 LCDD 有诊断意义。通常在肾脏内不能发现补体成分的沉积。电镜下通常可以发现相应部位颗粒状电子致密物沉积。

（3）AL 型淀粉样变性病：发生在轻链型多发性骨髓瘤或 IgD 型多发性骨髓瘤中，多为轻链 λ 型。大量淀粉样物质沉积于肾脏各部分，以肾小球病变为主。初期系膜区无细胞性增宽，晚期毛细血管基底膜增厚，大量嗜伊红均质状无结构的淀粉样物质沉积。肾小管基底膜、肾间质、肾小血管均可受累。晚期毛细血管腔闭塞，肾小球荒废。①可被刚果红染色成砖红色，偏振光下呈特有的苹果绿色双折光。②HE 染色呈嗜酸性均质物，甲基紫或结晶紫染色呈红色（称变色反应）；碘染色呈黄色，遇硫酸变蓝色。③免疫荧光与特异性抗 AL 抗血清呈阳性反应，抗 AA 抗血清 -。④电镜下淀粉样物质呈细纤维状结构（直径 8 ~ 10nm），无分支、僵硬、紊乱排列。

5. 多发性骨髓瘤的诊断标准

《中国多发性骨髓瘤诊治指南（2022 年修订）》[①] 直观地展示了意义未明单克隆免疫球蛋白增多症（MGUS）、冒烟型骨髓瘤（SMM）和活动性多发性骨髓瘤（aMM）的标准。

（1）MGUS：血清 M 蛋白 < 30g/L 或 24 小时尿轻链 < 0.5g 或骨髓单克隆浆细胞比例 < 10%；且无 SLiM、CRAB。

（2）SMM：血清 M 蛋白≥ 30g/L 或 24 小时尿轻链≥ 0.5g 或骨髓单克隆浆细胞比例≥ 10% 和（或）组织活检证明为浆细胞瘤，且无 SLiMCRAB。

（3）高危 SMM：SMM 中符合以下 2 条或以上，①血清单克隆 M 蛋白≥ 20g/L；②骨髓单克隆浆细胞比例≥ 20%；③受累 / 非受累血清游离轻链≥ 20。

（4）aMM：骨髓单克隆浆细胞比例≥ 10% 和（或）组织活检证明为浆细胞瘤，且有 SLiM、CRAB。

SLiM：[S] 骨髓单克隆浆细胞比例≥ 60%；[Li] 受累 / 非受累血清游离轻链≥ 100；[M]MRI 检查出现 >1 处 5mm 以上局灶性骨质破坏。

6. 肾脏病出现以下几种情况需考虑多发性骨髓瘤

①年龄 40 岁以上不明原因的肾功能不全或蛋白尿；②贫血和肾功能损害程度不成正比；③肾病综合征无血尿、高血压、早期伴贫血和肾衰竭；④早期肾功能不全伴高钙血症；⑤血沉明显增快，高免疫球蛋白血症且易感染；⑥原因不明的成年人范可尼综合征等。

7. 肾活检的适应

因绝大多数多发性骨髓瘤肾脏损害以管型肾病为主，不需要对每位多发性骨髓瘤肾损害患者进行肾活检，因肾活检后增加急性肾损伤导致需要透析的风险。但在以下情况下需考虑肾活检：①肾小球损伤为主，24 小时尿蛋白定量 > 1g；②出现病因、病理难以临床推断的急性肾损伤，为评估疾病及指导治疗，预测肾衰竭是否可逆。

8. 多发性骨髓瘤预后

多发性骨髓瘤自然病程 6 ~ 12 个月，有效化疗后中位生存期 3 ~ 4 年。治疗反应和肾功能改善与临床预后有关。起病时肾损害轻、低轻链蛋白水平的预后较好。虽然大多数患者有肾损伤，但仅约 10% 患者在诊断时需要透析。在需要透析的患者中，据报道仅 5% ~ 15% 患者肾功能恢复，使用新的靶向治疗及干细胞移植，缓解率可增加到

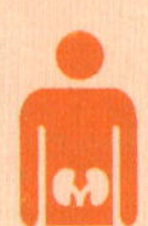

① 中国医师协会血液科医师分会，中华医学会血液学分会 . 中国多发性骨髓瘤诊治指南（2022 年修订）[J]. 中华内科杂志，2022，61（5）：480-487.

75%，但一些患者肾功能恢复可能需要数月。

六、思考题

1. 多发性骨髓瘤肾损害的临床表现有哪些？

2. 多发性骨髓瘤的诊断要点是什么？

3. 肾脏病在何种情况下考虑由多发性骨髓瘤引起？

4. 发现高钙血症应如何处理？

七、科普小常识

1. 什么是多发性骨髓瘤？

多发性骨髓瘤是一种骨髓浆细胞异常增生伴有单克隆免疫球蛋白或轻链（M 蛋白）过度生成的恶性浆细胞瘤，是血液系统第二大常见恶性肿瘤。

2. 多发性骨髓瘤发病原因是什么？

多发性骨髓瘤的病因仍然不是特别清楚，电离辐射、接触化学毒物、慢性抗原刺激、自身免疫性疾病、遗传和病毒等因素都可能与多发性骨髓瘤的发病有一定关系。

3. 多发性骨髓瘤的表现有哪些？

多发性骨髓瘤起病比较隐匿，患者症状多样化，没有典型突出的特征，临床医生在识别时最关注的是“CRAB”现象，这是多发性骨髓瘤的常见临床表现。

（1）“C”指高钙血症：骨损害、肾功能损害是引起高钙血症的原因。严重高钙可以引起疲乏、嗜睡、头痛、纳差、恶心、呕吐等多种不适。

（2）“R”指肾功能损害：一部分患者会发生肾功能异常甚至肾功能衰竭，最主要的机制是由于骨髓瘤细胞分泌的 M 蛋白沉积在肾小管中造成的管型肾病。早期症状隐匿，逐渐出现尿量减少、浮肿，实验室检查肾功能及尿常规检查异常。

（3）“A”指贫血：骨髓瘤细胞侵犯全身多处骨髓组织，诊断时患者常常合并有或轻或重的贫血，患者可有头晕、乏力感觉，甚至心慌、气促及活动耐力下降。

（4）“B”指骨痛：骨髓瘤患者 80% 左右会有不同程度的骨病，受损部位的骨痛是促使患者就诊的常见原因。轻者仅表现为局部的骨质破坏，重者可能出现截瘫、病理性骨折等。

4. 多发性骨髓瘤患者日常如何护理？

多发性骨髓瘤患者有感染发热，肾功能、凝血功能受损者，尽量限制活动、避免感染、出血等；对于缓解的患者，基本生活无须限制；对于肿瘤增殖旺盛、免疫力下降的患者，

应注意避免到人员聚集场所，以免感染。

5. 多发性骨髓瘤怎么治疗？

在具体的治疗计划中，医生会根据患者的个体情况、疾病严重程度和治疗反应来制定最合适的治疗策略。首先全身治疗是控制疾病的关键，主要是多种药物的联合使用，达到抑制异常浆瘤细胞的增殖，减少肿瘤负荷，延缓疾病进展，长期控制疾病。代表性药物有蛋白酶体抑制剂、免疫调剂和单克隆抗体药物。随着治疗技术的发展，CAR-T 细胞治疗，抗体偶联药物、双特异性抗体药物已进入临床。

对于比较年轻的、身体较好的患者来说，自体造血干细胞移植也是治疗选择的一部分，可以在药物联合治疗基础上提高疗效。这部分治疗一般在前期药物治疗达到比较好的疗效之后进行。放疗和手术治疗是骨髓瘤治疗的重要辅助手段，对于药物无法直接解决的骨折、局部肿块压迫带来的疼痛，身体功能破坏，可以通过手术治疗，局部放射治疗保住基础功能，改善患者生活质量。

6. 多发性骨髓瘤的预后是怎样的？

随着创新药物和疗法的不断涌现，多发性骨髓瘤患者的治疗目前已经取得了显著进展，患者的预后不断改善，不少患者中位生存期已达到 6 ~ 7 年，少部分甚至可达 10 余年，生活质量也得到明显提高，预示着多发性骨髓瘤已经进入慢病化全程管理时代。经过规范治疗和随访监测，可见的未来有望成为像高血压、糖尿病一样可以长期控制的疾病。

（编者　原小童）

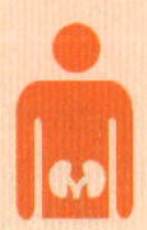

第九节　乙型肝炎相关性肾损害（案例 28 ~ 29）

核心提示

❖认清乙型肝炎相关性肾损害的临床表现。

❖掌握乙型肝炎相关性肾损害的治疗方法。

一、病历资料（案例 28）

1. 病史

李 × ×，女，48 岁，主因“双下肢水肿 20 余天”入院。

患者 2023 年 1 月底无明显诱因出现双下肢水肿，呈对称可凹性，伴泡沫尿，不伴肉眼血尿，不伴发热、咳嗽、咳痰、胸憋、气短，无恶心、纳差、腹痛、腹泻。2 月 16 日患者就诊于山西 × 中医院，实验室检查示尿蛋白 +++、血清白蛋白 29g/L、血肌酐 76.3 μmol/L、甲状腺功能三项正常，予以口服药物降尿蛋白治疗。为进一步诊治，患者入住我科。

患者高血压病史 9 年，血压最高 200/120mmHg，未规律口服降压药治疗，血压控制差；父母体健，已婚，已育；无烟酒嗜好；慢性乙型病毒性肝炎（以下简称乙型肝炎或乙肝）20 余年，曾抗病毒治疗，未规律复查。2023 年 2 月 16 日患者在山西 × 中医院就诊时，化验 HBV-DNA5.91 × 10^8IU/mL，提示乙型肝炎病毒复制。患者否认结核病病史，否认手术史、外伤史、输血史；否认食物、药物过敏史；家族史无特殊记载。

2. 体格检查

呼吸：20 次 / 分；脉搏：75 次 / 分；体温：36.6℃；血压：187/100mmHg。神清语利，

查体合作。皮肤黏膜未见皮疹、出血点；全身浅表淋巴结未触及肿大；结膜无苍白，巩膜无黄染；咽无充血，双侧扁桃体无肿大；双肺呼吸音清，未闻及明显干、湿啰音；心率 75 次 / 分，心律齐，心脏各瓣膜听诊区未闻及病理性杂音；腹软，全腹无压痛、反跳痛，无肌紧张；双下肢轻度可凹性水肿。

3. 实验室检查和辅助检查

患者入院前在山西 × 中医院检查项目及结果如下：

（1）血常规：白细胞计数 6.0×10^9/L、中性粒细胞 58.9%、中性粒细胞计数 3.53×10^9/L、红细胞计数 4.3×10^{12}/L、血红蛋白 137.0g/L、血小板计数 162×10^9/L。

（2）肝肾功能：丙氨酸氨基转移酶 26.26 IU/L、天冬氨酸氨基转移酶 26.24 IU/L、血清总蛋白 54g/L、血清白蛋白 29g/L、血肌酐 76.3 μmol/L、尿素氮 5.2mmol/L、尿酸 280.64 μmol/L。

（3）传染病检查：HbsAg 阳性、HbeAg 阳性、HbcAb 阳性。

（4）HBV-DNA：5.91×10^8IU/mL。

（5）尿常规：蛋白 +++。

4. 初步诊断

肾病综合征，乙型肝炎相关性肾损害？膜性肾病？高血压 3 级（很高危）。

5. 诊治经过

患者主因“双下肢水肿 20 余天”入院。

实验室检查示尿蛋白 +++、24 小时尿蛋白定量 6.23g、血清白蛋白 29g/L，肾病综合征诊断明确。患者慢性乙型肝炎病史 20 余年，血清 HBV 抗原阳性，HBV-DNA 病毒复制，乙型肝炎相关性肾损害可能性大。

患者入院后相关检查项目及结果如下：

（1）肝功能（如表 2-9-1 所示）。

表 2-9-1　肝功能

日期	谷丙转氨酶（IU/L）	谷草转氨酶（IU/L）	总蛋白（g/L）	白蛋白（g/L）	总胆红素（μmol/L）	直接胆红素（μmol/L）	间接胆红素（μmol/L）
2 月 20 日	26.26	30.2	45.5	26.37	7.44	1.24	6.2
3 月 6 日	33.08	35.92	44.28	22.18	7.84	1.42	6.42

（2）尿常规及 24 小时尿蛋白定量（如表 2-9-2 所示）。

表 2-9-2　尿常规及 24 小时尿蛋白定量

日期	尿蛋白	红细胞	红细胞（个 /HP）	24 小时尿蛋白定量（g）
2 月 20 日	+++	+++	5 ~ 10	6.33
2 月 23 日	+++	++	3 ~ 5	6.44
3 月 7 日	+++	++	3 ~ 5	5.98

（3）肾穿刺活检（如图 2-9-1 所示）。

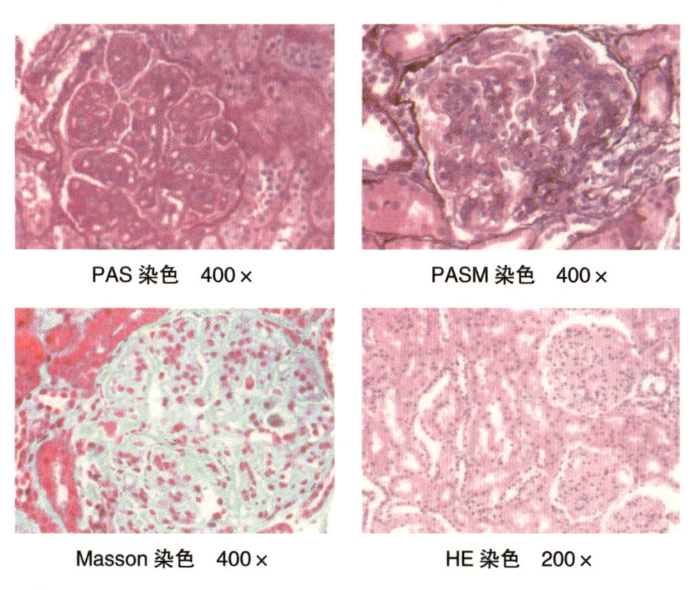

图 2-9-1　肾组织活检光镜图

肾穿刺活检病理报告：肾小球膜增生性病变，考虑乙型肝炎相关性肾炎。肾脏病变类型特点：肾小球膜增生性病变，节段硬化（2/13）。肾小管间质轻度慢性病变（10%）。

本案例患者的诊治见本节相关内容。

二、病历资料（案例 29）

1. 病史

侯 × ×，男，29 岁，主因“双下肢水肿伴泡沫尿 1 个月”入院。

患者1个月前无明显诱因出现双下肢水肿，就诊当地医院，尿常规显示蛋白++、潜血++，遂就诊于山西省人民医院。尿常规显示：蛋白+++、潜血+、微量白蛋白4 443.4mg/L。给予肾炎康复片（2.4g，每天3次）、百令胶囊（2.5g，每天3次）、六味五灵片（1.5g，每天3次），患者治疗半个月后效果欠佳。为进一步诊治，患者再次就诊于山西省人民医院，门诊以“蛋白尿原因待查”收住我科。发现右侧腹股沟疝1个月，发现双侧睾丸微石症、左侧附睾头囊肿1个月。患者否认高血压、糖尿病病史，否认结核病病史，否认手术史、外伤史、输血史；否认食物、药物过敏史；家族史无特殊记载。

病程中，患者无尿频、尿急、尿痛，无腰痛，无咳嗽、咳痰，无头晕、发热，无腹痛、腹泻，无光过敏、口腔溃疡、脱发、皮疹等。

2. 体格检查

呼吸16次/分，脉搏67次/分，体温36.6℃，血压143/87mmHg。精神尚可，神情合作，言语流利；双上肢斑片状淡红色斑疹，有瘙痒；头颅大小及形态正常，无畸形；咽无充血，扁桃体Ⅱ度肿大；双肺呼吸清音，未闻及干、湿啰音；心率67次/分，心律齐，心脏各瓣膜听诊区未闻及病理性杂音；腹软，肾区无叩击痛；双下肢轻度水肿；神经系统未见异常。

3. 实验室检查和辅助检查

患者入院前的相关检查项目及结果如下：

（1）（山西省繁峙县×医院）尿常规检查：潜血++、蛋白++。

（2）（山西省人民医院）实验室检查：尿常规，蛋白+++、潜血+、微量白蛋白4443.4mg/L; 肝功能，丙氨酸氨基转移酶284.95IU/L、天冬氨酸氨基转移酶371.29IU/L、血清白蛋白24.83g/L；24小时尿蛋白定量4.32g。门诊复查，尿常规，尿蛋白+++、尿潜血++、尿微量白蛋白8 403.4mg/L；肝功能，丙氨酸氨基转移酶77.58IU/L、天冬氨酸氨基转移酶144.38IU/L、血清白蛋白28.44g/L。

（3）（山西省太原市第×人民医院）胸部CT检查：双肺CT扫描未见明显异常；腹部CT检查：前列腺左侧结节样钙化，盆腔少量积液，胆囊颈部结石。

4. 初步诊断

肾病综合征，乙型肝炎相关性肾损害？膜性肾病？高血压1级（高危）。

5. 诊治经过

患者主因“双下肢水肿伴泡沫尿1个月”入院。实验室检查示尿蛋白+++、24小时尿蛋白定量4.32g、血清白蛋白24.83g/L，肾病综合征诊断明确。患者转氨酶升高，乙型肝炎小三阳，需除外乙型肝炎相关性肾损害。

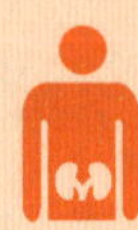

患者入院后的相关检查如下：

（1）肝功能（如表 2–9–3 所示）。

日期	谷丙转氨酶（IU/L）	谷草转氨酶（IU/L）	总蛋白（g/L）	白蛋白（g/L）	总胆红素（μmol/L）	直接胆红素（μmol/L）	间接胆红素（μmol/L）
12 月 22 日	52.8	103.29	48.09	22.57	14.81	3.97	10.84
12 月 28 日	28.93	48.75	51.71	24.66	13.60	3.55	10.25
12 月 31 日	20.25	37.52	47.86	23.97	15.53	5.52	10.01

（2）尿常规及 24 小时尿蛋白定量（如表 2–9–4 所示）。

日期	尿蛋白	红细胞	红细胞（个 /HP）	24 小时尿蛋白定量（g）
12 月 22 日	+++	+	2 ~ 3	3.14
12 月 26 日	+++	++	3 ~ 5	4.52
1 月 4 日	+++	++	4 ~ 6	4.98

（3）传染病检查及 HBV–DNA（如表 2–9–5 所示）。

日期	HBsAg（IU/mL）	HBsAb（mIU/mL）	HBeAg	HBeAb	HBcAb
12 月 22 日	> 250，阳性	12.23	阴性	阳性	阳性

HBV–DNA 定量：2.142×10^5IU/mL。

（4）肾穿刺活检（如图 2–9–2 所示）。

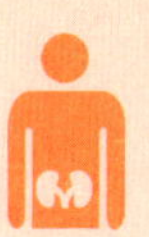

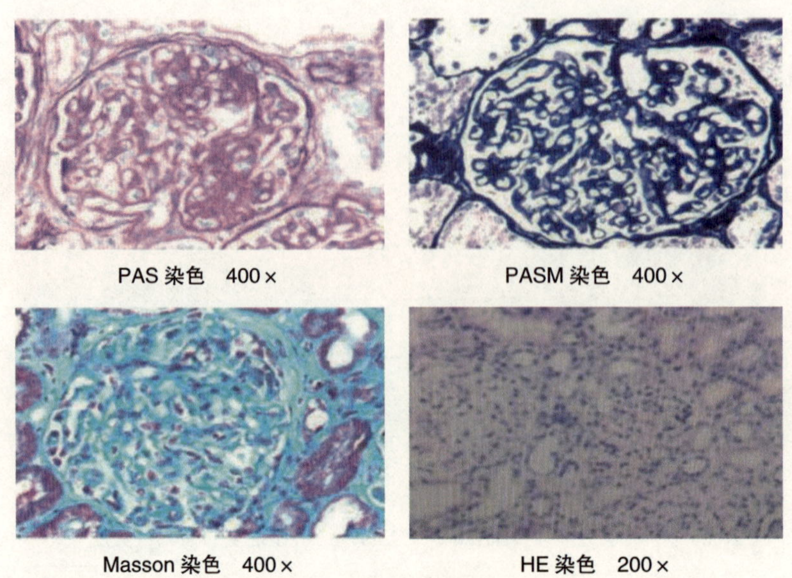

图 2-9-2　肾组织活检光镜图

肾穿刺活检病理报告：考虑乙型肝炎相关性肾炎可能。肾脏病变类型特点：肾小球膜性病变伴节段系膜增生性病变，球性废弃（1/26），节段硬化（6/26）。

本案例患者的诊治见本节相关内容。

三、案例分析（案例 28）

1. 病史特点

（1）中年女性，以“双下肢水肿 20 余天”为主诉。

（2）乙型肝炎病史 20 余年，血清 HBV 抗原阳性，HBV-DNA 病毒复制。

（3）临床表现为大量蛋白尿、低蛋白血症、水肿、高脂血症等典型肾病综合征的表现。

（4）抗磷脂酶 A2 受体抗体阴性，且除外狼疮性肾炎、血管炎等继发性肾小球疾病。

（5）肾穿刺活检病理提示，HBsAg（+），肾脏病变类型特点为肾小球膜增生性病变。

2. 诊断和诊断依据

（1）诊断：肾病综合征、乙型肝炎相关性肾损害、高血压 3 级（很高危）。

（2）诊断依据：

1）临床表现为大量蛋白尿（24 小时尿蛋白定量 6.44g）、低蛋白血症（血清白蛋白 26.37g/L）、高脂血症（总胆固醇 6.24mmol/L）、水肿等肾病综合征特点。

2）血清 HBV 抗原阳性。

3）肾穿刺活检病理类型为膜增生性肾炎，并除外狼疮性肾炎等继发性肾小球疾病；肾组织切片上找到 HBV 抗原。

四、案例分析（案例 29）

1. 病史特点

（1）青年男性，以“双下肢水肿伴泡沫尿 1 个月”为主诉

（2）患者既往无乙型肝炎病史，入院后实验室检查血清 HBV 抗原阳性，HBV-DNA 病毒复制。

（3）临床表现为大量蛋白尿、低蛋白血症、水肿、高脂血症等典型肾病综合征的特点。

（4）抗磷脂酶 A2 受体抗体阴性，且除外狼疮性肾炎、血管炎等继发性肾小球疾病。

（5）肾穿刺病理提示，HBsAg（+），肾脏病变类型特点为肾小球膜性病变伴节段系膜增生性病变。

2. 诊断和诊断依据

（1）诊断：肾病综合征、乙型肝炎相关性肾损害、高血压 1 级（高危）。

（2）诊断依据：

1）临床表现为大量蛋白尿（24 小时尿蛋白定量 4.32g）、低蛋白血症（血清白蛋白 24.83g/L）、水肿等肾病综合征特点。

2）血清 HBV 抗原阳性。

3）肾穿刺活检病理类型为膜性病变伴节段系膜增生性病变，并除外狼疮性肾炎等继发性肾小球疾病；肾组织切片上找到 HBV 抗原。

五、鉴别诊断

患者主要表现为肾病综合征，需与原发性肾病综合征（如膜性肾病、膜增生性肾病、IgA 肾病等）和其他继发性肾病综合征（如狼疮性肾炎等）进行鉴别诊断。

1. 膜性肾病

膜性肾病是一种常见的肾小球肾病，其特征为肾小球基底膜上有免疫复合物沉积。乙型肝炎相关性肾炎患者常伴有 HBsAg 阳性、HBV DNA 阳性，而膜性肾病患者通常为阴性。此外，膜性肾病的免疫荧光检查可发现 IgG 和 C3 的沉积，而乙型肝炎相关性肾炎的肾活检可能显示不同的免疫沉积。

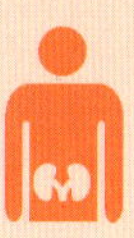

2.IgA 肾病

IgA 肾病是一种免疫球蛋白 A 在肾小球沉积引起的肾小球肾病。乙型肝炎相关性肾炎患者常伴有 HBsAg 阳性、HBV DNA 阳性，而 IgA 肾病患者通常为阴性。此外，IgA 肾病的免疫荧光检查可见 IgA 的沉积，而乙型肝炎相关性肾炎的肾活检可能显示不同的免疫沉积。

3. 膜性增生性肾炎（MPGN）

膜性增生性肾炎是一种肾小球疾病，其特征为肾小球基底膜增厚和细胞增生。乙型肝炎相关性肾炎患者常伴有 HBsAg 阳性、HBV DNA 阳性，而膜性增生性肾炎患者通常为阴性。肾活检结果可能显示不同的肾小球改变和免疫沉积。

4. 系统性红斑狼疮性肾炎

系统性红斑狼疮性肾炎是一种自身免疫性疾病，可引起多器官损害，包括肾脏（称为系统性红斑狼疮性肾炎）。乙型肝炎相关性肾炎患者可能有乙型肝炎病毒感染的相关指标阳性，而系统性红斑狼疮患者则可能有抗核抗体（抗核杭体）阳性、双链 DNA 抗体阳性等自身抗体阳性。此外，系统性红斑狼疮性肾炎的临床表现和肾活检结果也与乙型肝炎相关性肾炎有所不同。

六、处理方案及基本原则

1. 一般治疗

包括低盐饮食、适量优质蛋白饮食。水肿明显时应利尿，给予各种口服利尿剂，严重水肿时可静脉应用呋塞米每次 1 ~ 2mg/kg。有高血压时应予钙通道阻滞剂（CCB），如硝苯地平缓释片 20mg，每天 2 次，或贝尼地平 4 ~ 8mg，每天 1 ~ 2 次；或 ACEI 类药物口服治疗，如卡托普利每天 1 ~ 2mg/kg，每天 2 ~ 3 次。

2. 乙型肝炎相关性肾损害的诊治

乙型肝炎相关性肾损害的治疗旨在控制乙型肝炎病毒感染、减轻肾脏炎症和保护肾功能。治疗方案通常根据疾病的严重程度、肾功能状态以及患者的个体情况而定。

（1）患者入院后进一步完善血常规、肝肾功能、血脂、抗核抗体谱、抗中性粒细胞胞浆抗体、甲状腺功能、传染病、HBV-DNA、胸部 X 线、腹部彩超等相关检查。

（2）饮食和生活方式的管理：患者应该遵循健康的饮食和生活方式，包括低盐低脂、优质蛋白饮食、戒烟、限制饮酒、保持适当的体重等，以减轻肾脏的负担。

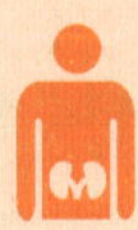

（3）抗病毒治疗：因为未经治疗的活动性 HBV 感染预后较差，所以降低 HBV 的病毒载量至关重要。大部分临床研究证实，蛋白尿的缓解与 HBV 抗原的清除（尤其是

HBeAg）相平行。因为抗病毒治疗（如 IFN-a 及拉米夫定）可以清除 HBV 和缓解蛋白尿，所以被广泛应用。《慢性乙型肝炎防治指南》[①] 中推荐的抗病毒治疗药物主要有以下几种：

普通 IFN-a 和聚乙二醇干扰素 -a（PEGINF-a）均有抗病毒和免疫调节作用。约有 60% 的患者应用 INF-a 后病毒复制得到控制。INF-a 已被批准用于≥ 1 岁的儿童患者，PEGINF-a 已被批准用于≥ 3 岁的儿童患者。INF 的使用疗程需要足够长，INF-a 需要应用 24 周，而 PEGINF-a 需要应用 48 周。目前对乙型肝炎病毒相关性肾炎的治疗，除 HBV-MN 外，IFN-a 的治疗作用暂不确定。IFN-a 治疗的主要优点在于不会产生耐药性，但治疗反应较大，需密切检测。此外，失代偿肝病是 IFN-a 治疗的禁忌证。

口服核苷（酸）类药物（NAS）已被广泛用于 HBV 的治疗，通过抑制 DNA 聚合酶抑制 HBV 复制，其口服方便，耐受性好，但与 IFN-a 相比，需要长期给药。约有 85% 的患者应用 NAs 后病毒复制得到控制。目前，用于 HBV 治疗的 NAs 包括拉米夫定（LMV）、恩替卡韦（ETV）、阿德福韦酯（ADV）、富马酸替诺福韦二吡呋酯（TDF）和替诺福韦 - 阿拉芬酰胺（TAF）等，但药物对于 HBV 感染治疗的有效性仍处于随机对照研究中。拉米夫定容易耐药突变，由于其高耐药率，目前临床不再推荐其作为一线治疗药物。恩替卡韦是目前治疗慢性乙型肝炎的一线用药之一。恩替卡韦被推荐用于 HBV-GN 的治疗，多项临床病例表明，其能够抑制病毒复制、减少蛋白尿和改善肾脏病理改变。阿德福韦酯和替诺福韦吡呋酯有肾毒性，尤其在 GFR 下降的患者中，注意药物剂量调整。

（4）对症治疗：针对高血压、蛋白尿等症状进行对症治疗，如 ACEI 或 ARB 类药物用于降低血压和蛋白尿。

（5）免疫抑制治疗：对于 HBV-GN 的免疫抑制治疗仍充满争议。有研究显示，糖皮质激素可缓解 HBV-GN 患者的蛋白尿，但激素治疗与 HBV-DNA 水平升高相关，且在激素撤除时会有肝功能恶化。因此，不推荐单用激素治疗 HBV-GN。其他常用的免疫抑制剂包括利妥昔单抗和细胞毒性药物。在使用利妥昔单抗和细胞毒性治疗时，无法避免病毒再激活，严重病变可能危及生命。鉴于此在未控制乙型肝炎病毒复制情况下，不推荐给予患者免疫抑制治疗。激素联合抗病毒药物可能比单用激素治疗更安全、更适合于乙型肝炎病毒相关性血管炎或急进型肾小球肾炎患者。血浆置换也可以适用于乙型肝炎病毒相关性冷球蛋白血管炎。有研究发现，血浆分离联合抗病毒药物和（或）免疫抑制剂被证实对 HBV 相关结节性多动脉炎有治疗效果。目前为止，暂缺乏免疫抑制剂治

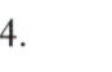

① 中华医学会肝病学分会，感染病学分会 . 慢性乙型肝炎防治指南 [J]. 中华肝脏病杂志，2011，19（1）：13-24.

疗 HBV-GN 其他病理类型的可靠证据。一般来说，所有 HBsAg 阳性患者应在免疫治疗前（治疗前 2 周）、治疗期间、治疗后（12 个月）接受抗病毒治疗。

对于 HBV 感染的 IgA 肾病和局灶节段性肾小球硬化症患者的抗病毒治疗研究很少。观察性队列研究表明，拉米夫定和激素联合对 HBV 非活动携带者 IgA 肾病治疗有好处。钙调磷酸酶抑制剂在乙型肝炎病毒相关性肾炎（MN 和 FSGS）的治疗中发挥积极的作用。一项研究表明，他克莫司联合恩替卡韦治疗能够增加 HBV-GN 的缓解。

由于这类疾病的异质性较大，疾病的预后取决于肾小球疾病的具体病理类型及 HBV 感染的肝外表现。HBV-MN 成年患者自发缓解的可能性较小，多倾向进展为终末期肾衰竭。因此，这类患者除需抗病毒药物控制乙型肝炎病毒复制外，还需全面进行系统化治疗。HBV-MN 儿童患者自发缓解率较高，很少进展为终末期肾衰竭。这类患者应选择无免疫抑制剂的保守治疗。冷球蛋白血症患者常出现急剧肾功能恶化，且伴有血管炎和新月体形成，早期血浆置换可能有效。结节性多动脉炎患者若乙型肝炎病毒感染未治疗，预后较差。

研究证实，抗乙型肝炎病毒药物和免疫抑制剂联合治疗乙型肝炎病毒相关肾炎的临床效果明显，既能抑制 HBV-DNA 复制和促进 HBV 抗原转阴，又能明显缓解蛋白尿，同时延缓肾功能进展。然而，此结论基于目前较少的观察性研究或病例报道，亟须前瞻性、大样本、高质量随机对照研究得出具有代表性的结论。

（6）肝炎的治疗：选用保肝降酶药物，如水飞蓟宾（益肝灵，利肝素）、奥拉米特（阿卡明）、门冬氨酸钾镁、能量合剂和多种维生素等。

（7）抗血小板聚集药：双嘧达莫（潘生丁）5 ~ 8mg/（kg · d），分 3 次口服。

（8）定期随访和监测：患者需要定期接受医生的随访和监测，包括肝功能指标、肾功能指标、HBV DNA 水平、尿常规等，以评估疾病的进展和治疗效果。

3. 转诊及社区随访

乙型肝炎相关性肾损害是一种由乙型肝炎病毒（HBV）感染引起的肾脏疾病，其诊断和治疗通常需要由肾脏病专科医生进行评估和管理。以下是需要考虑患者转诊及社区随访的情况：

（1）确诊需要进一步评估的病例：在初步诊断为乙型肝炎相关性肾损害的情况下，有时需要进行肾脏活检以明确病理类型和病情严重程度。肾脏活检是确诊乙型肝炎相关性肾损害以及确定最佳治疗方案的重要工具。肾脏病专科医生对于肾脏活检的解读和临床意义的评估更为准确，因此这类患者需要转诊至相应的专科医疗机构。

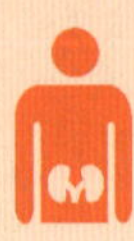

（2）治疗选择有限的情况：如果患者对于常规的抗病毒治疗或免疫调节治疗无反

应，或存在药物耐受性，需要专科医生进行更深入的治疗选择。专科医生可以根据患者的具体情况，评估不同治疗方案的利弊，并制定个体化的治疗方案。

（3）合并其他严重疾病的患者：如出现严重肾功能不全或血栓栓塞并发症，需要血液透析等建议转诊至上级医院。

（4）需要教育和心理支持的患者：乙型肝炎相关性肾损害患者及其家人可能对疾病的认识和管理存在偏差，需要医生提供相关的教育和心理支持。在社区随访中，医护人员可以向患者和家人提供针对乙型肝炎相关性肾损害的健康教育和生活指导，帮助他们更好地理解和管理疾病。

（5）记录和追踪：基层医疗机构应该建立完善的患者档案系统，记录患者的诊断信息、治疗方案、检查结果等重要信息。医护人员应该定期对患者进行随访和追踪，评估治疗效果、监测病情变化，并及时调整治疗方案。

综上所述，基层医疗机构在乙型肝炎相关性肾损害的管理中扮演着至关重要的角色。通过加强筛查与早期诊断、合理治疗与管理、及时转诊与协作、建立健全的记录与追踪机制，可以提高患者的生活质量，减少并发症的发生率，更好地保护患者的肾功能和全身健康。

七、要点与讨论

1. 乙型肝炎相关性肾损害的诊断标准

主要依据 1989 年乙型肝炎病毒相关性肾炎座谈会拟定的诊断标准[①]，患者需满足以下 3 点才可诊断：

（1）血清乙型肝炎抗原阳性。

（2）患者患有肾小球肾炎并可除外狼疮性肾炎等继发性肾小球肾炎。

（3）肾脏病理中需要找到乙型肝炎的抗体。

最后一条最为基本，缺此不可。

2. 诊断上常见误区

对于社区全科医生，要求能掌握乙型肝炎相关性肾损害的诊断要点，经常容易犯错的是还没有确定 HBV-DNA 是否复制就开始免疫抑制治疗。对于 HBV 和抗磷脂酶 A2 受体抗体阳性的膜性肾病患者，其理想情况当然是在免疫抑制治疗前，启动抗病毒治疗，并在 HBV 转阴后，再启动免疫抑制治疗。然而，在临床实践中，应因地制宜。在部分

① 中华内科杂志编委会 . 乙型肝炎病毒相关性肾炎座谈会纪要 [J]. 中华内科杂志，1990，29：519-521.

情况下，同时启动抗病毒治疗和免疫抑制治疗并非不合理。例如，若患者发生急进性肾小球肾炎，则应同时启动抗病毒治疗和免疫抑制治疗。在这些罕见情况中，应与肝病科共同会诊，进行多学科管理。对于不容易诊断的乙型肝炎相关性肾损害患者，及时转诊上级医院，行肾穿刺活检明确诊断，确定治疗方案后再在社区随访。抗病毒治疗是乙型肝炎相关性肾损害的基础治疗，治疗的周期长。治疗期间的随访往往在社区完成，作为全医生应掌握药物常见的不良反应及应对治疗方案，及时判断不良反应的严重程度，决定停药及转诊时机。

八、思考题

1. 乙型肝炎相关性肾损害的诊断要点有哪些？

2. 乙型肝炎相关性肾损害的常见病理类型有哪些？

3. 哪些情况下乙型肝炎相关性肾损害患者需要转诊？

九、科普小常识

1. 乙型肝炎相关性肾损害会引发什么疾病？

（1）肾功能不全：分为急性肾功能不全和慢性肾功能不全。预后严重，是威胁生命的主要病症之一。肾功能不全可分为肾功能储备代偿期、肾功能不全期、肾功能衰竭期和尿毒症期。

（2）高血压：指在静息状态下动脉收缩压和（或）舒张压增高（≥140/90mmHg），常伴有脂肪和糖代谢紊乱以及心、脑、肾和视网膜等器官功能性或器质性改变，以器官重塑为特征的全身性疾病。临床上很多高血压患者特别是肥胖型常伴有糖尿病，而糖尿病也较多伴有高血压，因此将两者称之同源性疾病。

（3）慢性肝炎：由急性乙型肝炎、急性丙型肝炎久治不愈，病程超过半年，而转为慢性的肝炎。常见症状有纳呆、疲倦、腹胀、腹痛、胁痛等。

（4）肝功能衰竭：肝细胞受到广泛、严重损害，机体代谢功能发生严重紊乱而出现的临床综合征，简称肝衰竭。肝衰竭发生于许多严重的肝脏疾病过程中，症候险恶，预后多不良。患者通常有黄疸、肝性脑病、出血、脑水肿、肺水肿、腹水等症状。

2. 乙型肝炎相关性肾损害有哪些临床表现？

乙型肝炎相关性肾损害的临床表现是多样化的，包括肾脏病变的典型症状和体征，也可能伴随其他系统的症状。

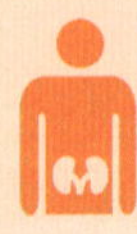

（1）蛋白尿：是乙型肝炎相关性肾炎最常见的症状之一。蛋白尿可以是少量的，

也可以是大量的，通常是由于肾小球滤过膜的损害导致蛋白质从尿液中泄漏出来。

（2）血尿：血尿也是乙型肝炎相关性肾炎的常见症状之一，表现为尿液呈现红色或棕色。

（3）水肿：由于肾脏滤过功能的损害，体内水分和盐类潴留，导致水肿，特别是在脚踝和眼睑处。

（4）高血压：肾脏损害会影响体内液体和电解质的平衡，导致血压升高。

（5）肾功能损害：逐渐发展的肾脏病变可能导致肾功能受损，表现为血肌酐和尿素氮等肾功能指标升高。

（6）肾小球病变的症状：乙型肝炎相关性肾炎可以引起多种肾小球病变，如膜性肾病、膜性增生性肾炎等，具体症状包括肾病综合征的表现，如低蛋白血症、高脂血症和水肿。

（7）其他系统症状：部分患者可能伴有乏力、食欲不振、恶心、呕吐等非特异性症状，也可能合并其他器官系统的并发症。

需要注意的是，乙型肝炎相关性肾损害的临床表现因个体差异、疾病进展阶段和肾脏损害的程度而有所不同。有些患者可能仅表现为轻度蛋白尿或血尿，而另一些患者可能出现严重的肾功能损害和水肿等症状。因此，在面对可疑的乙型肝炎相关性肾损害病例时，需要综合患者的临床表现、实验室检查和肾脏组织学结果进行全面评估和诊断。及早诊断和治疗对于减轻病情和保护肾功能至关重要。

3. 乙型肝炎相关性肾损害的预后如何？

如患者有乙型肝炎活动，肾损害可伴随 HBV 血症持续数年，部分患者的肾损害在数月或数年内加重，最终导致慢性肾衰竭，需要血液透析甚至肾移植治疗。一部分患者可有持续性蛋白尿而无进行性肾损害，蛋白尿严重时可致肾病综合征，相反蛋白尿也可以一定程度减轻及临床静止数年，1/3 的患者有进行性氮质血症，最终导致肾衰，需要行透析维持肾功能。

然而，大部分新生儿及儿童乙型肝炎相关性肾损害临床预后良好，仅 10% 有进行性氮质血症和肾衰。儿童患者肾损害可自发消退，伴随着肝病活动终止及肾损消退，蛋白尿消失。

（编者　陈平）

第十节　丙型肝炎相关性肾损害（案例30）

核心提示

❖掌握丙型肝炎的诊断要点。

❖掌握丙型肝炎相关性肾损害的诊断要点。

❖掌握丙型肝炎相关性肾损害的治疗方法。

一、病历资料

1. 病史

李 ××，女，57 岁，主因“双下肢水肿 4 个月余”入院。

患者 4 个月前无明显诱因出现双下肢对称性、可凹性水肿，无胸憋、气紧，无咳嗽、咳痰，无尿频、尿急、尿痛等不适，未予重视。后双下肢水肿症状逐渐加重，并逐渐蔓延至全身，伴肉眼血尿、尿量减少（具体量不详），伴腰痛、腹胀，无明显胸憋、气紧，无咳嗽、咳痰，无口疮，无关节肿痛，无光过敏、脱发，无皮疹等特殊不适，遂就诊于当地医院住院治疗。患者在住院期间，实验室检查示血清白蛋白 26.30g/L、尿蛋白 +++，口服中药汤剂（具体成分及剂量不详）、利尿剂（具体药物不详）对症治疗后，上述症状无明显减轻。为进一步诊治，患者入住我科。

患者 20 年前于当地医院行胆囊切除术，并行输血治疗；5 年前于当地医院行子宫肌瘤切除术。患者否认高血压、糖尿病病史，否认肝炎、结核病病史，否认外伤史；否认食物、药物过敏史。父亲因慢性阻塞性肺疾病去世，母亲因心脏病及结核病去世。已婚，育有 1 子 1 女。

2. 体格检查

体温 36.2℃，脉搏 100 次 / 分，呼吸 18 次 / 分，血压 106/84mmHg，身高 178cm，体重 72kg。一般情况可，神清语利，对答切题；双侧眼睑水肿，右结膜充血水肿，巩膜无黄染；颈无抵抗；咽无充血，扁桃体无肿大；全身浅表淋巴结未触及肿大；双肺呼吸音清，未闻及干、湿啰音；心率 100 次 / 分，心律齐，心脏各瓣膜听诊区未闻及病理性杂音；腹部膨隆，腹软，无压痛、反跳痛，肝、脾肋缘下未触及，叩诊移动性浊音阴性；双肾区叩击痛阴性；双下肢轻度可凹性水肿；足背动脉搏动未见减弱。

3. 实验室检查和辅助检查

患者入院前于当地医院实验室检查：血清白蛋白 26.30g/L。

患者入院后完善实验室检查：

血生化：丙氨酸氨基转移酶 28.32IU/L，天冬氨酸氨基转移酶 18.17IU/L，总蛋白 45.04g/L，白蛋白 18.81g/L，总胆红素 8.25 μmol/L，直接胆红素 1.71 μmol/L，间接胆红素 6.54 μmol/L，r– 谷氨酰转肽酶 38.39IU/L，尿素氮 10.48mmol/L，总胆固醇 7.74mmol/L，低密度脂蛋白胆固醇 4.66mmol/L，甘油三酯 3.28mmol/L，球蛋白 26.23g/L。24 小时尿蛋白定量 12.3g。丙型肝炎病毒核酸（丙型肝炎病毒 –RNA）定量 8.87×10^6IU/mL。抗磷脂酶 A2 受体抗体 IgG 检测（抗磷脂酶 A2 受体）20.26RU/mL。尿常规：蛋白质 ++、尿胆原 +，酸碱度 5.0，酮体 +++。

4. 初步诊断

肾病综合征、丙型病毒性肝炎（以下简称丙型肝炎或丙肝）。

二、诊治经过

患者主因“水肿 4 个月余”入院。患者颜面部及双下肢水肿，伴尿量减少。患者入院时有低蛋白血症（血清白蛋白 18.81g/L）、大量蛋白尿（24 小时尿蛋白定量 12.3g）、血脂异常（总胆固醇 7.74mmol/L、低密度脂蛋白胆固醇 4.66mmol/L、甘油三酯 3.28mmol/L）。

双肾彩超（如图 2–10–1 所示）。

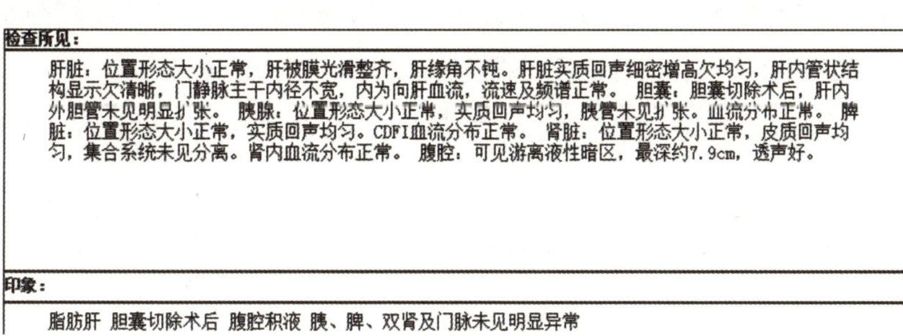
检查所见：

肝脏：位置形态大小正常，肝被膜光滑整齐，肝缘角不钝。肝脏实质回声细密增高欠均匀，肝内管状结构显示欠清晰，门静脉主干内径不宽，内为向肝血流，流速及频谱正常。 胆囊：胆囊切除术后，肝内外胆管未见明显扩张。 胰腺：位置形态大小正常，实质回声均匀，胰管未见扩张。血流分布正常。 脾脏：位置形态大小正常，实质回声均匀。CDFI血流分布正常。 肾脏：位置形态大小正常，皮质回声均匀，集合系统未见分离。肾内血流分布正常。 腹腔：可见游离液性暗区，最深约7.9cm，透声好。

印象：

脂肪肝 胆囊切除术后 腹腔积液 胰、脾、双肾及门脉未见明显异常

图 2–10–1　双肾彩超

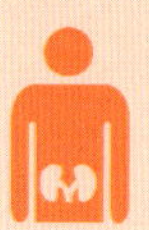

肾穿刺活检（如图 2-10-2 所示）。

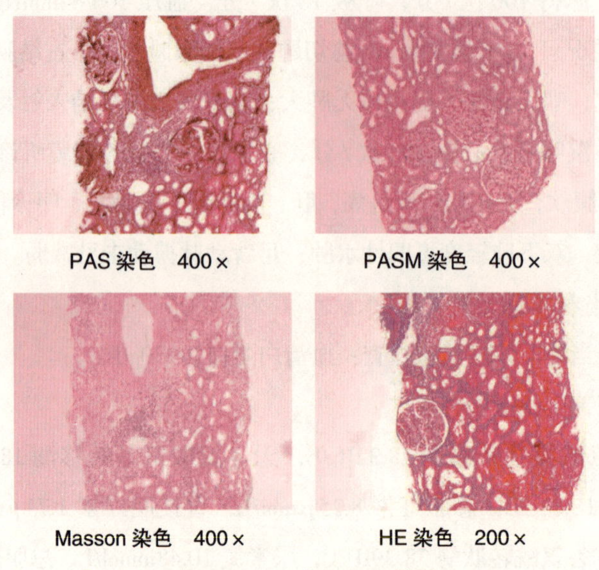

图 2-10-2　肾组织光镜图

本案例患者初步考虑肾病综合征，具体治疗见本节相关内容。

三、案例分析

1. 病史特点

（1）患者女性，57 岁，以“双下肢水肿 4 个月余”为主诉。

（2）患者 4 个月前无明显诱因出现双下肢对称性、可凹性水肿，未重视。后症状逐渐加重，逐渐蔓延至全身，伴肉眼血尿、尿量减少（量不详），伴腰痛、腹胀。

（3）体格检查：颜面部水肿，咽部无充血，无扁桃体肿大，呼吸音粗，双下肺呼吸音减弱，双下肢对称性、可凹性水肿。

（4）实验室检查和辅助检查：低蛋白血症（18.81g/L，＜ 30g/L），大量蛋白尿（12.3g/24h，＞ 3.5g/24h），血脂异常（总胆固醇 7.74mmol/L、甘油三酯 3.28mmol/L）。双肾彩超显示：双肾大小、位置正常，皮质回声均匀，肾内血流分布正常。

（5）患者入院后实验室检查显示抗核杭体、免疫功能未见明显异常，传染病检查提示丙型肝炎病毒感染、肝功能正常。

（6）为明确肾脏病理类型，入院后完善肾穿刺活检，结果提示 I 期膜性肾病，待电镜检查进一步证实。

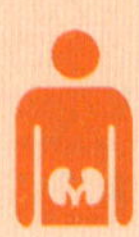

2. 诊断和诊断依据

诊断：肾病综合征，I 期膜性肾病，丙型肝炎相关性肾损害可能，丙型肝炎。

（2）诊断依据：

1）有颜面部水肿，双下肢对称性、可凹性水肿。

2）实验室检查提示：低蛋白血症，大量蛋白尿，血脂异常。

3）传染病学检查提示：丙型肝炎，丙型肝炎病毒 -RNA 定量检测明显升高。

4）肾穿刺活检病理提示：I 期膜性肾病。

3. 诊断思路

临床上出现皮肤紫癜、关节痛、类风湿因子阳性和低补体血症，同时出现急性肾炎综合征合并肾病综合征等多系统受累应考虑丙型肝炎病毒（HCV）的可能性。肾活检表现为膜增生性肾炎和冷球蛋白血症性肾损害。血清中存在丙型肝炎病毒感染的证据及血清冷球蛋白血症性肾损害。血清中存在丙型肝炎病毒感染的证据及血清冷球蛋白阳性有助于诊断。

4. 鉴别诊断

（1）原发性小血管炎：原发性小血管炎是指以小血管壁的炎症和纤维素样坏死为病理特征的一组系统性自身免疫性疾病。原发性小血管炎可见于各年龄组，中老年多见，多系统受累，实验室检查指标呈现炎症反应（血沉增快、C- 反应蛋白阳性）时高度怀疑原发性小血管炎的可能。常表现为急性肾损害。部分患者也可仅表现为急进性肾炎综合征；少数早期轻型患者则可表现为单纯血尿，组织活检如见到典型的少免疫沉积性小血管炎病则可以确诊。典型肾脏病理改变是肾小球毛细血管袢纤维素样坏死和（或）新月体形成。血清抗中性粒细胞胞浆抗体阳性有助于鉴别诊断。

（2）狼疮性肾炎：常见于青年女性，多系统受累。临床表现多样，多表现为肾炎综合征和（或）肾病综合征。活动期血尿、蛋白尿和白细胞尿常见，约 1/4 表现为大量蛋白尿，也可有不同程度的肾功能异常。狼疮性肾炎也可以出现明显的远端和近端肾小管异常。肾外表现多样，常见皮肤黏膜、关节肌肉、血液系统、中枢神经系统和心血管系统等不同程度受累。其中血液系统受累可表现为自身免疫性溶血性贫血、白细胞和血小板减少。血清抗核抗体等多种自身抗体阳性有助于鉴别。

（3）过敏性紫癜：儿童多见，但也发生于成人。大龄儿童或成人肾脏受累较为严重。过敏性紫癜多发于冬季。约 1/4 患者有过敏史，部分患者再次接触过敏原或遇冷后可复发。约 1/3 患者有前驱感染史。常见皮肤、关节、胃肠道和肾脏受累。临床上表现为急性肾炎综合征。肾活检以 IgA 为主在肾小球和血管壁沉积。

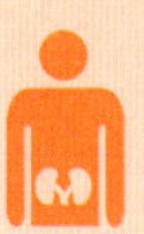

（4）人类免疫缺陷病毒（HIV）相关性肾损害：丙型肝炎病毒感染与 HIV 感染途径类似，且 HIV 也可引起肾损害，因此丙型肝炎病毒相关肾炎的患者还应除外 HIV 感染。HIV 临床上主要表现为蛋白尿、肾病综合征和肾功能不全，部分患者可有高血压。可有多种自身抗体形成，如抗肾小球基底膜抗体、抗核抗体等，但肾活检一般无相应肾小球病表现。HIV 相关肾损害多表现为塌陷型局灶节段性肾小球硬化症。血清 HIV 抗体阳性。HIV 感染者出现蛋白尿、肾功能不全和高血压，肾活检呈塌陷型局灶节段性肾小球硬化症者可诊断人类免疫缺陷病毒相关的肾脏病（HIVAN）。

四、处理方案及基本原则

1. 一般治疗

给予利尿消肿、保肾、抗凝等对症支持治疗。

2. 针对本案例患者的相关诊治

（1）患者出院后转山西省 × 传染病医院，抗丙型肝炎病毒治疗 3 个月后病毒转阴，出院。

（2）患者于 2018 年 7 月开始口服糖皮质激素 + 环磷酰胺对症治疗。后复查血清白蛋白逐渐上升至 33.24g/L，24 小时尿蛋白定量下降至正常水平（0.23g）。

（3）监测血糖、血压升高，皮下注射胰岛素、口服贝尼地平。监测血糖、血压控制可。

3. 肾病综合征相关并发症治疗

肾病综合征相关并发症的治疗：

（1）血栓栓塞：2019 年 2 月患者出现下肢静脉血栓，给予口服利伐沙班治疗。

（2）感染：患者右眼疼痛，长期口服激素和环磷酰胺，不能排除感染可能，请眼科会诊后考虑右眼带状疱疹性角膜炎、右眼带状疱疹性睑皮炎，建议更昔洛韦滴眼液、更昔洛韦乳膏、贝复舒乳膏、妥布霉素滴眼液、玻璃酸钠滴眼液局部用药。

五、要点与讨论

1. 丙型肝炎病毒病原学及流行病学特点

丙型肝炎病毒属于黄病毒科肝炎病毒属，传播途径以血液传播为主。据世界卫生组织 2018 年资料显示，全球范围内约有 7 100 万人患有慢性丙型肝炎病毒感染，全世界每年约有 140 万名肝炎病毒感染者死亡。

丙型肝炎病毒尚无有效疫苗预防，只能通过对高危人群的筛查、治疗、管理，切断

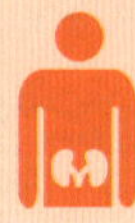

传播途径和及时治疗减少丙型肝炎病毒的传播。丙型肝炎病毒基因易变异，目前分为 6 个基因型及多个亚型。在我国丙型肝炎病毒基因型分布与地域相关，基因 1 型和 2 型较为常见，其次为 3 型和 6 型，基因 4 型和 5 型罕见。

丙型肝炎病毒暴露后 1~3 周外周血可检测到丙型肝炎病毒 RNA，3 个月后约 90% 患者可出现抗丙型肝炎病毒抗体，部分患者可出现自发性病毒清除。病毒清除后，抗丙型肝炎病毒仍可阳性。病毒血症持续 6 个月以上可断为慢性丙型肝炎病毒感染，丙型肝炎病毒感染慢性化率为 55%~85%。丙型肝炎病毒感染进展多缓慢，感染后 20 年肝硬化发生率为 5%~15%，感染后 30 年肝细胞癌（HCC）发生率为 1%~3%。一旦进展为肝硬化，HCC 年发生率为 2%~4%。肝硬化和 HCC 是慢性丙型肝炎患者的主要死因。肝硬化患 10 年生存率约为 80%，如出现肝功能失代偿，10 年生存率仅为 25%。HCC 在诊断后的第一年，死亡可能性为 33%。

为减少丙型肝炎病毒感染的危害，世界卫生组织倡议，到 2030 年在全球清除丙型肝炎病毒感染，我国政府也做出相同的要求。由于血液透析目标患者明确，治疗药物可及，医疗费用医保可付，因此，提出到 2025 年底在我国血液透析患者中清除丙型肝炎病毒感染（Zeroby2025）。清除丙型肝炎病毒感染将杜绝透析中心急性丙型肝炎暴发事件，消除丙型肝炎对血液透析患者健康的威胁，提高场地和设备使用效益，提升透析患者生命质量。《慢性肾脏病合并丙型肝炎病毒感染诊断、治疗和预防的临床实践指南（2023）》建议，对所有慢性肾脏病患者进行抗丙型肝炎病毒检测。抗丙型肝炎病毒阳性患者，应进行丙型肝炎病毒 RNA 定量检测，以明确是否为现症感染。

急性丙型肝炎诊断标准：

（1）流行病学史：就诊前 6 个月以内有明确的流行病学史。

（2）临床表现：多数患者发病隐匿，无明显临床症状；可有全身乏力、食欲减退、恶心和右季肋部疼痛等；少数伴低热，黄疸，轻度肝大，部分患者可出现脾大。

（3）实验室检查：有明确 6 个月内抗丙型肝炎病毒和（或）丙型肝炎病毒 RNA 检测阳性，伴或不伴肝功能异常。

具有上述（1）+（2）+（3）或者（2）+（3）可诊断急性丙型肝炎。

慢性丙型肝炎诊断标准：丙型肝炎病毒感染超过 6 个月，或有 6 个月以前的流行病学史，或感染日期不明；抗丙型肝炎病毒及丙型肝炎病毒 RNA 阳性，肝组织病理学检查符合慢性肝炎。根据症状、体征、实验室及影像学检查结果综合分析，亦可诊断慢性丙型肝炎。

2. 丙型肝炎病毒相关性肾病

丙型肝炎病毒属于嗜淋巴细胞病毒，可引起 B 淋巴细胞的多克隆增殖，导致多种免疫介导性疾病。免疫复合物介导肾小球肾炎是丙型肝炎病毒感染常见的肝外表现，可伴或不伴混合型冷球蛋白血症血管炎的证据。丙型肝炎病毒感染通常与蛋白尿、各种肾小球病和终末期肾病的高风险有关。丙型肝炎病毒阳性与肾移植后移植物和患者生存率降低有关。丙型肝炎病毒感染的治疗是肾移植患者和肾功能减退患者面临的一大临床挑战。

丙型肝炎病毒相关性肾小球肾炎（丙型肝炎病毒 –GN），主要表现为蛋白尿和镜下血尿，伴或不伴有估算的肾小球滤过率下降。据报道，各种组织学类型的肾脏疾病与丙型肝炎病毒感染有关，包括膜增生性肾小球肾炎（MPGN）、膜性肾病、局灶节段性肾小球硬化症、增殖性肾小球肾炎、纤维性肾小球肾炎、免疫触柄样肾小球病、IgA 肾病、肾血栓性微血管病、血管炎性肾脏受累和间质性肾炎。与 II 型混合性冷球蛋白血症（MC）相关的 I 型 MPGN 是最常见的丙型肝炎病毒相关肾小球病。然而，大多数肾脏疾病是无症状的，因此丙型肝炎病毒感染患者应筛查蛋白尿、血尿、高血压和冷球蛋白血症。

丙型肝炎病毒相关肾小球疾病主要是病毒抗原 – 免疫复合体形成与肾小球基底膜沉积的结果。丙型肝炎病毒相关肾小球疾病主要是病毒抗原 – 免疫复合体形成与肾小球基底膜沉积的结果。此外，丙型肝炎病毒也是结节性多动脉炎（PAN）的重要原因，丙型肝炎病毒使免疫复合物在中等大小血管中的沉积，导致肾性血症和梗死，类似于乙型肝炎病毒 PAN 和特发性 PAN。丙型肝炎病毒患者中已经描述了其他形式的肾小球免疫复合沉积，包括系膜增殖性和局灶性增殖性肾小球肾炎和 IgA 肾病。

丙型肝炎病毒阳性患者应每年筛查微量白蛋白尿、镜下血尿、冷球蛋白血症、补体因子和高血压。如果怀疑冷球蛋白血症，应保持血清保温，并在 37°C 下进行检测。蛋白尿、肾功能受损和冷球蛋白血症患者需要进行肾活检。反之亦然，应筛查 MPGN 或膜性肾病患者的丙型肝炎病毒感染。

慢性肾脏病和丙型肝炎病毒在流行病学上是相关的，因为患者在透析单位更容易接触丙型肝炎病毒，丙型肝炎病毒感染会直接诱发肾脏损伤。此外，由于未知的机制，丙型肝炎病毒感染增加了慢性肾脏病的风险。

丙型肝炎相关性肾小球肾炎（丙型肝炎病毒 –GN）病理类型：

（1）混合型冷球蛋白血症肾小球肾炎（CGN）：冷冻球蛋白是单免疫球蛋白或混合免疫球蛋白。它们在低温（37℃）下可可逆沉淀。低温球蛋白血症可以是特发性（原发性）或继发性系统疾病。丙球蛋白的临床表现因其类型而异。由含有丙球蛋白的免疫复合物沉淀而引起的全身炎症的临床综合征可能会发展，最常影响肝脏、肾脏和皮肤。

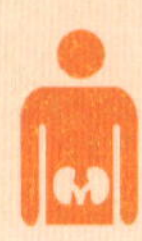

根据循环免疫球蛋白将冷冻球蛋白分为三大类。I 型冷冻球蛋白血症通常是单克隆免疫球蛋白 M（IgM）、G（IgG）或 A（IgA）。

而继发性低温球蛋白血症与淋巴增生障碍、自身免疫疾病、传染病等特殊疾病有关。

丙型肝炎病毒诱发的冷球蛋白血症患者通常没有症状或临床表现。据报道，至少有 1/3 的 II 型冷球蛋白血症患者有肾脏受累，在各个系列中患病率范围为 20% ~ 56%。其中 30% 的病例存在紫癜、乏力和关节痛三联征。仅 2% ~ 3% 的患者出现冷球蛋白血症性血管炎。丙型肝炎病毒相关冷球蛋白血症性肾炎患者分别有 20% 和 30% 的患者出现肾病或急性肾炎综合征，并伴有肾功能恶化。丙型肝炎病毒相关冷球蛋白血症性肾炎患者中部分出现少尿性急性肾功能衰竭。大多数患者（80%）患有严重高血压。C4 和 C1q 的血清水平通常非常低。70% 的患者丙氨酸转氨酶水平升高。大多数此类患者为类风湿因子（RF）阳性。肾外表现通常伴有肾脏疾病的复发。肾脏疾病一般呈惰性病程，需要透析治疗的终末期肾病相对少见（占病例的 10%）。

免疫复合物介导的膜增生性肾小球肾炎（MPGN）是最常见的病理类型，通常见于Ⅱ型冷球蛋白血症患者。其特点是大量冷球蛋白沉积（在毛细血管腔内可形成血栓样物质），免疫荧光常见 IgG、IgM、C3 及丙型肝炎病毒抗原沉积于系膜区和毛细血管壁。由于单核细胞和多形核白细胞浸润，肾小球细胞数显著增加，系膜细胞和基质增生，毛细血管内皮肿胀和基底膜分层；电镜可见大量内皮下沉积物，约 30% 的患者合并肾小动脉血管炎。管腔内和内皮下沉积物在电子显微镜下可能具有纤维状图案，可能代表冷球蛋白沉积。病理学上这种大量毛细血管腔内血栓和血管炎在临床上常常表现为急进性肾炎综合征和快速进展性肾衰竭。

对于丙型肝炎病毒相关的肾小球病和冷球蛋白血症性肾病的治疗，可以提出三种方法：抗病毒治疗，以防止丙型肝炎病毒对肾脏的进一步直接损害和免疫复合物的合成；B 细胞耗竭疗法，以防止免疫复合物和冷球蛋白的形成；靶向炎症细胞的非特异性免疫抑制治疗，以防止免疫复合物的合成和治疗冷球蛋白相关的血管炎。

（2）无冷球蛋白沉积的 MPGN：I 型 MPGN 是与慢性丙型肝炎病毒感染最密切相关的肾小球肾炎。应在有蛋白尿、冷球蛋白血症和低补体血症的抗丙型肝炎病毒阳性患者中进行检查。MPGN 主要与 2 型冷球蛋白血症相关丙型肝炎病毒伴冷球蛋白血症患者的 MPGN 患病率更高。据报道，80% 的冷球蛋白血症相关 MPGN 病例存在丙型肝炎病毒 RNA，但只有 25% 的无冷球蛋白血症的 MPGN 病例存在丙型肝炎病毒 RNA。

MPGN 病变的特征是毛细血管内增生、单核细胞浸润、基底膜双轮廓、大嗜酸性粒细胞和 PAS 阳性腔内沉积物以及中小型肾动脉血管炎。在电子显微镜下，通常存在内皮

下沉积物，并且可能具有与冷球蛋白相似的管状和结晶图案。在一项对 188 例丙型肝炎病毒感染患者进行的尸检研究中，发现免疫复合物肾小球沉积的患病率为 54%，明显高于有症状的肾小球肾炎的患病率。在这项研究中，MPGN 是最常见的肾小球肾炎类型，患病率为 11%。

（3）丙型肝炎病毒感染也可以导致其他类型的肾小球免疫复合物沉积。例如膜性肾病、IgAN、局灶节段性肾小球硬化症、纤维素样肾小球病和免疫触须样肾小球病等。这些患者的临床和病理学表现与原发性肾小球疾病中的相同病理类型表现一致但与丙型肝炎病毒的关系不十分明确。

丙型肝炎病毒相关膜性肾病的临床表现和组织学表现与特发性膜性肾病相似。通常血清补体水平正常，血清中不存在冷球蛋白和类风湿因子（RF）。Yamabe 等人发现，8% 的膜性肾病患者抗丙型肝炎病毒阳性或丙型肝炎病毒 RNA 阳性，而其他类型肾小球肾炎（不包括 MPGN）患者的这一比例不到 1%。在一项对丙型肝炎病毒感染的肾移植受者进行的研究中，3.6% 的患者在肾移植后出现膜性肾病。在所有这些患者中均可检测到丙型肝炎病毒 RNA。不存在冷球蛋白血症、低补体血症或 RF。临床表现和组织学表现与移植后特发性新发膜性肾病相似。事实上，丙型肝炎病毒阳性患者的肾活检结果显示膜性肾病的比例为 18.2%，而丙型肝炎病毒阴性患者的这一比例为 7.7%。因此丙型肝炎病毒感染可能与肾移植后的膜性肾病有关。

丙型肝炎相关性肾损害的治疗：

（1）抗病毒治疗：目前关于丙型肝炎病毒相关肾炎的抗病毒治疗主要是基于干扰素的使用。

《慢性肾脏病合并丙型肝炎病毒感染诊断、治疗和预防的临床实践指南（2023）》对丙型肝炎相关性肾损害治疗建议如下：所有丙型肝炎相关性肾损害患者均应接受抗病毒治疗（1A）。对于肾功能稳定和（或）伴有非肾病性蛋白尿的丙型肝炎相关性肾损害患者，采用直接抗病毒药物（DAA）方案进行初始治疗（1C）。

（2）B 细胞耗竭治疗及非特异性免疫抑制剂治疗：使用利妥昔单抗与 B 细胞表面的 CD20 结合，可以使循环和组织中的 B 细胞迅速耗竭，阻断冷球蛋白、单克隆 IgM 及循环免疫复合物的形成，对丙型肝炎病毒相关肾病有治疗作用。冷球蛋白血症性肾损害的传统治疗方法包括糖皮质激素、免疫抑制剂和血浆置换。

对于重度冷球蛋白血症或快速进展肾衰竭的丙型肝炎相关性肾损害患者，推荐 DAA 治疗的同时应用免疫抑制剂和（或）血浆置换治疗。肾病综合征应根据不同特征包括肾功能不全、病理损伤急慢性程度进行个体化治疗。肾病综合征和规范 DAAs 治疗未能改

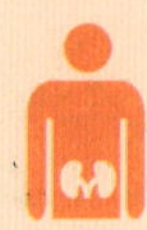

善且组织学呈活动性丙型肝炎相关性肾损害，推荐 DAAs 治疗基础上加用免疫抑制治疗；利妥昔单抗可作为一线免疫抑制剂使用。DAAs 方案的剂量和疗程与普通患者一致。

近年来 DAAs 在临床广泛应用并取得良好效果，可减少尿蛋白并改善 GFR。对于重度冷球蛋白血症或丙型肝炎病毒导致的严重肾小球疾病（肾病综合征或肾功能迅速减退）患者除 DAAs 治疗外，应同时使用免疫抑制剂和（或）血浆置换治疗。血浆置换（每周 3 次，持续 2~3 周）可有效去除血浆中的冷球蛋白，减少免疫复合物在肾脏中沉积。既往最常用的传统免疫抑制方案为糖皮质激素和环磷酰胺［2mg/（kg·d）］，持续 2~4 个月联合治疗，严重者可使用甲基泼尼松龙冲击治疗，0.5~1g/d，3 天为 1 个疗程。该方案后期可序贯硫唑嘌呤维持治疗。近年来，针对 B 细胞靶向清除的生物制剂利妥昔单抗（每周 375mg/m^2，持续 4 周，或者分 2 次注射，每次 1 000mg，间隔 2 周）已被证实可显著减少丙型肝炎相关性肾损害尿蛋白，改善肾功能，目前已成为一线免疫抑制治疗药物。两个小型 RCT 研究比较利妥昔单抗与传统的免疫抑制方案疗效，发现利妥昔单抗可快速显著地改善冷球蛋白血症血管炎的临床症状和长期预后，少数复发患者再次使用利妥昔单抗仍然有效。但应注意利妥昔单抗与严重感染并发症有关，包括极为罕见的丙型肝炎病毒再激活导致的胆汁淤积性肝病以及较常见乙型肝炎病毒再激活。严重细菌感染更常发生于应用多种免疫抑制剂的肾移植患者，高龄（>70 岁），GFR 降低［<60mL/（min·1.73m^2）］和同时使用大剂量糖皮质激素是最常见的危险因素。在无法使用利妥昔单抗情况下，也可使用传统的免疫抑制剂。

不伴严重并发症（如血栓栓塞事件，严重低蛋白血症、浆膜腔积液和肾衰竭）的肾病综合征患者可通过 DAAs 治疗获得蛋白尿缓解，因此可暂不使用免疫抑制剂而仅给予抗凝等支持治疗，若病情无改善或加重且组织学呈活动性丙型肝炎相关性肾损害再启动免疫抑制治疗。其他可能改善预后的治疗还包括霉酚酸酯维持治疗，肾素－血管紧张素系统阻滞剂降蛋白尿治疗，控制血压、利尿等。

（3）肾移植患者相关丙型肝炎病毒治疗：肾移植后的抗病毒治疗通常不是首选，因为 IFN 的疗效有限，并且通过诱导 T 淋巴细胞增加 15% ~ 64% 肾移植患者排斥反应的风险。然而，在 Pageaux 等人的公开试验研究中，基于 PEG-IFN-α 的治疗在肾移植患者中实现了显著的持续病毒学应答（SVR），肾功能不全的风险较低。在钙调磷酸酶抑制剂中，发现环孢菌素特异性抑制肝细胞中的丙型肝炎病毒；然而，他克莫司没有观察到这种作用。此外，在接受环孢菌素治疗的肾移植患者中，肝纤维化的进展不太严重。因此，环孢菌素可能是丙型肝炎病毒感染肾移植患者免疫抑制治疗的更好选择。

为了预防丙型肝炎并发症并提供适当的治疗方法，需要肾脏以及肝脏专科之间多学

科的协作。

3. 诊断思路

所有丙型肝炎病毒感染患者应至少每年检测 1 次蛋白尿、血尿、高血压及肾功能。存在肾脏异常的丙型肝炎病毒感染患者应检测冷球蛋白、补体、类风湿因子。有明确蛋白尿和肾功能异常的丙型肝炎病毒感染患者应考虑行肾穿刺活检。临床上出现皮肤紫癜、关节痛、类风湿因子阳性和低补体血症，同时出现急性肾炎综合征合并肾病综合征等多系统受累应考虑到丙型肝炎病毒的可能性，肾活检可表现为膜增生性肾炎和冷球蛋白血症性的肾损害。实验室检查主要有冷球蛋白血症、类风湿因子阳性和低补体血症。检测冷球蛋白时应在 37℃条件下取血，血清放置在 4℃条件下 48~72 小时。冷球蛋白的量与临床病情活动无关。血清中存在丙型肝炎病毒感染的证据及血清冷球蛋白阳性有助于确诊。

所有混合性冷球蛋白血症患者，以及病理表现为 MPGN、膜性肾病、PAN 的患者均应评估是否存在丙型肝炎病毒感染。

4. 诊疗路径

临床表现典型且比较轻的患者可以不用肾穿，直接上 DAA；不典型或比较重的患者需要肾穿，以明确诊断。

中度冷球蛋白血症、肾功能快速恶化及严重肾病综合征建议加用利妥昔单抗（每周 375mg/m^2，4 剂，或 1 000mg，2 剂，间隔 2 周）± 激素 ± 血浆置换（每周 3 次，持续 2 ~ 3 周，不要输完利妥昔单抗马上置换）。注意：单纯的大量蛋白尿不是免疫抑制剂治疗的指征。如利妥昔单抗不可使用，可换用传统方案（激素 + 环磷酰胺 ± 血浆置换）。

DAA 治疗常用的药物有丙通沙（索磷布韦、维帕他韦，泛基因型）、夏帆宁（来迪派韦、索磷布韦，特异基因型）和泽必达（艾尔巴韦、格拉瑞韦，特异基因型）。用法：1 天 1 片，肾功能不全无须减量，无肝硬化或代偿期肝硬化 12 周，失代偿期肝硬化 24 周。但丙型肝炎病毒 RNA 阴性的丙型肝炎相关性肾损害是否需要 DAA 治疗仍不明确。

5. 肾活检的指征和时机

《慢性肾脏病合并丙型肝炎病毒感染诊断、治疗和预防的临床实践指南（2023）》及《肾小球疾病管理临床实践指南》均建议，对具有典型免疫复合物肾小球肾炎表现和 GFR 稳定的丙型肝炎病毒感染患者可以不进行肾活检直接给予 DAA 治疗，如果治疗后达到持续病毒学应答但 GFR 或蛋白尿仍恶化，或考虑同时给予免疫抑制治疗时，应进行肾活检。丙型肝炎病毒感染患者临床表现不典型或呈现快速进展性肾小球肾炎、严重肾病综合征，应进行肾活检。

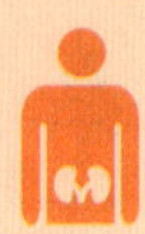

由于活动性肾小球肾炎或冷球蛋白血症发作导致 GFR 进行性下降的患者，应同时给予免疫抑制治疗。如果 DAA 治疗不能改善肾小球肾炎，建议进行免疫抑制治疗。如果存在肾病综合征，应根据各种因素进行个体化治疗，包括肾功能不全的严重程度和肾病综合征的程度。当需要免疫抑制治疗时，利妥昔单抗通常作为一线药物。

六、思考题

1. 哪些患者应高度怀疑丙型肝炎相关性肾损害可能?

2. 丙型肝炎相关性肾损害的常见病理类型有哪些?

3. 如何治疗丙型肝炎相关性肾损害?

4. 丙型肝炎的诊断要点是什么?

七、科普小常识

1. 丙型肝炎的传播途径有哪些?

丙型肝炎病毒通过血液、性接触和母婴 3 种途径传播。

其中血液传播是丙型肝炎最主要的传播途径。丙型肝炎病毒污染的血液及其制品、物品都可能导致病毒传播。比如使用非一次性注射器和针头、未经严格消毒的器械、内侵入性诊疗操作，以及未严格无菌操作的纹身、扎耳洞等。

2. 哪些人易患丙型肝炎?

（1）凡是有输血或献血史的人。特别是在 1996 年前接受过输血或有反复献血或有单采血浆史的患者，这与我国对献血员丙型肝炎抗体筛查技术及制度的逐渐完善相关。

（2）与他人共用注射器的人。

（3）与丙型肝炎感染者有密切接触，包括夫妻、子女、父母及其他密切接触者。

（4）在不正规医院进行过牙科手术、肌内或静脉注射、针灸的人。在消毒不严的场所进行耳朵打孔、纹身美容、修脚等的人。

（5）诊疗过程中有过意外刺伤的医护人员。

（6）长期血液透析的患者以及接受器官移植的患者，定期筛查，并且筛查时需注意排除抗丙型肝炎病毒假阴性。

3. 丙型肝炎能治愈吗?

通过服用丙型肝炎抗病毒药物，就可以治愈丙型肝炎。目前大部分丙型肝炎患者的治疗周期为 12 周，治愈率高达 95% 以上。

切忌盲目使用偏方进行治疗，这样不仅可能会延误病情，错过最佳治疗时机，还可

能会加重肝脏的负担，导致病情加重。此外，丙型肝炎治疗也不建议盲目服用保肝药物。很多“保肝药”都是通过肝脏代谢的，用药太多的话，只会加剧丙型肝炎患者本来就脆弱的肝脏负担。

（编者　张蕊）

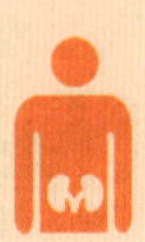

第三章

肾小管间质疾病

第一节　急性间质性肾炎（案例 31 ～ 32）

核心提示

❖掌握急性间质性肾炎的诊断要点。

❖掌握急性间质性肾炎的治疗要点。

一、病历资料（案例 31）

1. 病史

张 ××，女，61 岁，主因“胸憋、气短，伴乏力、纳差 3 天”入院。

2018 年 11 月 9 日患者无明显诱因出现活动后胸憋、气短，伴心悸，休息 10 分钟上述症状可缓解。同时伴恶心、乏力、纳差，无发热，无呕吐、腹痛、腹泻、黑便，无咳嗽、咳痰，无胸痛、咯血，无水肿，无肉眼血尿，无皮疹、出血点，无脱发、光过敏、口腔溃疡，无膀胱刺激征。为进一步诊治，患者 11 月 12 日入住山西省人民医院心内科。患者入院后发现血肌酐高达 588.17μmol/L，11 月 14 日转入我科。

患者高血压病史 15 年，血压最高 185/80mmHg，口服施慧达、美托洛尔，血压控制在 150/70mmHg 左右，夜尿增多半年；2 型糖尿病史 15 年，服用二甲双胍控制血糖，血糖控制不详。7 年前患者行冠脉造影检查提示：左前降支中段和远段见斑块形成，左回旋支发出大钝缘支后见 70% 狭窄，右冠状动脉中支见斑块形成，目前口服单硝酸异山梨酯。2011 年患者被诊断为呼吸睡眠暂停综合征、混合型高脂血症。2012 年患者被诊断为双膝关节炎重度退行性病变，长期间断服用止痛药（去痛片、扶他林片），近期服用金骨莲胶囊。

患者否认传染病病史，否认手术史，否认外伤史，否认输血史，否认食物、药物过敏史；已婚已育；否认吸烟史、饮酒史；否认冶游史；25 岁结婚，生育 1 子，配偶健康；父健在，母已故（死因不详），兄弟、姐妹、子健康，无与患者类似疾病，无家族遗传倾向的疾病。

2. 体格检查

体温 36.2℃，脉搏 70 次 / 分，呼吸 22 次 / 分，血压 164/80mmHg，身高 166cm，体重 80kg。一般情况可，发育正常，贫血貌，肥胖体型，神清语利；全身皮肤、黏膜无黄染；浅表淋巴结未触及；巩膜无黄染，睑结膜苍白；唇微绀，咽部无充血，扁桃体无肿大；双肺呼吸音清，未闻及干、湿啰音；心率 70 次 / 分，心律齐，心脏各瓣膜听诊区未闻及病理性杂音；腹软膨隆，全腹无压痛、反跳痛，肝、脾肋缘下未触及，肠鸣音正常；双膝关节变形，不能伸直；双下肢无水肿；神经系统无特殊。

3. 实验室检查和辅助检查

（1）血常规：白细胞计数 9.25×10^9/L、中性粒细胞 86.9%、嗜酸性粒细胞 0.7%、嗜酸性粒细胞计数 0.06×10^9/L、血红蛋白 98g/L、血小板计数 239×10^9/L。

（2）肾功能：2018 年 11 月 12 日，血肌酐 588.17μmol/L、尿素氮 30.05mmol/L；2018 年 11 月 14 日，血肌酐 610.45 μmol/L、尿素氮 29.55mmol/L。

（3）电解质：钾 6.3mmol/L、钙 2.15mmol/L、无机磷酸盐 1.21mmol/L。

（4）肌钙蛋白 –I 0.00ng/mL、B 型钠尿肽 86.00pg/mL、糖化血红蛋白 6.5%。

（5）尿常规：潜血 +–、蛋白 +–、白细胞 +–、亚硝酸盐 –，相对密度 1.015、pH6.5，镜检红细胞偶见 /HP，白细胞 10 ~ 15 个 /HP。

（6）便常规：正常。

（7）心电图：大致正常。

4. 初步诊断

冠状动脉粥样硬化性心脏病、不稳定性心绞痛、高血压病 3 级（极高危）、2 型糖尿病、膝关节退行性病变、肾功能不全待查、贫血、泌尿道感染。

5. 诊治经过

患者主因“胸憋、气短，伴乏力、纳差 3 天”入院。

患者无胸痛症状，实验室检查示肌钙蛋白、B 型钠尿肽正常范围，结合心电图检查，排除急性冠脉综合征。患者入院后实验室检查示血肌酐进行性升高，1 年前血肌酐正常、尿常规正常，病史中有使用扶他林（非甾体类抗炎药）及中药病史。初步考虑急性肾损伤、急性间质性肾炎。

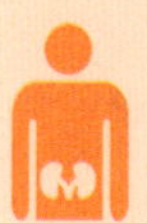

患者转入肾内科后相关检查项目及结果如下：

（1）实验室检查：C-反应蛋白61.90mg/L、甲状旁腺素109.0pg/mL；抗链O 133.00IU/mL、类风湿因子 <12.50IU/mL；贫血检查，铁5.38 μmol/L、铁蛋白182.8ng/mL、叶酸9.80 μg/L、维生素 B_{12} 151ng/L、促红细胞生成素测定36.46mIU/mL；传染病各项均阴性，抗中性粒细胞胞浆抗体阴性，抗肾小球基底膜抗体阴性，抗核抗体谱各项均阴性；IgG、IgA、IgM、补体C3、补体C4、Ig κ、Ig λ 各项均正常。血清、尿标本免疫固定电泳：无M蛋白带，与IgG、IgA、IgM和抗 κ 轻链、抗 λ 轻链均未形成特异性反应沉淀带。尿肌酐3 762.91 μmol/L、N-乙酰 β-D 氨基葡苷酶3.77IU/L、β-D 半乳糖苷酶0.83IU/L、尿微量白蛋白32.66mg/L、半乳糖苷酶/尿肌酐1.95IU/gCr、氨基葡苷酶/尿肌酐8.86IU/gCr、尿微量白蛋白/尿肌酐76.73mg/g、24小时尿蛋白定量0.99g（尿量3 100mL）。尿本周蛋白定性试验阴性。

（2）影像学检查：

1）泌尿系彩超：双肾体积增大，左右肾大小分别12.9cm × 5.5cm、12.8cm × 5.5cm，皮质厚度分别约0.9cm、0.9cm，皮质回声增高，皮髓分界欠清晰，双肾血流分布减少，双侧输尿管、膀胱未见明显异常。

2）腹部彩超：脂肪肝、胆囊切除术后、肝内外胆管未见明显扩张，胰、脾及门脉未见异常。

3）心脏彩超：左房扩大，二、三尖瓣反流（少量），肺动脉高压（轻－中度），左室舒张功能减退。

4）胸部X片：右肺中叶索条影，左肺门影增浓。

（3）病理检查：

骨髓穿刺病理显示：铁利用差，未见浆细胞。

肾脏活检病理报告（如图3-1-1所示）：肾小管间质急性病变中－重度，灶片状肾小管上皮细胞刷状缘脱落，见裸基底膜及小管炎，伴轻度慢性病变，小灶肾小管萎缩，基膜增厚，间质灶状单个核细胞浸润，多灶嗜酸性粒细胞及中性粒细胞浸润。早期糖尿病肾脏病、急性间质性肾炎，不能完全除外高血压肾损伤。

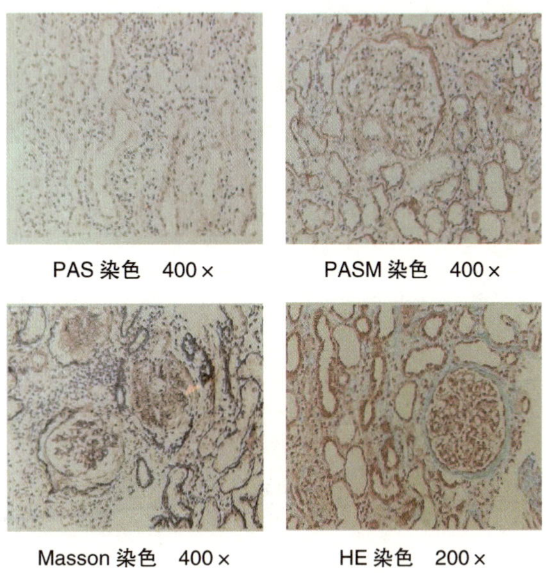

图 3-1-1　肾组织光镜图

治疗方案如下：

（1）卧床休息；嘱咐患者低盐、低脂、优质蛋白质饮食。

（2）停用止痛药（去痛片、扶他林）、金骨莲胶囊。

（3）降压，硝苯地平控释片 30mg，每天 2 次；美托洛尔片 25mg，每天 2 次；降糖，皮下注射胰岛素。

（4）纠正贫血、酸中毒，扩冠、改善心肌供血。

（5）肾脏替代治疗，改善患者临床症状，帮助肾功能恢复，同时为肾穿刺活检术创造条件。

（6）肾脏病理提示急性间质性肾炎、高血压肾损害以及早期糖尿病肾脏病，故针对急性间质性肾炎给予糖皮质激素（短期 3 个月左右）治疗，甲基强的松龙 80mg/d，静点，3 天，之后泼尼松片 30mg/d，口服，同时给予补钙对症。

（7）监测血压、血糖；调整降压药物，调整胰岛素方案。

（8）患者肾穿刺活检术后，右侧腰痛，彩超提示存在血肿（9.7cm×3.3cm），实验室检查示炎症指标（C- 反应蛋白）较前明显增高，结合患者存在糖尿病，为易感染高危人群，不除外血肿合并感染，给予肾毒性较小的头孢三代，且据估算的肾小球滤过率决定抗生素剂量，使用头孢哌酮舒巴坦 1.5g，Q8H，抗感染治疗。

（9）监测血常规、C- 反应蛋白，观察出血以及感染控制情况；复查血肌酐，动态观察肾功能恢复情况；复查肾脏彩超，观察血肿吸收情况。

（10）营养对症支持治疗。

（11）3个月后激素逐渐减停，血肌酐已降至174μmol/L。目前血肌酐维持在151.2μmol/L（患者血肌酐未完全恢复正常，提示存在高血压肾损害—慢性肾功能不全基础）。血肌酐（μmol/L）变化曲线图如图3-1-2所示。

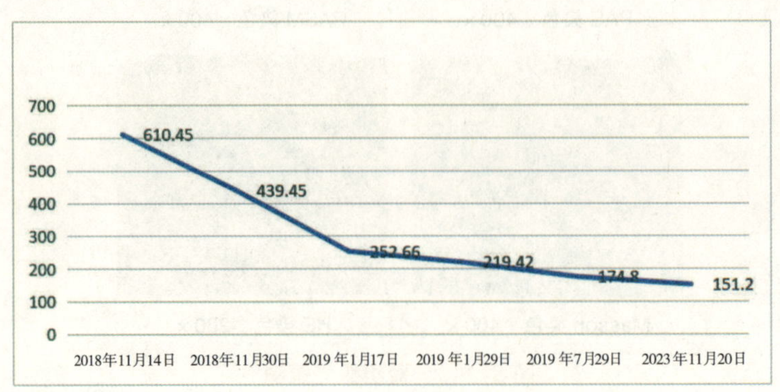

图3-1-2　血肌酐变化曲线图

二、病历资料（案例32）

1. 病史

武××，男性，45岁。主因“血压升高1年余，血肌酐增高1天”入院。

2022年4月患者体检发现血压高164/104mmHg，血压最高188/110mmHg，无头晕、头痛，无恶心、呕吐，血肌酐、尿常规正常，就诊于山西省介休市×医院门诊，给予口服苯磺酸左氨氯地平片（2.5mg/d）、美托洛尔缓释片（47.5mg/d），血压可控制在135/90mmHg左右。2023年6月14日患者饮酒后出现发热，体温最高38.8℃，自行服用布洛芬胶囊1粒退热，之后出现腹胀、恶心、呕吐，呕吐物为胃内容物，伴夜间咳嗽，无咳痰、胸闷、气短，无腹痛、腹泻，自行监测血压波动在165/100mmHg左右，口服上述降压药，血压未见下降。6月20日患者再次就诊于山西省介休市×医院，实验室检查示血肌酐379.80μmol/L。病程中患者无肉眼血尿、水肿，无皮疹、出血点、关节疼痛，无腰痛，无膀胱刺激症及夜尿增多。为进一步诊治，6月21日患者入住我科。

患者本次发病以来，精神、食欲、睡眠可，大便正常，小便量正常，体重未见明显变化。患者癫痫病史3年，平素口服左乙拉西坦片，每次0.25g，每天2次；奥卡西平，每次0.45g，每天3次。患者否认传染病史，否认糖尿病史，否认冠心病史；否认手术史，否认外伤史，否认输血史；否认食物过敏史，否认药物过敏史；已婚已育；父患高血压、糖尿病，母患强直性脊柱炎，1妹患强直性脊柱炎，余1妹、2女健康；家族史无特殊

记载；无家族遗传倾向的疾病。

2. 体格检查

体温 36.3℃，脉搏 89 次 / 分，呼吸 18 次 / 分，血压 158/96mmHg，身高 164cm，体重 57kg。一般情况可，发育正常，营养中等，急性病容，神清语利；全身皮肤、黏膜无黄染，浅表淋巴结未触及；巩膜无黄染，睑结膜无苍白；唇红，咽部无充血，扁桃体无肿大；双肺呼吸音清，未闻及干、湿啰音；心率 89 次 / 分，心律齐，心脏各瓣膜听诊区未闻及病理性杂音；腹软膨隆，全腹无压痛、反跳痛，肝、脾肋缘下未触及，肠鸣音正常；双下肢无水肿；神经系统无特殊。

3. 实验室检查和辅助检查

（1）血常规：白细胞计数 8.03×10^9/L、中性粒细胞 68.00%、嗜酸性粒细胞 3.09%、血红蛋白 119g/L、血小板计数 398×10^9/L。

（2）肝功能：丙氨酸氨基转移酶 95.55IU/L、胆红素正常、r- 谷氨酰转肽酶 318.92IU/L、碱性磷酸酶 156.93IU/L、白蛋白 38g/L、尿酸 446.67 μmol/L。

（3）肾功能：血肌酐 350.1 μmol/L、尿素氮 10.77mmol/L。

（4）血脂：总胆固醇 5.08mmol/L、甘油三酯 2.10mmol/L、低密度脂蛋白胆固醇 4.20mmol/L、高密度脂蛋白胆固醇 1.15mmol/L。

（5）电解质：血钾、血钠、血氯正常，钙、无机磷酸盐均正常。

（6）尿常规：潜血 -、蛋白 -、白细胞 -，相对密度 1.015，pH6.5，镜检红细胞偶见 /HP。

（7）便常规：大致正常。

（8）心电图：大致正常。

（9）肺 CT：双肺多发炎症。

4. 初步诊断

急性肾损伤 3 期、高血压病 3 级（高危）、高尿酸血症、癫痫。

5. 诊治经过

患者目前出现急性肾功能不全，为进一步明确诊断，继续完善相关检查：

（1）C- 反应蛋白 45.63mg/L、甲状旁腺素 48.0pg/mL。

（2）24 小时尿蛋白定量 0.55g。

（3）慢性肾脏病筛查：尿微量白蛋白 32.1mg/L、ACR（尿微量白蛋白 / 尿肌酐）63.1mg/g、尿 α_1- 微球蛋白 44.9mg/L、MCR 尿（α_1- 微球蛋白 / 尿肌酐）88.21mg/g。

（4）肾小管功能：尿 NAG（氨基葡萄糖苷酶）8.70U/L、尿 β_2- 微球蛋白 19.37mg/

L、尿 α_1- 微球蛋白 39.7mg/L、尿视黄醇结合蛋白 5.43mg/L、尿胱抑素 C 0.76mg/L、尿 κ 型轻链 20.5mg/L、尿 λ 型轻链 13.9mg/L、κ / λ 1.47。

（5）抗核抗体谱、抗中性粒细胞胞浆抗体、抗肾小球基底膜均阴性。传染病各项均阴性。

（6）IgG、IgA、IgM、C3、C4 各项均正常。

（7）腹部彩超：肝、胆、胰、脾、门脉未见异常。

（8）泌尿系彩超：双肾大小正常，双肾弥漫回声异常，输尿管、膀胱未见异常。

（9）双肾动脉、双肾静脉、双肾上腺彩超：未见明显异常。

（10）肾脏活检病理结果（如图 3-1-3 所示）：亚急性肾小管间质肾病。肾脏病变类型特点：肾小球轻度系膜增生性病变，球性废弃（5/28）。肾小管间质中度慢性病变（30%），中度急性病变（30%）。

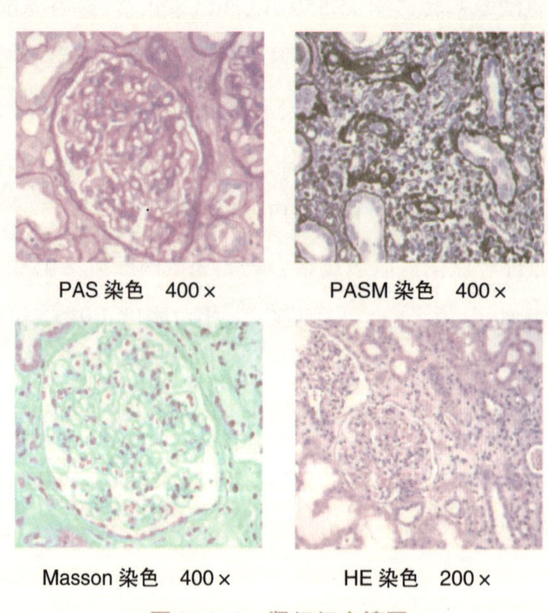

图 3-1-3 肾组织光镜图

电镜诊断：肾小球脏层上皮细胞足突节段融合，基底膜节段轻度皱缩，未见电子致密物沉积。肾小管上皮细胞空泡变性，溶酶体增多，部分微绒毛脱落，部分萎缩。肾间质少量淋巴单核细胞浸润伴胶原纤维增生。结合光镜，符合亚急性肾小管间质肾病。

治疗方案如下：

（1）休息；嘱咐患者低盐、低脂、优质蛋白质、低嘌呤饮食。

（2）控制血压：口服贝尼地平片 4mg，每天 2 次；美托洛尔缓释片 47.5mg，每天 1 次。

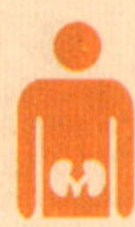

（3）控制癫痫：口服左乙拉西坦片每次 0.25g，每天 2 次；奥卡西平每次 0.45g，每天 3 次。

（4）抗感染：头孢曲松，2.0g/d，静点 6 天。

（5）口服泼尼松片 30mg，每天 1 次。

（6）口服碳酸钙、骨化三醇补钙对症支持治疗。

（7）监测血压、血糖，调整降压药物。

（8）监测血常规、C- 反应蛋白，观察出血以及感染控制情况；复查血肌酐，动态观察肾功能恢复情况；复查肾脏彩超，观察有无血肿。

患者治疗 3 个月后，激素逐渐减停，复查血肌酐已降至 91.8 μmol/L（血肌酐变化曲线如图 3-1-4 所示），24 小时尿蛋白定量 0.14g。

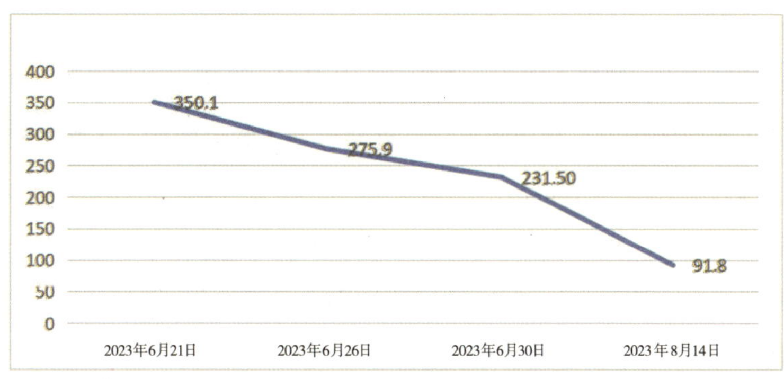

图 3-1-4　血肌酐变化曲线图

三、案例分析（案例 31）

1. 病史特点

（1）老年女性，以“胸憋、气短，伴乏力、纳差 3 天”为主诉。

（2）患者高血压、糖尿病 15 年，冠心病 7 年。

（3）患者发病 1 年前血肌酐、尿常规均正常。

（4）近 3 年患者因膝关节疼痛，长期间断服用止痛药（去痛片、扶他林片），近期服用金骨莲胶囊（扶他林片成分为双氯芬酸钠肠溶片，为非甾体类抗炎药。金骨莲胶囊是一种以苗医为理论基础组方的中成药，其主要成分包括汉桃叶、大血藤、透骨香、金铁锁、八角枫等）。

（5）血肌酐进行性升高，钙、磷正常，甲状旁腺素轻度升高，尿检有形成分少（轻度镜下血尿、轻度蛋白尿），尿中可见白细胞。

（6）体征：血压高，肥胖体型，急性病容，贫血貌，双膝关节炎变形。

（7）实验室检查和辅助检查：血肌酐 588.17 ~ 610.45 μmol/L、尿素氮 29.55mmol/L、钙 2.15mmol/L、无机磷酸盐 1.21mmol/L、24 小时尿蛋白定量 0.99g、尿本周蛋白定性试验阴性、血尿免疫固定电泳无 M 蛋白带。

（8）骨髓穿刺：铁利用差，未见浆细胞。

（9）彩超：双肾体积增大。

（10）肾脏病理结论：急性间质性肾炎（早期糖尿病、高血压肾损伤背景）。

2. 诊断和诊断依据

（1）诊断：急性肾功能不全、急性间质性肾炎、中度贫血、高血压病 3 级（极高危）、高血压肾损害、2 型糖尿病、早期糖尿病肾脏病、膝关节退行性病变、冠状动脉粥样硬化性心脏病、稳定型心绞痛。

（2）诊断依据：

1）明确的用药史，服用止痛药（去痛片、扶他林、金骨莲胶囊）。

2）患者 1 年前尿常规、肾功能正常，近期出现胃肠道症状。实验室检查示血肌酐高且进行性升高，达 610.45 μmol/L。

3）尿有形成分少，潜血 +−，蛋白 +−，镜检红细胞偶见 /HP，白细胞 10 ~ 15 个 /HP。24 小时尿蛋白定量 0.99g（ < 1g），尿本周蛋白定性试验阴性。

4）骨髓穿刺结果：排除多发性骨髓瘤。

5）彩超提示：双肾体积大。

6）肾脏病理：亚急性肾小管间质肾病。

四、案例分析（案例 32）

1. 病史特点

（1）中年男性，以“血压升高 1 年余，血肌酐增高 1 天”为主诉。

（2）既往高血压病史 1 年余。

（3）发病 1 年前血肌酐、尿常规均正常。

（4）发病前 1 周饮酒后口服布洛芬胶囊 1 粒。

（5）实验室检查示血肌酐升高，钙、磷正常，甲状旁腺素正常，尿常规基本正常。

（6）体征：血压高，正常体型，急性病容。

（7）实验室检查和辅助检查：血肌酐 350.1 μmol/L，尿素氮 10.77mmol/L；尿蛋白 −，尿潜血 −，尿白细胞 −；24 小时尿蛋白定量 0.55g。抗核抗体谱、抗中性粒细胞胞浆抗

体、抗肾小球基底膜抗体均阴性。传染病各项均阴性。IgG、IgA、IgM、补体C3、补体C4、Igκ、Igλ各项均正常。

（8）彩超：双肾体积正常。

（9）肾脏病理结论：亚急性肾小管间质肾病。

2. 诊断和诊断依据

（1）诊断：急性肾损伤3期、亚急性肾小管间质肾病、高血压病3（高危）、高尿酸血症、癫痫。

（2）诊断依据：

1）饮酒后服用布洛芬。

2）患者1年前尿常规、肾功能正常，入院前1周血压增高且不易控制，之后发现血肌酐增高。

3）尿有形成分少，潜血 -，蛋白 -，白细胞 -，镜检红细胞偶见/HP、白细胞偶见/HP。24小时尿蛋白定量0.55g（ < 1g）。

（4）彩超提示：双肾体积正常。

（5）肾脏病理。

五、鉴别诊断

（1）案例31、案例32均为肾功能不全，应与以下疾病相鉴别：

1）慢性肾功能不全：慢性肾功能不全多数有明确的肾脏基础疾病，逐渐发展，经过数月（3个月以上）、数年，最终出现的肾功能不全，同时合并贫血、夜尿多、心脑血管疾病、钙磷代谢异常等，影像学提示双肾体积缩小，可进一步支持诊断。

2）急性肾功能不全：病程小于3个月，临床存在引起急性肾损害的原因，常见的有肾缺血、肾毒性药物毒素等，可合并贫血，影像学提示双肾体积正常或者增大。案例31患者发病1年前尿常规及肾功能正常，双肾体积增大，急性诊断成立；案例32患者同样发病1年前尿常规及肾功能正常，双肾体积无变小，急性诊断成立。

3）慢性肾功能不全急性加重：患者既往存在一定程度的肾功能不全，在一些致病因素（感染、急性失血、毒物等）的存在下，导致病情急性加重，肾功能短期急剧恶化。针对既往史的采集尤其重要，是最可靠的诊断依据。案例31患者既往糖尿病、高血压10余年，未正规控制，且肾脏病理提示，29个肾小球中，13个缺血硬化，有一半肾小球废弃，且存在糖尿病早期肾脏病、高血压肾损伤，故不能除外存在慢性肾功能不全基础；案例32患者高血压病史短，既往无基础肾脏疾病史，结合肾脏病理，可除外慢性肾功

能不全急性加重。

（2）案例31患者高血压、糖尿病病史均15年，出现肾功能不全需与高血压肾损害、糖尿病肾脏病V期相鉴别。

1）高血压肾损害。长期的高血压（一般5～10年以上）未得到控制，肾小管比肾小球损害出现早，临床常先有夜尿增多，继而出现轻到中度蛋白尿，常合并动脉硬化性视网膜病变、左室肥厚、冠心病、心力衰竭、脑动脉硬化和脑血管意外，病程进展缓慢，少部分逐渐发展为肾功能不全，最后进入尿毒症期。案例31患者高血压病史15年，合并冠心病，但1年前尿常规及肾功能均正常，用高血压肾损害不能解释患者短期进入终末期肾衰竭。

2）糖尿病肾脏病V期：糖尿病病史长（5年以上），合并糖尿病视网膜病变有助于诊断。糖尿病肾脏病V期是一种持续微量白蛋白尿，逐渐进展为持续性蛋白尿和肾功能进行性下降为特征的临床综合征。糖尿病肾脏病V期主要表现为大量蛋白尿、肾功能不全、估算的肾小球滤过率小于15mL/（min・1.73m^2）。案例31患者糖尿病史虽15年，但1年前肾功能、尿常规正常，不符合此疾病特点。

（3）针对急性肾损伤，需与引起急性肾损伤的部位、病因相鉴别。

1）肾前性因素：常见病因包括有效血容量减少（多种原因引起的休克、重度失水、大出血、肾病综合征和肝肾综合征，大量水分渗入组织间隙和浆膜腔，血容量减少）导致肾血流减少；心脏排血功能下降（各种原因所致的心功能不全，严重的心律失常，心肺复苏后体循环功能不稳定，血压下降）引起肾血流减少。两例患者病史均不支持。

2）肾性因素：包括累及肾小管、肾小球、肾间质、肾血管的疾病。

肾小管：常见肾缺血或肾毒性物质（包括外源性毒素，如生物毒素、化学毒素、抗菌药物、造影剂等和内源性毒素，如血红蛋白、肌红蛋白等）损伤肾小管上皮细胞，导致急性肾小管坏死（ATN）。

肾小球疾病：如急进性肾小球肾炎（可见于原发以及一部分多系继发性肾病，如狼疮性肾炎、过敏性紫癜肾炎等）。急性间质性肾炎（见于药物、感染、自身免疫病等）等引起的间质性损伤。这两例患者尿检有形成分少，有明确非甾类抗炎药物用药史，考虑药物导致的急性间质性肾炎。

肾血管疾病（大血管或者微血管）：如肾动静脉血栓、栓塞，系统性血管炎、血栓性微血管病、恶性高血压等也会引起急性肾损伤。肾活检常可帮助鉴别。

3）肾后性因素：特征是急性尿路梗阻，各种原因引起的机械性尿路梗阻，如结石、泌尿系肿瘤、血凝块、坏死组织阻塞输尿管、膀胱进出口或后尿道；尿路的外压，如腹腔肿瘤、腹膜后淋巴瘤、特发性腹膜后纤维化、前列腺良性增生症；输尿管手术后，结

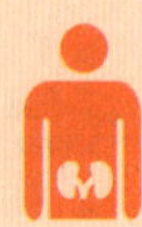

核或溃疡愈合后瘢痕挛缩，肾严重下垂或游走肾所致的肾扭转，神经源性膀胱病变等。超声显像和 X 线检查等可帮助确诊。这两例患者的病史及检查结果均不支持。

（4）急性间质性肾炎的病因鉴别诊断。

1）药物。药物是引起急性间质性肾炎最常见的原因，其中以抗生素（尤其是 β- 内酰胺类抗生素、磺胺类、利福平）及非甾体类抗炎药（特别是布洛芬）最为常见。这两例患者均有非甾体类抗炎药服用史。

2）感染性（细菌、病毒、寄生虫、螺旋体）病原体。

3）免疫性疾病（系统性红斑狼疮、干燥综合征、结节病、抗中性粒细胞胞浆抗体相关性血管炎、TINE 综合征、抗肾小球基底膜病等）。

4）其他病因。如高尿酸血症、高钙血症、恶性肿瘤、淋巴瘤、白血病等。

六、处理方案及基本原则

1. 一般治疗

（1）尽早识别并纠正可逆病因，及时采取干预措施，避免进一步损伤。所有急性肾损伤患者均应卧床休息。维持水、电解质、酸碱平衡是治疗的基石。考虑药物导致的，立即停用可疑药物。适当的营养、热量的补充，防治并发症、治疗原发病。另外急性间质性肾炎多数伴有急性肾小管损伤，使用促红细胞生成素在纠正贫血的同时，促进肾损伤的修复。另外虫草制剂也有一定程度的修复作用。

（2）肾脏替代治疗是急性肾损伤治疗的重要环节，对于有容量负荷重的急性左心衰、严重高钾血症和代谢性酸中毒需要积极肾脏替代治疗，为进一步抗感染、营养支持提供条件。对病情复杂，合并多器官功能衰竭和少尿型急性肾损伤的患者应尽早进行。对于此类患者应根据临床病情决定血液净化的治疗时机，而非单纯检查指标是否达到急性肾衰竭水平。

（3）在选择血液净化方式时，应根据患者病情进行选择，并根据具体情况选择不同的透析剂量、透析器和抗凝剂。连续性血液净化（CBP）是指所有连续、缓慢清除溶质、水分、炎性介质和毒素，调节内环境，对器官功能起保护和支持作用的各种血液净化技术。其中连续静脉 - 静脉血液滤过和连续高容量血液滤过是治疗急性肾衰竭最常用的治疗模式。

2. 处理方案

药物引起的急性间质性肾炎最常见。

（1）主要治疗方法为停用潜在致病药物。对几乎所有疑似急性间质性肾炎患者停

用潜在致病药物。某些情况下需要避免使用某一类药物以及相关类别的药物，如头孢菌素类所致急性间质性肾炎患者应避免使用其他头孢菌素类药物和青霉素。如果有多种潜在致病药物，急性肾损伤较轻微时我们会依次停用，但急性肾损伤较严重时应同时停用。但如果潜在致病药物是严重疾病的关键疗法、没有合理的替代药物以及诊断不明确时（例如尚未进行肾活检），我们暂时选择不停药。

（2）对于病情不严重无须立即透析的急性间质性肾炎患者，停用潜在致病药物后可观察 3 ~ 7 天。如果在此期间肾功能无恢复迹象，则应进行肾活检，并在确诊急性间质性肾炎后开始糖皮质激素治疗。如果可在同一天进行活检，宜等待活检后立即开始糖皮质激素治疗。泼尼松的起始剂量为 1mg/（kg · d）。如果在 3 ~ 7 天的观察期间肾功能稳定或改善，则应将致病药物加入变态反应清单。此外，如果组织学检查证实存在急性间质性肾炎，也应将致病药物加入变态反应清单。

（3）对于经活检证实的急性间质性肾炎患者，建议在停用致病药物的基础上给予糖皮质激素，而不只是停用致病药物。我们确定肾活检和糖皮质激素治疗时机的方法如下：对于疑似急性间质性肾炎导致急性肾损伤的患者，如果病情严重到需要在初始评估后 24~72 小时内进行透析，则应进行肾活检并立即开始糖皮质激素治疗（除非有禁忌证）。一些医生最初会给予甲泼尼龙 500 ~ 1 000mg/d（静脉用），连用 3 天，之后给予 1mg/（kg · d）口服泼尼松，对急性间质性肾炎进行确定性治疗；另一些医生不会先给予甲泼尼龙（静脉用），而是直接开始口服泼尼松治疗。我们认为这两种方法都是合理的。

（4）对于开始糖皮质激素治疗的患者，需要密切监测其疗效，开始适当干预 7 天内通常就会起效。对于接受 1 ~ 2 周治疗后肾功能改善的患者，可在采用泼尼松 1mg/（kg · d）剂量治疗整 2 周后逐渐减量。泼尼松应每 3 ~ 5 天减量 10mg，直到减至 10mg，之后缓慢减量以防止发生肾上腺皮质功能减退症。但应评估糖皮质激素的疗效和副作用，根据患者的具体情况确定治疗疗程。

（5）对于经活检证实的急性间质性肾炎患者，如果糖皮质激素无效或不能耐受长期糖皮质激素治疗，我们建议使用吗替麦考酚酯（MMF）。

（6）肾功能恢复可能性较低的临床指标：肾衰竭持续时间较长（>3 周）；非甾类抗炎药物相关急性间质性肾炎以及肾活检示某些组织学表现（包括间质肉芽肿、间质纤维化和肾小管萎缩）。

3. 转诊及社区随访

（1）对于新发现血肌酐增高的患者，不能明确其诊断，不具备行肾穿刺活检术及病理学检查技术时，应积极转诊。

（2）血肌酐进行性增高（肾功能进行性恶化），尤其对少尿、无尿患者，基层医院不具备血液净化条件者，需要转诊。

（3）能够做出急性肾功能不全的诊断，但对治疗方案的制订缺乏经验时，应积极转诊。

（4）急性间质性肾炎患者治疗中出现感染甚至严重危及生命的感染（任何部位），或出现严重的高血压、高血糖等并发症时，积极转诊。

（5）在上级医院明确诊断，制订了治疗方案，可以在基层和社区医院随访，监测患者有无感染甚至严重的感染；监测血肌酐、尿常规、肝功能等变化情况，监测血压、血糖、体重变化；监测服用药物的其他毒副作用。

七、要点与讨论

对于肾功能不全的诊断，首先，应明确是急性、慢性，还是慢性加急性；其次，明确引起急性肾功能不全的部位；若病变定位在肾实质部位，最后还需明确病因。

1. 急性肾功能不全（急性肾损伤）诊断标准

（1）病程 3 个月以内。

（2）48 小时内血肌酐升高≥ 26.5 μmol/L。

（3）已知或推测过去 7 天内血肌酐升高超过基础值的 1.5 倍。

（4）尿量减少（每小时 <0.5mL/kg）且持续时间在 6 小时以上；或者过去 7 天内，儿童和青年人的估算的肾小球滤过率下降率≥ 25%。

凡符合以上任意一条，即可诊断急性肾损伤。

2. 药物导致急性间质性肾炎的诊断标准

（1）临床特征：

1）三联征：发热、皮疹和嗜酸性粒细胞增多，仅见于不到 10% 的患者。

2）用药史：抗生素、非甾类抗炎药物、质子泵抑制剂（PPI）及免疫检查点抑制剂、中药等（如表 3-1-1 所示）。

表 3-1-1 可引起急性间质性肾炎的药物

药物	临床特点	潜伏期
抗生素	可有三联征	7 ~ 14 天
非甾类抗炎药物	一般无三联征，可伴肾小球病（微小球变肾病、膜性肾病等）	数周 ~ 数月

续表

药物	临床特点	潜伏期
质子泵抑制剂	发病率低，临床表现一般不典型	数周～多日
免疫检查点抑制剂	发病率尚不清楚，再次治疗可能引起急性间质性肾炎复发	数周～多月

3）潜伏期：抗生素为 7 ～ 14 天，非甾类抗炎药物为数周至数月，质子泵抑制剂和免疫检查点抑制剂可能更长。

（2）实验室检查：

1）血检：血肌酐急性或亚急性升高。

2）尿检：可有血尿，少数肉眼血尿。约一半患者可见脓尿，多数可见少量蛋白尿，且以小分子蛋白为主，24 小时尿蛋白定量一般在 2g 以下（非甾类抗炎药物相关急性间质性肾炎可能出现大量蛋白尿），约有 20% 尿检正常。白细胞管型具有一定特征性，但仅见于 <15% 的患者。可伴有明显肾小管损害，肾性糖尿、低渗透压尿，可有近端或远端肾小管酸中毒，偶见 Fanconi 综合征。尿嗜酸性粒细胞因准确性较差，已不再用于急性间质性肾炎的常规检测。

3）基因检测：人类白细胞抗原区域的变异，特别是 HLA-DRB1 × 14 变异，与急性间质性肾炎的易感性和严重程度相关。

4）新型生物标志物：尿 IL-9、TNF-α、CXCL9、CXCL10、M1 ∶ M2 巨噬细胞比例等，临床尚未应用。

（3）影像学及肾脏病理：

1）影像学：排他诊断，B 超可见肾脏增大和回声增强，但无特异性。

2）肾脏病理：为金标准。典型表现为间质水肿、炎细胞浸润（淋巴细胞、单核细胞、散在嗜酸性粒细胞等）及肾小管变性，有时可见嗜酸性肉芽肿。肾小管上皮细胞可呈严重空泡颗粒变性，刷毛缘脱落，管腔扩张等。注意非甾类抗炎药物相关急性间质性肾炎可以无嗜酸性粒细胞，且可能伴肾小球疾病。

3. 诊断上常见的误区

对于社区全科医生，要求掌握急性肾功能不全的定义、引起急性肾功能不全原因以及诊断要点，掌握急性间质性肾炎的病因及临床特点。

一些基层医务人员，对肾功能不全的危害认识不足，对于血肌酐增高者，认为无关紧要；对急性肾功能不全的诊治、预防仍缺乏足够的认识，存在许多盲区和误区，诊疗

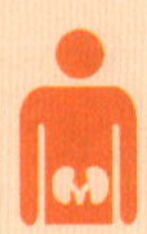

水平参差不齐，存在较高的漏诊率及误诊率；对于发现肾功能不全的患者，不能明确其急慢性。急性肾功能不全多数经过及时救治，肾功能是能够恢复的，若不能正确的做出判断，得不到有效的治疗，进展为慢性肾功能不全，将会给患者带来严重后果，给家庭及社会带来沉重负担。所以对血肌酐增高的患者，要对其积极诊治，明确急慢性，明确损伤部位，明确引起损伤的病因，如果无条件进行诊治，及时转诊上级医院，积极诊治后，可在社区基层随访。

有些人因为身体不适，比如关节疼痛、发热、上感，经常会自行服药，甚至滥用药物，比如滥用抗生素、退烧药、止痛药（非甾体类消炎药）。有些人常常为了退烧自行口服布洛芬，尤其饮酒后服用，会加重此类药物的肾毒性，出现急性肾功能不全（急性间质性肾炎），甚至进展到需要肾脏替代治疗的结局。

对于社区高危人群（如血管造影、肾毒性药物使用等）应早期识别，并加强急性肾损伤的预防，减少发生率。

作为基层医生应掌握药物的毒副作用，尤其是肾毒性药物及应对措施；临床遇到患者时应详细询问病史，对使用可疑药物的患者，及时告诫患者停用这些药物，及时转诊患者，以便争取救治机会，比如争取肾穿刺活检术机会，进一步明确肾脏病理诊断，指导进一步治疗，挽救患者及家庭。

对于基层社区医务人员，接诊患者时，需对患者进行常规的实验室检查，包括血尿常规、肝肾功能、电解质的检查，以明确患者的基础状况，一旦出现新问题，便于判断疾病的性质，尤其是对急性、慢性肾功能不全的判断。

八、思考题

1. 急性肾功能不全的诊断标准是什么？
2. 引起急性间质性肾炎的原因有哪些？
3. 药物导致的急性间质性肾炎的尿液特点有哪些？
4. 哪些情况下急性肾功能不全的患者需要转诊？

九、科普小常识

1. 哪些人容易得急性间质性肾炎？

体质虚弱，易感染病毒、细菌等致病病原体的人容易得急性间质性肾炎。不明原因引起的急性间质性肾炎很难预防。

2. 如何避免急性间质性肾炎的发生或复发？

（1）加强体育锻炼，提高机体免疫力，同时养成良好的卫生习惯，保持室内通风，降低感染风险。

（2）针对不明原因引起的急性间质性肾炎，患者应提高自身免疫力，积极治疗原发疾病。

3. 急性间质性肾炎的真实发病率会被低估吗？

是的。原因如下：

（1）年老体弱的患者通常不会通过肾活检确诊，而是优先选择经验性治疗。

（2）质子泵抑制剂、5-氨基水杨酸类和非甾类抗炎药物相关急性间质性肾炎的患病率增长，而这些急性间质性肾炎通常无明显症状。上述药物相关急性间质性肾炎中的皮疹和嗜酸性粒细胞增多远不如抗生素相关急性间质性肾炎中常见。

4. 急性间质性肾炎能治愈吗？

急性间质性肾炎大多数可以治愈。慢性间质性肾炎虽然通过治疗病情可以得到控制，但是依然会发展成尿毒症。

导致患者出现急性间质性肾炎的原因很多，有些与过敏因素有关，有些与药物因素有关，还有一些不明原因。对于急性间质性肾炎通常停用可疑的药物或过敏的因素后，适当地进行短期糖皮质激素或者联合免疫抑制剂治疗，患者的肾功能多数可以完全恢复正常。不同患者预后差异很大，与病因、肾小管间质损伤的程度、发现和治疗是否及时、慢性化损伤程度有关。如果急性间质性肾炎发现的时间较晚，或者因为某些原因耽误了，就诊时血肌酐高的时间较长（大于3周），肾穿刺看到肾小管萎缩、间质纤维化这些慢性化程度比较高，提示病变慢性化，完全恢复的可能性小。

5. 急性间质性肾炎患者生活上应注意哪些细节？

（1）注意休息，适当体育运动。养成良好生活习惯、注意室内通风，避免感染。

（2）尽量避免再次接触可疑药物。

（3）加强营养，低盐、低脂、优质蛋白质及多种维生素饮食。

（4）遵医嘱服药，尤其是使用激素或者免疫抑制剂，不可随意增减药量或者擅自停药，以免影响疗效，服药期间监测血压、血糖（尤其是三餐后2小时血糖）。

（5）定期复查尿常规、血肌酐等指标，以调整治疗方案。

（编者　渠凤琴）

第二节　慢性间质性肾炎（案例33）

核心提示

❖认清慢性间质性肾炎的临床表现。

❖掌握慢性间质性肾炎的诊断要点。

❖掌握慢性间质性肾炎的治疗方法。

一、病历资料

1. 病史

来××，男，18岁，主因“血肌酐升高5个月，肾造瘘4个月，血尿、腹痛2天余”入院。

2021年9月初患者就诊于山西省人民医院急诊科。实验室检查显示，血红蛋白48g/L、血肌酐597.78μmol/L、尿蛋白++、尿白细胞270个/μL。患者转入我科，给予抗感染、纠正贫血、调节钙磷代谢及酸碱失衡等对症支持治疗后，症状好转，患者出院时复查血红蛋白85g/L、血肌酐315.93μmol/L。2021年9月29日患者再次出现肉眼血尿，伴尿色浑浊。2021年10月初患者出现腹痛，左侧为著，伴排尿不畅、下腹憋胀，复查血常规：白细胞计数 10.16×10^9/L、中性粒细胞%72%、血红蛋白107g/L；肾功能：血尿素氮35.09mmol/L、血肌酐592.9μmol/L、血二氧化碳12.54mmol/L；尿常规，蛋白++、白细胞计烽+++、红细胞5～10个/HP、白细胞满视野/HP。患者行超声引导下双肾盂造瘘术后出院。

因右肾造瘘管自行掉落，近1个多月患者更换右侧肾盂造瘘管3次。2天前患者再次于山西省人民医院更换造瘘管，更换后自觉右下腹突出一肿块，伴腹部胀痛，右侧造

瘘管出血，伴乏力、全身冷汗、头晕、黑矇、意识模糊，就诊于当地医院。因患者血压低，当地医院给予补液及输注浓缩红细胞（4U）。患者意识清晰后，转入山西省人民医院急诊科。泌尿系 CT 提示，右肾造瘘术后出血可能，腹盆腔积血积液；血常规显示，白细胞计数 11.25×10^9/L、中性粒细胞 87.0%、红细胞计数 1.89×10^{12}/L、血红蛋白 57g/L、血小板计数 192×10^9/L；肾功能显示，血尿素氮 23.25mmol/L、血肌酐 501.2 μmo1/L、血二氧化碳 15.41mmol/L，给予抗感染、输注去白细胞悬浮红细胞（4U）后，行肾动脉造影，未见出血，遂转入我科。

患者先天性脊柱裂病史 18 年，于 2003 年及 2016 年分别行手术治疗；先天大小便失禁；2017 年患者因重度贫血给予输血治疗；否认肝炎、结核病病史；否认外伤史；否认食物、药物过敏史；父母体健；未婚，未育；无烟、酒嗜好；家族史无特殊记载。

2. 体格检查

呼吸 35 次 / 分，脉搏 101 次 / 分，体温 36.8℃，血压 136/90mmHg。神清语利，查体合作；皮肤、黏膜未见皮疹、出血点，颜面部陈旧性皮疹；牙齿全部脱落，为义齿；全身浅表淋巴结未触及肿大；结膜苍白，巩膜无黄染；咽无充血，双侧扁桃体无肿大；双肺呼吸音清，未闻及明显干、湿啰音；心率 88 次 / 分，心律齐，心脏各瓣膜听诊区未闻及病理性杂音；腹部膨隆，全腹压痛、反跳痛阳性；双肾区无叩击痛；双下肢无水肿；神经系统未见异常。

3. 实验室检查和辅助检查

山西省人民医院急诊科检查项目及结果如下：

（1）泌尿系（上腹部 + 下腹部 + 盆腔）CT 平扫：①双侧肾盂造瘘术后；②右肾体积增大伴混杂密度影，右肾造瘘术后出血可能，腹盆腔积血积液，请结合临床；③左肾囊性密度影，双侧肾盂肾盏及输尿管壁毛糙增厚，扩张积液；④左侧肾上腺增粗；⑤腹腔及腹膜后多发肿大淋巴结可能；⑥慢性膀胱炎可能；⑦隐性散裂，骶尾骨周围软组织密度增高，请结合临床；⑧右侧股骨头形态异常，髋关节间隙较宽，请结合临床；⑨心包及右侧胸腔积液。

（2）血常规：白细胞计数 11.25×10^9/L、中性粒细胞 87.0%、红细胞计数 1.89×10^{12}/L、血红蛋白 57g/L、血小板计数 192×10^9/L。

（3）血气分析：酸碱度 7.310、二氧化碳分压 28.6mmhg、氧分压 140.6mmhg。实际碳酸盐 14.1mmo1/L，标准碳酸盐 15.4mmol/L，血液剩余碱 –12.2mmol/L。

（4）凝血检查：凝血酶原时间 16.8s，国际标准化比值 1.54，活动度 59%，活化部分凝血活酶时间 27.8s，D– 二聚体 9394ng/mL。

（5）血生化：丙氨酸氨基转移酶 6.58IU/L、天冬氨酸基转移酶 16.46IU/L、白蛋白 22.34g/L、总胆红素 7.87 μmo1/L、淀粉酶 33.11IU/L、尿素氮 23.25mmol/L、血肌酐 501.2 μmol/L、二氧化碳（碳酸氢盐）15.41mmo1/L、钾 4.11mmol/L、钠 138.19mmol/L。

4. 初步诊断

慢性肾脏病 5 期、肾性贫血、代谢性酸中毒、肾造瘘术后、出血失血性休克、腹盆腔积血、腹膜炎、多浆膜腔积液、先天性脊柱裂、复杂性泌尿系感染。

二、诊治经过

患者主因“血肌酐升高 5 个月，肾造瘘 4 个月，血尿、腹痛 2 天余”入院。

患者入院后，给予重症监护，监测尿量、生命体征，积极完善相关检查明确诊断，予以抗感染、纠正贫血、止血、补充凝血因子、纠正酸中毒、保肾等对症支持治疗。2022 年 2 月 24 日患者出现肾造瘘术后出血，失血性休克，经保守治疗无效，情况危急，急诊行全麻下行剖腹探查 + 右肾全切除术 + 血肿清除术 + 肾周粘连松解术，后转入重症医学科。给予患者重症监护，心电、血压、血氧监测；完善血常规、肾功能、心功能、电解质、血气分析、尿常规、心电图等检查评估病情；给予抗感染、镇静、雾化、营养支持治疗，纠正电解质紊乱，积极预防并发症的发生。拔除左腹腔引流管。

患者入院后的相关检查及结果如下：

1. 肾功能检查（如表 3-2-1 所示）

表 3-2-1　肾功能检查

日期	血肌酐（μmol/L）	尿素氮（mmol/L）	尿酸（μmol/L）	CO_2（mmol/L）	K^+（mmol/L）
2 月 23 日	611.8	22.4	388.32	16.55	3.62
3 月 8 日	666.5	19.1	382.7	17.04	3.97
3 月 14 日	650.5	21.34	396.5	20.05	4.06
3 月 21 日	651.4	24.48	382.1	19.61	4.16

2. 血常规检查（如表 3-2-2 所示）

表 3-2-2　血常规检查

日期	白细胞计数（$\times 10^9$/L）	红细胞计数（$\times 10^{12}$/L）	血红蛋白（g/L）	血小板计数（$\times 10^9$/L）
2 月 23 日	9.33	2.26	69	171
3 月 8 日	8.59	2.99	92	262
3 月 14 日	8.69	2.86	94	265
3 月 21 日	9.03	3.02	96	258

3. 肾穿刺活检（如图 3-2-1 所示）

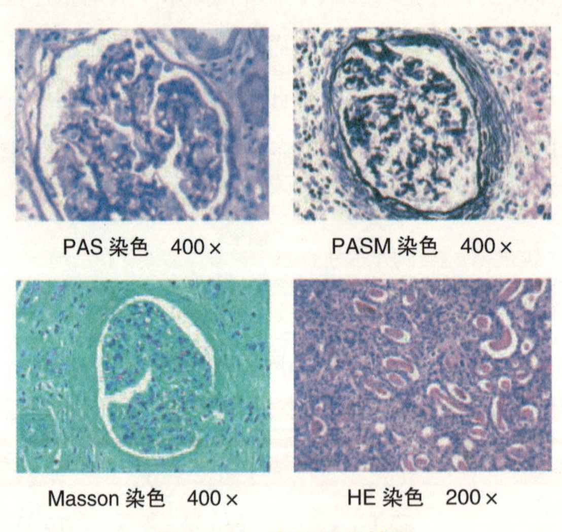

图 3-2-1　肾组织光镜图

（右肾及周围脂肪组织）标本为切除右侧肾脏及部分输尿管，肾脏大小为 10cm×6cm×4.5cm，肾门对侧部分肾表面呈暗红色，似有坏死，未见明确脂肪囊，肾门周围肾表面凹凸不平，输尿管长 5cm，直径 1.5 ~ 2.5cm。沿一侧剖开，输尿管黏膜粗糙，呈颗粒状。沿肾门对侧剖开，肾盂肾盏扩张，肾皮质厚薄不均。另见游离暗红色组织 2 块，大小 15cm×8cm×5cm，肾表面凹凸不平，表面暗红色，切面淡黄，实性，质软。

光镜所见：肾皮质多灶状肾小球萎缩，其余肾小球系膜区轻度增宽，系膜轻度增生，毛细血管袢开放尚可，囊壁节段增厚分层。Masson：肾小球系膜区未见嗜复红物沉积。

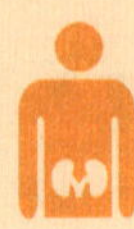

肾小管间质重度急性病变伴慢性病变，多灶性小管萎缩，基膜增厚，呈甲状腺样。部分小管扩张，肾小管切迹形成，多灶肾小管上皮刷状缘脱落，裸基底膜形成，间质纤维化（++），间质灶片状单核样细胞浸润，淋巴滤泡形成。小动脉节段透明变性。石蜡切片荧光染色：IgG、IgA、IgM、C3、C1q、Fibrin 阴性。肾小管和血管壁未见免疫复合物、补体沉积。免疫组化：C4d（－），抗磷脂酶 A2 受体（－）。特殊染色：刚果红染色（－）。

诊断：亚急性肾小管间质肾病、慢性肾盂肾炎。肾脏病变类型特点：慢性肾小管间质肾病（70%）、急性肾小管间质病变（30%）。

本案例患者的治疗见本节相关内容。

三、案例分析

1. 病史特点

（1）青年男性，以“血肌酐升高 5 个月，肾造瘘 4 个月，血尿、腹痛 2 天余”为主诉。

（2）临床表现为尿路梗阻的慢性肾盂肾炎以及贫血、肾功能不全。

（3）肾穿刺活检：病理诊断为亚急性肾小管间质肾病、慢性肾盂肾炎。肾小管弥漫性萎缩，间质中淋巴细胞、单核细胞浸润及多灶或弥漫性纤维化，多灶状肾小球萎缩。

2. 诊断和诊断依据

（1）诊断：慢性间质性肾炎。

（2）诊断依据：

1）有原发病及诱因，有尿路梗阻的慢性肾盂肾炎病史。除此之外，常见贫血、夜尿及多尿，服用止痛剂引起此病的患者还有肉眼血尿及肾绞痛史，到晚期可出现大量蛋白尿、水肿及高血压。

2）早期以肾小管功能受损为主，晚期内生肌酐清除率下降，血中尿素氮及肌酐升高。

3）肾组织活检显示肾小管弥漫性萎缩，间质中淋巴细胞、单核细胞浸润及多灶或弥漫性纤维化，晚期肾小球常被纤维组织包绕、纤维化。

3. 鉴别诊断

慢性间质性肾炎是一种慢性炎症性肾脏疾病，其诊断需要排除其他可能引起类似临床症状和实验室检查结果的疾病。慢性间质性肾炎需要与以下疾病相鉴别：

（1）慢性肾小球肾炎：可能有慢性血尿、蛋白尿等表现。通常表现为持续性血尿、蛋白尿、水肿等。实验室检查，典型的血清蛋白电泳可见异常，24 小时尿蛋白定量增加。肾活检可见肾小球基底膜增厚、系膜增生等肾小球损伤的特征。

（2）慢性肾盂肾炎：病史特点：慢性尿路感染史，如反复发作的肾盂肾炎。临床表现：常伴有尿路感染症状，如尿频、尿急、尿痛等。实验室检查：尿培养可见细菌，白细胞增多，尿液分析异常。影像学检查：肾脏可能有不同程度的积水和肾盂扩张。

（3）糖尿病肾脏病：病史特点：患者有糖尿病史。临床表现：糖尿病肾脏病的典型表现包括蛋白尿、高血压、水肿等。实验室检查：糖化血红蛋白升高，尿微量白蛋白排泄率增加。肾活检：肾小球基底膜增厚、系膜细胞增生、高透明度的肾小球等。

（4）遗传性肾小管间质性肾病：病史特点：家族史中可能有肾脏疾病。临床表现：表现为肾小管功能障碍，如尿液浓缩功能受损、肾小管酸中毒等。实验室检查：尿液中电解质异常，酸碱平衡失调等。遗传学检查：遗传性基因突变可能有助于诊断。

（5）免疫性疾病：自身免疫性疾病，如系统性红斑狼疮、类风湿性关节炎等，可能引起慢性间质性肾炎。免疫系统的异常活化可以导致肾脏组织的炎症和损伤。

鉴别诊断通常需要结合患者的病史、临床表现、实验室检查、影像学检查以及肾脏活检等多种手段，以明确诊断。在某些情况下，可能需要做进一步的遗传学或免疫学检查以确定诊断。因此，建议在临床实践中，由肾脏病专家团队进行全面评估和诊断。

四、处理方案及基本原则

1. 一般治疗

包括合理饮食，限制高蛋白饮食和高盐饮食，避免摄入过多的磷和钾。戒烟限酒，保持适当的体重，保持良好的生活习惯和心理状态。

2. 针对本案例患者的相关诊治

（1）治疗基础疾病或诱因：针对引起慢性间质性肾炎的基础疾病或诱因进行治疗。例如，停止使用可能引起肾损伤的药物，治疗慢性感染等。

（2）控制血压：高血压是慢性间质性肾炎的常见并发症，因此需要积极控制血压。常用的抗高血压药物包括 ACEI、ARB、钙通道阻滞剂等。

（3）保护肾功能：通过控制血压、血糖、血脂等，以及限制蛋白质摄入和钠盐摄入，有助于保护肾功能，延缓疾病进展。

（4）应用皮质类固醇和免疫抑制剂：对于免疫相关性的慢性间质性肾炎，可能需要应用皮质类固醇和免疫抑制剂进行治疗，以减轻肾脏炎症反应。这需要根据具体情况由肾脏病专家评估和决定。

（5）适当补充营养：对于伴有营养不良或贫血的患者，可能需要适当补充营养和铁剂，以改善营养状况和贫血。

（6）监测和调整治疗方案：定期监测肾功能、血压、尿常规等指标，根据患者的病情变化和治疗效果调整治疗方案。

（7）血液透析和肾移植：对于晚期慢性间质性肾炎，当肾功能严重受损时，可能需要进行血液透析或肾移植治疗。

慢性间质性肾炎的治疗需要综合考虑患者的病情严重程度、肾功能损害程度以及患者的整体健康状况。因此，建议患者在专业医生指导下进行个体化治疗，以达到最佳的治疗效果。

3. 转诊及社区随访

慢性间质性肾炎的患者可能需要转诊至肾脏病专科做进一步的评估和管理。以下是慢性间质性肾炎的患者需要考虑转诊及社区随访的情况：

（1）转诊至肾脏病专科：

1）评估：肾脏病专科可以对慢性间质性肾炎患者进行全面的肾功能评估，包括血肌酐、尿素氮等指标的监测，以评估肾功能的程度；对慢性间质性肾炎的病因进行更深入的调查和评估，例如检查患者的病史、药物史、家族史等。

2）治疗和管理：根据患者的病情和病因，制定个性化的治疗方案，包括药物治疗、营养指导、生活方式干预等。定期监测患者的肾功能指标，调整治疗方案，以及应对任何可能出现的并发症。

（2）社区随访：

1）一般健康状况监测：社区医生定期随访患者，监测其一般健康状况，包括体重、血压、血糖等指标的变化。注意观察患者是否出现任何与肾炎相关的症状，如水肿、尿量异常等。

2）药物管理和副作用监测：社区医生负责监测患者的药物使用情况，包括用药依从性和可能出现的药物副作用。及时调整药物剂量或更换药物，以确保患者获得最佳的治疗效果。

3）健康教育和社会支持：提供关于慢性间质性肾炎的健康教育，包括饮食、生活方式管理、药物使用等方面的指导。提供社会支持和心理支持，帮助患者应对疾病带来的心理压力和挑战。

4）定期随访和监测：社区医生定期安排患者复诊，监测其肾功能、血压、尿常规等指标的变化。根据监测结果调整治疗方案，及时应对疾病的进展和并发症的发生。

通过转诊至专科医生和社区医疗团队的合作，可以实现对慢性间质性肾炎患者的全面治疗和管理，提高患者的生活质量，减少并发症的发生，帮助患者更好地应对疾病。

五、要点与讨论

1. 慢性间质性肾炎的诊断标准

通常是基于一系列临床表现、实验室检查和影像学评估。以下是一般情况下用于诊断慢性间质性肾炎的标准：

慢性间质性肾炎，又称慢性肾小管－间质肾炎，是一组病因及发病机制不尽相同、临床表现为肾小管功能损害及进展性慢性肾衰竭、病理表现为肾间质纤维化及肾小管萎缩的肾脏疾病。慢性间质性肾炎可由多种原因引起，包括下列理化物质：西药如镇痛药、环孢素、顺铂等。长期大量服用镇痛药，如非那西丁、阿司匹林的患者，容易发生慢性间质性肾炎，到晚期甚至可发展为尿毒症，但此类患者国内非常少见。若患者有肾动脉硬化、镰状细胞性贫血、高尿酸血症、高钙尿症、慢性尿路梗阻、膀胱输尿管反流、肾髓质囊性病以及有铅、镉中毒史和长期服用大量镇痛药的患者，出现了夜尿增多、小分子为主的蛋白尿、尿酸化功能不全、尿浓缩功能差等现象时，就应想到本病。如 X 线或 B 超声检查证实双肾体积缩小，表面不平，则诊断可以确立。发生肾乳头坏死时，除可有较明显的症状，如肾区痛、发热、血尿外，仔细检查尿沉渣，若能找到小块的坏死肾乳头，则可确诊。确诊则需行肾活检。

早期病因诊断、病因治疗是提高疗效的关键。慢性间质性肾炎起病多隐匿，在出现显著性肾功能减退之前一般缺乏明显的症状和体征，早期肾损害易被忽视或漏诊，故当临床出现口干、多饮、夜尿等肾小管浓缩功能障碍表现时，应考虑本病发生的可能性。需做尿常规和肾小管功能检查加以证实。对有服用镇痛剂、重金属慢性中毒史，或有代谢性疾病、免疫性疾病、机械性尿路梗阻等病史的患者，其发生慢性间质性肾病早期多无水肿、高血压，蛋白尿以肾小管性小分子蛋白为主，且肾小管功能损害的发生要早于氮质血症；患者的临床症状体征很少，而在实验室检查可发现一些异常。肾形态学检查若发现双肾大小不一，肾外形不规则，肾静脉造影发现肾盂积水、肾盂肾盏扩张，或肾乳头缺损，均应考虑本病发生的可能。慢性间质性肾炎晚期由于肾间质纤维化导致肾小球硬化时，临床上亦可出现大量蛋白尿、水肿和高血压；另外尿路机械性梗阻合并肾盂肾炎时，亦会出现大量蛋白尿，有的甚至可达肾病的范围。对诊断有困难者，可做肾活检、肾盂静脉造影加以鉴别；对部分病因不明、症状不典型、临床表现隐匿、肾功能逐渐减退的患者，可做肾穿刺活检；若发现肾间质纤维化，瘢痕形成，单核细胞浸润，肾小管不同程度的结构变形，退变和萎缩，则可考虑慢性肾小管－间质性肾病的可能。早期病因治疗是提高疗效的关键。临床应针对可引起慢性间质性肾炎的病因治疗，尽可能早期诊断，采取措施，及时停用有肾损害的药物；或脱离有害重金属的接触；或治疗原发病

等措施，保护肾脏，是提高疗效的关键。病因祛除后，病变一般可停止发展，早期病例可完全康复。稳定内环境平衡是治疗的重要原则，慢性间质性肾炎引起的水、电解质及酸碱平衡紊乱，晚期出现的贫血，高血压，水肿等，应给予及时纠正。

2. 诊断上常见误区

在诊断慢性间质性肾炎时，常见的误区包括以下几个方面：

（1）仅依赖临床表现：慢性间质性肾炎的临床表现通常是非特异性的，与其他肾脏疾病的表现有重叠，例如慢性肾小球肾炎、糖尿病肾脏病等。因此，仅依赖临床表现进行诊断容易造成误诊。

（2）未考虑全面的病史：有些患者可能对自己的药物使用史、慢性感染史、家族史等重要信息缺乏意识或者不完整提供，这可能导致未能充分考虑到慢性间质性肾炎的潜在病因。

（3）忽视影像学检查结果：影像学检查（如肾脏超声、CT 扫描、MRI 等）对于诊断慢性间质性肾炎是非常重要的。肾脏的结构和形态变化可以提供诊断的重要线索，但有时医生可能忽视了影像学检查的结果，导致误诊或漏诊。

（4）不进行肾活检：虽然肾活检是确诊慢性间质性肾炎的金标准，但由于手术风险、患者拒绝等原因，有些医生可能不主张进行肾活检，而仅仅依赖临床表现和实验室检查结果进行诊断，这可能导致诊断的不准确性。

（5）将其他肾脏疾病诊断为慢性间质性肾炎：有时候，患者的临床表现和实验室检查结果可能与慢性间质性肾炎相似，但实际上是其他类型的肾脏疾病，例如慢性肾小球肾炎、肾小管间质性疾病等。因此，需要通过全面的评估和多种检查手段进行鉴别诊断。

为了避免上述误区，医生在诊断慢性间质性肾炎时应该综合考虑患者的病史、临床表现、实验室检查和影像学评估结果，并在必要时进行肾活检以明确诊断。同时，对于可能存在的其他肾脏疾病，也需要进行充分的排除性诊断。

3. 慢性间质性肾炎的病因

（1）镇痛药肾病：患者多有长期滥用镇痛药史。本病发病机制欠清，可能与药物毒性作用相关。主要病理表现为肾间质纤维化及肾小管萎缩，早期可有肾间质灶状单核细胞浸润，肾小球正常或出现缺血性硬化。常伴发肾乳头坏死或尿路上皮细胞癌。主要临床表现为轻度蛋白尿和镜下血尿、无菌性白细胞尿、肾小管功能损害及进行性肾功能减退。患者常伴有高血压及贫血。B 超检查肾脏体积常缩小。本病尚无有效治疗方法，避免滥服镇痛药是防治的关键。多数患者肾功能持续进展，进入终末肾衰竭。

（2）铅中毒：长期慢性铅暴露与进行性慢性间质性肾炎相关。绝大多数的铅暴露

是职业性的，还有一些微环境铅暴露。普通人群中铅含量和肌酐清除率呈相反趋势。低浓度铅可能主要通过升高血压、促进微血管和间质小管损伤而加重慢性肾病。也有研究认为，铅可能通过直接引起肾小管损伤而诱导肾病。慢性肾病实验模型基础上的轻度慢性铅中毒研究发现，铅毒性的肾组织学病变为明显的微血管损伤、小动脉增厚和管周毛细血管丧失，这些病变与小管损伤的加重、间质炎症的放大以及间质纤维化相关，也与肾组织趋化因子 MCP-1 的升高相关。早期临床表现为近端小管功能异常，如高尿酸血症、氨基酸尿和糖尿。由于肾脏疾病进展缓慢，典型的表现为高血压、高尿酸血症和痛风等慢性肾脏病的临床表现。慢性铅中毒的诊断通常基于铅活性的测定。铅性肾病的诊断包括慢性铅暴露史，以及在此基础上表现为高尿酸血症、高血压和慢性进行性肾病的慢性间质性肾炎。铅中毒的特异性治疗包括 ED-TA 或口服二硫酸琥珀酸螯合治疗。最新研究证实，螯合治疗可以延缓体内总铅水平过多患者的肾脏病进展。

（3）马兜铃酸肾病：自 1993 年比利时 Vanherweghem 报道用含有马兜铃酸成分的减肥药导致肾脏损害和肿瘤以后，马兜铃酸肾病便成为国内外普遍关注的研究热点问题。马兜铃酸肾病在我国属于常见病、多发病，危害甚广。马兜铃酸肾病的发病机制至今不清，可能与马兜铃酸的细胞毒性作用相关。马兜铃酸所致的肾间质纤维化过程与其他慢性肾脏病的进展机制不同之处在于其造成的细胞修复不良、局部微血管病变严重。马兜铃酸肾病临床病理主要有 3 种类型，即慢性马兜铃酸肾病、急性马兜铃酸肾病和肾小管功能障碍型肾病。临床上以慢性马兜铃酸肾病最为多见。马兜铃酸肾病多由持续或间断小量服用含马兜铃酸药物引起。其起病非常隐匿，尿液改变很轻，仅表现为肾性糖尿以及微量蛋白尿。血压正常或轻度升高，但贫血较突出。患者停药后，肾脏病变仍呈进行性进展，肾衰竭不可逆，患者在出现症状 1 年内就需要进行透析或移植治疗。部分患者可出现泌尿生殖系统细胞不典型病变以及泌尿道上皮细胞恶性病变。慢性马兜铃酸肾病治疗原则主要是延缓慢性肾脏病的进展。包括停用并避免再次使用含马兜铃酸类药物及其他已知的肾毒性药物，对症支持以及替代治疗早期使用 ACEI 或 ARB，肾上腺皮质激素可以一定程度延缓病程的进展。

（4）慢性肾盂肾炎：感染性慢性间质性肾炎包括慢性非梗阻反流性肾盂肾炎、慢性尿路梗阻性肾盂肾炎和特发性肾盂肾炎。目前认为其发病机制主要涉及细菌致病能力、机体抵抗力、炎症和免疫反应等方面。病理示肾间质纤维化、肾小管萎缩和肾血管硬化。输尿管反流及肾内反流临床表现为排尿或膀胱充盈时腰痛，排尿间歇短而尿量多。合并感染时表现为急性肾盂肾炎发作，病变晚期发展至尿毒症。单侧梗阻肾盂积水临床症状隐匿，静脉肾盂造影表现病侧肾盂肾盏腔增大，输尿管扩张，肾皮质区萎缩变薄。双侧

完全性尿路梗阻出现双侧肾盂积水。放射影像学上的特征性病变为局灶性粗糙的皮质瘢痕，及相关肾乳头收缩和肾盏的扩张变钝。除了常规的 X 线造影外，国内外研究越来越趋于利用 99mTC-DMSA 的静态显像来发现肾盂肾炎病灶和肾脏瘢痕。治疗：积极抗感染治疗；糖皮质激素或非甾体类抗炎药减轻感染所致的肾皮质瘢痕，对症治疗。

（5）结节病：结节病的特征为慢性非干酪样肉芽肿性炎症和受累组织的损毁。肉芽肿肾脏间质浸润和（或）肉芽肿诱导的钙代谢紊乱导致肾脏受累。其表现包括间质纤维化和小管萎缩，肾小球通常正常，肉芽肿偶尔累及肾血管，高钙血症和高钙尿症患者可见间质钙化。肉芽肿间质性肾炎最常见的表现是异常的钙代谢所致的高钙血症和高钙尿症，主要原因为巨噬细胞含有 1-a 羟化酶，激活维生素 D3 形成活性形式，肠钙吸收增加引起高钙血症和高钙尿症。多伴有肺部症状和体征以及眼部和皮肤的结节病。对于存在肾衰竭、肾石症、肾钙化和肾小管功能缺陷的患者可以拟诊肉芽肿性肾病。肉芽肿性肾病使用糖皮质激素治疗反应快速，肾功能的改善主要依赖治疗前的炎症和纤维化的程度。高钙血症和高尿钙症综合征对糖皮质激素反应亦敏感，所需的激素剂量低于治疗肉芽肿的剂量，激素治疗快速中断容易复发。活性维生素 D3 降低，血钙和尿钙也随之降低，但慢性间质性炎症和纤维化以及肾功能并不能完全恢复。

（6）地方性肾病：地方性肾病或巴尔干肾病在保加利亚、罗马尼亚、塞尔维亚、克罗地亚以及黑塞哥维那等地区最常见，发生在多瑙河汇合处，仅在农民中有报道。病因不清，累积的证据表明巴尔干肾病是一种环境诱发的疾病。

六、思考题

1. 慢性间质性肾炎如何预后？

2. 慢性间质性肾炎的并发症有哪些？

3. 哪些情况下慢性间质性肾炎患者需要转诊？

七、科普小常识

1. 慢性间质性肾炎患者中常见肾病综合征吗？

肾病综合征是指各种原因所致的大量蛋白尿（ > 3.5g/24h ）、低白蛋白血症（ < 30g/L ）、明显水肿和（或）高脂血症的临床综合征。肾病综合征是肾单位严重病变时的一组临床表现，在间质性肾炎患者中少见。

2. 慢性间质性肾炎患者中常见肾衰竭吗？

肾衰竭，是指肾脏严重受损，功能丧失，导致代谢废物在体内积聚的状态。慢性间

质性肾炎患者中急性肾损伤（以前也叫急性肾衰竭）不少见，但积极治疗（包括透析后）多可恢复，发展到慢性肾衰竭的较少见。

3. 慢性间质性肾炎发生尿毒症的多吗？

各种肾脏病导致肾脏功能渐进性不可逆转地减退，直至功能丧失所出现的一系列症状和代谢紊乱所组成的临床综合征，简称慢性肾衰。

慢性肾衰的终末期即为尿毒症。尿毒症意味着肾脏失去了应有的功能，是肾脏疾病的终末状态，故慢性间质性肾炎发生尿毒症的非常少。

4. 一些慢性间质性肾炎患者血压为什么会升高？

肾脏有多种因素参与血压的调节，如激素调节、血管因素等，当肾功能受损后，会继发性地引起血压升高。

5. 慢性间质性肾炎会引起哪些疾病？

主要并发肾病综合征、肾小管综合征，并可合并较大肾血管血栓栓塞，肾毛细血管血栓性微血管病变，引起肾功能损害，特别是肾功能衰竭。

（编者　毛敏）

第四章
肾脏血管疾病

第一节　良性高血压性肾硬化症（案例 34 ~ 35）

核心提示

❖掌握良性高血压性肾硬化症的诊断要点。

❖掌握良性高血压性肾硬化症的治疗原则。

一、病历资料（案例 34）

1. 病史

高 × ×，男，60 岁，主因“血糖升高 10 余年，全身乏力伴血糖控制不佳 1 周”入院。

10 余年前患者体检时发现空腹血糖“6.7mmol/L”，无明显口干、多饮、多尿等症状，当时未在意。5 年前患者监测空腹血糖发现，血糖波动于“9 ~ 10mmol/L”，遂就诊于山西省吕梁市 × 医院，被诊断为“糖尿病”。患者规律口服“二甲双胍 500mg，每天 2 次”治疗，平素规律饮食及运动管理，空腹血糖 5 ~ 6mmol/L，餐后 2 小时血糖 6 ~ 7mmol/L。去年患者因血糖控制不佳（具体不详），增加“阿卡波糖 50mg，每天 2 次”，出现消化不良、腹泻等胃肠道不适，自行停药。1 周前患者受凉后出现发热、鼻塞、流涕、全身肌肉酸痛、咳嗽、咳痰，少量黄痰，就诊于山西省吕梁市 × 中医院，予“头孢类”抗感染治疗后，症状好转，仍有全身乏力，有少量泡沫尿，间断出现四肢末梢麻木、刺痛，自测空腹血糖在 8mmol/L 左右，无明显视物模糊、腹痛便秘，无明显心悸、出汗、手抖等不适。为进一步诊治，患者入住我科。

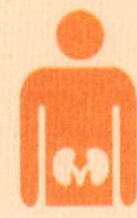

患者自发病以来，精神、食欲、睡眠可，大小便正常，近 1 年体重下降 5kg。

患者高血压 2 年余，血压最高 160/100mmHg，现规律口服“马来酸依那普利叶酸片，每天 1 片”，血压控制在 130/90mmHg 左右。患者否认肾脏病、冠心病病史，否认手术史、外伤史、输血史，否认肝炎、结核病病史；接种史不详；否认食物、药物过敏史。否认吸烟史；饮酒 40 余年，每周 3 ~ 4 次，每次 100 ~ 150g；无冶游史。患者 25 岁结婚，生育 1 子 1 女，配偶及子女体健；父母已故，父亲生前患“糖尿病”；有 2 弟 1 妹，其中 1 弟患“白血病”。

2. 体格检查

体温 36.2℃，脉搏 76 次 / 分，呼吸 20 次 / 分，血压 130/77mmHg，身高 169cm，体重 61kg。神志清楚，精神可；颈静脉无怒张，颜面无浮肿；双肺呼吸音清，未闻干、湿啰音；心率 76 次 / 分，心律齐，心脏各瓣膜听诊区未闻及病理性杂音；腹软，无压痛、反跳痛，肝、脾肋缘下未触及；双下肢无明显水肿；双侧足背动脉搏动可触及。

3. 实验室检查和辅助检查

2020 年 8 月 5 日山西省吕梁市 × 中医院实验室检查：尿微量白蛋白 82.5mg/L、血肌酐 109 μmol/L。

4. 初步诊断

血肌酐升高原因待查，糖尿病肾脏病？ 2 型糖尿病、高血压病 2 级（很高危）。

5. 诊治经过

患者主因“血糖升高 10 余年，全身乏力伴血糖控制不佳 1 周”入院。

院外查尿微量白蛋白轻度升高，血肌酐升高。初步考虑糖尿病肾脏病可能。但患者长期血糖控制达标，眼底检查无糖尿病视网膜病变，且 24 小时尿蛋白定量较小，不能完全排除其他原因所致的肾损害可能，故予以完善肾穿刺活检，明确诊断。

患者入院后的相关检查及结果如下：

（1）实验室检查：血常规，血红蛋白 119g/L；血生化，白蛋白 40.6g/L、尿素氮 8.42mmol/L、血肌酐 121.91 μmol/L、血尿酸 370.7 μmol、低密度脂蛋白胆固醇 2.71mmol/L；糖化血红蛋白 6.3%；甲状腺功能正常；抗核杭体、抗中性粒细胞胞浆抗体、传染病系列未见明显异常；尿常规，蛋白质 +-，血 +-，白细胞 -；尿微量白蛋白 47.36mg/L，尿微量白蛋白 / 尿肌酐 53.11mg/gCr；24 小时尿蛋白定量 0.32g。

（2）眼底检查：未见明显出血及渗出。

（3）腹部彩超：脂肪肝，双肾囊肿，胆、胰、脾及门脉未见明显异常。

（4）颈动脉彩超：双侧颈动脉硬化伴右侧斑块形成，双侧椎动脉未见明显异常。

（5）肾穿刺活检（如图 4-1-1 所示）：病理诊断为高血压相关肾损害。肾脏病变类型特点：肾小球节段系膜增生性病变，球性废弃（3/11），节段硬化（1/11），动

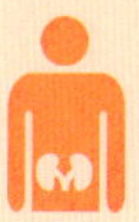

脉硬化，间质中度慢性病变（30%），轻度急性病变（20%）。建议：待电镜进一步观察足细胞和基底膜。

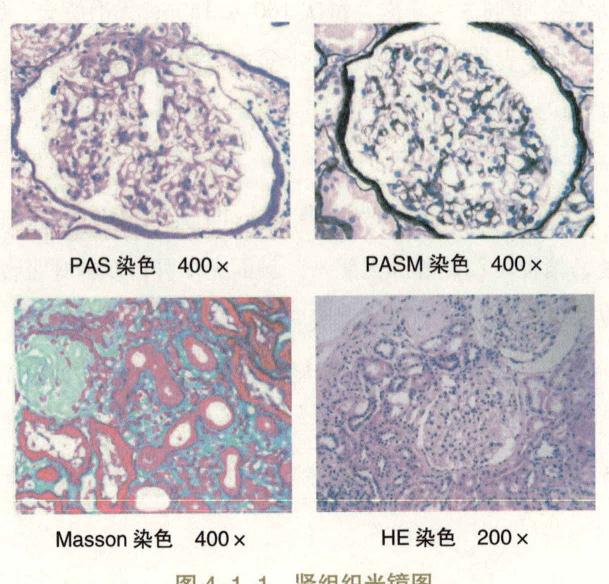

图 4-1-1 肾组织光镜图

二、病历资料（案例 35）

1. 病史

彭 ××，男，65 岁，主因“血糖升高 20 余年，蛋白尿、血肌酐升高半年”入院。

患者于 20 年前因头晕就诊于当地医院，完善实验室检查后发现血糖升高（具体不详），诊断为“2 型糖尿病”。患者不规律口服“二甲双胍、格列齐特缓释片”降糖治疗，血糖控制差。其后多次调整降糖方案，目前降糖方案为餐前皮下注射“门冬胰岛素 30IU，早上 10IU，中午 10IU，晚上 10IU”。患者近期未监测血糖，不伴视物模糊手足麻木等症状。半年前患者因左下肢无力就诊于山西省 × 医院，实验室检查示尿蛋白、血肌酐升高（具体不详），诊断为“糖尿病肾脏病 IV 期、糖尿病周围血管病变”，具体治疗不详。3 个月前患者就诊于山西医科大学附属第 × 医院，实验室检查示 24 小时尿蛋白定量 4.65g、血肌酐 137 μ mmol/L、血清白蛋白 42.3g/L；眼底检查发现双眼底出血，不伴颜面部及双下肢水肿，予以降糖、降尿蛋白、改善微循环治疗后出院。2 个月前患者在门诊检查得知，血肌酐 115 μ mmol/L，未予以特殊治疗。2 周前患者在门诊检查、24 小时尿蛋白定量 7.065g，无颜面部及双下肢水肿。为进一步诊治，患者入住我科。

患者自起病以来，精神、食欲可，睡眠较差，无腰困，无尿频、尿急、尿痛；不伴眼睑浮肿及双下肢水肿，体重无明显变化，大便正常，夜尿增多，约 10 次 / 晚，伴有泡沫尿。

患者高血压病史 20 余年，血压最高 190/100mmHg，目前口服“硝苯地平缓释片，每次 20mg，每天 3 次；氯沙坦钾，每次 100mg，每天 1 次”，血压控制在（170 ~ 180）/（80 ~ 90）mmHg。4 年前患者于山西省 × 眼科医院做双眼白内障手术。

患者否认冠心病、脑血管意外病史，否认外伤史、输血史，否认肝炎、结核病病史，预防接种史不详，否认食物、药物过敏史，否认吸烟、饮酒史，无冶游史。患者父亲有高血压病史，母亲有 2 型糖尿病史，1 弟、1 姐、1 妹及 1 女健康，家族无肝炎、结核病等传染性疾病。

2. 体格检查

体温 36.5℃，脉搏 72 次 / 分，呼吸 18 次 / 分，血压 175/97mmHg，身高 164.4cm，体重 70.3kg。神志清楚，精神可；颈静脉无怒张，颜面无浮肿；双肺呼吸音清，未闻及干、湿啰音；心率 70 次 / 分，心律齐，心脏各瓣膜听诊区未闻及病理性杂音；腹软，无压痛、反跳痛，肝、脾肋缘下未触及；双下肢无水肿，双侧足背动脉搏动可触及。

3. 实验室检查和辅助检查

2020 年 8 月 3 日，山西医科大学附属第 × 医院实验室检查显示，24 小时尿蛋白定量 4.65g、血肌酐 137μmmol/L、血清白蛋白 42.3g/L；腹部彩超提示，胆囊结石，胆囊腹壁结晶，右肾囊肿伴钙乳沉积，左肾小囊肿。

2020 年 9 月 16 日，山西医科大学附属第 × 医院实验室检查显示，血肌酐 115μmol/L。

2020 年 11 月 3 日，山西医科大学附属第 × 医院实验室检查显示，24 小时尿蛋白定量 7.06g。

4. 初步诊断

慢性肾脏病 3 期，糖尿病肾脏病？高血压肾损害？高血压病 3 级（很高危组），2 型糖尿病伴多并发症，合并糖尿病视网膜病变 I 期，双肾囊肿，双眼白内障术后。

5. 诊治经过

患者主因“血糖升高 20 余年，蛋白尿、血肌酐升高半年”入院。院外多次查血肌酐及尿蛋白明显升高。既往有糖尿病及高血压病史，血糖、血压控制差，眼底检查提示合并糖尿病视网膜病变。初步考虑糖尿病肾脏病可能，高血压肾损害不除外。患者入院后予以完善相关检查，并行肾穿刺活检术明确诊断。

患者入院后的相关检查项目及结果如下：

（1）实验室检查：血常规、凝血检查、类风湿三项、膜性肾病、抗核杭体、抗中

性粒细胞胞浆抗体均未见明显异常；丙氨酸氨基转移酶 13.90IU/L、天冬氨酸氨基转移酶 16.71IU/L、白蛋白 32.97g/L、血肌酐 113.21 μ mol/L、总胆固醇 6.18mmol/L、甘油三酯 2.11mmol/L、低密度脂蛋白胆固醇 4.27mmol/L、钾 3.14mmol/L；乙肝表面抗体 17.68mIU/mL、乙肝 e 抗体 2.86 阳性 (+)；糖化血红蛋白 6.6%；尿红细胞位相，红细胞弱阳性，蛋白＋＋；尿微量白蛋白 2272.2mg/L、尿肌酐 3.4mmol/L、ACR（尿微量白蛋白 / 尿肌酐）5 907.8mg/g、尿 α 1– 微球蛋白 31.5mg/L、MCR 尿（α 1– 微球蛋白 / 尿肌酐）81.90mg/g；尿本周氏蛋白定性试验阴性；24 小时尿蛋白定量 9.71g。

（2）眼底检查：糖尿病视网膜病变Ⅱ期。

（3）泌尿系彩超：左肾多发囊肿，双侧输尿管、膀胱及前列腺未见明显异常；残余尿量小于 10mL。

（4）肾血管彩超：双肾动脉、双肾静脉未见明显异常。

（5）心脏彩超：①左房稍大，余房室腔大小正常。②房室间隔回声连续。室壁对称性增厚，运动及收缩期增厚率未见明显异常。③各瓣膜形态及运动未见明显异常。CDFI：收缩期二尖瓣口可见少量反流信号，余瓣口未见明显异常血流。④主动脉及肺动脉未见明显异常。⑤心包腔内可见游离液性暗区，前心包深约 4mm，左室侧壁深约 5mm，右室侧壁深约 4mm。诊断：室壁对称性增厚，左房稍大，二尖瓣反流（少量），心包积液（微量）。

（6）肾穿刺活检（如图 4–1–2 所示）：病理诊断为糖尿病肾脏病、高血压相关肾损害。肾脏病变类型特点：肾小球中 – 重度系膜增生性病变伴结节形成，球性废弃（3/16），节段硬化（5/16），间质轻度慢性病变（20%），轻度急性病变（20%），动脉硬化。评分 / 分级：糖尿病肾脏病的肾小球病理分型Ⅲ。

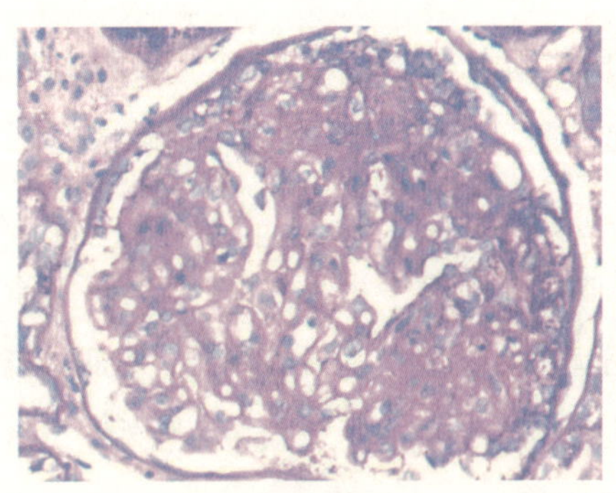

PAS 染色 400×

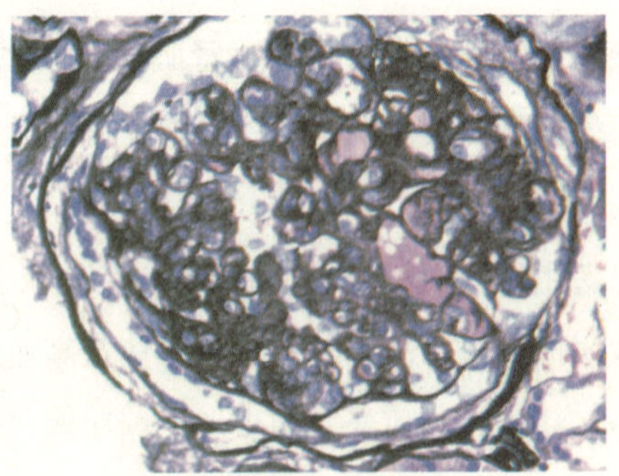

PASM 染色 400×

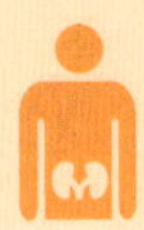

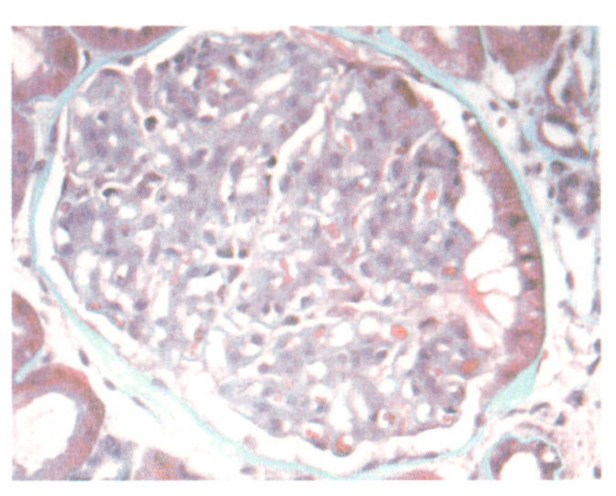

Masson 染色 400×

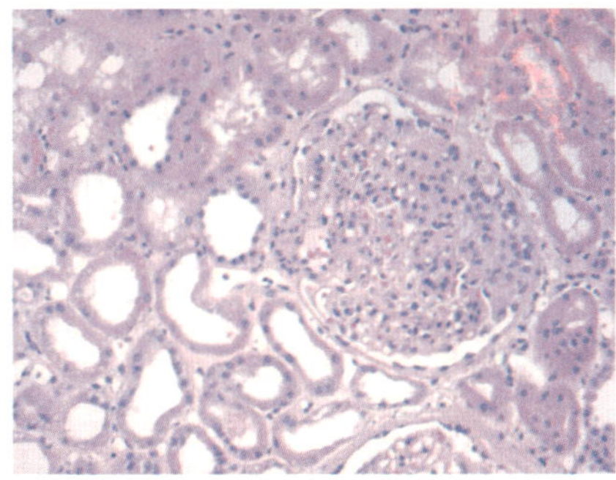

HE 染色 400×

图 4-1-2 肾组织光镜图

三、案例分析（案例 34）

1. 病史特点

（1）老年男性，糖尿病病史 10 年，高血压病史 2 年；

（2）平素血糖控制良好；

（3）患者入院后发现微量白蛋白尿及血肌酐升高；

（4）眼底检查提示无糖尿病视网膜病变；

（5）肾穿刺活检确诊高血压相关肾损害。

2. 诊断和诊断依据

（1）诊断：高血压肾损害。

（2）诊断依据：①糖尿病病史 10 年，高血压病史 2 年；②平素血糖控制良好；③不合并糖尿病视网膜病变；④尿蛋白 +-，24 小时尿蛋白定量 0.32g，血肌酐 121.91 μmol/L；⑤肾穿刺活检病理：符合高血压相关肾损害。

四、案例分析（案例 35）

1. 病史特点

（1）老年男性，糖尿病及高血压病史 20 余年；

（2）平素血糖、血压控制不佳；

（3）半年前发现尿蛋白及血肌酐升高；

（4）眼底检查提示：糖尿病视网膜病变；

（5）心脏彩超提示：左房增大、室壁对称性增厚；

（6）肾穿刺活检确诊糖尿病肾脏病、高血压相关肾损害。

2. 诊断和诊断依据

（1）诊断：糖尿病肾脏病、高血压肾损害。

（2）诊断依据：①糖尿病及高血压病史 20 余年；②平素血压、血糖控制差；③心脏彩超提示，左房增大、室壁对称性增厚。

五、鉴别诊断

患者主要表现为蛋白尿及血肌酐升高，需与 IgA 肾病等原发性肾脏病等相鉴别，患者有糖尿病史，也需与糖尿病肾脏病等继发性肾脏病相鉴别。还需与肾实质性高血压、肾动脉粥样硬化相鉴别。

（1）IgA 肾病：IgA 肾病在临床上通常表现为发作性的肉眼血尿和无症状性的镜下血尿和（或）蛋白尿，伴或不伴水肿、腰背酸痛、高血压等，如治疗不及时，可导致不同程度的肾功能衰竭。最终需要依靠肾脏穿刺活检明确诊断。

（2）糖尿病肾脏病：患者糖尿病史 10 年，但患者平常血糖控制良好，且不合并糖尿病视网膜病变，目前 24 小时尿蛋白定量较小，但已经出现了血肌酐升高，需考虑非糖尿病肾脏病可能，进一步完善肾穿刺活检，明确诊断。

（3）肾实质性高血压：慢性肾脏病引起的高血压（肾实质高血压）在临床上需与良性高血压肾硬化症鉴别，对于肾小球肾炎病史不清的患者鉴别有时会有一定困难。良性高血压性肾硬化症患者一般年龄较大，常有高血压家族史，多表现为轻至中度蛋白尿，不伴或伴少量变形红细胞尿及管型尿。肾小管浓缩功能损害常在先，而肾小球功能损害在后。常合并高血压眼底改变（小动脉硬化为主）。而肾实质性高血压起病年龄较早，常无高血压家族史。有肾炎病史。尿检异常发生在高血压之前。尿蛋白较多，可出现大量蛋白尿，常伴不同程度的变形红细胞尿及管型尿。肾小球功能损害常先于肾小管功能损害。眼底改变以渗出性病变为主。肾性贫血较明显，病变进展相对较快。鉴别困难时应行肾穿刺活检。良性高血压性肾硬化症的特点是，小动脉病变（入球小动脉玻璃样变，小叶间动脉及弓状动脉中膜增厚）明显，肾小球为继发性缺血皱缩及硬化，而肾实质性高血压则主要表现为各种慢性肾脏病病理改变，合并或不合并高血压小动脉病变。

（4）肾动脉粥样硬化：肾动脉粥样硬化常发生于肾动脉主干起始部或近段，导致肾动脉狭窄，进而诱发肾血管性高血压和（或）缺血性肾病。缺血性肾病的临床及实验室表现与良性高血压性肾硬化症十分相似，且有时两病共存，鉴别较困难。两病的鉴别要点如下：①良性高血压肾硬化症的临床表现常在患高血压 10 年左右才出现，而缺血性肾病无此规律。②缺血性肾病常伴全身动脉粥样硬化表现（如冠心病，脑卒中，外周

动脉粥样硬化），而良性高血压肾硬化症未必如此。③超声检查测量肾脏大小及核素检查测量分肾 GFR，缺血性肾病患者常两肾不对称（因为肾动脉粥样硬化症常两侧轻重不一），而良性高血压肾硬化症两肾一致。④缺血性肾病患者腹部有时可闻及收缩期或双期杂音，而良性高血压肾硬化症无此杂音。⑤缺血性肾病可伴反复发作的急性肺水肿，而良性高血压肾硬化症少见。⑥选择性肾动脉造影能证实肾动脉狭窄存在，而良性高血压肾硬化症无肾动脉狭窄。

六、处理方案及基本原则

1. 一般治疗

予以低盐、低脂、优质低蛋白、糖尿病饮食。每天盐的摄入量应小于 5g，蛋白质的摄入量应为 0.8g/kg，来源应以奶、蛋、肉等优质蛋白为主。黄豆制品也可以少量摄入。每周应进行至少 150 分钟的与心肺功能相匹配的运动。戒烟、戒酒。

2. 针对案例 34 的相关诊治

（1）患者入院后进一步完善血常规、肝肾功能、尿常规、腹部彩超、肾穿刺活检等相关检查。

（2）嘱咐患者低盐、低脂、优质低蛋白、糖尿病饮食。

（3）因患者院外血糖控制达标，继续给予二甲双胍降糖治疗。

（4）患者院外血压控制不达标，调整降压药物为贝尼地平（4mg/d）联合氯沙坦（100mg/d）。

3. 针对案例 35 的相关诊治

在生活方式干预的基础上，给予卡格列净降糖，保护肾脏功能；患者入院后监测血压，因控制不达标，继续口服氯沙坦、硝苯地平缓释片降压，并加用阿罗洛尔降压治疗。

4. 转诊及社区随访

社区医生应密切监测患者血压、尿常规及血肌酐、电解质变化，以评估治疗效果、疾病进展、指导治疗方案调整等。若血糖、血压控制不达标及时转诊。

七、要点与讨论

1. 诊断标准

良性高血压肾硬化症目前无统一的诊断标准。诊断主要基于病史、临床表现及实验室检查而做出。良性高血压肾硬化症具有如下特点：①有明确和持续的高血压病史，病程常在 10 年以上。②肾小管功能损害早于肾小球功能损害，患者常先出现夜尿增多、

尿浓缩功能减退，而后才出现 GFR 下降及血肌酐增高。③尿改变轻微，患者仅出现轻至中度蛋白尿，少量红细胞及管型尿。④肾功能损害进展缓慢，贫血出现较晚。⑤常伴随高血压视网膜病变。有上述临床表现及实验室表现特点，并能排除其他各种原发性、继发性肾脏病时，即能下临床诊断。

2. 血压控制目标

65 ~ 79 岁老年人降压目标 <140/90mmHg，如患者可耐受，可降至 <130/80mmHg；80 岁及以上高龄老年人降压目标 <150/90mmHg。

3. 如何选用降压药物

（1）血管紧张素转化酶抑制剂及血管紧张素 AT1 受体阻滞剂：ACEI 能抑制血管紧张素Ⅱ生成，ARB 能阻断血管紧张素Ⅱ与 AT1 受体结合，从而发挥降压及器官保护效应。对肾脏保护效应而言，它们具有降压依赖性及非降压依赖性两方面保护作用，能减少尿蛋白排泄，延缓肾损害进展，这已被大量大规模临床试验证实。因此，肾内科专家一致认为 ACEI、ARB 是治疗合并肾损害高血压的基石药物，应首选使用。

应用过程应注意以下几点：①从小剂量开始应用，逐渐加量，以免血压过低及引起急性肾损害。这对老年患者用药尤为重要。②服药期间需密切监测血肌酐，如果血肌酐水平不变或升高 < 30%属于正常，不需要停药；如果血肌酐水平升高 > 30%，则应停药，并寻找导致血肌酐升高的原因。血肌酐升高常由有效血容量不足引起（如肾病综合征、收缩性心力衰竭、与非甾类抗炎药物或钙调神经磷酸酶抑制剂或利尿剂合用、肾动脉狭窄等），如果此血容量不足能纠正，血肌酐恢复到原有水平，则可再用 ACEI、ARB。③肾功能不全患者服药期间应密切监测血钾水平，如果血钾水平 > 5.5mmol/L，即应减药或停药。④孕妇禁用，以免影响胎儿发育。⑤ ACEI 可引起干咳，并偶尔出现药疹及血管神经性水肿，应予注意。另外，应用 ACEI、ARB 时应该限盐或并用利尿剂，减少钠摄入或利钠能显著提高 ACEI、ARB 降压疗效。

ACEI、ARB 作为治疗合并肾损害的高血压的一线降压药，推荐 ACEI、ARB 与钙通道阻滞剂或（和）利尿剂联合治疗，以提高降压疗效及减少副作用，但是不推荐 ACEI 与 ARB 联合治疗，二者联用不能增加降压疗效，反能增加严重不良反应（如急性肾损害及高钾血症等）。

（2）钙通道阻滞剂：钙通道阻滞剂能阻断血管平滑肌上钙离子通道，扩张血管，降低血压。此类药包括二氢吡啶钙通道阻滞剂及非二氢吡啶钙通道阻滞剂，在降压治疗上后者较少应用。钙通道阻滞剂降压作用强，且降压效果不受钠摄入量影响。二氢吡啶钙通道阻滞剂扩张入球小动脉作用强于扩张出球小动脉，因此对于血压正常个体它有可

能增加球内“三高”，但是对于高血压患者来讲情况却不一样，应用钙通道阻滞剂降低系统高血压而引起的球内“三高”降低，已远能抵消上述局部血流动力学作用，所以应用钙通道阻滞剂治疗合并肾损害的高血压患者，它仍能发挥明显的肾脏保护效应。

二氢吡啶钙通道阻滞剂副作用较轻，可见心跳加快，脚踝部水肿，偶见齿龈增生。非二氢吡啶钙通道阻滞剂需注意心肌抑制作用，传导阻滞及心力衰竭患者禁用。

钙通道阻滞剂是治疗合并肾损害高血压的一线降压药，推荐钙通道阻滞剂与ACEI、ARB或（和）利尿剂联合应用，能增强降压疗效，并减少副作用。

（3）利尿剂：应用于降压治疗的利尿剂主要是氢氯噻嗪、吲达帕胺。利尿剂能通过利钠排水，降低容量负荷而降低血压。利尿药对肾血管可能具有双向作用。应用初期，循环容量下降，肾灌注减少，可致肾血管收缩，肾血管阻力（RVR）增加；而长期应用时，其排钠作用能使血管平滑肌内 Na^+ 浓度下降，通过 Na^+、Ca^{2+} 交换，致使胞内 Ca^{2+} 减少，从而降低肾血管收缩反应性，降低 RVR。

应用噻嗪类利尿剂的注意事项有：①可能增高血尿酸、血糖及血脂，痛风患者禁用。②需要监测血钾，避免出现低钾血症。基于上面两点理由，噻嗪类利尿剂只宜小剂量使用（如氢氯噻嗪，6.25~25mg/d）。③血肌酐>159~177 μmol/L时，噻嗪类利尿剂利尿效果差，此时宜改用袢利尿剂。

利尿剂是治疗合并肾损害的高血压的一线降压药，推荐利尿剂与钙通道阻滞剂、ACEI或ARB联合应用，能够增强降压疗效，减少副作用。

（4）β 受体阻滞剂：主要通过阻断肾上腺素 β 受体而扩张血管，发挥降压作用。β 受体阻滞分为非选择性 β 受体阻滞剂（作用于 β1 和 β2 受体，如普萘洛尔等），选择性 β 受体阻滞剂（主要作用于 β1 受体，如美托洛尔、阿替洛尔及比索洛尔等），兼有 α 和 β 受体阻断作用的新型 β 受体阻滞剂（如拉贝洛尔，卡维地洛及阿罗洛尔）。研究证明，β 受体阻滞剂尤其适用于合并心率快、心力衰竭或心肌梗死的高血压患者，可降低心血管事件，减少死亡率。

应用注意事项：①可能增高血糖及血脂，代谢综合征患者禁用；②严重窦性心动过缓、病态窦房综合征、Ⅱ或Ⅲ度房室传导阻滞患者禁用；③哮喘患者禁用，慢性阻塞性肺病慎用；④长期服用的患者不可突然停药，以防血压反跳性升高。

（5）α 受体阻滞剂：通过阻断肾上腺素 α 受体而扩张血管，降低血压。α 受体阻滞剂尤适于合并良性前列腺增生症的高血压患者。此类药物的主要副作用为直立性低血压，有此病史者禁用，心力衰竭慎用。

2003年美国公布JNC 7及该年ESH/ESC制订的《欧洲高血压管理指南》均不推荐

α 受体阻滞剂作为一线降压药。但是，它们仍能与一线降压药联合应用。特别是对于高血压肾损害患者肾功能进展至慢性肾脏病 4 ~ 5 期时，往往需要联合多种降压药物才能使血压控制达标。α 受体阻滞剂是常用的联合治疗药物之一。

八、思考题

1. 良性高血压性肾硬化症的诊断要点有哪些？

2. 高血压肾损害与肾性高血压如何鉴别？

3. 良性高血压性肾硬化症的患者应如何选择降压药物？

九、科普小常识

1. 如何正确测量血压？

正确测量血压的步骤包括准备工作、佩戴血压计、开始测量。血压是指血液对血管壁产生的压力，正确测量血压有利于正确评估患者的血压状况，并指导治疗。

正确测量血压的步骤如下：①准备电子血压计。②采取坐位，保持身体放松，双脚平放地面。一般采取测右臂血压，如果右臂不方便也可以选择左臂，要比较血压的高低一定是同侧肢体相比较，不能以今天右臂的血压和明天左臂的血压相比较，因为通常情况下左右臂血压值是不同的。③取下手腕上的饰品，确保手腕干净。先将电子血压计佩戴在腕横纹上方 1 横指位置。④使手腕与心脏保持同一高度，手心向上。开始测量。⑤保持静止，等待电子血压计工作完成，并记录血压测量结果。

在测量血压时，患者应多次测量血压，每次间隔 1 ~ 2 分钟。此外，患者应在不同的时间段测量血压，以明确血压的波动情况。测量血压前半小时应避免剧烈的运动、喝咖啡或抽烟等，安静休息至少 5 分钟，不要憋尿，测量时保持安静，不讲话，以免影响测量结果。如果测量结果异常，建议患者及时就诊。

2. 高血压患者生活方式应该如何注意？

（1）减钠增钾，饮食清淡。每人每天食盐摄入量逐步降至 5g 以下；增加富钾食物摄入。清淡饮食，少吃含高脂肪、高胆固醇的食物。钠盐摄入过多可增加高血压的发生风险。居民膳食中 75% 以上的钠来自家庭烹调盐，其次为高盐调味品，随着膳食模式的改变，加工食品也成为重要的钠盐摄入途径。所有高血压患者应采取各种措施，限制来源于各类食物的钠盐摄入。

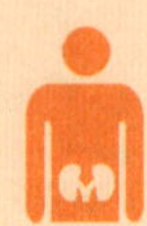

增加膳食中钾摄入量可降低血压。建议增加富钾食物（如新鲜蔬菜、水果和豆类等）的摄入量；肾功能良好者可选择高钾低钠盐。肾功能不全者补钾前应咨询医生。

适当选择富含钙、镁的食物。膳食钙摄入不足是我国居民的普遍问题，建议高血压患者适当增加钙的摄入。镁对周围血管系统可以起扩张作用，可对抗高钠的升压作用。膳食中的饱和脂肪酸可以升高血脂和血清胆固醇水平，从而增加高血压患者发生冠心病、脑卒中等风险。要注意限制膳食脂肪和胆固醇摄入量，包括油炸食品和动物内脏。少吃加工红肉制品，如培根、香肠、腊肠等。

（2）合理膳食，科学食养。推荐高血压患者多吃含膳食纤维丰富的蔬果，占到总蔬菜量的一半以上，蔬菜和水果不能相互替代；摄入适量的谷类、薯类，其中全谷物或杂豆占谷类的 1/4 ~ 1/2；适当补充蛋白质类、鱼类、大豆及其制品作为蛋白质来源；限制添加糖摄入；减少摄入食盐及含钠调味品（酱油、酱类、蚝油、鸡精、味精等）。

（3）适当运动：提倡进行规律的中等强度有氧身体运动，一般成年人应每周累计进行 2.5 ~ 5 小时中等强度有氧活动，或 1.25 ~ 2.5 小时高强度有氧活动。除日常活动外，应有每周 4 ~ 7 天、每天累计 30 ~ 60 分钟的中等强度身体活动。运动可以改善血压水平。

（4）肥胖的患者应减轻体重。

（5）戒烟限酒，心理平衡。

（6）监测血压，控制血压达标。

（7）按医嘱及时随访、随诊。

3. 高血压患者什么时候应该启动降压药物治疗？

临床上经常见到一些患者的血压已在 160/100mmHg 或以上，但患者认为一开始吃药就不能停药而拒绝口服降压药物，以致发生了高血压肾损害、脑出血等严重的并发症。那么什么时候应该开始启动降压药物治疗呢？起始治疗的时机取决于包括血压水平在内的总体心血管风险。血压水平 ≥ 160/100mmHg 的高血压患者，应立即启动降压药物治疗，血压水平介于（140 ~ 159）/（90 ~ 99）mmHg 的高血压患者，心血管风险为高危和很高危者应立即启动降压药物治疗；低危和中危者可改善生活方式 4 ~ 12 周，如血压仍不达标，应尽早启动降压药物治疗。总之，高血压患者需要根据医生的建议启动治疗，并定期复诊以监测血压水平和调整治疗方案。

4. 高血压常见症状是什么？

高血压的症状因人而异，早期可能无症状或症状不明显，常见的症状有头晕、头痛、疲劳、心悸等，仅仅会在劳累、精神紧张、情绪波动后发生血压升高，并在休息后恢复正常。随着病程延长，血压明显持续升高，逐渐会出现各种症状，此时被称为缓进型高血压病。缓进型高血压病常见的临床症状有头痛、头晕、注意力不集中、记忆力减退、肢体麻木、夜尿增多、心悸、胸闷、乏力等。高血压的症状与血压水平有一定关联，多数症状在紧

张或劳累后可加重，清晨活动后血压可迅速升高，出现清晨高血压，因此心脑血管事件多发生在清晨。

5. 高血压有哪些分类?

临床上高血压分为两类：即原发性高血压和继发性高血压。继发性高血压是指由某些确定的疾病或病因引起的高血压，约占所有高血压的5%，血压升高具有其自身特点，如主动脉缩窄所致的高血压可仅限于上肢；嗜铬细胞瘤引起的血压增高呈阵发性。原发性高血压无法找到直接导致高血压的原因，也是我们通常所说的高血压病，约占所有高血压病的95%。近年来，青年人患高血压的比例逐渐升高，对于青年人的高血压一定要注意完善相关诊断，除外继发性高血压可能。

6. 降压药物会有依赖性吗?

虽然降压药没有依赖性，但是大部分降压药物往往需要终身服用。是否需要终身服用取决于自身状况。有一位40岁女性患者，近1个月来发现血压升高，最高达180/100mmHg，口服“硝苯地平缓释片（20mg，每天2次）”，血压仍控制不佳，且在院外查尿蛋白+，血肌酐轻度升高。经过询问得知，患者近半年在酒吧上班，每天作息不规律，经常工作至凌晨，夜间睡眠差，一日三餐不规律，以快餐为主，间断饮酒，从不运动，近3月体重增加了约10kg。患者入院后得到了充分休息，改变了不良的饮食习惯，逐渐停用了降压药物。

7. 高血压有哪些危害?

高血压的危害主要体现在对多个器官和系统的影响，它是一个长期缓慢的影响过程，主要的靶器官是动脉，可以引起全身动脉系统的改变。

（1）心脏方面：长期的高血压可能会导致心脏结构和功能的改变，如左心室肥厚和扩大、心肌缺血、心力衰竭等。同时，高血压也是冠心病、急性心梗、房颤等心脏疾病的重要危险因素。

（2）脑血管方面：高血压可引起脑血管的狭窄和破裂，从而导致脑缺血、脑卒中、脑梗死等脑血管疾病。这些疾病可能导致偏瘫、失语等严重后遗症，甚至危及生命。

（3）肾脏方面：高血压可导致肾小动脉硬化，引起蛋白尿、肾功能下降等肾脏损害。随着病情的进展，可能出现肾衰竭等严重并发症。

（4）外周血管方面：高血压可引起外周动脉的狭窄和闭塞，如下肢动脉狭窄可导致间歇性跛行，严重时可导致肢体坏死和截肢。同时，高血压还可引起眼底动脉硬化，导致视力下降，甚至失明。

（5）其他方面：高血压还可引起糖耐量异常、糖尿病等代谢性疾病的患病率增加。

此外，高血压患者在情绪激动或剧烈运动等情况下，可能出现头晕、肢体麻木等症状，甚至引发心脑血管意外。

因此，高血压患者需要积极进行治疗和干预，以降低血压并减少靶器官的损害。高血压患者需要长期监测血压和靶器官功能，以便及时调整治疗方案并预防并发症的发生。

（编者　马婵娟）

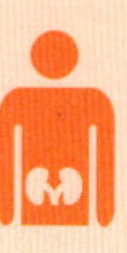

第二节　恶性高血压性肾硬化症（案例 36 ~ 38）

核心提示

❖认识恶性高血压的病因。

❖了解恶性高血压肾活检指征。

❖掌握恶性高血压性肾硬化症的治疗方案。

一、病历资料（案例 36）

1. 病史

石 ××，男，30 岁，主因“发现血压升高 1 周”入院。

患者 1 周前自测血压 240/160mmHg，伴视物模糊、泡沫尿，无头痛、头晕，无胸憋、气短，夜间可平卧入睡，无肉眼血尿、夜尿增多、水肿症状，遂就诊于山西省临汾市翼城县 × 医院。血生化显示，血肌酐 183 μmol/L、尿素氮 9.9mmol/L；尿常规显示，蛋白 ++、潜血 +；头颅 CT 显示，右侧基底节区、顶叶及双侧额叶、侧脑室旁脑梗死及缺血灶。诊断为“恶性高血压”，予口服厄贝沙坦（每次 150mg，每天 1 次）、硝苯地平缓释片（每次 20mg，每天 2 次）降压治疗，血压降至 140/90mmHg 左右。为进一步诊治，患者入住我科。

患者自发病以来，精神、食欲、睡眠可，大便正常，尿量正常，夜尿不多，体重无明显变化。患者否认糖尿病、冠心病病史，否认肝炎、结核病病史，否认手术史、外伤史、输血史；否认食物、药物过敏史；吸烟史 5 年，平均 20 支 / 天；饮酒史 10 年，每周 500g 白酒；否认冶游史；适龄结婚，育 1 女；无疾病家族史。

2. 体格检查

体温 36.5℃，脉搏 63 次 / 分，呼吸 18 次 / 分，血压 135/92mmHg，身高 171cm，体

重 75kg。神志清醒；双肺呼吸音清，未闻及干、湿啰音；心率 63 次 / 分，心律齐，心脏各瓣膜听诊区未闻及病理性杂音；腹软，无压痛，无反跳痛，肝、脾肋缘下未触及，腹部听诊无血管杂音，双侧肾区叩击痛阴性；双下肢无水肿；神经系统未见异常。

3. 实验室检查和辅助检查

患者入院前于山西省临汾市翼城县 × 医院检查项目及结果如下：

（1）尿常规：蛋白 ++、潜血 +-。

（2）血生化：血清白蛋白 41.9g/L、血肌酐 183 μmol/L、尿素氮 9.9mmol/L、尿酸 507 μmol/L。

（3）头颅 CT：右侧基底节区、顶叶及双侧额叶、侧脑室旁脑梗死及缺血灶。

4. 初步诊断

肾功能不全原因待查，恶性高血压。

5. 诊治经过

患者青年男性，发病急，主因“发现血压升高 1 周”入院。临床表现为血压显著升高（舒张压 >130mmHg），伴视物模糊、泡沫尿。尿蛋白 ++、尿潜血 +-、血肌酐 183 μmol/L。考虑肾功能不全原因待查，恶性高血压。

患者入院后的相关检查项目及结果如下：

（1）肾功能、血钾动态变化（如表 4-2-1 所示）。

表 4-2-1　肾功能、血钾动态变化

日期	血肌酐（μmol/L）	尿素氮（mmol/L）	尿酸（μmol/L）	钾（mmol/L）
2023 年 9 月 19 日	170.8	11.02	489.00	3.39
2023 年 9 月 25 日	176.1	10.18	476.61	3.78

（2）尿检：

1）尿红细胞位相：潜血 -、蛋白 +。

2）24 小时尿蛋白定量 2.13g（尿量 1 900mL）。

3）肾小管功能：尿 β_2- 微球蛋白 16.82mg/L、尿胱抑素 C 0.9mg/L、尿 N- 乙烯 -β-D- 氨基葡萄糖苷酶 4.8U/L、尿 α_1- 微球蛋白 53.1mg/L、尿视黄醇结合蛋白 7.14mg/L、尿 κ 型轻链 43.6mg/L、尿 λ 型轻链 25.2mg/L。

4）尿渗透压：393mOsm/kgH_2O。

（3）血清免疫学检查：抗中性粒细胞胞浆抗体相关抗体、抗肾小球基底膜抗体、

抗核抗体、抗磷脂酶 A2 受体抗体、IgG、补体未见异常。

（4）内分泌系统检查：

1）早上 8 点促肾上腺皮质激素 58.649pg/mL。

2）皮质醇节律：0 点皮质醇 26.7 μg/L，8 点皮质醇 139.8 μg/L，16 点皮质醇 123.5 μg/L。

3）卧立位肾素血管紧张素醛固酮：立位肾素活性 8.22ng/（mL·h）、卧位肾素活性 1.05ng/（mL·h）、立位血管紧张素Ⅰ 3.12ng/mL、卧位血管紧张素Ⅰ 2.45ng/mL、立位血管紧张素Ⅱ 131.2pg/mL、卧位血管紧张素Ⅱ 69.4pg/mL、立位醛固酮 0.32ng/mL、卧位醛固酮 0.2ng/mL。

（5）其他实验室检查：

1）血常规：白细胞计数 7.45×10^9/L、血红蛋白 153g/L、血小板计数 344×10^9/L。

2）血清白蛋白 41.56g/L。

（6）影像学检查：

1）肾上腺 CT 平扫：未见异常。

2）心脏彩超：左室壁增厚。

3）腹部彩超：双肾弥漫性病变（左右肾大小分别约 9.2cm × 4.7cm、8.5cm × 3.6cm，实质厚分别约 1.6cm、1.2cm，皮质回声增强，肾内血流分布正常），慢性胆囊炎。

4）肾动脉彩超：未见异常。

（7）眼底检查：双眼高血压视网膜病变Ⅲ级。

（8）肾脏活检病理（如图 4-2-1 所示），符合恶性高血压肾损害。

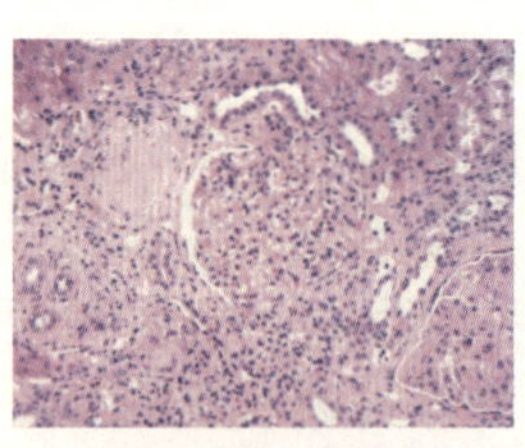

PAS 染色　400×

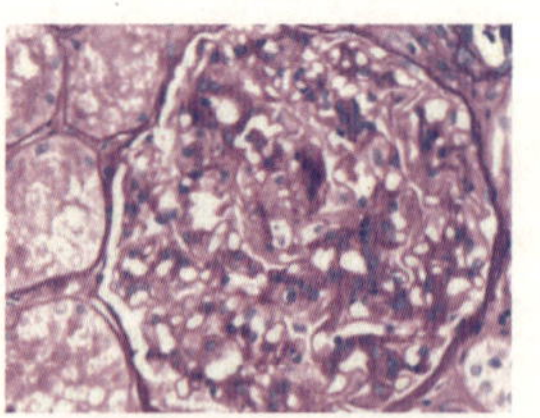

PASM 染色　400×

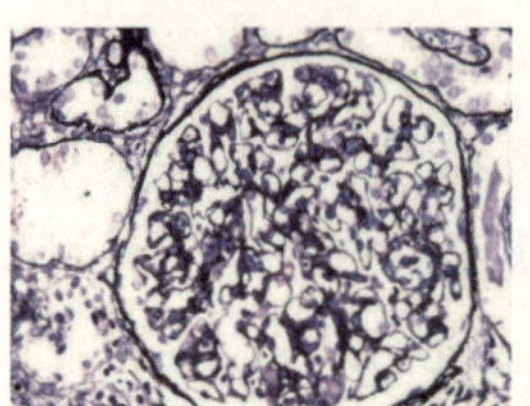

Masson 染色　400×

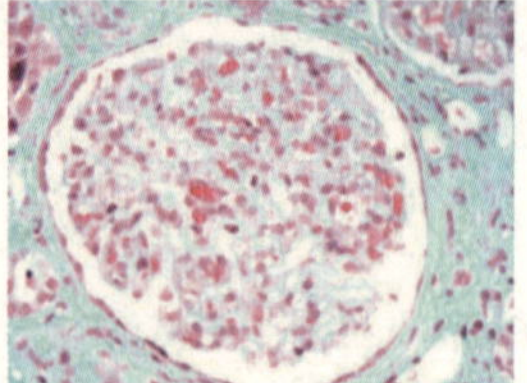

HE 染色　200×

图 4-2-1　肾组织光镜图

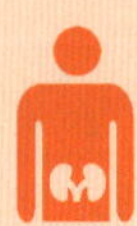

本案例患者被诊断为恶性高血压肾损害，具体治疗见本节相关内容。

二、病历资料（案例 37）

1. 病史

刘 ××，男，32 岁，主因“头痛 3 天，发现血肌酐升高 1 天”入院。

3 天前患者无明显诱因出现头痛，间断发作，休息后可缓解，无视物旋转、黑矇、意识丧失，无四肢活动障碍等不适，未诊治。

3 小时前患者活动时再次出现头痛，伴胸憋、气短、大汗、全身乏力，伴恶心，伴视物模糊，无胸痛、肩背部放射痛，休息后症状仍不能缓解，遂就诊于山西省太原市 × 人民医院。测血压（212/141mmHg），行心电图（“广泛 ST 段异常”）、头颅 CT（“腔隙性脑梗死脑干密度减低”）、血生化（血肌酐 246.1 μmol/L、尿素氮 10.19mmol/L、钾 3.09mmol/L）检查。为进一步诊治，患者入住我科。

自发病以来，患者精神、食欲及睡眠差，小便未见减少，体重未见明显下降。患者否认冠心病、糖尿病病史，否认肝炎、结核病病史，否认手术史、外伤史、输血史，否认食物、药物过敏史，否认吸烟、饮酒史，未婚未育，父母健康。

2. 体格检查

体温 36.8℃，脉搏 102 次 / 分，呼吸 17 次 / 分，血压 149/101mmHg。咽部无充血，扁桃体无肿大；双肺呼吸音清，未闻及干、湿啰音；心率 102 次 / 分，心律齐，心脏各瓣膜听诊区未闻及病理性杂音；腹软，无压痛，无反跳痛，肝、脾肋缘下未触及；双下肢无水肿。

3. 实验室检查和辅助检查

患者入院前于山西省太原市 × 人民医院实验室检查，白细胞计数 9.58×10^9/L、血红蛋白 110g/L、血小板计数 60×10^9/L、天冬氨酸氨基转移酶 40.6IU/L、血肌酐 246.1 μmol/L、尿素氮 10.19mmol/L、钾 3.09mmol/L。

患者入院后检查项目及结果如下：

（1）血常规：白细胞计数 13.07×10^9/L、血红蛋白 95g/L、血小板计数 50×10^9/L。

（2）血生化：血肌酐 271.68 μmol/L、钾 3.18mmol/L。

（3）头颅核磁：脑内多发梗死及缺血改变；右侧颞叶扩散异常信号影；急性期梗死可能；双侧基底节区、桥脑及小脑异常信号影；可逆性后部白质脑病可能，请结合临床考虑；小脑扁桃体轻度下疝；左侧大脑中动脉狭窄。

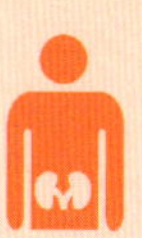

4. 初步诊断

肾功能不全待查，血栓性微血管病？恶性高血压，急性脑梗死，可逆性后部白质脑病？

5. 诊治经过

患者青年男性，起病急骤，主因“头痛 3 天，发现血肌酐升高 1 天”入院。临床表现为血压急剧升高，伴头痛、胸憋、气短、视物模糊。患者在外院实验室检查，血肌酐升高至 246.1μmol/L，血钾 3.09mmol/L；血小板降低至 60×10^9/L；头颅核磁提示急性脑梗死，可逆性后部白质脑病可能。

初步考虑肾功能不全待查，血栓性微血管病？恶性高血压，急性脑梗死，可逆性后部白质脑病可能。

患者入院后的相关检查项目及结果如下：

（1）肾功能、血钾动态变化（如表 4-2-2 所示）。

表 4-2-2　肾功能、血钾动态变化

日期	血肌酐（μmol/L）	尿素氮（mmol/L）	钾（mmol/L）
2021 年 6 月 23 日	253.19	12.51	3.07
2021 年 6 月 27 日	228.15	9.84	3.91
2021 年 6 月 29 日	222.88	9.04	4.33

1）尿红细胞位相：潜血 -、蛋白 +。

2）24 小时尿蛋白定量 1.48g（尿量 2 000mL）。

（2）血清免疫学检查：抗中性粒细胞胞浆抗体相关抗体、抗肾小球基底膜抗体、抗核杭体、抗磷脂酶 A2s 受体抗体、IgG、补体未见异常。

（3）内分泌系统检查：

1）早上 8 点促肾上腺皮质激素 15.273pg/mL。

2）皮质醇节律：0 点皮质醇 171.8 μg/L，8 点皮质醇 193.9 μg/L，16 点皮质醇 179.5 μg/L。

（4）其他实验室检查：

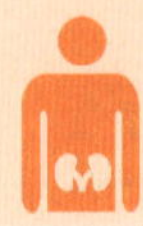

1）血常规：白细胞计数 11.62×10^9/L、血红蛋白 95g/L、血小板计数 85×10^9/L、网织红细胞 9.24%。

2）血生化：白蛋白 38.97g/L、总胆红素 46.44 μmol/L、间接胆红素 38.97 μmol/L、直接胆红素 7.47 μmol/L。

3）外周血破碎红细胞：可见裂红细胞 0.5%。

4）抗人球蛋白试验：–。

（5）影像学检查：

1）肾上腺 CT 平扫：未见异常。

2）肾动脉彩超：未见异常。

（6）眼底检查：双眼高血压视网膜病变Ⅲ级。

（7）肾脏活检病理（如图 4-2-2 所示），符合高血压相关肾损害。

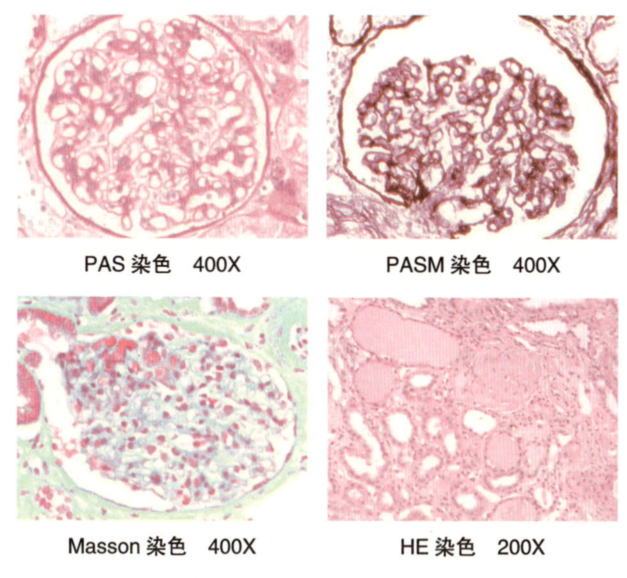

图 4-2-2 肾组织光镜图

本案例患者被诊断为高血压相关肾损害，具体治疗见本节相关内容。

三、病历资料（案例 38）

1. 病史

姬 × ×，男，31 岁，主因“发现尿蛋白 1 年余，血压升高半年”入院。

患者 1 年前体检发现尿蛋白 +，未留意尿中泡沫是否增多，无肉眼血尿、尿频、尿急、尿痛、水肿症状，未行诊治。半年前患者自测血压升高，血压达 150 ~ 160/90mmHg，未用药，予以饮食控制，未规律监测血压。

1 个月前患者出现头痛，于当地社区医院测血压 170/（120 ~ 130）mmHg，未用药，

伴双眼视物模糊，左侧为重，遂于 1 周前就诊于山西 × 眼科医院，测左眼视力 0.07，右眼视力 0.8，尿常规检查显示蛋白 +++。为进一步诊治，患者入住我科。

患者自发病以来，精神正常，食欲及睡眠一般；大便正常，小便有泡沫；体重较前无明显变化。患者否认冠心病、糖尿病病史，否认肝炎、结核病病史，否认手术史、外伤史、输血史；否认食物、药物过敏史；吸烟史 10 余年，每天 1~2 支；否认饮酒史；29 岁结婚、未育，父母及姐健康。

2. 体格检查

体温 36.3℃，脉搏 98 次 / 分，呼吸 18 次 / 分，血压 223/139mmHg。神志清楚；双肺呼吸音清，未闻及干、湿啰音；心率 98 次 / 分，心律齐，心脏各瓣膜听诊区未闻及病理性杂音；腹软，无压痛，无反跳痛，肝、脾肋缘下未触及；双下肢无水肿。

3. 实验室检查和辅助检查

患者入院前在山西 × 眼科医院尿常规检查：蛋白 +++。

4. 初步诊断

恶性高血压肾损害。

5. 诊治经过

患者青年男性，慢性病程急性加重，主因“发现尿蛋白 1 年余，血压升高半年”入院。临床表现为血压显著升高伴头痛、视物模糊。外院实验室检查示尿蛋白 +++，考虑恶性高血压肾损害。

患者入院后的相关检查：

（1）肾功能动态变化（如表 4-2-3 所示）。

表 4-2-3　肾功能动态变化

日期	血肌酐（μmol/L）	尿素氮（mmol/L）
2021 年 6 月 30 日	442.13	13.74
2021 年 7 月 5 日	436.98	16.04
2021 年 7 月 13 日	415.58	17.9

（2）尿检：

1）尿红细胞位相：潜血 –，蛋白 +++。

2）24 小时尿蛋白定量 5.63g（尿量 2 800mL）。

（3）血清免疫学检查：

1）补体：C3 0.24g/L，C4 0.29g/L

2）抗中性粒细胞胞浆抗体、抗肾小球基底膜抗体、抗核杭体、传染病系列等检测未见异常。

（4）其他实验室检查：

1）血常规：白细胞计数 6.63×10^9/L、血红蛋白 122g/L、血小板计数 186×10^9/L。

2）血生化：血清白蛋白 37.23g/L、总胆红素 8.79 μmol/L、间接胆红素 7.55 μmol/L、直接胆红素 1.24 μmol/L。

（5）影像学检查：

1）腹部彩超：双肾弥漫性病变，左肾囊肿，肝、胆、胰及门静脉未见明显异常。

2）肾上腺 CT 平扫：未见异常。

3）头颅 CT 平扫：五、六脑室显示。

4）肾动脉彩超：未见异常。

5）心脏彩超：目前心脏结构及功能未见明显异常。

（6）眼底检查：双眼高血压视网膜病变Ⅲ级。

（7）肾脏活检病理（如图 4-2-3 所示），符合 IgA 肾病肾脏病变类型特点。

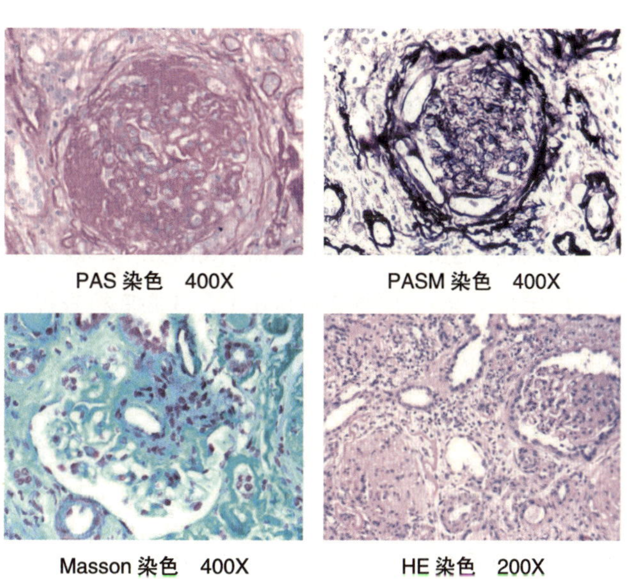

图 4-2-3　肾组织光镜图

本案例患者被诊断为高血压肾损害，具体治疗见本节相关内容。

四、案例分析（案例 36）

1. 病史特点

（1）青年男性，发病急，主因“发现血压升高 1 周”入院。

（2）临床表现：高血压显著升高、泡沫尿，伴视物模糊。

（3）血压最高达 240/160mmHg。

（4）实验室检查和辅助检查：血肌酐 179 μmol/L；尿常规示，蛋白 +；24 小时尿蛋白定量 2.13g（尿量 1 900mL）；尿渗透压低；眼底检查提示，双眼高血压视网膜病变Ⅲ级；肾穿刺活检病理提示，恶性高血压肾损害。

2. 诊断和诊断依据

（1）诊断：慢性肾脏病 3 期、恶性高血压肾损害、高血压 3 级（很高危）、高血压视网膜病变Ⅲ级。

（2）诊断依据：①恶性高血压合并靶器官损害，肾功能不全、高血压眼底病变 III 级、左室壁增厚；②舒张压 >130mmHg；③血肌酐 179 μmol/L；④尿常规示，蛋白 +，24 小时尿蛋白定量 2.13g（尿量 1 900mL），尿渗透压低；⑤眼底检查提示，双眼高血压视网膜病变Ⅲ级；⑥肾穿刺活检病理提示，恶性高血压肾损害。

五、案例分析（案例 37）

1. 病史特点

（1）青年男性，急性病程，以“头痛 3 天，发现血肌酐升高 1 天”为主诉。

（2）临床表现：血压升高伴头痛、胸憋、气短、视物模糊。

（3）血压最高为 212/141mmHg。

（4）实验室检查和辅助检查：①血肌酐 253.19 μmol/L；②尿红细胞位相：潜血 –、蛋白 +，24 小时尿蛋白定量 1.48g（尿量 2 000mL）；③眼底检查提示，双眼高血压视网膜病变 III 级；④肾穿刺活检病理提示：高血压相关肾损害。

2. 诊断和诊断依据

（1）诊断：恶性高血压肾损害、血栓微血管病、高血压 3 级（很高危）、高血压视网膜病变 III 级、急性脑梗死、可逆性后部白质脑病。

（2）诊断依据：①恶性高血压合并靶器官损害、肾功能不全、高血压眼底病变 III 级、急性脑梗死、可逆性后部白质脑病；②舒张压 >130mmHg；③血肌酐升高，约 253.19 μmol/L；④尿常规示，蛋白 +，24 小时尿蛋白定量 1.48g（尿量 2 000mL）；⑤贫血合并血小板降低；⑥肾穿刺活检病理提示高血压相关肾损害。

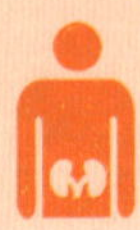

六、案例分析（案例38）

1. 病史特点

（1）青年男性，慢性病程急性发作，主因“发现蛋白尿1年余，血压升高半年”入院。

（2）患者1年前发现蛋白尿，未重视；半年前血压开始升高，未服药。1个月前患者高血压显著升高［170/（120 ~ 130）mmHg］，伴头痛、视物模糊。

（3）患者入院后完善实验室检查和辅助检查：血肌酐442.13μmol/L；尿红细胞位相，潜血 –、蛋白 +++，24小时尿蛋白定量5.63g（尿量2 800ml）；眼底检查提示，双眼高血压视网膜病变Ⅲ级；肾穿刺活检病理提示，IgA肾病（津分型MIE1S1TO–CO）。

2. 诊断和诊断依据

（1）诊断：慢性肾脏病4期、IgA肾病、恶性高血压、高血压3级（很高危）、高血压视网膜病变Ⅲ级。

（2）诊断依据：①恶性高血压合并靶器官损害、肾功能不全、高血压眼底病变Ⅲ级；②舒张压 >130mmHg；③血肌酐升高，约442.13μmol/L；④尿常规示，蛋白 +++，24小时尿蛋白定量5.63g（尿量2 800mL）；⑤眼底检查提示，双眼高血压视网膜病变III级；⑥肾穿刺活检病理提示，IgA肾病（牛津分型M1E1S1TO–C0）。

七、鉴别诊断

恶性高血压是一组多病因导致的临床综合征，包括原发性高血压和继发性高血压。原发性高血压导致的恶性高血压占20% ~ 40%。继发性高血压指继发于肾实质性疾病、肾血管性疾病、内分泌疾病以及药物所引起的高血压，其中肾实质疾病是最常见的继发原因之一。原发性高血压与肾实质性高血压的鉴别要点如表4–2–4所示。

表4–2–4 原发性高血压与肾实质性高血压鉴别要点

鉴别诊断	原发性高血压	肾实质性高血压
24小时尿蛋白定量	较少，平均1g/24h	常较大，甚至 >3.5g/24h
高血压家族史	多数有	少数有
恶性高血压的特征性病变	常见	少见
肾小球病变的特点	局灶、节段性分布；急性缺血性病变为主	弥漫，球性分布
肾小管间质病变特点		慢性病变为主

八、处理方案及基本原则

恶性高血压患者一经诊断就应该立刻采取积极的降压治疗。初始治疗需静脉使用降压药物、持续血压监测。临床数据表明，恶性高血压的血压值降低可以防止急性心脑血管意外和肾衰竭等严重并发症的发生，并且随着血压的降低肾功能可以得到部分恢复。然而也有证据表明，血压突然降低对机体有害。因此，降压治疗的目标并不是使血压迅速降至正常，而是在血压逐渐下降的过程中防止出现组织低灌注造成靶器官损害。

1. 治疗原则

（1）对于大多数恶性高血压患者（无心力衰竭、高血压脑病、脑出血等），在6小时内，使血压缓慢下降至（160~170）/（100~105）mmHg或下降幅度不超过治疗前血压的25%。

（2）如果患者病情稳定，对血压下降程度耐受可，在接下来24 ~ 48小时内，可将血压逐步控制在140/90mmHg以下。

（3）血压稳定后，逐步加用口服降压药，待口服药发挥作用后，逐步减少静脉用药，切忌在换用口服药后立即停用静脉降压药物，以免血压反弹。

2. 降压药物选择

（1）静脉降压药物：

1）硝普钠：强效血管舒张药，用药后数秒钟起效，作用时间很短（2~5分钟）。起始剂量为0.25~0.5μg/（kg・min），根据病情逐渐加量，可以用到8 ~ 10μg/（kg・min）。但是对于肾功能衰竭患者应慎用或短期使用，否则易造成氰化物中毒。

2）盐酸乌拉地尔：α1受体阻滞剂，起始剂量1μg/（kg・min），同样根据病情逐渐加量，可以用到10 ~ 20μg/（kg・min）。

（2）口服降压药物：

1）目前多主张采用两种或两种以上药物联合应用，以减少药物不良反应，提高疗效。

2）尽可能选择长效降压药，使血压24小时内稳定于目标范围，以减少血压波动，更有效保护靶器官。

3）长期应用降压药，需注意药物对糖代谢、脂肪代谢及嘌呤代谢的影响。

4）优先选用ACEI和ARB。对于肾功能不全的患者，尤其开始用药的前两个月内必须认真监测血钾及血肌酐变化。

5）慎用利尿剂：恶性高血压可发生压力性利尿，患者可能存在容量不足，此时使用利尿剂可能加重容量不足，进一步激活肾素血管紧张素系统，不利于肾脏恢复。

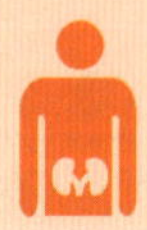

3. 针对案例 36、案例 37、案例 38 的相关诊治

（1）案例 36：患者入院后行肾穿刺活检术排除肾实质性病变，行实验室检查除外内分泌系统疾病，行影像学检查除外肾血管性高血压等继发因素；口服降压药方案，厄贝沙坦联合硝苯地平缓释片；监测血压及血肌酐变化。

（2）案例 37：口服降压药方案，硝苯地平缓释片、阿罗洛尔、氯沙坦钾、贝尼地平片；监测血压及血肌酐变化。

（3）案例 38：针对高血压，口服降压药方案，贝尼地平片、阿罗洛尔、氯沙坦钾、呋塞米片；针对 IgA 肾病，慢性肾脏病一体化治疗，低蛋白饮食联合口服复方 α-酮酸片、尿毒清颗粒、碳酸氢钠片，择期行血液净化治疗；监测血压及血肌酐变化。

4. 转诊及社区随访

基层医院在高血压管理中扮演了非常重要的角色，其管理水平的高低将直接影响我国未来心脑血管疾病的发展趋势。《国家基层高血压防治管理指南（2020）》① 指出，基层医院应承担原发性高血压的诊断、治疗及长期随访等管理工作，识别出不适合在基层诊治的高血压患者并及时向上级医院转诊。上级医院确诊的及接收的上转原发性高血压患者，经治疗病情平稳后应及时将有关信息推送至基层医院，以便及时纳入管理并跟踪随访。管理目标是降压达标，降低并发症发生风险。

基层医院的诊疗关键点：

（1）血压测量“三要点”：设备精准、安静放松、位置规范。

（2）诊断要点：以测量血压为主，140/90mmHg 为界，非同日 3 次超标确诊。

（3）健康生活方式“六部曲”：限盐减重多运动，戒烟戒酒心态平。

（4）治疗“三原则”：达标、平稳、综合管理。

（5）基层高血压转诊五类人群：起病急、症状重、疑继发、难控制、孕产妇。

对于发病的高血压年轻患者，已达到恶性高血压诊断标准，建议积极转往上级医院除外继发性病因，并通过有效治疗保护靶器官功能。

九、要点与讨论

恶性高血压为临床常见病。首先恶性高血压的发病机制研究不明，但比较明确的是在恶性高血压的病理生理过程中，严重升高的血压和激活的肾素血管紧张素系统（RAS）

① 国家心血管病中心国家基本公共卫生服务项目基层高血压管理办公室，国家基层高血压管理专家委员会．国家基层高血压防治管理指南（2020）[J]. 中国循环杂志，2021，36（3）：209220.

是启动和促进恶性高血压的两个最关键因素。以往研究认为，血压明显升高所产生的高机械切应力破坏血管自身调节机制，致使局部血管扩张将高血压传递至内皮，导致血管内皮受损，进而使血管内皮通透性增加，血浆蛋白和纤维蛋白原渗出并沉积于血管壁，激活凝血因子，促进细胞增生，最终导致血管壁增厚，管腔狭窄。近年来的研究发现，肾素和血管紧张素Ⅱ不仅在维持和促进高血压，而且在诱导血管损伤方面均扮演着重要角色。由高血压导致肾小球入球小动脉狭窄而产生的肾缺血激活 RAS，使血管紧张素Ⅱ产生增加，导致血管收缩血压进一步上升，而血管紧张素Ⅱ又会导致肾血管收缩，加重肾缺血。与此同时，血压升高启动压力—利钠调节机制，水钠排泄增加，循环容量不足出现，进一步刺激肾素释放，加重高血压，从而形成恶性循环导致和维持恶性高血压发生发展。不仅如此，肾素和血管紧张素Ⅱ还能直接引起血管纤维素样坏死。

恶性高血压常累及心、脑、肾等重要脏器，其中 63% ~ 90% 累及肾脏，表现为恶性小动脉硬化症，病情凶险，不及时治疗很快进入肾衰竭而依赖透析，如能及时诊断、合理降压和适时采用透析技术，患者预后可明显改观。但是我国基层医生对恶性高血压肾损伤存在认识不足，漏诊甚至误诊时有发生，往往延误了治疗的时机，故应引起广大医务人员的重视。

1. 诊断

临床上患者血压急剧升高伴头痛、视物模糊及甚至肾脏损害应怀疑恶性高血压。

（1）需判断是否发生了恶性高血压。血压显著升高，通常舒张压在 130mmHg 以上，但血压变动范围大，收缩压在 150~290mmHg，舒张压在 100~180mmHg。同时存在典型眼底病变：眼底检查提示，Keith-Wagner 分级 III~IV 级，包括眼底条纹状、火焰状出血，棉絮状渗出和视乳头水肿等。

（2）快速评估恶性高血压的类型及靶器官损害的严重程度。恶性高血压包括原发性和继发性高血压。继发性高血压常见于慢性肾脏病、肾血管病变、内分泌系统疾病等，仔细采集病史，如急性脑外伤、子痫前期、硬皮病等或一些症状和体征（如胸背部疼痛、呼吸困难和搏动的腹部肿块等）有助于恶性高血压的病因诊断。详细体格检查对病因的诊断非常重要，如腹部听诊血管杂音提示肾血管性高血压；明显的腹部包块提示腹主动脉瘤或多囊肾；腹部条纹、向心性肥胖多见于库欣综合征；眼球突出则可能提示甲状腺功能亢进。恶性高血压的实验室检查包括外周血涂片、血常规、尿常规、肾功能、电解质等。出现急性肾功能恶化，伴蛋白尿、血尿者提示急性或急进性肾小球肾炎。如疑有继发性高血压，则进行治疗前还需要检查卧立位肾素血管紧张素醛固酮系统、皮质醇节律、茶酚胺、去甲肾上腺素等血管活性物质的浓度。还应进一步完善眼底检查、心电图、

胸片、心脏彩超、肾脏彩超等评估靶器官受损程度。

（3）明确是否合并血栓性微血管病。完善血常规、外周血涂片、胆红素、乳酸脱氢酶、抗人球蛋白试验。

（4）恶性高血压患者肾活检指征：表现为急性肾炎综合征时，不能除外新月体性肾炎或急性肾炎者；不能除外急性间质性肾炎者；血压平稳后尿蛋白量仍然较大，需了解有无肾实质性疾病。

2. 诊治上的常见误区

对于基层医生，要求掌握恶性高血压诊断标准及如何鉴别继发性高血压的各类病因。如高度可疑继发因素，又无法完善相关辅助检查明确诊断，建议在初步控制血压基础下尽早转往上级医院明确诊断。在制订降压方案时要严格掌握基本原则，切勿快速降压导致重要脏器灌注不足。恶性高血压对肾功能影响的程度取决于有无基础肾脏病及发病时肾功能水平，对于恶性高血压发生时肾脏受累并不十分严重，血压得到迅速有效控制的患者，肾功能可恢复。有相当一部分患者肾损害依赖透析治疗，但应注意部分患者，特别是非肾实质性疾病继发的恶性高血压患者，有可能逆转肾衰竭，甚至脱离透析，但时间较长，一般需要 2 ~ 4 个月。所以在基层医院透析时需关注患者肾功能及尿量情况，及时识别潜在肾功能恢复可能。

十、思考题

1. 恶性高血压的诊断标准是什么？

2. 降压药物有哪几类，作用机制分别是什么？

3. 恶性高血压性肾硬化症的病理特点是什么？

十一、科普小常识

1. 肾性高血压可以治愈吗？

肾性高血压是做不到彻底治愈的，但是可以通过规律的药物治疗达到临床缓解，保持病情稳定。在治疗的过程中，除了监测血压变化以外，还需要监测肾功能、尿蛋白等指标。

2. 哪些人容易患恶性高血压性肾硬化症？

（1）高血压病史长，大于 10 年者。

（2）合并其他靶器官损害者如眼底病变、心脑血管病变者。

（3）继发性高血压人群。

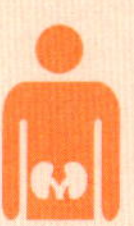

（4）未接受规范、有效降压治疗的高血压患者。

3. 恶性高血压患者日常生活需要注意些什么？

（1）及时就诊是关键：恶性高血压状态，血压升高往往收缩压超过 230mmHg，舒张压超过 130mmHg。患者症状方面可以表现为剧烈的头痛、呕吐、胸痛或者呼吸困难急性发作。恶性高血压如果就诊不及时，会引起一系列的并发症发生，比如急性肾损伤、急性心力衰竭，及时去医院就诊，静脉给予降压药物治疗，控制血压，可以有效地预防这些并发症的发生。

（2）高血压患者要规范地服用降压药控制血压，不能自行随意停用或者减少降压药剂量同时避免服用某些引起血压升高的药物，比如含有麻黄碱的感冒药。

（3）注意休息，适度运动，低盐、低脂饮食，合并慢性肾脏病建议低蛋白饮食。

（4）戒烟、酒，控制血糖、尿酸、血脂、血同型半胱氨酸等指标。

（5）定期评估靶器官结构及功能变化。

（编者　侯海珠）

第五章
遗传性肾脏疾病

第一节　多囊肾病（案例39）

核心提示

❖掌握先天性多囊肾病的诊断标准。

❖掌握先天性多囊肾病的治疗原则。

一、病历资料

1. 病史

龙××，女，44岁，主因“发现多囊肾6年，腹胀2个月”入院。

患者6年前体检时发现多囊肾、多囊肝，未重视。1年前血肌酐升高，约300μmol/L，同时血红蛋白96g/L，给予皮下注射重组人促红细胞生成素数支后，贫血改善，后未进一步诊治。2个月前患者出现腹胀，伴颜面部及双下肢水肿，近1周来食欲不振，进食量减少，偶有干呕，平卧位气短。为进一步诊治，患者于2023年2月27日来山西省人民医院就医，门诊以“先天性多囊肾病、慢性肾脏病5期、肾性贫血”收住我科。患者自发病以来，无发热、关节疼痛、皮疹、光过敏，无口腔溃疡、牙齿块状脱落、脱发等，精神、睡眠可，尿量不少，约1 500mL/24h，大便规律、通畅，体重变化不详。血压高10余年，最高达160/100mmHg，患者平素服用氨氯地平及依那普利片，血压控制不详；否认糖尿病病史，否认肝炎、结核病病史，否认手术史、外伤史、输血史，否认食物、药物过敏史。母亲患有多囊肾，目前规律血液透析，父亲患高血压。

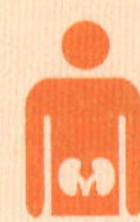

2. 体格检查

体温36.0℃，脉搏98次/分，呼吸18次/分，血压140/94mmHg，身高158cm，体

重 63kg。一般情况可，神志清楚，查体合作，言语流利；慢性病容，贫血貌；全身皮肤、黏膜未见黄染、皮疹、出血点、肝掌、蜘蛛痣；双侧睑结膜及口唇苍白，眼睑无水肿；咽无充血，扁桃体不大；颈软，无抵抗，颈静脉无怒张，气管居中，甲状腺不大；双肺呼吸音清，未闻及干、湿啰音；心率 98 次 / 分，心律齐，心音有力，心脏各瓣膜听诊区未闻及病理性杂音；腹部膨隆，未见曲张静脉，腹软，无压痛及反跳痛；可触及肿大的肝脏及双肾，表面凹凸不平，质软，无触痛；双下肢轻度对称性指凹性水肿，生理反射存在，病理反射未引出。

3. 实验室检查和辅助检查

2023 年 2 月 27 日，山西省人民医院门诊检查项目及结果如下：

血常规：白细胞计数 5.72×10^9/L、中性粒细胞 67.5%、中性粒细胞计数 3.86×10^9/L、血红蛋白 66g/L、血小板计数 163×10^9/L。

血生化：尿酸 346.39 μmol/L、尿素氮 12.41mmol/L、血肌酐 311.2 μmol/L、碳酸氢根（HCO_3^-）16.24mmol/L、钾 4.71mmol/L、钠 141.27mmol/L、氯 120.04mmol/L、估算的肾小球滤过率 14.99mL/（min · 1.73m^2）。

4. 初步诊断

多囊肾病、慢性肾脏病 5 期、肾性贫血、代谢性酸中毒、高血压 2 级（高危）、多囊肝。

二、诊治经过

1. 患者入院后的相关检查项目及结果

尿常规：潜血弱阳性、白细胞酯酶阴性、蛋白弱阳性、红细胞 1 ~ 2 个 /HP、白细胞 1 ~ 2 个 /HP、24 小时尿蛋白定量 0.98g。

血生化：丙氨酸氨基转移酶 12.03IU/L、天冬氨酸氨基转移酶 15.03IU/L、总蛋白 70.70g/L、白蛋白 38.77g/L、尿酸 351.12 μmol/L、尿素氮 13.73mmol/L、血肌酐 309.3 μmol/L、碳酸氢根 13.01mmol/L、总胆固醇 3.87mmol/L、甘油三酯 1.24mmol/L、无机磷酸盐 1.30mmol/L、总钙 2.24mmol/L、钾 4.62mmol/L、钠 143.3mmol/L、氯 119.41mmol/L、估算的肾小球滤过率 14.97mL/（min · 1.73m^2）、空腹血糖 4.66mmol/L。全段甲状旁腺素 178.4pg/mL。

贫血系列：铁 2.76 μmol/L、铁蛋白 3.6ng/mL、叶酸 7.89 μg/L、维生素 B_{12}146ng/L、促红细胞生成素测定 61.16mIU/mL。

心梗四项：肌红蛋白 29.5ng/mL、高敏肌钙蛋白 –I 3.4pg/mL、血清肌酸激酶同工酶 0.7ng/mL、B 型钠尿肽 134pg/mL。

抗中性粒细胞胞浆抗体系列阴性，凝血功能正常，传染病系列检查未见异常。

腹部彩超：左肾大小为22.6cm×9.3cm，右肾大小为22.3cm×10.0cm，多囊肾（左侧较大囊腔6.9cm×7.2cm、右侧较大囊腔7.1cm×6.3cm），多囊肝（较大囊腔为9.6cm×11.4cm），左侧胸腔积液（少量），胆、胰、脾及门脉未见明显异常，右侧胸腔、腹腔未见明显积液。

CT检查：颅脑未见异常，左肺上叶索条影，双侧胸膜局限性增厚，左侧胸腔少量积液，多囊肾，多囊肝（部分为复杂囊肿），盆腔少量积液。

心脏彩超：左心增大，主动脉瓣钙化灶。

2. 诊治经过

患者入院后，嘱低盐、低脂、优质低蛋白质饮食，给予慢性肾脏病健康教育。

纠正贫血：输注浓缩红细胞2U，促红细胞生成素5 000IU，每周3次，皮下注射；琥珀酸亚铁缓释片0.2g，每天1次，口服；叶酸片10mg，每天3次，口服。

控制血压：贝尼地平片8mg，每天1次，口服。

纠正酸中毒：5%碳酸氢钠注射液150mL，每天1次，静点3天，之后续以碳酸氢钠片1.0g，每天3次，口服。

复方α酮酸片，0.75g，每天3次，口服。中成药百令片、海昆肾喜胶囊护肾治疗。

治疗1周后，患者精神、食欲可，乏力较前明显好转，腹胀减轻，查体可见甲床、眼结膜色泽红润，腹部双侧均可触及包块，无压痛、反跳痛，双下肢水肿减轻。复查血红蛋白100g/L，血肌酐357.1μmol/L，尿酸450.36μmol/L，尿素氮14.1mol/L，碳酸氢根21mmol/L，电解质正常。

患者出院后，嘱咐其继续低盐、低脂、优质低蛋白质饮食，口服贝尼地平片降压，碳酸氢钠片纠正酸中毒，罗沙司他胶囊纠正贫血，百令片、海昆肾喜胶囊护肾等治疗。

三、案例分析

1. 病史特点

（1）年轻女性，慢性病程，有多囊肾病家族史；

（2）高血压10年，发现多囊肾、多囊肝6年，血肌酐升高及贫血1年，腹胀、水肿2个月；

（3）体格检查：慢性病容，贫血貌，眼睑及双下肢轻度水肿，腹部膨隆，可触及肿大的肝脏及双肾；

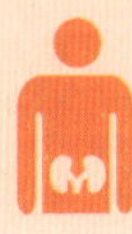

（4）实验室检查和辅助检查：血尿酸351.12μmol/L、尿素氮13.73mmol/L、血肌酐

309.3 μmol/L、碳酸氢根 13.01mmol/L，血红蛋白 66g/L；彩超，双肾体积增大，多囊肾、多囊肝、左侧胸腔积液、左心增大。

2. 诊断和诊断依据

（1）诊断：多囊肾病、慢性肾脏病 5 期、肾性贫血、代谢性酸中毒、高血压 2 级（高危）、多囊肝。

（2）诊断依据：

1）多囊肾病、多囊肝：有多囊肾家族史，患者本人腹部彩超双肾体积明显增大，皮髓质分布多个液性囊肿，肝脏多发囊性病变，肾功能衰竭。

2）慢性肾脏病 5 期、肾性贫血、代谢性酸中毒、高血压 2 级（高危）：估算的肾小球滤过率 14.97mL/（min・1.73m^2），碳酸氢根低（13.01mmol/L），血红蛋白低（66g/L），血压高 10 年，最高达 160/100mmHg。

3. 鉴别诊断

患者双肾多发囊性病变，需与以下疾病相鉴别：

（1）多囊性肾发育不良：婴儿最常见，双侧病变，难以存活。单侧病变者鉴别较易，发育不良的一侧肾脏布满囊肿，无泌尿功能，健侧肾脏可无囊肿。

（2）单纯性肾囊肿：老年人多见，无家族史，肾脏体积正常，典型肾囊肿为单腔，位于皮质，无肝囊肿及肾外表现，一般无症状，良性病程。

（3）获得性肾囊肿：见于长期血液透析患者，无家族史，常无临床症状，但需警惕囊肿并发恶性肿瘤。

（4）常染色体隐性多囊肾病：起病早，多于婴幼儿期发病，合并先天性肝纤维化，导致门静脉高压、胆道发育不全等。可行肝脏超声、肝活检鉴别，突变基因检测可确定诊断。

四、处理方案及基本原则

治疗原则为对症处理，预防和治疗并发症，延缓囊肿生长和肾功能进行性恶化速度；进入终末期肾脏病时，则进行肾脏替代治疗。

1. 一般治疗

限制咖啡因的摄入，高血压时低盐饮食，病程晚期推荐优质低蛋白质饮食，根据口渴程度饮水，避免应用肾毒性药物。早期无须改变生活方式或限制体力活动，当囊肿较大时，应避免剧烈的体力活动和腹部受创，以免囊肿破裂出血。

2. 针对本案例患者的相关诊治

（1）患者入院后进一步完善血常规、肝肾功能、电解质、尿常规、腹部彩超及腹盆 CT 等相关检查，评估病情，暂无肾脏替代治疗指征。

（2）给予慢性肾脏病健康教育及饮食管理：低盐、低脂、优质低蛋白质饮食。控制高血压等促进肾功能恶化的因素，纠正贫血、代谢性酸中毒等并发症，联合中成药保肾治疗。

3. 多囊肾病的诊治要点

《多囊肾病的临床实践指南（2020）》① 指出，多囊肾病的确切病因尚不清楚，成人以后才出现症状。囊肿起源于肾小管，其液体性质随起源部位不同而不同。患者的肾小球囊内上皮细胞异常增殖是多囊肾的显著特征之一，处于一种成熟不完全或重发育状态。

（1）多囊肾病的发病机制：

1）常染色显性遗传性多囊肾病（ADPKD）具有遗传异质性，位于 16 号染色体上的 PKD1 基因（见于 85% 的病例）或位于 4 号染色体上的 PKD2 基因（见于 15% 的病例）突变与发病密切相关。PKD1 和 PKD2 基因分别编码完整的膜蛋白多囊蛋白 –1 和多囊蛋白 –2，两者结构相似，可发生相互作用。PKD1 或 PKD2 的突变可导致信号失调，环磷酸腺苷水平升高，最终导致囊肿生成。

2）常染色体隐性遗传性多囊肾病（ARPKD），主要与位于 6 号染色体的 PKHD1 基因或位于 3 号染色体的 DZIP1L 基因突变相关，其分别编码 FPC1 蛋白及 DZIP1L 蛋白，但肾囊肿形成机制尚不明确。

（2）多囊肾病的临床表现：常染色体显性多囊肾病的临床表现主要包括肾脏表现和肾外表现。肾脏主要为肾囊肿不断增多、长大，逐渐出现肾功能衰竭，临床表现包括腰痛、腹痛、腹胀，可出现血压升高，少量蛋白尿、镜下或肉眼血尿，囊肿感染时上述症状可加重。有些患者可合并肾结石。肾外表现主要是肾外器官囊肿或其他病变，如肝、胰腺、精囊、脾、蛛网膜囊肿，或出现颅内动脉瘤、二尖瓣脱垂、憩息病、腹壁疝、精子异常、高脂血症等。临床表现差异很大，主要为双肾增大、肾小管功能异常、肺发育不全和肝纤维化。

随年龄增长囊肿数目及大小逐渐增多、增大，多数患者在 40~50 岁时肾体积增长到

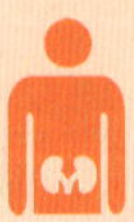

① 中华医学会医学遗传学分会遗传病临床实践指南撰写组 . 多囊肾病的临床实践指南（2020）[J]. 中华医学遗传学杂志，2020，37（3）：277–283.

相当程度才出现症状。主要表现为两侧肾肿大、肾区疼痛、血尿、高血压等。

1）肾肿大：两侧肾脏逐渐长大，至晚期两肾可占满整个腹腔，肾表面布有很多囊肿，使肾形不规则，凹凸不平，质地较硬。

2）肾区疼痛：疼痛可因体力活动、行走时间过长、久坐等而加剧，卧床后可减轻。肾内出血、结石移动或感染也是突发剧痛的原因。

3）血尿：镜下血尿或肉眼血尿。出血多时，血凝块通过输尿管可引起绞痛。血尿常伴有白细胞尿及蛋白尿，尿蛋白量少，一般不超过 1.0g/24h。肾内感染时脓尿明显，血尿加重，腰痛伴发热。

4）高血压：约半数出现高血压，这与囊肿压迫周围组织，激活肾素 – 血管紧张素 – 醛固酮系统有关。出现高血压者囊肿增长较快，可直接影响预后。

5）肾功能不全：一般 40 岁之后开始出现肾功能减退，70 岁时约半数仍保持肾功能，但高血压者发展到肾衰竭的过程大大缩短。

6）多囊肝：约半数患者有多囊肝，60 岁以后约 70%。此外，胰腺及卵巢也可发生囊肿，结肠憩室并发率较高。

（3）诊断与筛查：

1）约 60% 常染色显性遗传性多囊肾病患者有明确家族史，呈现典型的常染色体显性遗传病，即男女发病率相等；父母一方患病，子代发病概率为 50%。

2）临床诊断标准：

主要标准：①影像学检查发现肾脏皮髓质弥漫性散布许多充满液体的囊肿；②明确的多囊肾病家族史。

次要标准：①多囊肝；②肾衰竭；③腹壁疝；④心脏瓣膜病；⑤胰腺囊肿；⑥脑动脉瘤；⑦精囊腺囊肿；⑧眼睑下垂。

如具有两项主要标准及一项次要标准，临床即可确诊。如仅有第一项主要标准，无多囊肾病家族遗传史，则要有三项以上的次要标准才能确诊。

3）影像学检查：肾脏超声是首选的检查方法。超声主要表现为双肾体积明显增大，其内可见多个大小不等的无回声区，可突向表面使表面不平、形态失常，严重者肾实质难以显示。常染色显性遗传性多囊肾病的超声诊断标准包括：有阳性家族遗传史，15~39 岁，双肾囊肿数≥ 3 个；40~59 岁，每侧肾囊肿数≥ 2 个；≥ 60 岁时，每侧肾囊肿数≥ 4 个。如果同时伴有其他肾外表现，诊断标准可适当放宽。如无家族遗传史，但每侧肾囊肿 >10 个，并排除其他囊肿性疾病时亦可诊断。CT 和 MRI 分辨率高，可检出直径较小（3 ~ 5mm）的囊肿。当囊肿发生感染或出血时，CT 和 MRI 可提供一定的诊

断线索。

4）基因检测：目前多用于囊肿发生前和产前诊断，以及无明确家族遗传史而与其他囊肿性病鉴别困难者。包括基因连锁分析微卫星 DNA 检测、直接检测基因突变等，目前主要应用直接检测基因突变。

（4）临床处理：包括基本治疗、延缓囊肿进展及进展风险评估、对症处理等。

1）基本治疗：①生活方式调整，包括舒心、戒烟酒、控制体重、避免剧烈运动、避免尿路介入检查、避免肾毒性药物；②饮食治疗，包括中度限盐限磷、中度蛋白质饮食；③水化治疗，足够饮水，尿量 2.5~3L，尿渗透压≤ 280mmol/L；④血压控制，估算的肾小球滤过率＞ 60mL/（min · $1.73m^2$），且 18~50 岁，血压 110/75mmHg，其他情况，血压 130/80mmHg 以下，优先用 RAS 阻断剂；⑤血脂控制，优选他汀类，低密度脂蛋白＜ 2.59mmol/L，高密度脂蛋白＞ 1.29mmol/L；⑥纠正酸碱失衡，HCO_3^- ≥ 22mmol/L，多吃水果、蔬菜。

2）延缓囊肿进展及进展风险评估：选择性血管加压素 V2 受体抑制剂托伐普坦为目前唯一有效药物[①]。

适应证：估算的肾小球滤过率≥ 30mL/（min · $1.73m^2$）的快速进展型常染色显性遗传性多囊肾病成年患者。

禁忌证：①绝对禁忌证，包括妊娠或准备受孕的女性及哺乳期女性，严重肝损伤者；②相对禁忌证，包括未纠正的高钠血症、肝功能异常、低血容量、口渴感丧失或感到口渴但不能应答、尿路梗阻、估算的肾小球滤过率＜ 30mL/（min · $1.73m^2$）。

获益与危害评价：计划给予快速进展型常染色显性遗传性多囊肾病患者托伐普坦治疗前，必须结合患者年龄、估算的肾小球滤过率水平以及对药物的耐受性，充分评估治疗的获益及危害，只有患者获益大于危害才考虑使用托伐普坦治疗快速进展型常染色显性遗传性多囊肾病。主要获益：延缓肾功能进展，从而推迟进入肾脏替代治疗的时间，每年约可延缓估算的肾小球滤过率下降 1mL/（min · $1.73m^2$），且治疗效果具有持续性和累加性；改善肾区疼痛、肾结石、血尿和尿路感染等症状；有轻度降血压作用。主要危害：因利水而导致的一系列症状，如多尿、尿频、夜尿、口渴、疲劳等，起始治疗数周内是上述症状出现的高峰期，肾功能正常患者上述症状更明显；使用托伐普坦可引起血尿酸中度升高（但很少导致痛风发作）；药物导致的特异性肝细胞损伤，转氨酶升高

① 托伐普坦治疗快速进展型常染色体显性多囊肾病专家组 . 托伐普坦治疗快速进展型常染色体显性多囊肾病中国专家共识 [J]. 中华肾脏病杂志，2022，38（7）：644-652.

大于正常上限 3 倍事件的发生率为 4.4%，多集中于起始治疗的 18 个月内，停药 1~4 个月后可缓解。

药物联合使用的注意事项：避免托伐普坦与强效 CYP3A 抑制剂（如酮康唑、伊曲康唑、克拉霉素、洛匹那韦、利托那韦和茚地那韦）合用；使用中效 CYP3A 抑制剂（如胺碘酮、红霉素、氟康唑、地尔硫卓、维拉帕米、葡萄柚、伊马替尼和呋山那韦）时，可增加托伐普坦血药浓度，故需降低其使用剂量；托伐普坦可提高有机阴离子转运多肽 1B1/3 和有机阴离子转运蛋白 3 多肽转运蛋白底物（他汀类、呋塞米、格列本脲、瑞格列奈和甲氨蝶呤）和乳腺癌耐药蛋白（BCRP）转运蛋白底物（瑞舒伐他汀）的浓度，故一般情况下避免托伐普坦与以上药物合用，必须使用时应减少相关药物用量，加强监测血液生化指标变化，谨慎使用。

不推荐联合使用托伐普坦和利尿剂。

治疗剂量与调整：为持续抑制血管加压素在肾脏的活性，同时避免产生夜尿过多的不良反应，建议将托伐普坦分两次服用，早晚各服用 1 次，间隔 8 小时。推荐托伐普坦起始剂量（早晨 15mg，下午 15mg），个别可酌情下午 7.5mg 起始。随后根据耐受情况每 1~2 周增加 15mg，逐步增加剂量到早晨 60mg、下午 30mg，或早晨 90mg、下午 30mg，或直到晨尿渗透浓度≤ 280mmol/L，不建议日使用剂量超过 120mg。停止治疗：患者开始维持性肾脏替代治疗时停用托伐普坦。

肝脏损害的监测与处理：使用托伐普坦治疗的常染色显性遗传性多囊肾病患者，应严密监测肝功能指标。其监测频率为起始治疗后第 2 周和第 4 周各 1 次，此后每个月 1 次，治疗 18 个月后，每 3 个月 1 次。增加剂量 1 周后复查肝功能指标。当患者出现肝脏损伤症状及体征（疲劳、恶心、呕吐、右上腹疼痛或压痛、黄疸、发热和皮疹等），或丙氨酸氨基转移酶 / 天冬氨酸氨基转移酶升高超过正常上限 2 倍（或升高超过基线值 2 倍）时，应立即停用托伐普坦，并在 48~72 小时内重新检测丙氨酸氨基转移酶、天冬氨酸氨基转移酶、碱性磷酸酶和总胆红素水平，同时排除导致肝酶升高的其他因素。若肝酶恢复正常，可在严密监测肝功能情况下（每周 1 次，监测 1 个月，保持丙氨酸氨基转移酶 / 天冬氨酸氨基转移酶水平在正常上限 2 倍以下），再次启动托伐普坦治疗。若出现因托伐普坦导致肝脏损伤症状和体征，或丙氨酸氨基转移酶 / 天冬氨酸氨基转移酶超过正常上限 3 倍时（除外其他病因），不应重启托伐普坦治疗。若停用托伐普坦后肝功能异常持续存在，应咨询消化专科医生进一步处理。对托伐普坦引起的肝脏损伤应进行持续随访，直到异常指标回到正常水平或基线水平为止。

疗效评价：治疗后每 3~5 年进行 1 次肾脏总体积（TKV）测定，以评估治疗后的疾

病进展分级是否低于治疗前的疾病进展分级。估算的肾小球滤过率水平评估：每年评估估算的肾小球滤过率水平是否高于治疗前预期的水平。治疗满意度和效果评估：可利用常染色显性遗传性多囊肾病生活质量量表，就治疗前后患者的治疗满意度和效果进行评估。

3）对症处理：

感染：膀胱炎和肾盂肾炎应选用敏感抗生素治疗，疗程应达 1~2 周，囊肿感染时，除了水溶性抗生素外，临床可联合渗透性较好的抗生素，如氟喹诺酮类、克林霉素、甲硝唑等。对于高度怀疑感染的囊肿，有条件的情况下应尽早进行囊肿穿刺抽液及囊液培养，局部使用敏感抗生素。囊肿内感染一般需要 1 个月以上的疗程。

疼痛：急性发作时除了考虑一般因素外，还应包括囊肿破裂、囊肿感染、肾结石、囊肿出血，治疗上主要是针对危险因素，部分患者为一过性。若疼痛严重或持续存在时可予止痛药，如疼痛严重至影响患者生活时，可考虑手术治疗。

出血：出现血尿时，多为囊肿出血所致，呈自限性，除尽快明确病因给予治疗外，首先采取卧床休息、止痛、适当饮水等保守治疗方式。卧床休息不能止血时给予抗纤溶药物（如氨甲环酸等）治疗。已透析或即将透析患者，如反复发生严重而无法控制的血尿，可考虑采用导管经肾动脉栓塞术。

动脉瘤筛查：有颅内动脉瘤和蛛网膜下腔出血家族史的常染色显性遗传性多囊肾病患者，应进行头颅 MRA 检查明确诊断。直径 > 10mm 或快速增大、有症状的动脉瘤应采取介入或手术治疗。

终末期肾脏病：首选肾移植，其次血液透析或者腹膜透析。

常染色体隐性多囊肾病：无特殊处理，以对症治疗为主。通过限盐、ACEI/ARB 等积极控制血压，进入终末期肾脏病则考虑透析或肾移植治疗。肝纤维化可通过门体分流术预防食管静脉破裂出血，合并胆管炎、移植后、免疫抑制加量后，抗生素治疗 6~12 周。

五、要点与讨论

多囊肾病诊断的流程：首先确认有无多囊肾病，其次根据临床表现制定处理方案（如图 5-1-1 所示）。

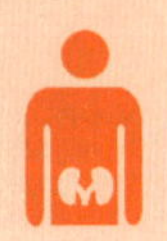

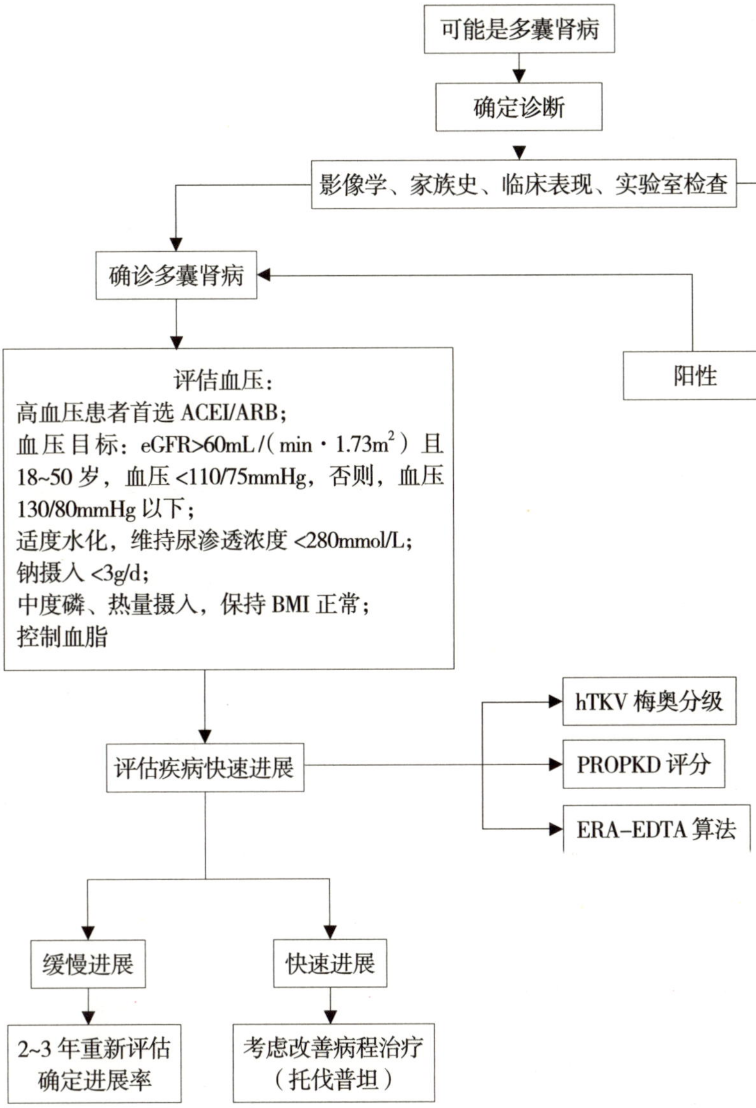

可能是多囊肾病

确定诊断

影像学、家族史、临床表现、实验室检查

确诊多囊肾病

可疑多囊肾病

基因检测

阳性

阴性

随访

评估血压：
高血压患者首选 ACEI/ARB；
血压目标：eGFR>60mL/(min·1.73m^2)且18~50 岁，血压 <110/75mmHg，否则，血压130/80mmHg 以下；
适度水化，维持尿渗透浓度 <280mmol/L；
钠摄入 <3g/d；
中度磷、热量摄入，保持 BMI 正常；
控制血脂

评估疾病快速进展

hTKV 梅奥分级

PROPKD 评分

ERA-EDTA 算法

缓慢进展

2~3 年重新评估确定进展率

快速进展

考虑改善病程治疗（托伐普坦）

图 5-1-1　多囊肾病诊断的流程

六、思考题

1. 多囊肾病的诊断标准有哪些？

2. 多囊肾病常见肾外表现的治疗原则是什么？

七、科普小常识

1. 哪些人容易患多囊肾病？

具有以下情形的人群被视为多囊肾病高危人群：①家族成员中有人患多囊肾病、肾

囊肿者；②过度劳累者；③长期在严重污染的环境中生活者；④不明原因高血压或肾功能异常者。

2. 多囊肾病遗传吗？

常染色体显性遗传性多囊肾病是最常见的遗传性肾脏病，人群发病率为 1/1 000 ~ 1/400，我国有 1 500 万患者。常染色显性遗传性多囊肾病常在 40 ~ 70 岁进展为终末期肾脏病，约占终末期肾脏病病例的 4.7%。

3. 多囊肾病患者生活上应注意哪些细节？

（1）保持心情舒畅和乐观向上的情绪，树立起战胜疾病的信心。

（2）及时治疗，科学用药。

（3）饮食：过咸的食物不吃（包括腌制类）、辛辣刺激的食物不吃（包括辣椒、酒类、虾、蟹等）、被污染的食物不吃（包括腐烂变质的，剩饭剩菜等）、烧烤的食物不吃。而肾功能不全或发生尿毒症者还应注意限制高蛋白质食物、油腻类食物。

（4）注意休息，避免剧烈的体力活动和腹部创伤：肾脏肿大比较明显时宜用吊带代替腰带，以免引起囊肿破裂；一般每半年复查 1 次（包括血压、尿常规、肾功能和 B 超）；避免一切肾毒性药物；亲属（父母、兄弟姐妹和子女）作 B 超检查。

（5）积极防治感染：主要是尿路和囊肿感染，多见于女性。预防方法：洗澡用淋浴；忌憋尿；大便后手纸向后擦；经常注意外阴部卫生；性生活前服氟哌酸两片，事后立即排尿并清洁外阴；尽量避免导尿及其他尿路器械检查。

（6）控制高血压：以防肾功能不全及脑出血的发生。多囊肾病患者容易早期合并高血压。血压增高会加速残余肾功能损害，形成恶性循环，及时有效地控制血压有助于保护残余肾功能状态。多囊肾病患者容易合并颅内动脉瘤，血压高时易合并动脉瘤破裂出血。

（编者　张彩香）

第六章

尿路感染

第一节　尿路感染（案例 40 ～ 41）

核心提示

❖掌握上尿路感染的诊断依据。

❖掌握不同部位尿路感染的用药原则。

❖掌握尿路感染复发后的处理方法。

一、病历资料（案例 40）

1. 病史

宋 ××，女，62 岁，主因“反复排尿不适 2 年，加重 13 天”入院。

患者于 2021 年 12 月因“双侧肾结石”行手术治疗（具体手术不详），术后出现双肾积水，输尿管狭窄，予“双侧输尿管双 J 管置入术”，术后第 3 天出现排尿不适，表现为尿频、尿急、尿痛，伴发热，最高温度 38.8℃，予消炎治疗好转出院。2 个月后患者再次出现发热，排尿不适，无咳嗽、咳痰等不适，去当地医院就诊，行相关检查，考虑尿路感染，根据药敏检查给予消炎治疗好转。此后尿路感染反复出现，其中 1 次尿液培养为真菌感染，均给予正规抗感染治疗。2022 年 5 月患者再次感染后发现血肌酐增高，2023 年 3 月就诊于山西 × 医院，复查血肌酐约 290μmol/L，均给予抗感染治疗。13 天前患者再次出现发热、腰困、排尿不适就诊。

患者高血压病 30 年，最高血压 170/110mmHg，目前口服苯磺酸左氨氯地平片，2.5mg，每天 2 次，血压控制于（130 ～ 140）/（80 ～ 90）mmHg。患者心脏病史（具体不详）7 年，目前口服稳心颗粒治疗。2 型糖尿病病史 4 年，现停服口服降糖药物，改为胰岛素治疗，空腹血糖 6.0 ～ 7.5mmol/L。患者已婚，已育；无烟、酒嗜好；否认

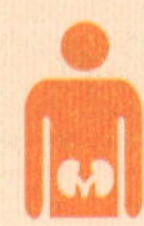

肝炎、结核病病史，否认手术史、外伤史、输血史；否认食物、药物过敏史；家族史无特殊记载。

2. 体格检查

体温 36.3℃，脉搏 74 次 / 分，呼吸 18 次 / 分，血压 131/65mmHg，身高 167cm，体重 72kg。神志清楚，查体合作；皮肤、黏膜色泽正常；唇红，无紫绀；双肺呼吸音清，未闻及干、湿啰音；心前区无隆起，无异常搏动，心率 74 次 / 分，心律齐，心脏各瓣膜听诊区未闻及病理性杂音；腹软，无压痛、反跳痛，肝、脾肋缘下未触及；双肾区叩痛阳性；双下肢无水肿；足背动脉搏动未见减弱。

3. 实验室检查和辅助检查

尿常规检查：潜血 +、蛋白 –、白细胞 +++。镜检白细胞满视野 /HP，红细胞 20 ~ 30 个 /HP。

血常规检查：白细胞计数 7.9×10^9/L、中性粒细胞 83.3%、中性粒细胞计数 5.13×10^9/L、血红蛋白 114.0g/L。

尿培养：大肠埃希菌 5.6×10^5/L，多种药物敏感。

肾功能：血肌酐 183 μmol/L、尿素氮 5.6mmol/L。

4. 初步诊断

复杂性尿路感染、慢性肾脏病（3 期）、双肾结石、左肾积水、2 型糖尿病、高血压病 3 级（很高危）。

5. 诊治经过

患者主因“反复排尿不适 2 年，加重 13 天”入院。患者既往有双肾结石、结石手术、双侧输尿管双 J 管置入术病史，此后反复出现排尿不适、发热、腰痛，抗感染治疗有效。此次加重 13 天入院，入院时尿白细胞 +++，尿细菌培养菌落数 >10^5/mL。结合病史（高血压病 30 年，2 型糖尿病 4 年），初步考虑“复杂性尿路感染、慢性肾脏病（3 期）、双肾结石、左肾积水、2 型糖尿病、高血压病 3 级（很高危）”。

患者入院后的相关检查项目及结果如下：

（1）血常规及肝肾功能：白细胞计数 5.34×10^9/L、中性粒细胞 76.8%、中性粒细胞计数 4.1×10^9/L、血红蛋白 14.0g/L；丙氨酸氨基转移酶 10.52IU/L、天冬氨酸氨基转移酶 21.44IU/L、血肌酐 141 μmol/L、尿素氮 5.6mmol/L。

（2）空腹血糖：5.2mmol/L。

（3）糖化血红蛋白：5.1%。

（4）肾动态显像示：双肾萎缩，位置正常。左肾功能重度受损，右肾功能轻度受损。

左肾 13.31mL/min，右肾 8.75mL/min。

（5）腹部 CT 示：双肾体积缩小，双肾周渗出性改变，较前变化不大。双肾结石，左侧输尿管及左肾积水，较前程度加重。

嘱咐患者注意休息，多饮水，勤排尿；根据药敏提示给予哌拉西林他唑巴坦 4.5g，每 8 小时 1 次，静脉点滴，2 周为 1 个疗程；针对患者糖尿病史，给予空腹血糖、糖化血红蛋白检查，监测并控制血糖；根据患者反复尿路感染，除外血糖控制不佳所导致的尿路感染；针对患者的肾结石及左肾积水，泌尿外科进一步会诊，给予指导意见为暂无外科特殊处理，定期复查泌尿系彩超。治疗 3 天后患者症状减轻，复查血常规、尿常规、肝功能及尿培养均正常，肾功能较前有所好转。

二、病历资料（案例 41）

1. 病史

杨 ××，女，32 岁，主因“尿频、尿急 4 天，加重伴发热 1 天”入院。

患者于 5 天前外出旅游途中出现尿频，平均每小时 1 次，尿急，且尿量较少，由于条件所限，未特殊诊治。1 天前患者自觉症状加重，几乎一直存在尿意，同时出现发热，体温最高 39.5℃，伴腰困，不伴恶心呕吐、腹痛腹泻，无头痛、流涕，无咳嗽、咳痰。患者就近就医，尿常规检查示白细胞 +++、满视野 /HP。为进一步诊治，患者入住我科。

患者既往体健，否认高血压、糖尿病病史；无烟、酒嗜好；否认肝炎、结核病病史；否认手术史、外伤史、输血史；否认食物、药物过敏史；已婚，已育；家族史无特殊记载。

2. 体格检查

体温 39.3℃，脉搏 94 次 / 分，呼吸 18 次 / 分，血压 121/65mmHg，身高 167cm，体重 50kg。神志清楚，查体合作；皮肤、黏膜色泽正常；唇红，无紫绀；双肺呼吸音清，未闻及干、湿啰音；心前区无隆起，无异常搏动，心率 94 次 / 分，心律齐，心脏各瓣膜听诊区未闻及病理性杂音；腹软，无压痛、反跳痛，肝、脾肋缘下未触及；双肾区叩痛阳性；双下肢无水肿；足背动脉搏动未见减弱。

3. 实验室检查和辅助检查

尿常规检查：潜血 +、蛋白 –、白细胞 +++；镜检白细胞满视野 /HP，红细胞 20 ~ 30 个 /HP。

血常规检查：白细胞计数 9.9×10^9/L、中性粒细胞 93.3%、中性粒细胞计数 8.13×10^9/L、血红蛋白 124.0g/L。

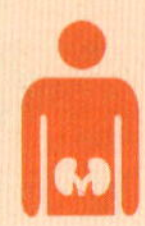

肾功能：血肌酐 63 μmol/L、尿素氮 5.6mmol/L。

4. 初步诊断

急性肾盂肾炎。

5. 诊治经过

患者主因“尿频、尿急 4 天，加重伴发热 1 天”入院。

患者在旅游途中出现上述症状，没有特殊治疗。患者既往体健。此次入院前外院检查提示尿白细胞 +++，血白细胞增多，以中性粒细胞为主，结合体温 39.3℃、双肾区叩痛阳性，初步考虑急性肾盂肾炎。

患者入院后的相关检查项目及结果如下：

（1）血常规及肝肾功能：白细胞计数 10.34×10^9/L、中性粒细胞 96.8%、中性粒细胞计数 6.1×10^9/L、血红蛋白 124.0g/L；丙氨酸氨基转移酶 20.52IU/L、天冬氨酸氨基转移酶 20.44IU/L、血肌酐 71 μmol/L、尿素氮 6.6mmol/L。

（2）空腹血糖：5.2mmol/L。

（3）尿常规：潜血 ++、蛋白 –、白细胞 +++；镜检白细胞满视野 /HP，红细胞 40 ~ 60 个 /HP。

（4）尿培养：大肠埃希菌 5.6×10^6/L，所有药物敏感。

（5）胸腹部 CT：未见明显异常。

嘱咐患者注意休息，多饮水，勤排尿。根据药敏提示给予头孢曲松 2.0g，每天 1 次，静脉点滴，1 周为 1 个疗程。治疗 3 天后患者症状减轻，体温正常，复查血常规、尿常规、肝肾功能及尿培养均正常。

三、案例分析（案例 40）

1. 病史特点

（1）老年女性，既往高血压病 30 年，2 型糖尿病 4 年，此次以“反复排尿不适 2 年，加重 13 天”入院。

（2）患者 2 年内多次出现排尿不适，表现为尿频、尿急、尿痛，也会出现发热、腰痛症状。

（3）体格检查：神志清楚，查体合作；双肺呼吸音清，未闻及干、湿啰音；心前区无隆起，无异常搏动，心率 74 次 / 分，心律齐，心脏各瓣膜听诊区未闻及病理性杂音；腹软，无压痛、反跳痛，肝、脾肋缘下未触及；双肾区叩痛阳性；双下肢无水肿。

（4）实验室检查和辅助检查：尿常规示，白细胞 +++、镜检白细胞满视野 /HP、红细胞 20 ~ 30 个 /HP；血常规示，白细胞计数 7.9×10^9/L、中性粒细胞 83.3%、血红蛋白

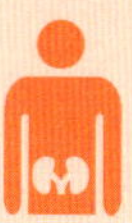

114.0g/L；空腹血糖 5.2mmol/L、糖化血红蛋白 5.1%；尿培养示，大肠埃希菌 5.6×10^5/L，多种药物敏感；肾功能示，血肌酐 141 μmol/L、尿素氮 5.6mmol/L。

（5）患者入院后肾动态显像显示，双肾萎缩，左肾 13.31mL/min，右肾 8.75mL/min。腹部 CT 显示：双肾体积缩小，双肾周渗出性改变，较前变化不大；双肾结石，左侧输尿管及左肾积水，较前程度加重。

2. 诊断和诊断依据

（1）诊断：复杂性尿路感染、慢性肾脏病 3 期、双肾结石、左肾积水、2 型糖尿病、高血压病 3 级（很高危）。

（2）诊断依据：

1）反复排尿不适。

2）双肾区叩击痛阳性。

3）尿培养：大肠埃希菌 5.6×10^5/L，多种药物敏感。

4）肾功能：血肌酐 141 μmol/L。

5）肾动态显像及腹部 CT 均提示：双肾萎缩，双肾结石，左侧输尿管及左肾积水。

6）血常规：白细胞计数 2.9×10^9/L、中性粒细胞 33.3%、中性粒细胞计数 1.13×10^9/L。

7）既往高血压病 30 年，2 型糖尿病 4 年。

四、案例分析（案例 41）

1. 病史特点

（1）青年女性，主因“尿频、尿急 4 天，加重伴发热 1 天”入院。

（2）既往体健，无特殊疾病史。

（3）体格检查：体温 39.3℃，脉搏 94 次 / 分；神志清楚，查体合作；双肺呼吸音清，未闻及干、湿啰音；心前区无隆起，无异常搏动，心率 94 次 / 分，心律齐，心脏各瓣膜听诊区未闻及病理性杂音；腹软，无压痛、反跳痛，肝、脾肋缘下未触及；双肾区叩痛阳性；双下肢无水肿。

（4）实验室检查和辅助检查：尿常规示，潜血 +，蛋白 –，白细胞 +++，镜检白细胞满视野 /HP，红细胞 20 ～ 30 个 /HP；血常规示，白细胞计数 9.9×10^9/L、中性粒细胞 93.3%、中性粒细胞计数 8.13×10^9/L、血红蛋白 124.0g/L；肾功能示，血肌酐 63 μmol/L、尿素氮 5.6mmol/L。

（5）患者入院后检查：如上所述。

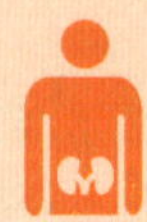

2. 诊断和诊断依据

（1）诊断：急性肾盂肾炎。

（2）诊断依据：

1）尿频、尿急 4 天，加重伴发热 1 天。

2）体温 39.3℃，双肾区叩击痛阳性。

3）尿常规显示：潜血 ++、蛋白 -、白细胞 +++、镜检白细胞满视野 /HP、红细胞 40 ~ 60 个 /HP。

4）血常规：白细胞计数 10.34×10^9/L、中性粒细胞 96.8%。

五、鉴别诊断

1. 尿道综合征

常见于女性，患者有尿频、尿急、尿痛及排尿不适等尿路刺激症状，但多次检查均无真性细菌尿。

2. 肾结核

肾结核的膀胱刺激症状更为明显，一般抗生素治疗无效，尿沉渣可找到抗酸杆菌，尿培养结核分枝杆菌阳性，而普通细菌培养为阴性。

3. 慢性肾小球肾炎

慢性肾盂肾炎出现肾功能减退、高血压时，应与慢性肾小球肾炎相鉴别。后者多为双侧肾脏受累，且肾小球功能受损较肾小管功能受损突出，并常有较明确的蛋白尿、血尿和水肿病史；而前者常有尿路刺激征，细菌学检查阳性，影像学检查可表现为双肾不对称性缩小。

六、处理方案及基本原则

1. 针对案例 40 的处理方案

（1）一般治疗：急性期注意休息，多饮水，勤排尿。尿路感染反复发作者应积极寻找病因，及时祛除诱发因素。

（2）患者入院后进一步完善血常规、肝肾功能、泌尿系彩超、肾动态显像及腹部 CT 等相关检查。这里需要提示的是，肾动态显像及腹部 CT 不是常规检查，只是针对案例 40 患者双肾结石、左肾积水及肾功能异常才进行的检查。

（3）根据药敏提示给予哌拉西林他唑巴坦 4.5g，每 8 小时 1 次，静脉点滴，2 周为 1 个疗程。

（4）针对患者糖尿病病史，给予空腹血糖、糖化血红蛋白检查，监测血糖。同时根据患者反复尿路感染，除外血糖控制不佳所导致的尿路感染。

（5）针对患者的肾结石及左肾积水，邀请泌尿外科进一步会诊，给予指导意见。

（6）治疗过程中关注患者症状是否减轻，复查血常规、尿常规、肝肾功能及尿培养。

2. 针对案例 41 的处理方案

（1）一般治疗：急性期注意休息，多饮水，勤排尿。尿路感染反复发作者应积极寻找病因，及时祛除诱发因素。

（2）患者入院后进一步完善血常规、肝肾功能、泌尿系彩超检查。

（3）嘱咐患者注意休息，多饮水，勤排尿。

（4）根据药敏提示，同时考虑肾毒性问题，给予头孢曲松 2.0g，每天 1 次，静脉点滴，2 周为 1 个疗程。

3. 治疗基本原则

（1）不同尿路感染的治疗方式及疗程：

1）用药原则：①根据尿路感染的位置，是否存在复杂尿路感染的因素选择抗生素的种类、剂量及疗程。②选用致病菌敏感的抗生素。无病原学结果前，一般首选对革兰阴性杆菌有效的抗生素，尤其是首发尿路感染。治疗 3 天症状无改善，应按药敏结果调整用药。③选择在尿和肾内浓度高的抗生素。④选用肾毒性小，副作用少的抗生素。⑤单一药物治疗失败、严重感染、混合感染、耐药菌株出现时应联合用药。

2）急性膀胱炎：对女性非复杂性膀胱炎，SMZ TMP（800mg/160mg，每天 2 次，疗程 3 天）；呋喃妥因（50mg，每 8 小时 1 次，疗程 5 ~ 7 天）；磷霉素（3g 单剂）被推荐为一线药物。其他药物如阿莫西林、头孢菌素类、喹诺酮类也可以选用，疗程一般 3 ~ 7 天。不推荐喹诺酮类中的莫西沙星，因为莫西沙星不能在尿中达到有效浓度。停服抗生素 7 天后，需进行尿细菌定量培养。如结果阴性表示急性细菌性膀胱炎已治愈；如仍有真性细菌尿，应继续给予 2 周抗生素治疗。

3）急性肾盂肾炎：首次发生的急性肾盂肾炎的致病菌 80% 为大肠埃希菌，在留取尿细菌检查标本后应立即开始治疗，首选对革兰阴性杆菌有效的药物。72 小时显效者无须换药，否则应按药敏结果更改抗生素。①病情较轻者可在门诊口服药物治疗，疗程 10 ~ 14 天。常用药物有喹诺酮类、半合成青霉素类、头孢菌素类等。治疗 14 天后，通常 90% 可治愈。如尿菌仍阳性，应参考药敏试验选用有效抗生素继续治疗 4 ~ 6 周。②严重感染全身中毒症状明显者需住院治疗，应静脉给药。常用药物，如氨苄西林（1.0 ~ 2.0g，每 4 小时 1 次）；头孢噻肟钠（2.0g，每 8 小时 1 次）；头孢曲松钠（1.0 ~ 2.0g，

每12小时1次）；左氧氟沙星（0.2g，每12小时1次）。经过上述治疗若好转，可于热退后继续用药3天，再改为口服抗生素，完成2周疗程；若治疗72小时无好转，应按药敏试验结果更换抗生素，疗程不少于2周。经此治疗仍有持续发热者，应注意肾盂肾炎并发症，如肾盂积脓、肾周脓肿、感染中毒症等。③慢性肾盂肾炎治疗的关键是积极寻找并去除易感因素，急性发作时治疗同急性肾盂肾炎。

4）复杂性尿路感染：①轻中度或初始经验治疗中新增氨基糖苷类和氟喹诺酮类新药。②重症或初始经验性治疗失败中新增头孢菌素+β–内酰胺酶抑制剂、头孢地尔和普拉佐米星。

（2）反复发作尿路感染的处理：

1）再感染：多数病例有尿路感染症状，治疗方法与首次发作相同。

2）复发：复发且为肾盂肾炎者，特别是复杂性肾盂肾炎，在祛除诱发因素的基础上，应按药敏试验结果选择强有力的杀菌性抗生素，疗程不少于6周。反复发作者，给予长程低剂量抑菌疗法。

（3）复杂性尿路感染：因基础疾病不同，感染的部位、细菌种类和疾病的严重程度不一样，因此需要个体化对待，同时尽量根据尿培养结果选择用药。如采用经验治疗，48～72小时后应对疗效进行评估，根据尿培养结果调整用药，同时积极治疗基础疾病。

（4）无症状性菌尿：是否治疗目前有争议，一般认为不需治疗，但有下述情况者应予治疗：①妊娠期无症状性菌尿；②学龄前儿童；③出现有症状感染者；④肾移植、尿路梗阻及其他尿路有复杂情况，根据药敏结果选择有效抗生素，主张短疗程用药。

（5）妊娠期尿路感染：宜选用毒性小的抗菌药物，如阿莫西林、呋喃妥因或头孢菌素类等。孕妇的急性膀胱炎治疗时间一般为3～7天。孕妇急性肾盂肾炎应静脉滴注抗生素治疗，可用半合成广谱素或第三代头孢菌素，疗程为2周；反复发生尿感者，可用呋喃妥因行长程低剂抑菌治疗。

4. 疗效判定

（1）治愈标准：症状消失，尿菌阴性，疗程结束后2周、6周复查尿菌仍阴性。

（2）治疗失败：治疗后尿菌呈阳性，或治疗后尿菌阴性，但2周或6周复查尿菌转为阳性，且为同一种菌株。

5. 预防

（1）多饮水、勤排尿，是最有效的预防方法。

（2）注意会阴部清洁。

（3）尽量避免尿路器械的使用，必须应用时严格无菌操作。

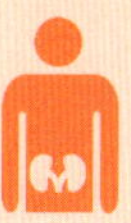

（4）如必须留置导尿管，前 3 天给予抗生素可延迟尿感的发生。

（5）与性生活有关的尿路感染，应于性交后立即排尿，并口服一次常用量抗生素。

七、要点与讨论

1. 病因

革兰阴性杆菌为尿路感染最常见致病菌，其中以大肠埃希菌最为常见，占非复杂尿路感染的 75% ~ 90%。其次为克雷伯杆菌、变形杆菌、柠檬酸杆菌属等。5% ~ 15% 的尿路感染由革兰阳性细菌引起，主要是肠球菌和凝固酶阴性的葡萄球菌。大肠埃希菌最常见于无症状性细菌尿、非复杂性尿路感染或首次发生的尿路感染。医院内感染、复杂性或复发性尿路感染、尿路器械检查后发生的尿路感染，则多为肠球菌、变形杆菌、克雷伯杆菌和铜绿假单胞菌所致。其中变形杆菌常见于伴有尿路结石者，铜绿假单胞菌多见于尿路器械检查后，金黄色葡萄球菌则常见于血源性尿路感染。腺病毒可以在儿童和一些年轻人中引起急性出血性膀胱炎，甚至引起流行。此外，结核分枝杆菌、衣原体、真菌等也可导致尿路感染。

2. 发病机制

（1）感染途径：

1）上行感染：病原菌经由尿道上行至膀胱，甚至输尿管、肾盂引起的感染称为上行感染，约占尿路感染的 95%。正常情况下阴道前庭和尿道口周围定居着少量肠道菌群，但并不致病。某些因素如性生活、尿路梗阻、医源性操作、生殖器感染等可导致上行感染的发生。

2）血行感染：指病原菌通过血运到达肾脏和尿路其他部位引起的感染。此种感染途径少见，不足 2%。多发生于患有慢性疾病或接受免疫抑制剂治疗的患者。常见的病原菌有金黄色葡萄球菌、沙门菌属假单胞菌属和白念珠菌属等。

3）直接感染：泌尿系统周围器官、组织发生感染时，病原菌偶可直接侵入到泌尿系统导致感染。

4）淋巴道感染：盆腔和下腹部的器官感染时，病原菌可从淋巴道感染泌尿系统，但罕见。

（2）机体防御功能：正常情况下，进入膀胱的细菌很快被清除，是否发生尿路感染除与细菌的数量、毒力有关外，还取决于机体的防御功能。机体的防御机制：①排尿的冲刷作用；②尿道和膀胱黏膜的抗菌能力；③尿液中高浓度尿素、高渗透压和低pH等；④前列腺分泌物中含有的抗菌成分；⑤感染出现后，白细胞很快进入膀胱上皮组织

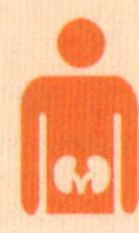

和尿液中，起清除细菌的作用；⑥输尿管膀胱连接处的活瓣具有防止尿液、细菌进入输尿管的功能；⑦女性阴道的乳酸杆菌菌群对限制致病病原体的繁殖有重要作用。

（3）易感因素：

1）尿路梗阻：任何妨碍尿液自由流出的因素，如结石、前列腺增生、狭窄、肿瘤等均可导致尿液积聚，细菌不易被冲洗清除，而在局部大量繁殖引起感染。尿路梗阻合并感染可使肾组织结构快速破坏，因此及时解除梗阻非常重要。

2）膀胱输尿管反流：输尿管壁内段及膀胱开口处的黏膜形成阻止尿液从膀胱输尿管口反流至输尿管的屏障，当其功能或结构异常时可使尿液从膀胱逆流到输尿管，甚至肾盂，导致细菌在局部定植，发生感染。

3）机体免疫力低下：如长期使用免疫抑制剂、糖尿病、长期卧床严重的慢性病和艾滋病等。女性糖尿病患者尿路感染、无症状性细菌尿的发病率较无糖尿病者增加 2 ~ 3 倍。

4）神经源性膀胱：支配膀胱的神经功能障碍，如脊髓损伤糖尿病、多发性硬化等疾病，因长时间的尿液潴留和（或）应用导尿管引流尿液导致感染。

5）妊娠：2% ~ 8% 妊娠妇女可发生尿路感染，与孕期输尿管蠕动功能减弱、暂时性膀胱输尿管活瓣关闭不全及妊娠后期子宫增大致尿液引流不畅有关。

6）性别和性活动：女性尿道较短（约 4cm）而宽，距离肛门较近，开口于阴唇下方，是女性容易发生尿路感染的重要因素。性生活时可将尿道口周围的细菌挤压入膀胱引起尿路感染。避孕药的主要成分壬苯聚醇可破坏阴道正常微生物环境，而增加细菌尿的发生。前列腺增生导致的尿路梗阻是中老年男性尿路感染的一个重要原因。包茎包皮过长是男性尿路感染的诱发因素。

7）医源性因素：导尿或留置导尿管、膀胱镜和输尿管镜检查、逆行性尿路造影等可致尿路黏膜损伤，如将细菌带入泌尿道，易引发尿路感染。据文献报道，即使严格消毒，单次导尿后，尿路感染发生率为 1% ~ 2%，留置导尿管 1 天感染率约 50%，超过 3 天者，感染发生率可达 90% 以上。

8）泌尿系统结构异常：如肾发育不良、肾盂及输尿管畸形、移植肾、多囊肾等，也是尿路感染的易感因素。

9）遗传因素：越来越多的证据表明，宿主的基因影响尿路感染的易感性。反复发作尿路感染的妇女中，有家族史的显著多于对照组，这类患者由于阴道和尿道黏膜细胞具有特异的、更多数目的受体，结合大肠埃希菌的数量是非反复发作尿路感染妇女的3倍。另外，编码 Toll 样受体、白介素 -8（L-8）受体等宿主应答基因的突变也与尿路感染反

复发作有关。

（4）细菌的致病力：细菌的致病力是决定能否引起尿路感染、是导致症状性尿路感染还是无症状性尿路感染、膀胱炎还是肾盂肾炎的重要因素。并不是所有大肠埃希菌菌株都可引起症状性尿路感染。能引起侵入性有症状尿路感染的大肠埃希菌通常表达高水平的表面配基，后者与尿道上皮细胞上的相应受体结合。病原体附着于膀胱或肾脏后激活机体固有免疫反应，释放细胞因子，如白介素 -6（L-6）和白介素 -8，并募集白细胞，导致脓尿以及局部或全身症状。致病性大肠埃希菌还可产生溶血素铁载体等对人体杀菌作用具有抵抗能力的物质。

3. 临床表现

（1）膀胱炎：占尿路感染的60%以上，分为急性单纯性膀胱炎和反复发作性膀胱炎。主要表现为尿频、尿急、尿痛（尿路刺激征）。可有耻骨上方疼痛或压痛，部分患者出现排尿困难。尿液常浑浊，约 30% 可出现血尿。一般无全身感染症状。致病菌多为大肠埃希菌，占 75% 以上。

（2）肾盂肾炎：

1）急性肾盂肾炎：可发生于各年龄段，育龄女性最多见。临床表现与感染程度有关，通常起病较急。①全身症状：发热、寒战、头痛、全身酸痛、恶心、呕吐等，体温多在38.0℃，多为弛张热，也可呈稽留热或间歇热。部分患者出现革兰阴性杆菌菌血症。②泌尿系统症状：尿频、尿急、尿痛、排尿困难等。部分患者泌尿系统症状不典型或缺如。③腰痛：腰痛程度不一，多为钝痛或酸痛。体检时可发现肋脊角或输尿管点压痛和（或）肾区叩击痛。

2）慢性肾盂肾炎：临床表现较为复杂，全身及泌尿系统局部表现可不典型，有时仅表现为无症状性菌尿。半数以上患者可有急性肾盂肾炎病史，后出现程度不同的低热、间歇性尿频、排尿不适、腰部酸痛及肾小管功能受损表现，如夜尿增多、低相对密度尿等。病情持续可发展为慢性肾衰竭。急性发作时患者症状明显，类似急性肾盂肾炎。

（3）无症状细菌尿：无症状细菌尿是指患者有真性菌尿，而无尿路感染的症状，可由症状性尿路感染演变而来或无急性尿路感染病史。20 ~ 40 岁女性无症状性细菌尿的发病率低于 5%，而老年女性及男性发病率为 40% ~ 50%。致病菌多为大肠埃希菌，患者可长期无症状，尿常规可无明显异常或白细胞增加，但尿培养有真性菌尿。

（4）复杂性尿路感染：在伴有泌尿系统结构、功能异常（包括异物），或免疫低下的患者发生的尿路感染。复杂性尿路感染显著增加治疗失败的风险，增加疾病的严重性。患者的临床表现可为多样，从轻度的泌尿系统症状，到膀胱炎、肾盂肾炎，严重者

可导致菌血症、败血症。

（5）导管相关性尿路感染：导管相关性尿路感染是指留置导尿管，或先前 48 小时内留置导尿管者发生的感染。导管相关性尿路感染极为常见。导管上生物被膜的形成为细菌定植和繁殖提供了条件，是其重要的发病机制。全身应用抗生素、膀胱冲洗、局部应用消毒剂等均不能将其清除，最有效的减少导管相关性尿路感染的方式是避免不必要的导尿管留置，并尽早拔出导尿管。

4. 实验室检查

（1）尿液检查：

1）常规检查尿液有白细胞尿、血尿、蛋白尿。尿沉渣镜检白细胞 >5 个 /HP 称为白细胞尿，几乎所有尿路感染都有白细胞尿，对尿路感染诊断意义较大；部分尿感患者有镜下血尿，少数急性膀胱炎患者可出现肉眼血尿；蛋白尿多为阴性至微量。尿中发现白细胞管型提示肾盂肾炎。

2）白细胞排泄率准确留取 3 小时尿液，立即进行尿白细胞检测，所得白细胞数按每小时折算，正常人白细胞 $<2\times10^5$/h，$>3\times10^5$/h 为阳性，（2 ~ 3）$\times10^5$/h 为可疑。

3）细菌学检查：①涂片细菌检查：未离心新鲜中段尿沉渣涂片，若平均每个高倍视野下可见 1 个细菌，提示尿路感染。本法设备简单、操作方便，检出率达 80% ~ 90%，可初步确定是杆菌或球菌、是革兰阴性还是革兰阳性细菌，对及时选择抗生素有重要参考价值。②细菌培养：尿细菌培养对诊断尿路感染有重要价值。可采用清洁中段尿、导尿及膀胱穿刺尿做细菌培养。细菌培养菌落数 $\geq 10^5$CFU/mL（菌落形成单位 /mL），为有意义菌尿。如临床上无尿路感染症状，则要求做两次中段尿培养，细菌菌落数均 $\geq 10^5$CFU/mL，且为同一菌种，可诊断为尿路感染；在有典型膀胱炎症状的妇女，中段尿培养大肠埃希菌、腐生葡萄球菌 $\geq 10^2$CFU/mL，也支持尿路感染。耻骨上膀胱穿刺尿细菌定性培养有细菌生长，即为真性菌尿。

尿细菌定量培养可出现假阳性或假阴性结果。假阳性主要见于：①中段尿收集不规范，标本被污染；②尿标本在室温下存放超过 1 小时才进行接种；③检验技术错误等。假阴性主要原因：①近 7 天内使用过抗生素；②尿液在膀胱内停留时间不足；③收集中段尿时，消毒药混入尿标本内；④饮水过多，尿液被稀释；⑤感染灶排菌间歇性等。

4）硝酸盐还原试验：大肠埃希菌等革兰阴性菌含硝酸盐还原酶，可使尿中的硝酸盐还原为亚硝酸盐，此法对诊断尿路感染有很高的特异性，但敏感性较差。该试验需要尿中有一定量硝酸盐存在，同时需要尿液在膀胱内有足够的停留时间，否则易出现假阴性。革兰阳性菌不含硝酸还原酶，所以为阴性。该方法可作为尿路感染

的过筛试验。

5）白细胞酯酶试验：中性粒细胞可产生白细胞酯酶，该试验检测尿中是否存在中性粒细胞，包括已经被破坏的中性粒细胞。

（2）血液检查：

1）血常规：急性肾盂肾炎时血白细胞常升高，中性粒细胞增多，核左移。血沉可增快。

2）肾功能：慢性肾盂肾炎肾功能受损时可出现估算的肾小球滤过率下降，血肌酐升高等。

（3）影像学检查：影像学检查如腹部彩超、X 线腹部平片、泌尿系统 CT、静脉肾盂造影、排尿期膀胱输尿管反流造影、逆行性肾盂造影等，目的是了解尿路情况，及时发现有无尿路结石、梗阻、反流畸形等导致尿路感染反复发作的因素。尿路感染急性期不宜做静脉肾盂造影，可做 B 超检查。对于反复发作的尿路感染或急性尿路感染治疗 7 ~ 10 天无效的女性，应行影像学检查。男性患者无论首发还是复发，在排除前列腺炎和前列腺肥大之后，均应行尿路影像学检查以排除尿路解剖和功能上的异常。

5. 尿路感染的诊断流程

（1）定位：①根据临床表现定位，下尿路感染（膀胱炎）常以尿路刺激征为突出表现，一般少有发热、腰痛等。上尿路感染（肾盂肾炎）常有发热、寒战，甚至出现毒血症症状，伴明显腰痛，输尿管点和（或）肋脊点压痛、肾区叩击痛等，伴或不伴尿路刺激征。②根据实验室检查定位，出现下列情况提示上尿路感染：膀胱冲洗后尿培养阳性；尿沉渣镜检有白细胞管型，并排除间质性肾炎、狼疮性肾炎等疾病；夜尿增多、低相对密度尿等肾小管功能不全的表现。

（2）复杂性尿路感染：对治疗反应差或反复发作的尿路感染，应检查是否为复杂性尿路感染，即尿培养阳性以及包括以下至少 1 条合并因素：留置导尿管、支架管或间歇性膀胱导尿；残余尿 >100mL；任何原因引起的梗阻性尿路疾病，如膀胱出口梗阻、神经源性膀胱、结石和肿瘤；膀胱输尿管反流或其他功能异常；尿流改道；化疗或放疗损伤尿路上皮；围手术期和术后尿路感染；肾功能不全、移植肾、糖尿病和免疫缺陷等。

（3）慢性肾盂肾炎的诊断：除反复发作尿路感染病史之外，尚需结合影像学及肾脏功能检查。①肾外形凹凸不平，且双肾大小不等；②静脉肾盂造影可见肾盂、肾盏变形、缩窄；③持续性肾小管功能损害。具备上述第①②条的任何一项再加第③条可诊断慢性肾盂肾炎。

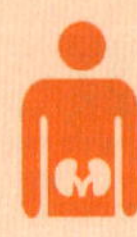

（4）无症状性细菌尿：患者无尿路感染的症状，两次尿细菌培养菌落数均 $>10^5$/mL

时，且均为同一细菌。

6. 治疗常见误区

临床上处理复杂性尿路感染时，常在获得药敏试验结果之前经验性治疗或不规范地应用抗菌药物治疗，导致耐药的出现，使得近年来尿路感染的病原菌分布发生了变化，因此抗菌药物选择不当而导致的治疗失败也就在所难免了。治疗时应选择在尿和肾内浓度高的抗生素、致病菌敏感的抗生素、选用肾毒性小，副作用少的抗生素。例如：

（1）选用尿中药物能达到有效浓度的抗菌药物，否则即使体外药敏试验显示为敏感，但尿中药物浓度不足，也不能有效清除尿中病原菌。莫西沙星的抗菌谱可以覆盖尿路常见的致病菌，但该药在尿液中的浓度很低，因此选用该药治疗并不恰当；而同类药物左氧氟沙星和环丙沙星在泌尿道有很高的浓度，可以作为轻中度尿路感染的治疗选择。

（2）大肠埃希菌是尿路感染的常见致病菌，经验性用药应选择大肠埃希菌敏感性抗菌药物。

7. 社区转诊

以下情况建议患者转诊：①经规范治疗仍反复发作的下尿路感染，建议转上级医院进一步筛查易感因素及尿细菌学检查。②急性肾盂肾炎，全身中毒症状明显者或怀疑有尿路复杂因素者。③临床不除外慢性肾盂肾炎的患者，建议转上级医院进一步评估。

八、思考题

1. 尿路感染如何定性、定位诊断？
2. 尿路感染的治疗原则是什么？哪种尿路感染不需要治疗？
3. 如何区分尿路感染复发和再感染？
4. 哪些情况下尿路感染的患者需要转诊？

九、科普小常识

1. 如何预防尿路感染？

预防尿路感染的方法包括：保持个人卫生、避免长时间憋尿、多喝水以增加尿量、避免过度使用抗生素等。避免细菌在尿路繁殖，是最有效的预防方法，比如性行为后及时排尿有助于预防尿路感染。

2. 哪些人容易患尿路感染?

（1）长期不注意个人卫生者，尤其是私处卫生，一些细菌等微生物易进入体内诱发炎症感染性症状，各种尿路感染性症状趁机发生。

（2）长期服用糖皮质激素类药物、免疫制剂类药物的人群是尿路感染多发人群。

（3）糖尿病、败血症、尿路结石及高血压等慢性疾病，易诱发各种感染性症状，也是尿路感染多发人群。

（4）性生活过于频繁者。

（5）育龄期女性、老年人、尿路器械的使用、尿路梗阻及尿路畸形者。

（编者　乔玉峰）

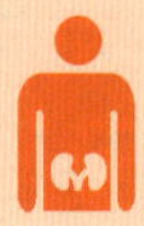

第七章

急性肾损伤

第一节　急性肾损伤（案例 42 ～ 43）

核心提示

❖掌握急性肾损伤的诊断要点。

❖掌握急性肾损伤的治疗方法。

❖学会预防急性肾损伤。

一、病历资料（案例 42）

1. 病史

崔 ××，男，50 岁，主因“间断水肿 20 余年，血肌酐升高 1 周”于 2022 年 9 月 22 日入院。

患者 20 余年前因水肿就诊于当地医院，诊断为肾病综合征，给予泼尼松口服治疗，肾病缓解。后多次复发，每次口服激素治疗均有效，水肿消退，尿蛋白是否完全转阴不详。最近 1 次复发在 3 ～ 4 年前，患者口服泼尼松治疗后逐渐停药，之后未去医院复查，后期肾功能及尿常规情况不详。2 个月前患者发现双下肢水肿，尿量减少，每天 600 ～ 800mL。1 周前患者觉口苦、食欲减退，偶有心悸，无恶心、呕吐，无发热、胸痛，无咳嗽、咳痰，无腹痛、腹泻，无排尿不适，就诊于山西省霍州市 × 医院，实验室检查示血肌酐 786 μmol/L。随后患者就诊于山西省临汾市 × 医院，实验室检查示血肌酐约 900 μmol/L。为进一步诊治，患者入住我科。

患者无关节疼痛、皮疹、光过敏、出血点，无口腔溃疡、牙齿块状脱落、脱发等；否认高血压、糖尿病病史；母亲有类风湿性关节炎病史，父亲有贲门癌病史，均已去世；已婚，已育；无烟酒嗜好；否认肝炎、结核病病史；否认手术史、外伤史、输血史；否

认食物、药物过敏史；家族史无特殊记载。

2. 体格检查

体温 36℃，脉搏 95 次 / 分，呼吸 18 次 / 分，血压 113/89mmHg，身高 172cm，体重 62kg。精神欠佳，颜面无浮肿；双侧睑结膜及口唇苍白，咽无充血；双肺呼吸音清，双肺底未闻及干、湿啰音；心率 95 次 / 分，心律齐，心脏各瓣膜听诊区未闻及病理性杂音；腹软，无压痛、反跳痛，肝、脾肋缘下未触及；双下肢轻度水肿；足背动脉搏动未见减弱。

3. 实验室检查和辅助检查

患者入院前实验室检查：血肌酐 786μmol/L、总蛋白 42g/L、白蛋白 21g/L。

4. 初步诊断

慢性肾衰竭急性加重。

二、诊治经过（案例 42）

患者主因“间断浮肿 20 余年，血肌酐升高 1 周”入院。近期尿量减少，外院实验室检查示肌酐升高、血白蛋白减低。

追问病史，患者 1 年前社区体检显示尿蛋白 +、血肌酐 190μmol/L，未予重视。

初步考虑慢性肾衰竭急性加重。

患者入院后的相关检查项目及结果如下：

1. 肾功能动态变化（如表 7-1-1 所示）

表 7-1-1 肾功能动态变化

日期	9 月 22 日	9 月 25 日	9 月 29 日（9 月 26 日开始透析）	10 月 5 日	10 月 10 日	10 月 14 日	10 月 17 日	10 月 21 日	10 月 23 日
血肌酐	949.4	944	644.2	487.2	410.9	338.9	352.3	333.1	319.9
尿素氮	29.15	—	25.14	20.26	21.98	17.74	17.70	16.89	17.32

2. 血常规、血生化、尿常规、24 小时尿蛋白定量、相关抗体等检查报告（如表 7-1-2 所示）

表 7-1-2 血常规、血生化、尿常规、24 小时尿蛋白定量、相关抗体等检查报告

项目名称	检验结果
血常规	白细胞计数 5.76 × 10^9/L、血红蛋白 95g/L、血小板计数 332 × 10^9/L

续表

项目名称	检验结果
血生化	丙氨酸氨基转移酶 13.69IU/L
	天冬氨酸氨基转移酶 25.85IU/L
	总蛋白 42.87g/L
	白蛋白 18.06g/L
	白蛋白 / 球蛋白 0.73
	葡萄糖 5.24mmol/L
	尿酸 386.33 μmol/L
	钙 1.98mmol/L
	无机磷酸盐 2.15mmol/L
	钾 3.63mmol/L
	钠 137.89mmol/L
	胆固醇 15.06mmol/L
	甘油三酯 3.38mmol/L
	高密度脂蛋白胆固醇 2.46mmol/L
	低密度脂蛋白胆固醇 9.33mmol/L
	甲状旁腺素 129.8pg/mL
尿常规	相对密度 1.020、酸碱度 6.5、红细胞 ++、白细胞阴性、蛋白 +++、红细胞 4 ~ 6 个 /HP、白细胞 2 ~ 4 个 /HP
24 小时尿蛋白定量	24 小时尿量 800mL，24 小时尿蛋白定量 6.03g
抗核抗体（抗核杭体）	阴性，抗核杭体滴度阴性
血管炎系列	抗髓过氧化物酶抗体阴性
	抗蛋白酶 3 抗体阴性
	抗肾小球基底膜抗体阴性
	抗中性粒细胞胞浆抗体（核周型）阴性
	抗中性粒细胞胞浆抗体（胞浆型）阴性

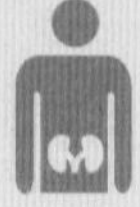

3. 泌尿系彩超检查（如图 7-1-1 所示）

检查部位：泌尿系　　　　床　号：

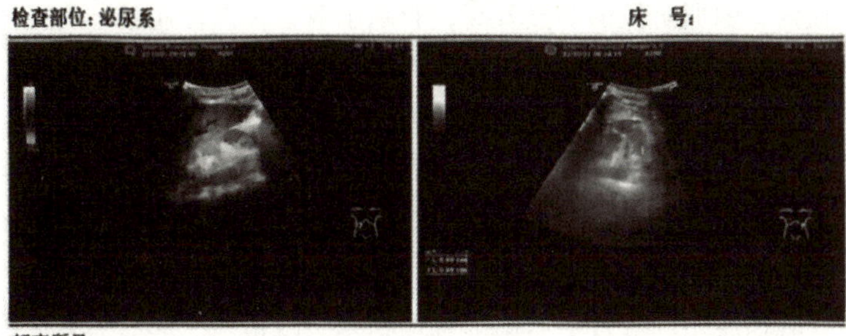

超声所见：

双肾：轮廓不清，位置正常，右肾体积小，大小约8.6x2.9cm，实质变薄，回声增强，厚约0.7cm，皮髓分界不清，集合系统未见明显分离，肾内血流星点状。左肾大小正常，约9.3x4.4cmm，实质厚约1.5cm，实质内可见多发无回声区，较大的位于中部，大小约0.6x0.7cm，未见明显血流信号，余皮质回声增强，皮髓分界不清，集合系统未见明显分离，肾内血流分布较正常减少。

双输尿管：双侧输尿管未见明显扩张。

膀胱：充盈好，壁光滑，不厚，内透声好，未见明显异常回声。

前列腺：位置形态大小正常，实质回声均匀，内未见明显异常回声，血流分布正常。

残余尿量：小于10ml。

超声提示：

双肾弥漫性病变，右肾体积小；左肾多发囊肿

双侧输尿管、膀胱及前列腺未见明显异常

图 7-1-1　泌尿系彩超检查报告

本案例患者的治疗见本节相关内容。

三、案例分析（案例 42）

1. 病史特点

（1）中年男性，以“间断水肿 20 余年，血肌酐升高 1 周”为主诉。

（2）反复肾病综合征复发 20 余年，每次使用糖皮质激素治疗后有效，最近 1 次复发后停药 3 ~ 4 年。反复追问病史得知，患者 1 年前社区体检尿蛋白 +、血肌酐 190 μmol/L，未化验血白蛋白。

（3）体格检查：双侧睑结膜及口唇苍白，双下肢轻度水肿。

（4）实验室检查和辅助检查：血肌酐、尿素氮水平明显增高，大量蛋白尿、低蛋白血症。彩超显示：双肾弥漫性病变，右肾体积小。

2. 诊断和诊断依据

（1）诊断：慢性肾衰竭急性加重、肾病综合征、肾性贫血。

（2）诊断依据：

1）患者有大量蛋白尿、低蛋白血症、水肿、高脂血症，诊断肾病综合征成立。

2）患者既往反复肾病综合征20余年，1年前血肌酐已升高，尿蛋白+，现大量蛋白尿，低蛋白血症，血肌酐较前明显升高，彩超示双肾弥漫性病变，右肾体积小，诊断慢性肾衰竭急性加重。

四、处理方案及基本原则（案例42）

1. 一般治疗

改善全球肾脏预后组织《肾小球疾病管理临床实践指南（2021）》推荐：补充足够的热量和营养，营养支持首选肠内营养途径，主要由碳水化合物和脂肪供应；推荐蛋白质摄入，非高分解代谢、非透析急性肾损伤患者为0.8 ~ 1.0g/（kg·d），透析患者为1.0 ~ 1.5g/（kg·d），连续肾脏代替疗法和高分解代谢的急性肾损伤患者蛋白质摄入量可高达1.7g/（kg·d）。

2. 针对案例42患者的相关诊治

（1）入院进一步完善血常规、血生化、尿常规、24小时尿蛋白定量、肝肾功能、泌尿系彩超、相关抗体等相关检查。

（2）嘱咐患者低盐、低脂、低磷、优质蛋白饮食。

（3）针对低蛋白血症及肾功能不全，给予复方 α－酮酸片2.52g，每天3次对症支持治疗。

（4）针对肾性贫血，给予人促红素注射液、琥珀酸亚铁缓释片纠正贫血治疗。

（5）患者急性肾损伤3期，入院后行股静脉置管开始血液透析治疗。

（6）复查血肌酐、尿素氮及电解质，严密监测肾功能动态变化。

（7）监测患者每天尿量和体重。

（8）患者既往肾病综合征病史，糖皮质激素治疗效果良好，曾多次复发，猜测病理轻，微小病变可能性大。此次大量蛋白尿、低蛋白血症、水肿、高脂血症，考虑肾病综合征复发，给予静脉用甲泼尼龙琥珀酸钠40mg/d，每天1次，后尿量逐渐增多，水肿消退，血肌酐下降，急性肾损伤好转停止血液透析。

（9）院外给予泼尼松联合环磷酰胺治疗肾病综合征，长期门诊随访尿蛋白+，血白蛋白恢复正常，血肌酐波动于200 μmol/L左右。

五、病历资料（案例43）

1. 病史

李××，男，64岁，主因“下腹痛、下肢浮肿3个月余，血肌酐升高4天”于

2023 年 1 月 29 日入院。

患者 3 个月前无明显诱因出现下腹痛，直立位及平卧位腹痛加重，蜷缩时腹痛缓解，随之出现双下肢浮肿并逐渐加重。2022 年 10 月 21 日患者就诊于山西省清徐县 × 医院，查肝肾功能、血脂未见异常。20 余天前患者发现血压升高，最高达 200/100mmHg，口服贝尼地平 4mg，每天 2 次，血压控制欠佳。2023 年 1 月 25 日患者就诊于山西省人民医院，实验室检查示肌酐 847.4 μmol/L、血钾 6.18mmol/L。为进一步诊治，患者入住我科。

患者无发热、胸痛，无咳嗽、咳痰，无腹泻，无关节疼痛、皮疹、光过敏、出血点，无口腔溃疡、牙齿块状脱落、脱发等。2017 年患者因“蛋白尿”于山西省人民医院行肾穿刺活检诊断为膜性肾病，泼尼松联合环磷酰胺治疗半年，尿蛋白转阴。患者有慢性前列腺炎、尿潴留史；有反流性食管炎、慢性胃炎、十二指肠球炎、直肠多发息肉史。腰椎间盘突出 20 余年。患者否认糖尿病史；父母均已去世；已婚，已育；无烟、酒嗜好；否认肝炎、结核病病史；否认手术史、外伤史、输血史；否认食物、药物过敏史；家族史无特殊记载。

2. 体格检查

体温 36.5℃，脉搏 83 次 / 分，呼吸 21 次 / 分，血压 188/99mmHg，身高 170cm，体重 69kg。精神欠佳；双侧睑结膜及口唇苍白，咽无充血；双肺呼吸音清，双肺底未闻及干、湿啰音；心率 83 次 / 分，心律齐，心脏各瓣膜听诊区未闻及病理性杂音；腹软，无压痛、反跳痛，肝、脾肋缘下未触及；双下肢中度凹陷性水肿。

3. 实验室检查和辅助检查

患者入院前检查项目及结果如下：

实验室检查：血肌酐 847.4 μmol/L、血钾 6.18mmol/L；尿常规示，蛋白 –、潜血 –。

腹盆 CT：骶前软组织影，建议完善增强检查；双侧肾上腺纤细，请结合临床；肝右叶钙化灶；左肾多发囊肿可能。

4. 初步诊断

急性肾损伤、高钾血症、高血压 3 级（极高危）。

六、诊治经过（案例 43）

患者主因“双下肢浮肿 3 个月余、发现血肌酐升高 4 天”入院。

患者入院前实验室检查显示，血肌酐明显升高，血钾升高。初步考虑急性肾损伤。

患者入院后的相关检查项目及结果如下：

1. 肾功能动态变化（如表 7-1-3 所示）

表 7-1-3　肾功能动态变化

日期	1 月 29 日	2 月 2 日 （1 月 30 日 开始血液透析）	2 月 7 日 （置入 D-J 管）	2 月 9 日	2 月 13 日	2 月 16 日	2 月 19 日
血肌酐	762.5	690.2	895.5	530.6	234.7	201.2	147.3
尿素氮	33.25	28.37	28.70	27.05	22.95	23.26	20.59

2. 血常规、血生化、尿常规、24 小时尿蛋白定量、相关抗体等检查报告（如表 7-1-4 所示）

表 7-1-4　血常规、血生化、尿常规、24 小时尿蛋白定量、相关抗体等检查报告

项目名称	检验结果
血常规	白细胞计数 5.98×10^9/L、血红蛋白 106g/L、血小板计数 231×10^9/L
血生化	丙氨酸氨基转移酶 11.34IU/L
	天冬氨酸氨基转移酶 12.41IU/L
	总蛋白 69.73g/L
	白蛋白 39.01g/L
	钾 7.03mmol/L
	尿酸 411.17 μmol/L
	钙 2.11mmol/L
	无机磷酸盐 1.66mmol/L
	甲状旁腺素 213.9pg/mL
尿常规	相对密度 1.010、酸碱度 6.0、红细胞阴性、白细胞阴性、蛋白阴性、糖阴性、红细胞数偶见 /HP、白细胞偶见 /HP
24 小时尿蛋白定量	24 小时尿量 2 000mL、24 小时尿蛋白定量 0.28g
抗核抗体谱	阴性
血管炎系列	抗髓过氧化物酶抗体阴性
	抗蛋白酶 3 抗体阴性
	抗肾小球基底膜抗体阴性
	抗中性粒细胞胞浆抗体（核周型）阴性
	抗中性粒细胞胞浆抗体（胞浆型）阴性

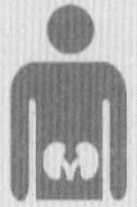

3. 双肾彩超检查（如图 7-1-2 所示）

检查部位：双肾　　　　床　号：

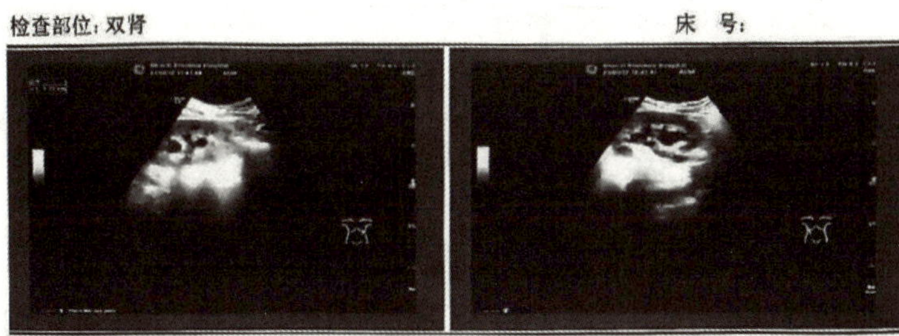

超声所见：

肾脏：位置形态大小正常，左右肾大小分别约11.4x5.7cm、10.7x4.7cm，皮质厚分别约0.6cm、0.7cm，皮质回声增高，皮髓质分界不清，双肾集合系统内均可见多发强回声，较大者长径均约0.7cm，左肾集合系统分离，前后径约1.8cm，右肾集合系统分离，前后径约1.5cm。肾内血流分布大致正常。

双侧输尿管至肾盂处可见引流管强回声。

超声提示：

双肾弥漫性病变
双肾积水
双肾多发结石

图 7-1-2　双肾彩超检查报告

4. 盆腔彩超检查（如图 7-1-3 所示）

检查部位：盆腔　　　　床　号：

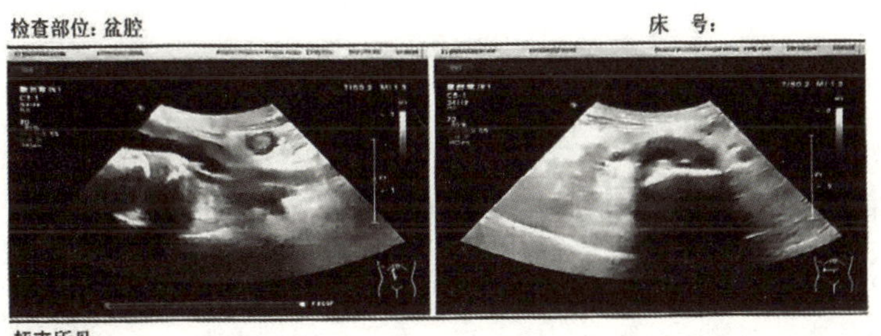

超声所见：

腹盆腔：腹主动脉、髂血管周围可见低回声包绕，长约8.9cm，宽约3.6cm，双侧输尿管受压，双肾集合系统分离。

超声提示：

腹膜后纤维化可能

图 7-1-3　盆腔彩超检查报告

5. 泌尿系水成像、盆腔平扫核磁检查（如图 7-1-4 所示）

检查部位：肾脏、输尿管水成像、盆腔平扫(核磁) **床号 8-037**

影像学所见：

双肾形态、大小、位置未见明显异常：皮髓质分界清晰，左肾实质内可见多个囊状长T1低信号、长T2高信号影，最大者大小约1.4cmX2.7cm；右肾实质内未见明显异常信号影。

MRU示；双侧肾盂、肾盏及上段输尿管明显扩张，双侧输尿管中下段管腔未见明显扩张、积水征象。

前列腺体积轻度增大，移行带为主，移行带与外围带分界清晰，外围带内部未见异常信号影。扩散加权像上未见明显异常高信号影。膀胱充盈良好，膀胱颈部轻度受压，膀胱腔内见线状轻度低信号影。精囊腺形态、信号强度未见明显异常。盆腔内未见明确肿大淋巴结影。T2WI脂肪抑制像上盆腔脂肪间隙及皮下软组织内可见片状高信号影，轮廓模糊。

共摄胶片 10 张。

影像学诊断：

1. 左肾多发囊肿；
2. 双侧肾盂、肾盏及上段输尿管扩张、积水；
3. 盆腔内积液；
4. 盆腔皮下软组织广泛性病变；
   软组织水肿？请结合临床；
4. 前列腺增生(轻度）；
5. 膀胱内线状影；
   请结合临床。

图 7-1-4　泌尿系水成像、盆腔核磁检查报告

本案例患者的治疗见本节相关内容。

七、案例分析（案例 43）

1. 病史特点

（1）老年男性，主因“下腹痛、下肢浮肿 3 个月余，血肌酐升高 4 天”入院。

（2）既往膜性肾病史，尿蛋白已转阴。此次发病初期肾功能正常。

（3）体格检查：双侧睑结膜及口唇苍白，双下肢轻度水肿。

（4）实验室检查和辅助检查：血肌酐、尿素氮、血钾水平明显增高。双肾彩超显示：双肾弥漫性病变，双肾积水，双肾多发结石。泌尿系核磁提示：双侧肾盂、肾盏及上段输尿管扩张、积水。盆腔彩超提示：腹膜后纤维化可能。

2. 诊断和诊断依据

（1）诊断：急性肾损伤、高钾血症、肾性贫血、腹膜后纤维化、高血压 3 级（极高危）。

（2）诊断依据：

1）血肌酐短期内迅速升高。

2）血钾高于正常水平。

3）双肾彩超显示：双肾弥漫性病变，双肾积水。

4）泌尿系核磁提示：双侧肾盂、肾盏及上段输尿管扩张、积水。

5）盆腔彩超提示：腹膜后纤维化可能。

6）除外药物、感染、肿瘤等继发因素引起腹膜后纤维化可能。

3. 病因诊断

案例 43 患者血肌酐短期内迅速升高，泌尿系核磁示双侧肾盂、肾盏及上段输尿管扩张、积水，同时盆腔彩超示腹膜后纤维化可能，诊断考虑由腹膜后纤维化导致纤维组织包绕并压迫输尿管引起肾后性急性肾损伤。

4. 鉴别诊断

首先，明确是急性肾损伤还是慢性肾衰竭。之所以要明确是急性还是慢性肾脏损害，是为了了解肾功能是否具有可逆性，以及除替代治疗外是否需要针对病因进行治疗及治疗强度。临床工作中切忌直接诊断为“慢性肾衰竭”或者“尿毒症”。对于任何肾功能不全的患者都应该坚持判别是否为急性肾损伤或者是否具有导致肾损害急性加重的因素，切勿放松对急性肾损伤病因诊断的追溯。急性肾损伤和慢性肾衰竭的鉴别要点包括：

（1）病史：已知明确的肾脏病史（尤其血肌酐升高）或者夜尿增多史提示慢性肾衰竭，但应注意在慢性肾衰竭基础上发生急性肾损伤的可能性；如果有明确可以导致急性肾损伤的病因，短期内血肌酐迅速升高，或者出现少尿、无尿，则可确立急性肾损伤的诊断。

（2）肾脏体积：若肾脏体积缩小或肾实质变薄可确诊为慢性肾衰竭；若肾脏体积增大多为急性肾损伤，但需要除外糖尿病肾脏病、淀粉样变性病、多囊肾等可以引起肾脏体积增大的特殊慢性肾脏病；若体积在正常范围则难以辨别。

（3）指甲肌酐：血液的各种生化成分（包括血肌酐）参与了指甲的生长过程。指甲由甲根部生长至顶端甲缘大约需要 3 个半月，慢性肾衰竭患者指甲的生长期也与此相似。通过甲缘肌酐值可以估算 3 ~ 4 个月前的水平，因此如果指甲肌酐升高则支持慢性肾衰竭的诊断。

（4）其他参考的实验室检查指标：慢性肾衰竭多表现为贫血、高磷和低钙血症，但是急性肾损伤发生后也可以较快出现上述改变，因此上述指标的检验对于急性肾损伤和慢性肾衰竭的鉴别并不可靠。如果患者在未接受纠正贫血和钙磷代谢紊乱的情况下没有出现上述改变，则提示可能为急性肾损伤。

其次，诊断急性肾损伤后需尽快明确病因。根据病变部位和病因不同，急性肾损伤

可以分为肾前性、肾性和肾后性三大类。不同类别病因和发病机制及治疗方案不同，需予以鉴别。

（1）肾前性急性肾损伤：由于肾前性因素使有效循环血容量减少，肾血流灌注不足引起肾功能受损，估算的肾小球滤过率减低，肾小管对尿素氮、水和钠的重吸收相对增加，使尿素氮升高、尿量减少、尿相对密度增高、尿钠排泄减少。常见原因包括血容量不足、心输出量减少、血管过度收缩等。肾前性急性肾损伤临床十分常见，建议对疑诊患者行扩容治疗，若尿量增多，则支持肾前性急性肾损伤诊断。治疗肾前性急性肾损伤的关键是补充血容量，改善肾脏血液灌注，从而恢复肾脏功能。一般补足血容量后，氮质血症可很快消失，但若损伤持续较久，也可因肾小管缺血导致急性肾小管坏死，发展为肾性急性肾损伤。

（2）肾性急性肾损伤：由于肾脏本身疾病引起。可分为：①肾血管疾病，如肾动脉血栓、栓塞，肾静脉血栓、受压等；②肾脏微血管疾病，如溶血尿毒综合征、血栓性血小板减少性紫癜、恶性高血压、系统性硬化症等；③肾小球疾病，伴有大量新月体形成的急进性肾小球肾炎等；④急性间质性肾炎，各种药物过敏（免疫介导的因素）所致；⑤急性肾小管坏死，肾前性损伤因素持续存在、肾毒性药物等。这些疾病导致肾小球和肾小管功能受损，估算的肾小球滤过率降低。患者可出现水肿、蛋白尿等症状。针对肾性急性肾损伤，有条件者可行肾活检，以明确病因，指导后续治疗。

（3）肾后性急性肾损伤：主要见于各种原因引起的急性尿路梗阻。常见原因包括尿路结石、肿瘤、炎症等。由于尿液无法正常排出，肾盂内压力升高，可出现肾盂积水、输尿管扩张等症状。患者常表现为排尿困难、腰痛、血尿等。超声是诊断肾后性梗阻的“金标准”，建议所有急性肾损伤患者行超声检查以明确有无肾后性梗阻。肾后性急性肾损伤起病较急，一旦梗阻解除，肾功能多可完全恢复。

最后，需认清慢性肾脏病基础上的急性肾损伤。慢性肾脏病是发生急性肾损伤的独立危险因素，其易感性主要与慢性肾脏病时血流动力学不稳定、肾脏自我调节机制受损有关。肾脏对于缺血和毒素损伤更为敏感，在肾功能已经发生损害的情况下更容易导致估算的肾小球滤过率的下降。我国多中心急性肾损伤调查结果显示，在慢性肾脏病基础上发生的急性肾损伤（A on C）占全部急性肾损伤病例的 24.3%。

慢性肾脏病基础上发生急性肾损伤的常见原因包括：

1）药物：具有慢性肾脏疾病的患者为常用药物人群，又因为药物代谢排泄能力下降、肾组织对药物损伤敏感性增加，因此容易发生肾毒性急性肾小管坏死或者过敏性急性间质性肾炎，常见如造影剂、抗生素、非甾体类抗炎药等。

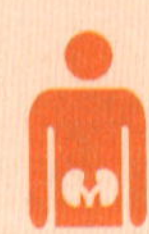

2）肾脏低灌注：如手术，脱水，应用 ACEI 类药物，伴有毒血症、休克和心搏量下降等。

3）恶性高血压：常见于 IgA 肾病、狼疮性肾炎等。

4）原有肾脏病变加重或病变活动（如狼疮性肾炎、小血管炎肾损害等）。

5）其他：偶有膜性肾病伴发双侧肾静脉血栓导致急性肾损伤。因此，临床上对于慢性肾脏病患者如果进行创伤性检查或治疗，或者应用潜在肾毒性药物时，要特别注意保证肾脏的有效血流灌注、尽量选择肾毒性轻的药物并根据估算的肾小球滤过率调整药物用量，以减少急性肾损伤的发生。

在慢性肾脏病基础上发生的急性肾损伤会导致原有的组织缺血和损伤进一步加重，加剧肾功能的下降。发生急性肾损伤后如果经过合理的治疗，60% ~ 70% 的慢性肾脏病患者肾功能可以完全或者部分恢复。因此临床上对于慢性肾脏病患者发生的肾功能不全应仔细辨别，遇到以下情况时需要警惕急性肾损伤的发生：①肾功能进展速度与原有慢性肾脏病的发展规律不符；②病史中有可疑加速肾功能恶化因素，如应用肾毒性药物；③有慢性肾脏病史的患者出现肾功能不全而 B 超检查肾脏没有出现萎缩。对于慢性肾脏病基础上发生的急性肾损伤要及早做出病因学诊断，及时干预和祛除诱因，如肾功能损害持续快速进展或未能恢复，在条件允许下应及时行肾穿刺病理检查。.

八、处理方案及基本原则（案例 43）

1. 一般治疗

补充足够的热量和营养；监测患者每天尿量和体重；监测肾功能、电解质。

2. 针对案例 43 患者的相关诊治

（1）患者入院后进一步完善血常规、尿常规、24 小时尿蛋白定量、肝肾功能、泌尿系彩超、相关抗体等检查。

（2）嘱咐患者低盐、低脂、优质蛋白饮食。

（3）给予贝尼地平片 4mg，每天 2 次，予以降压治疗。

（4）针对肾性贫血，给予生血宁片及罗沙司他胶囊。

（5）针对高钾血症，给予钙剂、环硅酸锆钠等。

（6）患者急性肾损伤 3 期，行血液透析治疗。

（7）针对泌尿系梗阻，邀请泌尿外科行双侧输尿管 D–J 管置入术解除梗阻。后尿量明显增多，血肌酐下降，肾功能恢复，脱离血液透析治疗。

（8）针对腹膜后纤维化，完善相关实验室检查，考虑患者为特发性腹膜后纤维化，

给予甲泼尼龙琥珀酸钠（40mg/d，静点）治疗原发病，腹痛消失，腹膜后软组织影逐渐消失，D–J 管置入半年后取出，肾盂无积水，肾功能一直保持正常。

（9）糖皮质激素减撤过程中复查血肌酐、尿素氮及电解质均正常，腹膜后软组织影逐渐消失。

（10）随着病情缓解，血压恢复正常，停用降压药物治疗。

3. 转诊及社区随访

急性肾损伤易出现全身并发症，因此急性肾损伤诊断明确后，社区医生应密切关注及监测全身并发症，患者出现以下严重并发症时应及时转诊：

（1）消化系统症状：食欲减退、恶心、呕吐、腹胀、腹泻等，严重者可发生消化道出血。

（2）呼吸系统症状：除感染外，主要是由容量负荷过多导致的急性肺水肿，表现为呼吸困难、咳嗽、憋气等症状。

（3）循环系统症状：多因尿少和未控制饮水，导致体液过多，出现高血压及心力衰竭表现；因毒素蓄积、电解质紊乱、贫血及酸中毒引起各种心律失常及心肌病变。

（4）神经系统症状：出现意识障碍、躁动、谵妄、抽搐、昏迷等尿毒症脑病症状。

（5）血液系统症状：可有出血倾向和轻度贫血表现。

（6）水、电解质和酸碱平衡紊乱：可表现为代谢性酸中毒、高钾血症、低钠血症、低钙、高磷血症。

需要指出的是，感染是急性肾损伤常见而严重的并发症。在急性肾损伤同时或在疾病发展过程中还可合并多个脏器衰竭，死亡率很高。当出现严重并发症时社区医生应该根据患者的具体情况和需要进行综合评估，及时将患者转至上级医院就诊，以确保患者获得最合适的治疗和管理。

老年人、慢性肾脏病及心血管病患者等易发生急性肾损伤的高危人群，在社区就诊时，社区医生应注意避免或者慎用一些对肾脏具有潜在毒性的药物，如非甾体类抗炎药、某些抗生素等。同时，对于这些高危人群，社区医生应对其行健康宣教，并定期随访及监测，及时发现潜在问题并采取措施。

九、要点与讨论

急性肾损伤是由不同原因引起肾脏滤过功能短时间内（数小时至数天内）急性减退或丧失导致的临床综合征，其病因繁多，机制复杂，具有发病率高、死亡率高、危害巨大的特点，所以要进行早预防、早诊断、早治疗，以改善患者预后。以下结合改善全

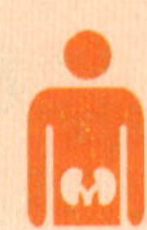

球肾脏预后组织《肾小球疾病管理临床实践指南（2021）》、第四版《肾脏病学》① 及 2023 年《中国急性肾损伤临床实践指南》② 进行总结。

急性肾损伤的诊断流程是，首先确认有无急性肾损伤，其次确认病因。

1. 急性肾损伤的诊断标准

（1）在 48 小时内血肌酐升高≥ 26.5 μmol/L。

（2）7 天内血肌酐升高超过基础值的 1.5 倍。

（3）尿量减少（每小时 <0.5mL/kg）且持续时间在 6 小时以上。

凡符合以上任意一条，即可诊断急性肾损伤。

2. 急性肾损伤的分期

（1）1 期：血肌酐升高≥ 26.5 μmol/L 或升高达基础值的 1.5 ~ 1.9 倍，或尿量每小时 <0.5mL/kg，持续 6 ~ 12 小时。

（2）2 期：血肌酐升高达基础值的 2.0 ~ 2.9 倍，或尿量每小时 <0.5mL/kg，持续≥ 12 小时。

（3）3 期：血肌酐升高，≥ 353.6 μmol/L；或开始肾脏替代治疗；或年龄 <18 岁，但估算的肾小球滤过率下降达 <35mL/（min · 1.73m²）；或血肌酐升高达基础值的 3 倍；或尿量每小时 <0.3mL/kg，持续≥ 24 小时；或无尿≥ 12 小时。

3. 急性肾损伤的病因和分类（如表 7-1-5 所示）

表 7-1-5 急性肾损伤病因及分类

急性肾损伤分类	急性肾损伤病因
肾前性急性肾损伤	
低血容量	出血、呕吐腹泻等胃肠道液体丢失、尿崩症等经肾液体丢失、高温等经皮肤黏膜液体丢失、低白蛋白血症等血管内容量相对不足等
心排出量降低	心力衰竭（心肌梗死、心脏瓣膜病等）、心包压塞、肺栓塞等
肾脏血管收缩、调节异常	去甲肾上腺素、肝肾综合征、高钙血症、药物（非甾类抗炎药物、ACEI/ARB、环孢素 A 等）
全身血管过度扩张	败血症、休克、急性过敏、麻醉、扩血管药
肾性急性肾损伤	

① 王海燕，赵明辉 . 肾脏病学（第 4 版）[M]. 北京：人民卫生出版社，2020.

② 国家慢性肾病临床医学研究中心，中国医师协会肾脏内科医师分会，中国急性肾损伤临床实践指南专家组 . 中国急性肾损伤临床实践指南 [J]. 中华医学杂志，2023，103（42）：3332-3366.

续表

急性肾损伤分类	急性肾损伤病因
肾血管疾病	肾动脉血栓、栓塞，肾静脉血栓、受压等
肾脏微血管疾病	溶血尿毒综合征、血栓性血小板减少性紫癜、恶性高血压、系统性硬化症等
肾小球疾病	伴有大量新月体形成的急进性肾小球肾炎、重症狼疮性肾炎、重症急性肾小球肾炎等
急性间质性肾炎	各种药物过敏（免疫介导的因素）
急性肾小管坏死	肾前性损伤因素持续存在不缓解、肾毒性药物等
肾后性急性肾损伤	
膀胱颈病变	前列腺增生、肿瘤、结石、血块堵塞等
尿道病变	结石等
输尿管病变	双侧或孤立肾一侧有肿瘤、结石、血块堵塞、瘢痕形成或腹膜后纤维化等

4. 2023 年《中国急性肾损伤临床实践指南》重要推荐内容：

（1）根据改善全球肾脏预后组织推荐的急性肾损伤诊断标准和分期，明确是否发生急性肾损伤和严重程度。

（2）如患者无发病前 7 天内血肌酐值，建议使用发病前 7 ~ 365 天可获得的平均血肌酐值作为基线水平。

（3）推荐所有诊断急性肾损伤的患者均接受超声检查，以除外肾后性梗阻。

（4）推荐疑诊肾前性急性肾损伤的患者接受诊断性容量支持治疗。

（5）推荐排除肾后性和肾前性急性肾损伤的患者有条件的情况下考虑接受肾穿刺活检。

（6）推荐所有急性肾损伤患者均全程评估并预防并发症：①感染；②容量过负荷；③电解质和酸碱平衡紊乱；④心律失常；⑤多脏器功能衰竭；⑥出血性疾病（脑出血、消化道出血等）。

5. 诊断常见误区

对于社区全科医生，要求能掌握急性肾损伤的诊断要点，经常容易犯错的有以下几点：

（1）过度依赖血肌酐水平。虽然血肌酐水平是诊断急性肾损伤的常用指标，但血肌酐可能受到多种因素的影响，例如肌肉量、年龄、性别和估算的肾小球滤过率的变化，因此，单一依赖血肌酐水平可能导致急性肾损伤的诊断误差，特别是在血肌酐水平上升

之前，肾功能已经受损的情况下。

（2）忽略尿量的变化。尿量的变化也是诊断急性肾损伤的重要指标之一。尽管尿量的减少可能是急性肾损伤的指标，但有时尽管尿量在正常范围内，仍可能存在急性肾损伤。因此，应该综合考虑血肌酐水平和尿量的变化来评估肾功能。

（3）忽略肾脏生物标志物。除了血肌酐和尿量外，肾脏生物标志物（如尿液中的肌酐、尿酸、尿液蛋白等）也可以用于诊断和监测急性肾损伤。忽略这些生物标志物可能会导致对急性肾损伤的误诊或错过诊断时机。

（4）不考虑患者的基础疾病和用药史。患者的基础疾病和用药史对急性肾损伤的发生和发展有重要影响。某些药物、疾病或其他因素可能增加患者发生急性肾损伤的风险。因此，在诊断急性肾损伤时，必须考虑到患者的基础状况和用药情况。

（5）忽略早期干预的重要性。早期诊断和干预对于防止急性肾损伤的进展和减少并发症的发生至关重要。如果医生忽略了早期诊断急性肾损伤的机会，患者可能错过了及时的治疗和干预。

因此，在诊断和管理急性肾损伤时，需要全面评估患者的临床表现、血生化指标、尿液分析和病史等，以减少诊断误区并提高诊断的准确性。

6. 肾穿刺活检指征

肾活检是鉴别急性肾损伤与慢性肾衰竭的金标准，肾前性急性肾损伤、肾后性急性肾损伤和临床表现典型的急性肾小管坏死以及药物过敏性急性间质性肾炎引起的急性肾损伤，一般不需要肾活检病理诊断。

急性肾损伤时的肾穿刺活检指征：①临床怀疑重症肾小球疾病导致急性肾损伤；②临床表现符合急性肾小管坏死，但是少尿期超过 2 周；③怀疑药物过敏性急性间质性肾炎，但临床证据不充分；④在慢性肾脏疾病基础上肾功能突然恶化；⑤急性肾损伤原因不明；⑥临床上无法用单一疾病解释急性肾损伤原因。

7. 急性肾损伤的肾脏代替治疗

（1）开始时机：目前仍存在较多争议。不少学者认为，单纯急性肾损伤患者达急性肾损伤 3 期、重症急性肾损伤患者达急性肾损伤 2 期，即可行肾脏替代治疗。对于脓毒血症、急性重症胰腺炎、多器官功能障碍综合征、急性呼吸窘迫综合征等危重病患者应及早开始。如导致急性肾损伤的基础疾病改善或者肾功能有恢复的早期迹象可暂缓肾脏替代治疗。

（2）紧急肾脏替代治疗指征：2023 年《中国急性肾损伤临床实践指南》推荐紧急肾替代指征为容量负荷超载、高钾血症（血钾 >6.5mmol/L）、尿毒症症状，包括尿毒症

心包炎、尿毒症脑病或其他不能解释的意识状态下降、严重代谢性酸中毒（pH<7.1）。

（3）治疗模式：

1）间歇性血液透析（IHD）。适于存在高分解代谢、血流动力学尚稳定的患者。

2）腹膜透析。适于无高分解代谢、无严重容量超负荷、血流动力学不稳定、血管通路建立困难、全身抗凝禁忌、老年及小儿患者及无血液透析设备的单位。

3）连续性肾脏替代治疗。适于血流动力学不稳定、需要大量清除液体、脓毒症、颅内损伤、多器官衰竭等需要清除大量炎症介质的患者。

（4）提示终止肾脏替代治疗的指征包括：

1）肾功能明显恢复，24 小时尿量≥1 000mL，出入液量平衡，无相对尿量不足。血肌酐＜265μmol/L，或血肌酐恢复至基础水平。

2）电解质紊乱、酸碱失衡得到有效控制。

3）肾损伤病因（包括原发疾病）得到控制，预计肾功能不再恶化。

4）肾外脏器功能无严重受损等。

十、思考题

1. 急性肾损伤的诊断要点有哪些？

2. 哪些情况下急性肾损伤患者需要行肾穿刺活检？

3. 急性肾损伤行肾脏代替治疗的指征是什么？如何选择开始及结束时机？

4. 急性肾损伤可能出现的并发症有哪些？

十一、科普小常识

1. 哪些人容易发生急性肾损伤？

急性肾损伤的发生与多种因素相关，以下是一些可能增加患者发生急性肾损伤风险的因素：

（1）老年人。年龄增长会导致肾脏功能逐渐下降，因此老年人更容易发生急性肾损伤。

（2）慢性肾脏疾病患者。慢性肾脏病患者本身已经肾功能不全，因此更容易在面临额外的肾脏负担时发生急性肾损伤。

（3）存在慢性疾病或多种慢性病。如糖尿病、高血压、心血管疾病等患者，由于长期受到慢性疾病的影响，肾脏功能可能受损，因此更容易发生急性肾损伤。

（4）心血管手术患者。心血管手术可能伴随着术中和术后的低血压、血容量不足

等情况，增加发生急性肾损伤的风险。

（5）接受造影剂检查者。部分造影剂可能对肾脏造成损害，特别是对于已经存在肾功能损害的患者。

（6）感染和脓毒症者。严重感染和脓毒症会导致全身性炎症反应，并可能影响肾脏功能。

（7）使用肾毒性药物者。某些药物（如非甾体抗炎药、某些抗生素、放射造影剂等）可能对肾脏造成损害，长期或大剂量使用可能增加发生急性肾损伤的风险。

（8）泌尿系统梗阻者。尿路梗阻可能导致尿液回流，增加肾脏内压，从而影响肾脏功能。

（9）缺血性情况。缺血性条件如心源性休克、严重低血压、心力衰竭等可能导致肾脏缺血，从而引发急性肾损伤。

（10）外伤或手术后。严重外伤、手术等情况可能导致大量血液流失或术后低血压，增加了发生急性肾损伤的风险。

以上因素可能单独或同时存在，使得个体发生急性肾损伤的风险进一步增加。因此，在评估和管理患者时，需要考虑这些潜在的风险因素，并采取相应的预防和监测措施。

2. 急性肾损伤应如何预防？

普通人预防急性肾损伤的方法主要包括以下几个方面：

（1）饮水充足。维持良好的水分摄入量是保持肾脏健康的关键。饮水量因人而异，但一般建议每天饮水量在充足的基础上进行调整，以满足个体的需要。

（2）避免滥用药物。某些药物，特别是非甾体抗炎药和某些处方药，如利尿剂等，对肾脏有潜在的损害作用。因此，应避免滥用这些药物，遵循医生的建议使用药物。

（3）健康饮食。保持均衡的饮食对于肾脏健康至关重要。限制高盐、高糖、高脂肪食物的摄入，增加新鲜水果、蔬菜、全谷类和健康蛋白质的摄入，有助于维持肾脏功能。

（4）戒烟限酒。吸烟和酗酒都会对肾脏产生不良影响，增加患急性肾损伤的风险。戒烟和限制乙醇摄入有助于保护肾脏健康。

（5）定期运动。适度的有氧运动有助于促进血液循环，维持身体健康。保持适度的体重和健康的心血管系统有助于预防慢性疾病，从而减少急性肾损伤的风险。

（6）及时治疗感染：感染是导致急性肾损伤的一个常见原因。因此，及时治疗感染并遵循医生的建议，有助于减少急性肾损伤的发生。

（7）避免过度使用对比剂。对比剂在一些医学检查中是必需的，但应避免过度使用，特别是对于那些已存在肾功能问题或其他高风险患者。

（8）定期体检。对于有家族遗传史或其他潜在肾脏问题的人群，定期进行体检以及肾功能检查是很重要的，有助于及早发现潜在问题并采取措施。

通过采取这些健康生活方式和预防措施，普通人可以有效地降低急性肾损伤的风险，保护肾脏健康。

3. 急性肾损伤能彻底恢复吗?

急性肾损伤能否彻底恢复与很多因素有关，比如疾病具体类型、是否及时治疗、是否合并并发症、患者年龄与身体素质等，不能一概而论。若为肾前性或肾后性导致的急性肾损伤，通过及时诊断，积极治疗，大多预后良好；若是肾性疾病导致的急性肾损伤，则预后根据具体病情而定；如果原发疾病为系统性血管炎、系统性红斑狼疮等，则一般不能彻底恢复；若是药物所致，经积极治疗一般可恢复。若出现急性肾损伤，应及时前往正规医院就诊，进行相关检查，以明确病因，积极配合医生的治疗。

（编者　刘高虹）

第八章

慢性肾脏病

第一节　肾性贫血（案例 44）

核心提示

❖ 掌握慢性肾脏病并发肾性贫血的诊治要点。

❖ 掌握评估铁状态的方法。

❖ 掌握治疗肾性贫血选择红细胞生成刺激剂与罗沙司他的方法。

一、病历资料

1. 病史

乔 ××，男，36 岁，主因“发现高血压 11 年，血肌酐升高 7 年”于 2022 年 11 月 7 日入院。

患者于 2011 年体检时发现血压 150/90mmHg，未予重视。2013 年 5 月患者因头晕就诊于当地医院，测血压示 220/150mmHg，开始规律口服降压药，先后曾服用“倍他乐克、卡托普利、替米沙坦、尼福达、施慧达、中草药”，血压控制差。2015 年 12 月 21 日患者就诊于山西医科大学附属第 × 医院，测血压示 250/150mmHg，给予口服拜新同（每次 30mg，每天 2 次）、阿罗洛尔（每次 10mg，每天 2 次），血压控制尚可；同时发现肌酐增高达 152 μmol/L，考虑慢性肾衰竭，给予肾衰宁、百令胶囊、碳酸氢钠片等对症治疗。2016 年 1 月 4 日患者复查血肌酐示 174.7 μmol/L，1 月 8 日复查血肌酐示 225.6 μmol/L。2016 年 1 月 11 日患者因血肌酐进行性增高入住我科，行肾穿刺活检确诊恶性高血压肾损害，给予降压、保肾等对症支持治疗后患者好转出院。患者规律复查，至 2020 年血肌酐维持在 200 μmol/L 左右。近两年患者血肌酐进行性增高，并出现贫血，血红蛋白波动在 102 ~ 115g/L，未给予贫血相关治疗。2022 年 9 月 24 日

患者于山西省 × 中医院复查，血肌酐 651.5 μmol/L。9 月 26 日患者就诊于山西省人民医院，血肌酐 866.6 μmol/L、血红蛋白 86g/L、甲状旁腺素 454.1pg/mL、钙 2.26mmol/L、磷 2.16mmol/L，行动静脉内瘘成形术，口服贝尼地平、阿罗洛尔、复方 a- 酮酸及骨化三醇治疗，并口服罗沙司他（100mg，每周 3 次）纠正贫血。10 月份患者血肌酐达 1 053.5 μmol/L、血红蛋白 81g/L，经控制血压、保肾治疗后出院。为求进一步诊治，患者入住我科。

2015 年 12 月患者于山西医科大学附属第 × 医院诊断为不稳定型心绞痛、高脂血症，口服阿托伐他汀（20mg，睡前口服）。患者否认肝炎、结核病病史，否认手术史、外伤史、输血史，否认食物、药物过敏史；吸烟史 10 年，20 ~ 30 支 / 天；间断饮酒 4 年，每次约 250mL；祖父祖母、父母患高血压病，叔叔患高血压病。

2. 体格检查

体温 36.2℃，脉搏 74 次 / 分，呼吸 18 次 / 分，血压 135/74mmHg。精神尚可，言语流利，查体合作；贫血貌，双侧睑结膜及口唇苍白，咽无充血；双肺呼吸清音，双肺底未闻及干、湿啰音；心率 74 次 / 分，心律齐，心脏各瓣膜听诊区未闻及病理性杂音；腹软，全腹无压痛、反跳痛及肌紧张；双下肢无水肿；神经系统未见异常。

3. 实验室检查和辅助检查

2022 年 10 月 25 日患者于山西省 × 中医院检查项目及结果如下：

血常规：白细胞计数 3.8×10^9/L、红细胞计数 2.87×10^{12}/L、血红蛋白量 81g/L、红细胞比容 0.23、红细胞平均容积 80.0fL、红细胞平均血红蛋白含量 28.2pg、红细胞平均血红蛋白浓度 346.00g/L、血小板计数 199×10^9/L。

血生化：丙氨酸氨基转移酶 8.3IU/L、白蛋白 19.2g/L、直接胆红素 1.2 μmol/L、间接胆红素 7.82 μmol/L、尿素氮 37.48mmol/L、血肌酐 1053.5 μmol/L、钾 2.99mmol/L、钙 2.0mmol/L、磷 2.03mmol/L。

便潜血：阴性。

尿常规：蛋白 ++，尿胆红素、尿胆原、红细胞、白细胞均阴性。

4. 初步诊断

慢性肾脏病 5 期、肾性贫血、慢性肾脏病矿物质和骨异常、低钙血症、高磷血症、继发性甲状旁腺功能亢进症、低钾血症、高血压病 3 级（很高危）、高血压肾损害。

二、诊治经过

患者主因“发现高血压 11 年，血肌酐升高 7 年”入院。

患者血压增高明显，肾功能进行性下降，血红蛋白随之下降，曾多次住院，经降压、（罗沙司他）纠正贫血、降甲状旁腺素等治疗，效果不佳。至入院前，血肌酐达 1 053.5 μmol/L，显著增高。估算的肾小球滤过率 < 10mL/（min · 1.73m^2）。患者慢性病容，贫血貌，睑结膜苍白，余未见明显异常。辅助检查同前。结合既往病史，初步考虑慢性肾脏病 5 期、肾性贫血、慢性肾脏病矿物质和骨异常、低钙血症、高磷血症、继发性甲状旁腺功能亢进症、低钾血症、高血压病 3 级（很高危）、高血压肾损害。

患者入院后的相关检查项目及结果如下：

1. 肾功能及相关检查

2022 年 11 月 8 日：丙氨酸氨基转移酶 10.51IU/L、白蛋白 23.24g/L、直接胆红素 1.2 μmol/L、间接胆红素 7.82 μmol/L、尿素氮 39.67mmol/L、血肌酐 1541.0 μmol/L、钾 3.6mmol/L、钙 2.35mmol/L、磷 2.59mmol/L、碳酸氢盐 16.8mmol/L。

2022 年 12 月 2 日：尿素氮 15.6mmol/L、血肌酐 864.1 μmol/L、钾 3.6mmol/L、钙 2.14mmol/L、磷 1.83mmol/L、碳酸氢盐 21.8mmol/L。

2. 血常规的动态变化

2022 年 11 月 8 日：白细胞计数 6.16 × 10^9/L、红细胞计数 3.38 × 10^{12}/L、血红蛋白 98g/L、红细胞比容 0.244、红细胞平均容积 80.0fL、红细胞平均血红蛋白含量 28.2pg、红细胞平均血红蛋白浓度 352.00g/L、血小板计数 190 × 10^9/L。

2022 年 11 月 12 日：白细胞计数 3.88 × 10^9/L、红细胞计数 2.84 × 10^{12}/L、血红蛋白 82g/L。罗沙司他调整为 120mg，每周 3 次。

2022 年 11 月 18 日：白细胞计数 4.3 × 10^9/L、红细胞计数 3.16 × 10^{12}/L、血红蛋白 94g/L。

2022 年 12 月 2 日：白细胞计数 4.17 × 10^9/L、红细胞计数 3.00 × 10^{12}/L、血红蛋白 87g/L。

2022 年 12 月 20 日：白细胞计数 5.17 × 10^9/L、红细胞计数 6.15 × 10^{12}/L、血红蛋白 115g/L。罗沙司他调整为 100mg，每周 3 次。

2023 年 1 月 10 日：血红蛋白 114g/L。罗沙司他 100mg，每周 3 次不变。

3. 铁状态检查

2022 年 11 月 8 日：铁蛋白 384.3ng/mL、转铁蛋白 2.47g/L、未饱和铁结合力 35.92 μmol/L、总铁结合力 55.06 μmol/L、血清铁 19.14 μmol/L、转铁蛋白饱和度 34.8%。

2022 年 12 月 2 日：铁蛋白 66.5ng/mL、总铁结合力 77.74 μmol/L、血清铁 11.98 μmol/L、转铁蛋白饱和度 15.4%。给予口服琥珀酸亚铁 0.2g，每天 1 次。

4. 甲状旁腺素检查

2022 年 11 月 8 日：甲状旁腺素 454.1pg/mL。

2022 年 12 月 2 日：甲状旁腺素 222.5pg/mL。

2023 年 1 月 10 日：甲状旁腺素 173.3pg/mL。

三、案例分析

1. 病史特点

（1）患者为中年男性，主因“发现高血压 11 年，血肌酐升高 7 年”入院。

（2）患者有明确的恶性高血压病史，肾穿刺病理支持恶性高血压肾损害，估算的肾小球滤过率明显下降。

（3）患者有明确高血压家族史。

（4）体格检查：阳性体征不明显，慢性病容，轻度贫血貌，睑结膜略白，余未见明显异常。

（5）实验室检查和辅助检查：血肌酐显著增高，估算的肾小球滤过率 < 15mL/（min · 1.73m^2），血红蛋白低，血钙降低，血磷增高，甲状旁腺素增高。肾脏彩超显示：双肾体积缩小，皮质变薄，弥漫性病变。

（6）患者入院前口服罗沙司他（100mg，每周 3 次），血红蛋白波动在 86 ~ 99g/L，考虑与肾功能明显下降、尿毒素太高未进行血液透析有关。患者入院后进行血液透析，口服罗沙司他（120mg，每周 3 次），复查血红蛋白变化不大，复查铁相关指标提示转铁蛋白饱和度明显降低，考虑与患者营养差、继发性甲状旁腺功能亢进有关。给予加强营养、口服铁剂、调整钙磷及甲状旁腺功能异常等治疗，血红蛋白改善，多次复查，血红蛋白达标并维持稳定。

2. 诊断和诊断依据

（1）诊断：慢性肾脏病 5 期、肾性贫血、慢性肾脏病矿物质和骨异常、继发性甲状旁腺功能亢进症、高血压病 3 级（很高危）、高血压肾损害。

（2）诊断依据：①起病缓，病程长达 11 年；②明确恶性高血压病史，肾穿刺病理支持恶性高血压肾损害，估算的肾小球滤过率明显下降，小于 15mL/（min · 1.73m^2）；③慢性病容，轻度贫血貌，睑结膜略白；④血常规显示，白细胞计数 4.38 × 10^9/L、红细胞计数 3.05 × 10^{12}/L、血红蛋白 86g/L、红细胞比容 0.244、红细胞平均容积 80.0fL、红细胞平均血红蛋白含量 28.2pg、红细胞平均血红蛋白浓度 352.00g/L、血小板计数 190 × 10^9/L；⑤血生化显示，丙氨酸氨基转移酶 10.51IU/L、白蛋白 46.24g/L、直接胆红素 1.2 μmol/L、间接胆红素 7.82 μmol/L、尿素氮 38.92mmol/L、血肌酐 866.6 μmol/L、钾 4.07mmol/L、钙 2.26mmol/L、磷 2.16mmol/L；⑥便潜血阴性，尿常规显示，蛋白 ++，尿

胆红素、尿胆原、红细胞、白细胞均阴性；铁蛋白 384.3ng/mL、转铁蛋白 2.47g/L、未饱和铁结合力 35.92μmol/L、总铁结合力 55.06μmol/L、血清铁 19.14μmol/L；甲状旁腺素 454.1pg/mL。

3. 鉴别诊断

患者慢性肾脏病5期诊断明确，本节不再赘述。目前肾功能明显下降，同时伴有贫血，需排除营养不良性贫血、溶血性贫血、出血性贫血疾病及血液系统疾病导致的贫血等，可诊断肾性贫血。

（1）营养不良性贫血：慢性肾脏病常合并缺铁性贫血。典型的缺铁性贫血可为小细胞低色素贫血，巨幼红细胞性贫血相对少见。常规检测血红蛋白符合贫血诊断，平均红细胞体积、平均红细胞血红蛋白量、平均红细胞血红蛋白浓度低于正常以及网织红细胞正常或偏高，符合小细胞低色素贫血；平均红细胞体积、平均红细胞血红蛋白量高于正常，考虑巨幼红细胞性贫血。结合血清铁、总铁结合力、转铁蛋白饱和度、血清铁蛋白以及叶酸、维生素 B_{12}、C- 反应蛋白，明确是否同时存在营养不良性贫血。本案例患者尿毒素水平高，食欲差，血清白蛋白明显降低，贫血，平均红细胞体积位于低限，转铁蛋白饱和度降低，提示营养不良性贫血不能除外，至少为明确加重贫血的因素。

（2）溶血性贫血：本案例患者无黄疸，尿色正常，尿胆原、尿胆红素以及血清总胆红素、直接胆红素、间接胆红素、乳酸脱氢酶及网织红细胞正常，暂不考虑有溶血导致的贫血。

（3）出血性贫血疾病：患者无明确出血症状，无黑便，常规进行粪便潜血检测阴性，出血性疾病暂排。

（4）血液系统疾病导致的贫血：患者贫血下降程度与肾功能下降程度相匹配，无出血及血栓性疾病，无全血细胞的减少，暂不考虑血液系统相关疾病。

四、处理方案及基本原则

1. 一般治疗

适量摄入优质蛋白，如鱼、瘦肉、蛋、奶等，既要减少含氮废物的产生，又要保证机体足够的热量。补充富含维生素 C、叶酸、铁、钙等的食物，控制水、盐的摄入，满足身体营养需求，维持水电平衡，预防水肿、高血压。规律作息，适量运动，注意个人卫生，保持住所空气流通，避免感染。

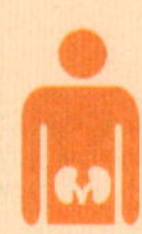

2. 针对本病案患者的相关诊治

（1）患者入院后进一步完善血、尿、便常规及肝肾功能、血清铁蛋白、转铁蛋白饱和度、全段甲状旁腺素、C- 反应蛋白等相关检查。

（2）评估营养状态及铁状态。患者目前营养状态良好，不存在绝对铁缺乏，无炎症状态。患者目前存在低钙血症、高磷血症及继发性甲状旁腺功能亢进，已经给予骨化三醇胶丸（0.25μg，每天 1 次）、碳酸钙 D3（600mg，每天 1 次）、司维拉姆（1.6g，每天 3 次）口服治疗。

（3）针对贫血，给予罗沙司他100 ~ 120mg，每周3 次；其间给予口服琥珀酸亚铁（0.2g，每天 1 次）治疗。

（4）给予贝尼地平片、阿罗洛尔、复方 a- 酮酸控制血压及对症支持治疗。

（5）规律血液透析治疗。

（6）复查血常规，监测血红蛋白动态变化，避免血红蛋白波动幅度太大。

3. 肾性贫血的管理及随访

《中国肾性贫血诊治临床实践指南（2021）》① 指出：

（1）罗沙司他治疗肾性贫血的起始治疗时机为血红蛋白 <100g/L。

（2）透析患者为每次 100mg（体重 <60kg）或 120mg（体重≥ 60kg），非透析患者为每次 70mg（体重 <60kg）或 100mg（体重≥ 60kg），每周 3 次，口服给药。

（3）在罗沙司他起始治疗阶段，每 1~2 周监测 1 次血红蛋白水平，注意观察血红蛋白升高速度和幅度，根据血红蛋白水平及变化幅度及时调整剂量，使血红蛋白水平维持在 110~120g/L。若患者血红蛋白在 2 周内增加 >20g/L 且血红蛋白 >90g/L，则提早降低一个阶梯治疗。剂量阶梯包括 20mg、40mg、50mg、70mg、100mg、120mg、150mg、200mg，建议最大剂量为 2.5mg/kg。血红蛋白水平维持稳定后每 4 周检测 1 次血红蛋白。

（4）对于起始治疗阶段的患者，应定期监测铁指标，检测频率至少每月 1 次；而对于贫血维持治疗阶段或血红蛋白较为稳定的患者，建议至少每 3 个月检测 1 次。一般认为，慢性肾脏病透析前和腹膜透析患者血清铁蛋白 <100μg/L 和（或）转铁蛋白饱和度 <20%，血液透析患者血清铁蛋白 <200μg/L 和（或）转铁蛋白饱和度 <20% 时应联合铁剂治疗。可首选口服铁剂治疗。

《罗沙司他治疗肾性贫血中国专家共识》② 指出：药物治疗期间，除监测血红蛋白水平及变化幅度外，还须关注及监测药物不良反应：

① 中国医师协会肾脏内科医师分会肾性贫血指南工作组 . 中国肾性贫血诊治临床实践指南（2021）[J]. 中华医学杂志，2021，101（20）：1463-1502.

② 中国研究型医院学会肾脏病学专业委员会 . 罗沙司他治疗肾性贫血中国专家共识（2022）[J]. 中华医学杂志，2022，102（24）：1802-1810.

（1）高血压：在我国罗沙司他Ⅲ期临床试验中，罗沙司他治疗期间高血压发生率在非透析患者为6%，透析患者为12.3%；治疗期间仍应对血压进行密切监测，注意降压药物的调整，必要时停药观察。

（2）高钾血症：罗沙司他治疗期间高钾血症发生率非透析患者为16%，透析患者为7.4%，发生机制尚不明确。建议罗沙司他治疗期间定期检测血钾水平。轻度高钾血症可以低钾饮食，口服环硅酸锆钠治疗及预防，中重度高钾血症可停药观察。

（3）血栓相关事件：慢性肾脏病贫血纠正的过程中，若血红蛋白纠正过快或者过高，有可能导致血栓栓塞事件的增加。如心梗、脑梗、下肢静脉血栓形成、透析患者管路凝血等。此类事件重在预防，因此，在罗沙司他纠正贫血过程中，需要密切监测血红蛋白的水平，及时调整药物剂量，防止血红蛋白波动幅度太大。

（4）惊厥：使用罗沙司他治疗肾性贫血期间需增加对患者惊厥先兆症状或发作频率变化的监测，急性发作可给予镇静治疗，必要时停药。

（5）其他：监测感染的症状和体征，注意视力的变化。治疗前对肿瘤进行筛查，治疗过程中给予关注。

五、要点与讨论

肾性贫血诊断的流程是，首先明确贫血是否存在，其次明确是否存在肾性贫血之外的贫血性疾病，最后明确是否存在加重肾性贫血的危险因素。

1. 肾性贫血的诊断标准

居住海平面地区的成年人，男性血红蛋白 <130g/L，非妊娠女性血红蛋白 <120g/L，妊娠女性血红蛋白 <110g/L，可诊断贫血，但应考虑患者年龄、种族、居住地的海拔高度对血红蛋白的影响。

《中国肾性贫血诊治临床实践指南（2021）》指出，肾性贫血必须除外以下贫血性疾病方能诊断。

（1）营养不良性贫血：详见鉴别诊断。

（2）溶血性贫血：慢性肾脏病合并贫血的患者需要常规检测尿胆原、尿胆红素以及血清总胆红素、直接胆红素、间接胆红素、乳酸脱氢酶及网织红细胞和外周血红细胞形态，可疑溶血的患者应检测酸化血清溶血（Ham′s）试验、游离血红蛋白和血清结合珠蛋白，以明确有无溶血；对于存在溶血的患者应检测直接 / 间接抗人球蛋白试验、冷凝集素试验及冷溶血（DL）试验等以及骨髓象检查，以明确溶血病因。

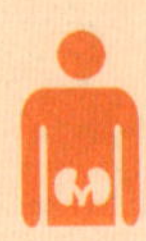

（3）出血性贫血疾病：慢性肾脏病合并贫血的患者即使临床上没有明显出血表现，

患者应常规进行粪便潜血检测，必要时行胃肠镜检查，明确是否存在消化道出血；对女性患者应注意月经量的多少，注意是否存在妇科疾病引起的出血；特别要注意没有明显临床症状与体征的隐匿性出血性疾病。

（4）血液系统疾病导致的贫血：慢性肾脏病合并小细胞低色素贫血的患者补铁治疗效果不佳时，应行珠蛋白和基因检测，明确是否存在地中海贫血；贫血程度与患者肾功能下降程度不匹配时，应检测血清和尿液游离轻链蛋白或尿本周蛋白及血清蛋白电泳，明确是否存在浆细胞增殖性疾病；贫血治疗效果不佳或合并白细胞、血小板异常，或合并出血、血栓性疾病时，可行骨髓象检查，除外血液系统疾病。

2. 铁状态的评估及铁剂的应用

《铁剂在慢性肾脏病贫血患者中应用的临床实践指南（2022）》① 指出：

（1）铁缺乏的诊断：慢性肾脏病患者铁状态较难准确评估，一些诊断手段大多数单位没有开展，建议仍然使用既往肾性贫血“指南”定义的血清铁蛋白和转铁蛋白饱和度水平来判断功能性铁缺乏和绝对性铁缺乏。一般认为：非透析患者或腹膜透析患者铁蛋白≤ 100 μg/L，且转铁蛋白饱和度≤ 20% 为绝对铁缺乏；血清铁蛋白 >100~500 μg/L，且转铁蛋白饱和度≤ 20% 为功能性铁缺乏。血液透析患者血清铁蛋白≤ 200 μg/L，且转铁蛋白饱和度≤ 20% 为绝对铁缺乏；血清铁蛋白 > 200 μg/L，且转铁蛋白饱和度≤ 20% 为功能性铁缺乏。

炎症、营养状态差及肝脏疾病、恶性肿瘤等患者，血清铁蛋白和转铁蛋白饱和度正常或偏高，不一定反映机体铁储备的充足及储备铁的有效利用，只有排除相关疾病，血清铁蛋白反应机体铁储备情况，转铁蛋白饱和度可反应机体储备铁的有效利用，因此，铁剂治疗前须对患者疾病进行全面评估，建议血清铁蛋白检验同时检验血浆、血清 C-反应蛋白，有助于鉴别炎症导致的血清铁蛋白增高。

（2）铁剂的应用及目标监测：绝对铁缺乏的慢性肾脏病贫血患者，在使用红细胞生成刺激剂（ESAs）前启动铁剂治疗。所需补铁量（mg）=［体质量（kg）］×［目标血红蛋白浓度 - 实际血红蛋白浓度（g/L）］×2.4+ 铁储备（500mg）。建议在补充计算补铁量的 50% 后复查铁代谢指标，并再次计算所需补铁量，指导补铁治疗。推荐非血液透析的慢性肾脏病患者和腹膜透析患者优先选择口服铁剂。若口服铁剂不耐受或无效，可转为静脉铁剂治疗。建议血液透析患者常规选择静脉铁剂治疗，当存在严重活动性感

①《铁剂在慢性肾脏病贫血患者中应用的临床实践指南》编写委员会 . 铁剂在慢性肾脏病贫血患者中应用的临床实践指南（2022）[J]. 中国血液净化，2022，21（1）：17-40.

染、过敏等静脉铁剂禁忌时，可选用口服铁剂。

（3）合并功能性铁缺乏的患者，在启动 ESAs 前先给予铁剂治疗或启动 ESAs 的同时给予铁剂治疗，转铁蛋白饱和度≤ 30% 且血清铁蛋白≤ 500 μg/L，在未启动 ESAs 或罗沙司他前为减少 ESAs 或罗沙司他剂量、增加血红蛋白浓度、减少输血风险可启动铁剂治疗，但要动态观察血红蛋白及铁指标。

（4）非透析及腹膜透析患者转铁蛋白饱和度维持在 30% ~ 50%，且 100 μg/L< 血清铁蛋白≤ 800 μg/L；透析患者转铁蛋白饱和度维持在 30% ~ 50%，且 200 μg/L< 血清铁蛋白≤ 800 μg/L；血清铁蛋白 > 500 μg/L 时应重新评估铁剂治疗。

（5）铁剂停用指征：排除活动性感染、肿瘤等因素影响，血清铁蛋白 > 800 μg/L，停用铁剂治疗。合并严重活动性感染以及严重肝病时，停用铁剂治疗。

（6）铁剂的不良反应：口服铁剂主要不良反应为胃肠道反应，餐后服用可减少其发生。静脉铁剂有可能引起过敏反应如持续的低血压、荨麻疹、胸痛、气喘、腹痛、呕吐等建议停用并不再使用。

3. 评估是否存在加重肾性贫血的危险因素，纠正加重贫血的可逆因素

（1）检测全段甲状旁腺素，评估继发性甲状旁腺功能亢进的程度。

（2）检测 C- 反应蛋白，评估患者的炎症状态。

（3）检测主观综合营养评估及营养不良炎症评分法、人体测量及血糖、血脂、血清白蛋白等，透析患者检测标化氮表现率蛋白当量、蛋白分解代谢率等，评估患者营养状态，明确是否存在营养不良。

（4）接受血液透析和腹膜透析治疗的患者，应检测尿素清除指数、尿素下降率等评估透析充分性。

4. 诊疗常见误区

对于一般的医生来说，掌握肾性贫血的诊断要点及诊断流程，明确诊断并不困难。但即使肾内科大夫也经常容易犯的错是，慢性肾脏病患者一检查出来贫血就开始给予 ESAs 的治疗。这样给以后的诊断带来很大麻烦，会漏诊肾性贫血之外的贫血性疾病。另外，肾性贫血患者绝大多数存在不同程度的铁缺乏，ESAs 提前介入治疗，会加重铁的缺乏，而铁缺乏常常是 ESAs 治疗低反应的一个重要原因。因此，肾性贫血治疗前须评估铁的状态，纠正铁缺乏以后再给予 ESAs 的治疗。评估铁状态的关键是将诊疗流程烂熟于心。

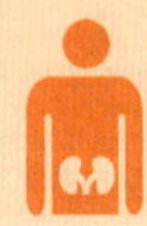

5.ESAs 与罗沙司他的适应证

二者均可应用于肾性贫血，但罗沙司他适应证更广。《罗沙司他治疗肾性贫血中国

专家共识》指出，对于伴有微炎症状态或炎症性贫血患者、ESAs 低反应患者、功能性铁缺乏患者、对于治疗效果受便利性和依从性等因素影响的非透析或腹膜透析的肾性贫血患者均首选罗沙司他。

6. 从 ESAs 如何转换到罗沙司他治疗

《罗沙司他治疗肾性贫血中国专家共识》中就 ESAs 与罗沙司他的转换给出详细建议，重组人促红细胞生成素（rHuEPO）<4 500U/w、阿法达贝泊汀 <20 μg/w、聚乙二醇化促红细胞生成素 β（Epoetin Beta Pegol）≤ 100 μg/4w 时，可应用罗沙司他每次 70mg，每周 3 次；当 rHuEPO ≥ 4 500U/w、阿法达贝泊汀 ≥ 20 μg/w、Epoetin Beta Pegol>100 μg/4w 时，可转换为罗沙司他每次 100mg，每周 3 次，口服给药。之后按照血红蛋白水平及波动幅度调整用药剂量即可。

7. 应用 ESAs 期间的管理和随访

《中国肾性贫血诊治临床实践指南（2021）》指出：ESAs 初始治疗阶段的患者至少每月监测 1 次血常规、网织红细胞以及血清铁蛋白和转铁蛋白饱和度；ESAs 维持治疗阶段的非透析患者至少每 3 个月监测 1 次血常规以及血清铁蛋白和转铁蛋白饱和度，透析患者至少每月 1 次；ESAs 初始治疗血红蛋白速度控制在每月 10~20g/L；若每月血红蛋白增长速度 >20g/L，应减少 ESAs 剂量的 25%~50%。若每月血红蛋白增长速度 <10g/L，应将 ESAs 的剂量每次增加 20U/kg，每周 3 次。ESAs 治疗期间，血红蛋白达到 115g/L 时，应将 ESAs 剂量减少 25%；血红蛋白升高且接近 130g/L 时，应暂停 ESAs 治疗，并监测血红蛋白变化，血红蛋白开始下降时应将 ESAs 剂量降低约 25% 后重新给药。

8.ESAs 不良反应

（1）高血压：20%~30% 接受 ESAs 治疗的慢性肾脏病患者发生高血压或高血压加重，血压升高最早在 ESAs 治疗后的 2 周至 4 个月内发生，最常见于透析患者中。一旦出现高血压或高血压加重，可给予降压药物治疗，一般不需要停用 ESAs；但发生难治性高血压，需要 ESAs 减量或停药。难治性高血压患者血压控制在 160/100mmHg 以下后，可给予推荐范围内最小剂量 ESAs 治疗，并控制血红蛋白上升速度不超过每 2 周 10g/L。

（2）血栓形成：此类事件重在预防，治疗期间密切监测，严格按要求控制血红蛋白水平及变化幅度，如出现血栓形成，根据发生部位，如心梗、中风等心脑血管严重并发症，可于相关专科治疗；下肢动脉血栓可紧急就诊血管外科行紧急取栓等专科治疗，静脉血栓可给予皮下注射低分子肝素、口服利伐沙班等治疗。

（3）癫痫：多伴有难以控制的高血压和血红蛋白快速上升，故须严密监测血压、血红蛋白水平及变化幅度，及时调整，将血压、血红蛋白水平及变化幅度控制在安全

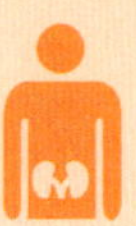

范围，预防其发生。急性发作可给予镇静治疗，必要时停药。

（4）肌痛及输液样反应：通常发生在应用 rHuEPO 1 ～ 2 小时后，出现肌痛、骨骼疼痛、低热、出汗等症状，症状较重者可给予非类固醇类抗炎药治疗。

（5）其他：严重的皮肤反应，包括多形性红斑、Stevens - Johnson 综合征、中毒性表皮坏死松解症；可能发生过敏反应，包括过敏症、血管性水肿、支气管痉挛、皮疹以及荨麻疹等，发生上述情况应立即停用 ESAs。

9.ESAs 低反应及处理

（1）ESAs 低反应定义：基于体重计算的合适剂量 ESAs 治疗（皮下注射 rHuEPO 达到每周 300 U/kg 或 20 000 U/w，静脉注射 rHuEPO 达到每周 500 U/kg 或 30 000 U/w；达依泊汀 α 起始给予基于体重计算的 2 倍剂量）1 个月后，血红蛋白较基线值未增加定义为 ESAs 初始治疗低反应性；为维持血红蛋白稳定需要 2 次增加 ESAs 剂量且增加的剂量超过稳定剂量的 50% 定义为获得性 ESAs 低反应。

（2）ESAs 低反应性的病因：最常见病因为铁缺乏，其他病因包括合并炎性疾病、慢性失血、甲状旁腺功能亢进、纤维性骨炎、铝中毒、血红蛋白病、恶性肿瘤、营养不良、溶血、透析不充分、应用 ACEI 或 ARB、脾功能亢进、抗 EPO 抗体介导的纯红细胞再生障碍性贫血（PRCA）、左卡尼汀缺乏等情况。

（3）ESAs 低反应性的处理：针对病因的治疗；储存的规范性，说明书建议储存于 2 ～ 8℃；针对病因治疗后仍低反应的，可转化为罗沙司他治疗。

（4）抗 EPO 抗体介导的 PRCA 的诊断：①当 ESAs 治疗超过 4 周并出现以下情况时需考虑抗 EPO 抗体介导的 PRCA：血红蛋白以每周 5~10g/L 的速度快速下降，或需要以 1~2 周的速度输红细胞以维持血红蛋白水平；网织红细胞绝对计数 $<10 \times 10^9$/L，且血小板和白细胞正常。②确诊必须存在 EPO 抗体检测阳性，以及骨髓活检提示不存在或几乎不存在红系细胞。ESAs 引起 PRCA 是较为罕见但严重的并发症，发生率为（0.02~0.03）/10 000 患者，目前未对 ESAs 治疗低反应患者常规进行抗 EPO 抗体检测，确诊或疑似抗 EPO 抗体介导的 PRCA 患者应立即停用 ESAs，必要时可转上级医院诊治。

六、思考题

1. 肾性贫血的诊断流程有哪些？

2. 肾性贫血常用的治疗药物有哪几种？治疗原理是什么？

3. ESAs、罗沙司他有哪些常见不良反应？

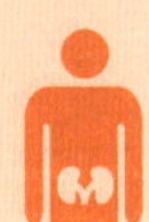

七、科普小常识

1. 口服铁剂后出现黑便，是消化道出血吗？

不是。由于铁剂本身的颜色为黑褐色，可导致大便颜色发黑。铁剂与胃肠道的消化液发生反应、与硫化氢结合形成黑色的硫化铁、肠道停留时间长等，都会导致大便变黑。

2. 为什么肾性贫血患者血红蛋白控制在110~130g/L比较合适？

血红蛋白 >130g/L 会增加高血压、脑卒中、血栓、透析血管通路相关血栓形成以及全因死亡风险。

3. 血清铁低就要输铁吗？

不是。铁状态评估较为复杂，在没有炎症状态、肿瘤等影响因素下，通常血清铁蛋白反映体内储备铁是否充足，是否有铁的缺乏。建议专科大夫评估后给予治疗指导。

4. 铁剂治疗会影响铁相关的实验室检查结果吗？

静脉铁剂会影响铁代谢指标，因此，可在静脉铁剂应用 1 周后实验室检查铁相关指标。

（编者　王清华）

第二节　慢性肾脏病矿物质及骨代谢异常（案例 45）

核心提示

❖掌握慢性肾脏病矿物质及骨代谢异常的诊断要点。

❖掌握慢性肾脏病矿物质及骨代谢异常的防治方法。

一、病历资料

1. 病史

霍 × ×，男，48 岁，主因“规律血液透析 16 年，腹痛 1 周，加重 1 天”入院。

患者 16 年前因血压升高（具体不详）就诊于当地医院，实验室检查示血肌酐 700 μmo1/L，腹部彩超提示双肾萎缩，考虑慢性肾脏病 5 期，遂开始规律血液透析治疗（每周 3 次）。1 周前患者饮酒后出现左上腹疼痛，就诊于山西 × 大医院，实验室检查示淀粉酶、脂肪酶明显升高，腹部 CT 示“胰腺炎可能”，具体诊治不详。1 天前患者自觉腹痛较前加重，无发热，无恶心、呕吐、腹泻，无胸憋、气短等不适，为进一步诊治入住我科。

患者病程中无抽搐、骨痛等症状。自发病以来，精神可，食欲差，大便正常，尿量约 100mL/24h，体重未见明显变化。

患者高血压病史 16 年，血压最高 200/156mmHg，目前口服“阿罗洛尔（10mg，每天 1 次）、硝苯地平控释片（30mg，每天 1 次）、替米沙坦片（40mg，每天 1 次）”治疗，血压控制可；“脑梗死”病史 3 年，遗留左下肢活动不利，平素未服药。5 年前患者被诊断为“多囊肾”，未诊治。患者否认糖尿病、心脏病病史；饮酒 20 年；吸烟 20 年，

20 支 / 天；未婚未育；父亲已故，母亲体健，4 兄，其中 1 兄因意外已故，余兄弟体健，无与患者类似疾病；无家族遗传疾病。

2. 体格检查

体温 37℃，脉搏 80 次 / 分，呼吸 15 次 / 分，血压 160/94mmHg。神志清楚，应答切题，言语流利；双肺呼吸音清，未闻及干、湿啰音；心率 80 次 / 分，心律齐，心音有力，心脏各瓣膜听诊区未闻及病理性杂音；腹软，左上腹压痛阳性，无反跳痛，无腹肌紧张；双下肢无凹陷性水肿。

3. 实验室检查和辅助检查

患者入院前在山西 × 大医院检查项目及结果如下：

腹部平扫 + 增强 CT：右肾中极囊性病灶，考虑 Bosniak III 级；左肾中极前方稍高密度结节，考虑 Bosniak II 级；双侧多囊肾，考虑 Bosniak I ~ II 级；双侧肾动脉及其分支弥漫钙化伴管腔狭窄。肝左外叶动脉期强化结节，不典型血管瘤？胰腺体部低密度影，似有胰管扩张，囊性占位？胰腺体尾部周围渗出，胰腺炎？建议动态观察。脾脏形态饱满。所及左心室肥厚。

4. 初步诊断

慢性肾脏病 5 期、维持性血液透析、急性胰腺炎、多囊肾、陈旧性脑梗死、高血压 3 级（很高危）。

二、诊治经过

患者中年男性，体形消瘦，既往有高血压、多囊肾病史，平素规律血液透析治疗，临床表现为左上腹疼痛，无发热、恶心、呕吐、胸憋、胸痛不适，院外实验室检查示淀粉酶明显升高，腹部 CT 示胰腺炎。初步考虑急性胰腺炎、维持性血液透析状态。

患者入院后的相关检查项目及结果如下：

血常规：白细胞计数 6.09×10^9/L、中性粒细胞 84.2%、血红蛋白 122g/L、C- 反应蛋白 25.39mg/L。

降钙素原 0.289ng/mL。

血生化：白蛋白 35.66g/L、总胆红素 12.26 μmol/L、直接胆红素 2.20 μmol/L、间接胆红素 10.06 μmol/L、尿素氮 10.85mmol/L、血肌酐 596.4 μmol/L、总钙 2.27mmol/L、无机磷酸盐 1.91mmol/L、甘油三酯 1.47mmol/L、低密度脂蛋白胆固醇 1.87mmol/L。

心梗四项：高敏肌钙蛋白 –I 36.7pg/mL、N 末端 –B 型脑钠肽前体 > 35 000.00pg/mL。

淀粉酶 428.00 IU/L、脂肪酶 1132.87 IU/L。

甲状旁腺素（PTH）1041.4pg/mL。

骨代谢：β－胶原特殊序列 4766pg/mL（16 ～ 584pg/mL）、N 段中端骨钙素 132.1ng/mL（14 ～ 42ng/mL）、总 I 型胶原氨基端延长肽 586.8ng/mL（9.06 ～ 76.24ng/mL）、25 羟维生素 D 测定 10.28ng/mL（成人缺乏水平＜ 30ng/mL）。

骨密度：患者左髋关节、左腰椎关节骨质疏松。

甲状旁腺显像：甲状旁腺 MIBI 显像阳性，病灶位于甲状腺双侧叶上极。

上腹部＋胰胆管水成像：①肝脏、脾脏弥漫性信号减低，考虑 Fe 离子沉积改变；②胰腺形态、信号异常，急性胰腺炎可能；③胰腺体部异常信号影，出血性病变可能，请结合临床考虑，建议短期内复查或动态增强；④胰腺颈部小囊肿；⑤迷走肝右管；⑥胆囊炎；⑦双侧多囊肾，伴部分复杂囊肿，建议随访或动态增强。

腹部 CT：①胰腺体尾部囊实性占位伴胰周渗出，胰腺炎？较前（2023 年 12 月 1 日）病灶范围缩小，请结合临床；②多囊肾，部分高密度囊肿可能，双肾多发结节，建议完善 CT 增强检查或 MRI 检查；③慢性胆囊炎可能；④双侧胸腔少量积液。

本案例患者的治疗见本节相关内容。

三、案例分析

1. 病史特点

中年男性，主因“规律血液透析 16 年，腹痛 1 周，加重 1 天”入院。

既往规律血液透析 16 年（每周 3 次），高血压病史 16 年，“脑梗死”病史 3 年，“多囊肾”5 年。

体格检查：左上腹压痛阳性，双下肢无凹陷性水肿。

甲状旁腺素 1041.4pg/mL。骨代谢：β－胶原特殊序列 4766pg/mL、N 段中端骨钙素 132.1ng/mL、总 I 型胶原氨基端延长肽 586.8ng/mL、25- 羟维生素 D 测定 10.28ng/mL。骨密度：患者左髋关节、左腰椎关节骨质疏松。甲状旁腺显像：甲状旁腺 MIBI 显像阳性，病灶位于甲状腺双侧叶上极。上腹部＋胰胆管水成像提示：急性胰腺炎可能。

2. 诊断和诊断依据

（1）诊断：慢性肾脏病 5 期、维持性血液透析、急性胰腺炎、慢性肾脏病矿物质与骨代谢异常、散发性甲状旁腺功能亢进症、肾性贫血、多囊肾、陈旧性脑梗死、高血压病 3 级（很高危）。

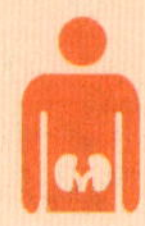

（2）诊断依据：①患者既往长期规律血液透析，本次以急性胰腺炎起病；②无自觉骨痛，无骨骼畸形，无抽搐等；③实验室检查显示，高磷血症、高甲状旁腺素、低

25-羟维生素 D、血钙正常范围；④骨代谢检查提示高转化骨病，双能 X 线吸收测定法（DXA）提示骨密度明显降低，甲状旁腺显像阳性。

四、处理方案及基本原则

1. 治疗原则

根据患者自身基础肾功能水平、主要代谢异常、特征性骨病和骨外钙化的状况应当动态检测相关指标，综合考虑从临床到实验室指标到影像学的评估结果，依据其变化趋势，并参考既往治疗调整治疗方案。钙、磷、甲状旁腺素水平同等重要。调整治疗方案以降低高血磷、维持正常血钙、控制继发性甲状旁腺功能亢进、预防和治疗血管钙化为目标。

2. 针对本案例患者的相关诊治

（1）动态检测血钙、血磷、甲状旁腺素水平，完善骨密度、骨代谢、肾上腺影像学检查、侧位腹部 X 线片、超声心动图等相关检查。

（2）控制饮食，限制磷的摄入。

（3）加强透析充分性，延长透析时间或增加透析频率。

（4）口服非含钙磷结合剂。

（5）使用活性维生素 D 及其类似物联合拟钙剂。

（6）必要时行甲状旁腺射频消融治疗或甲状旁腺切除术。

五、要点与讨论

本文依据《中国慢性肾脏病矿物质和骨异常诊治指南（2018）》[①] 进行介绍。

慢性肾脏病矿物质及骨代谢异常是由于慢性肾脏病所致的矿物质及骨代谢异常的临床综合征。临床上常表现为以下一项或多项临床表现：①钙、磷、甲状旁腺激素或维生素 D 代谢异常；②骨转化、矿化、骨量、骨线性生长或骨强度异常；③血管或其他软组织钙化。研究表明，慢性肾脏病矿物质及骨代谢异常会导致骨折、心血管疾病的发病率及全因死亡率增加。

1. 管理现状

总体上，我国慢性肾脏病矿物质及骨代谢异常管理现状不容乐观，存在较大的进步空间。因此，应加强管理，提高各项指标的检测率和达标率，以期使患者获得更优的生

① 刘志红，李贵森. 中国慢性肾脏病矿物质和骨异常诊治指南（2018）[M]. 北京：人民卫生出版社，2018.

活质量和更长的生存时间。

2. 发病机制

慢性肾病患者，随着肾功能的不断下降，肾小球的滤过率逐渐降低，尿磷排出减少，血磷升高，出现高磷血症，从而使甲状旁腺激素分泌不断增加，导致甲状旁腺增生。而且，肾功能的异常和高磷血症还会导致活性维生素 D 的合成减少，从而刺激甲状旁腺激素的分泌，最终导致继发性甲旁亢，引起肾性骨病，使患者生活质量下降，骨折、心血管事件和死亡的风险增加。可见，慢性肾脏病矿物质及骨代谢异常是导致慢性肾脏病患者严重不良预后的主要原因之一。

3. 诊断依据

（1）实验室血生化指标的异常评估：血清钙、磷、甲状旁腺激素、碱性磷酸酶活性、25- 羟维生素 D。对于成年慢性肾脏病患者，推荐从慢性肾脏病 G3a 期开始检测血清钙、磷、全段甲状旁腺激素（iPTH）、碱性磷酸酶活性水平，并建议检测血清 25- 羟维生素水平；对于成年慢性肾脏病 G3 ~ G5D 期患者，可以根据血清钙、磷、碱性磷酸酶活性、全段甲状旁腺素和 25- 羟维生素 D 水平是否异常及其严重程度，以及慢性肾脏病进展速度来决定监测频率（如表 8-2-1 所示）。

表 8-2-1　慢性肾脏病 G3a ~ G5D 期检测相关参数频率

<table>
<tr><th>慢性肾脏病分期</th><th>血磷</th><th>血钙</th><th>碱性磷酸酶活性</th><th>全段甲状旁腺素</th><th>25- 羟维生素 D</th></tr>
<tr><td>G3a ~ G3b 期</td><td>6 ~ 12 个月</td><td>6 ~ 12 个月</td><td></td><td>根据基线水平和慢性肾脏病进展情况决定</td><td rowspan="3">根据基线水平和治疗干预措施决定重复检测的频率</td></tr>
<tr><td>G4 期</td><td>3 ~ 6 个月</td><td>3 ~ 6 个月</td><td>6 ~ 12 个月</td><td>6 ~ 12 个月，据结果可增加监测频率</td></tr>
<tr><td>G5 ~ G5D 期</td><td>1 ~ 3 个月</td><td>1 ~ 3 个月</td><td>6 ~ 12 个月</td><td>3 ~ 6 个月，据结果可增加监测频率</td></tr>
</table>

对慢性肾脏病矿物质及骨代谢异常或已经出现血清生化检查异常的慢性肾脏病患者，建议合理增加检测频率，从而监测病情变化趋势、疗效以及药物不良反应。

骨骼的异常评估：骨活检是诊断慢性肾脏病矿物质及骨代谢异常的金标准，但由于临床上可操作性较差，数据缺乏，对于有慢性肾脏病矿物质及骨代谢异常证据的慢性肾脏病 G3a ~ G5 期患者，目前尚不推荐骨活检作为常规检查项目。具备以下指标的患者，

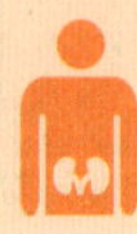

在有条件的情况下建议行骨活检以明确诊断：不明原因骨折、持续性骨痛、不明原因高钙血症、不明原因低磷血症、可能存在铝中毒以及使用双膦酸盐治疗慢性肾脏病矿物质及骨代谢异常前。

对于慢性肾脏病 G3a ~ G5 期患者，建议用血清全段甲状旁腺素和碱性磷酸酶活性来评价骨病的严重程度。上述指标显著升高或降低可以预测可能的骨转化类型。有条件的情况下可检测骨源性胶原代谢转换标志物，来评估骨病的严重程度。

（3）血管或其他软组织钙化评估：对于慢性肾脏病 G3a ~ G5D 期患者，可采用侧位腹部 X 线片检测是否存在血管钙化，并使用超声心动图检测是否存在心脏瓣膜钙化，有条件的情况下可使用 CT 评估心血管钙化情况。建议 6 ~ 12 个月进行 1 次心血管钙化评估。当慢性肾脏病 G3a ~ G5D 期患者合并存在血管和（或）心脏瓣膜钙化时，建议将心血管疾病风险列为最高级别。并据此指导慢性肾脏病矿物质及骨代谢异常患者管理。

4. 预防和治疗

（1）降低高血磷，维持正常血钙（如表 8-2-2、表 8-2-3 所示）。

1）慢性肾脏病 G3a ~ G5D 期，建议尽可能将升高的血清磷降至接近正常范围。（2C）

2）成年慢性肾脏病 G3a ~ G5D 期患者，建议尽可能避免高钙血症。（2C）

3）慢性肾脏病 G3a ~ G5D 期患者，血磷超过目标值，建议限制饮食磷摄入（800 ~ 1 000mg/d），或联合其他降磷治疗措施。（2D）建议限制摄入蛋白质的总量，选择磷 / 蛋白比值低、磷吸收率低的食物，限制摄入含有大量磷酸盐添加剂的食物。（未分级）

4）慢性肾脏病 G5D 期患者，建议采用专业化的强化教育，改善血磷控制。（2B）

5）慢性肾脏病 G5D 期患者，建议透析液钙离子浓度为 1.25 ~ 1.50mmol/L（血液透析）或 1.25mmol/L（腹膜透析）。（2C）

6）慢性肾脏病 G5D 期血液透析患者，应充分透析，并考虑延长透析时间或增加透析频率，以更有效地清除血磷。（2C）

7）慢性肾脏病 G3a ~ G5D 期患者，应当在血磷进行性、持续性升高时，开始降磷治疗。（未分级）

8）慢性肾脏病 G3a ~ G5D 期患者，应限制含钙磷结合剂的使用。（2B）

9）慢性肾脏病 G3a ~ G5D 患者，应强调磷结合剂使用的个体化。（未分级）

10）慢性肾脏病 G3a ~ G5D 患者，对血清钙、磷管理的同时，应重视对继发性甲状旁腺功能亢进症的控制。（未分级）

表 8-2-2　不同分期慢性肾脏病患者治疗血钙、血磷、全段甲状旁腺素理想目标参考范围[①]

慢性肾脏病分期	血钙（mmol/L）	血磷（mmol/L）	全段甲状旁腺素（pg/mL）
3 期	2.1 ~ 2.5	0.81 ~ 1.45	35 ~ 70
4 期	2.1 ~ 2.5	0.81 ~ 1.45	70 ~ 110
5 期（非透析）	2.1 ~ 2.5	1.13 ~ 1.78	150 ~ 300

表 8-2-3　非含钙磷结合剂初始计量（推荐）

血磷水平（mmol/L）	碳酸镧初始使用剂量（推荐）	司维拉姆初始使用剂量（推荐）
1.78 < 血磷 < 2.42	250mg，每天 3 次	800mg，每天 3 次
血磷 ≥ 2.42	500mg，每天 3 次	1 600mg，每天 3 次

（2）继发性甲状旁腺功能亢进症（SHPT）的治疗。

1）非透析慢性肾脏病 G3a ~ G5 期患者最佳 PTH（全段甲状旁腺素）水平目前尚不清楚。全段甲状旁腺素水平进行性升高或持续高于正常上限的患者，建议评估是否存在以下可干预因素：高磷血症、低钙血症、高磷摄入、维生素 D 缺乏。（2C）

2）建议慢性肾脏病 G5D 期患者的全段甲状旁腺素水平应维持在正常值上限的 2 ~ 9 倍。（2C）

3）对于慢性肾脏病 G3a ~ G5 期未接受透析的成年患者，不建议常规使用活性维生素 D 及其类似物。（2C）

对于伴有严重、进行性甲状旁腺功能亢进的慢性肾脏病 G4 ~ G5 期患者，可以使用活性维生素 D 及其类似物。（未分类）

儿童患者可考虑使用活性维生素 D 及其类似物，以维持患儿血钙水平在相应年龄的正常范围内。（未分类）

4）慢性肾脏病 G5D 期需要降 PTH 治疗的患者，建议使用活性维生素 D 及其类似物、拟钙剂，或使用活性维生素 D 及其类似物联合拟钙剂治疗。（2B）

5）甲状旁腺切除术（PTX）指征：全段甲状旁腺素持续 > 800pg/mL；药物治疗无

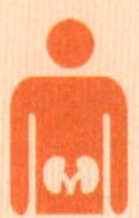

①《慢性肾脏病 3 ~ 5 期非透析中西医结合诊疗专家共识》编写组．慢性肾脏病 3 ~ 5 期非透析中西医结合诊疗专家共识 [J]. 中国中西医结合杂志，2022，42（07）：791-801.

效的持续性高钙和（或）高磷血症；具备至少一项甲状旁腺增大的影像学证据，如高频彩色超声显示甲状旁腺增大，直径 > 1cm 并且有丰富的血流；以往对活性维生素 D 及其类似物药物治疗抵抗。

6）甲状旁腺切除手术方式主要有 3 种：甲状旁腺全切除 + 自体移植术（tPTX+AT）、甲状旁腺次全切除术（sPTX）和甲状旁腺全切除术（tPTX）。

（3）慢性肾脏病患者血管钙化的防治：防治高磷血症，避免高钙血症，防治继发性甲状旁腺功能亢进或低下。

（4）骨质疏松的预防与治疗：

1）建议对慢性肾脏病 G1 ～ G2 期患者定期测定腰椎及髋关节骨密度以评估是否合并骨质疏松。

2）建议对慢性肾脏病 G3a ～ G5D 期有慢性肾脏病矿物质及骨代谢异常证据和（或）有骨质疏松风险患者测定骨密度以评估骨折风险。

3）建议对慢性肾脏病患者进行骨质疏松骨折风险预测。较为常用的预测方法有亚洲人骨质疏松自我筛查工具（OSTA）和 WHO 骨折风险预测简易工具（FRAX）。

4）需考虑药物治疗的情况：①确诊骨质疏松者（BMI：T 值 < 2.5），无论是否有过骨折。②骨量低下者（BMI：–2.5 < T 值 < –1.0），并且存在一项以上骨质疏松危险因素，无论是否有过骨折。③无测定 BMI 条件时，具备以下情况之一：已发生过脆性骨折；OSTA 筛查提示高风险；FRAX 工具计算出髋骨骨折概率≥ 3%，或任何重要部位的骨质疏松性骨折发生概率≥ 20%。

5）骨质疏松的药物治疗：①第一代双膦酸盐。以氯屈膦酸盐（口服，400mg/d）、依替膦酸钠（口服，每次 200mg，每天 2 次）为代表。②第二代双膦酸盐。目前最常用，以阿仑膦酸钠（口服，75mg，每周 1 次）、帕米膦酸二钠（口服，150mg/d，或静脉滴注 30 ～ 90mg/d，3 ～ 4 周 1 次，静脉注射时间不少于 2 小时）为代表。③第三代双膦酸钠。以唑来膦酸钠（5mg/d，静脉注射，1 次 / 年，连续用 3 年）、伊班膦酸钠（2mg/d，静脉滴注 1 次）、利噻膦酸钠（口服，每天 5mg 或每周 35mg）为代表。

6）钙剂、活性维生素 D 及其类似物的使用指征：对于慢性肾脏病患者，如果合并骨质疏松和（或）高骨折风险，可予以活性维生素 D 及其类似物和钙剂治疗。

7）慢性肾脏病患者降钙素治疗的指征：其他药物治疗无效的骨质疏松症，如高转化骨质疏松、老年骨质疏松、皮质激素治疗引起骨质疏松（为防止骨量进行性丢失，建议根据个体需要适量补充钙和维生素 D）；由于骨质溶解或骨质减少引起的骨痛；伴严重高钙血症的慢性肾脏病患者。

8）其他药物治疗：包括重组人甲状旁腺激素、雌激素类药物、雌激素受体调节剂、地诺单抗等。

5. 急性胰腺炎与血液透析的相关性

本案例患者既往长期规律血液透析治疗，本次以急性胰腺炎起病，那么急性胰腺炎与血液透析是否相关引起笔者关注。急性胰腺炎（AP）是由各种病因引起胰酶激活导致的胰腺局部炎症反应，伴或不伴其他器官功能障碍。胆石症（40% ~ 70%）和摄入乙醇（25% ~ 35%）是 AP 的常见病因，胰腺肿瘤、感染、药物、高钙血症、自身免疫病、血液透析相关性胰腺炎、胰腺解剖和功能异常、基因突变等所致的 AP 少见。

研究发现，血液透析患者 AP 发生风险较高。Hou 等对 2 603 例中国台湾血液透析患者进行大规模、前瞻性、队列研究发现，接受血液透析的患者 AP 发生率为 5.17/1 000（人）年，为一般人群的 3 倍。血液透析并发 AP 的主要原因如下：①肾脏是胃肠激素降解和排泄的主要场所，慢性肾脏病患者体内胃泌素、胆囊收缩素、胰高血糖素等多种胃肠激素水平异常升高，促进胰酶过度分泌，导致胰腺形态改变和功能受损。②缺血是 AP 的重要病因，血液透析过程中的低血压是血液透析的常见并发症，低血压可诱发肠系膜缺血和缺血 - 再灌注损伤。③慢性肾脏病患者常伴有代谢障碍，如严重的高钙血症和甲状旁腺功能亢进症，可引起胰腺血管硬化和局部血液循环障碍[①]。

6. 治疗药物新进展

（1）磷结合剂的进展。磷结合剂是降低血清磷水平的药物，通过和膳食中的磷酸盐结合形成难溶性磷复合物。常用的有含钙磷结合剂（如碳酸钙、醋酸钙）和非含钙磷结合剂（如司维拉姆）。含钙磷结合剂可能导致高钙血症和心血管疾病风险增加，而非含钙磷结合剂司维拉姆可降低慢性肾脏病患者高钙血症风险并延缓血管钙化，但片剂负荷较大。

新一代磷结合剂蔗糖羟基氧化铁是铁基非钙磷结合剂，2013 年在美国上市，2023 年 2 月在中国获批。其适应证包括控制成人透析患者和 12 岁及以上慢性肾脏病 4 ~ 5 期儿科患者的血清磷水平。该药物疗效确切，安全性良好，无铁超载风险，并能提高血清白蛋白水平，改善营养不良。蔗糖羟基氧化铁的上市，填补了国内 12 ~ 18 岁慢性肾脏病 4 ~ 5 期或接受透析治疗的慢性肾脏病患儿降磷药物的空白。

（2）治疗继发性甲状旁腺功能亢进症的拟钙剂进展：

1）新一代拟钙剂盐酸依特卡肽注射液已经上市。拟钙剂是一类能激活钙敏感受体

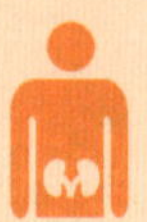

①Barbara M，Tsen A，Rosenkranz L. Acute Pancreatitis in Chronic Dialysis Patients[J]. Pancreas，2018，Sep；47（8）：946-951.

（CaSR）的化合物。目前，已经有几种拟钙剂药物被运用于临床实践，包括西那卡塞、依特卡肽、依伏卡塞及乌帕西卡塞（Upacicalcet）。在这些药物中，西那卡塞和依特卡肽已经在国内市场上推广使用。

西那卡塞作为首个拟钙剂药品，于2004年在美国首次上市，并于2015年在中国推出。这种药物为全球范围难以治疗的继发性甲状旁腺功能亢进症患者，尤其是对活性维生素D治疗无反应的患者，带来了新的希望。拟钙剂的效果与甲状旁腺切除术相似，因此，也被誉为“药物式甲状旁腺切除”。目前，许多专家认为，在较早阶段应用该药物，即在全段PTH水平低于500pg/mL时开始使用，能带来更大的治疗价值。

新一代拟钙剂依特卡肽，是一种多肽类拟钙剂，通过静脉注射给药。该产品于2016年在欧洲首次上市，2023年5月在中国获得批准，用于治疗接受血液透析的成人慢性肾脏病患者所伴发的继发性甲状旁腺功能亢进。与西那卡塞不同，依特卡肽在无钙条件下仍能轻微激活CaSR，表明其具备CaSR直接激动剂的特性。在各种基线PTH水平下，依特卡肽均能在9个月的治疗期间内将中位PTH水平维持或降低至接近正常范围，显著提高达标率。对于西那卡塞治疗效果不佳的继发性甲状旁腺功能亢进症患者，使用依特卡肽治疗6个月后，PTH达标率仍可提高近30%。

2）新型CaSR激动剂Upacicalcet更加安全有效，可改善血液透析患者继发性甲状旁腺功能亢进症。

2023年10月CJASN发表了一项3期临床研究，评估了Upacicalcet在血液透析患者继发性甲状旁腺功能亢进症治疗中的作用和安全性。研究纳入日本接受血液透析、全段甲状旁腺素 > 240pg/mL、校正钙浓度≥2.1mmol/L的患者。患者接受Upacicalcet治疗或安慰剂，持续24周。主要结局为达到目标平均血清全段甲状旁腺素浓度60～240pg/mL的受试者百分比。结果显示，Upacicalcet组67%患者达到目标，安慰剂组仅8%。不良事件报告率两组分别为85%和72%，但与消化道不良事件发生率相似。Upacicalcet组有2%患者血清校正钙浓度 < 1.3mmol/L，安慰剂组为0%。这一研究表明，Upacicalcet作为新型可注射拟钙剂，在治疗血液透析继发性甲状旁腺功能亢进症患者时疗效良好且安全。

以上研究预示着药物治疗继发性甲状旁腺功能亢进症新时代的到来，未来透析患者可避免甲状旁腺切除手术。但在我国，仍有较多继发性甲状旁腺功能亢进症患者治疗偏晚、不规范，全段甲状旁腺素浓度超过800pg/mL的患者仍可能需接受手术。因此，强调继发性甲状旁腺功能亢进症治疗需要早干预、早获益。

（3）血管钙化的防治进展：

1）镁改善慢性肾脏病患者血管钙化。镁是人体必需的微量元素，对心血管有保护

作用。多项动物模型中证实补充镁可明显延缓或逆转血管钙化，但临床研究证据不足。2023 年 5 月，丹麦 Lain Bressendorff 团队发表的临床试验显示，口服补充镁对慢性肾脏病血管钙化进展无显著改善。同年，另一项研究发现，镁消耗评分（包括饮酒、服用质子泵抑制剂、利尿剂和肾功能不全）与腹主动脉钙化风险相关，强调肾脏镁代谢和镁消耗因素对镁稳态的影响。因此，在个性化诊疗中应综合评估患者镁消耗的多方因素，特别是在老年慢性肾脏病患者中（包括饮酒、服用质子泵抑制剂、利尿剂和肾功能不全）。

2）补充维生素 K 对慢性肾脏病血管钙化的影响。前期较多相关研究已经发现，非磷酸化－未羧化的基质 gla 蛋白（dp-ucMGP）水平是慢性肾脏病患者血管钙化增加的独立预测因子，基质 gla 蛋白、基质 γ－羧基谷氨酸蛋白（MGP）是软组织钙化的抑制剂，能够强烈地结合和抑制钙晶体生长。缺乏维生素 K_2 将导致羧化 MGP 蛋白下降，dp-ucMGP 升高，进而出现血管钙化。实验室和动物研究表明，维生素 K 可通过羧化激活血管平滑肌细胞和软骨细胞来源的基质 γ－羧基谷氨酸蛋白（MGP）从而抑制血管钙化的发生和发展，而非激活状态的 dp-ucMGP 与血管钙化的进展有关。

为了验证口服维生素 K_2 补充剂是否能够减缓慢性肾脏病血管钙化进展，Sabrina Haroon 等人进行了一项单中心、前瞻性、迄今为止规模最大的针对亚洲人群的临床试验。研究表明，尽管 dp-ucMGP 显著减少，但补充维生素 K_2 并没有显著减少以冠状动脉钙化分数为衡量的血管钙化进展。尽管有临床前和流行病学数据支持镁和维生素 K 在血管钙化中的作用，但目前尚无高质量证据表明在慢性肾脏病中常规使用这两种补剂的合理性。由于慢性肾脏病患者的血管钙化可能不可逆，因此早期预防至关重要。然而，当前血管钙化评分作为临床结果存在争议，需要进一步研究其他潜在判别标准。考虑到尿毒症环境下血管钙化的复杂性以及镁和维生素 K 的有限作用，未来的研究方向可能包括复合营养支持和新型靶向生物治疗。

（4）骨质疏松的进展。从慢性肾脏病 3 期开始，患者骨质疏松发生率逐步增高，透析患者骨痛、骨折发生率明显高于非透析人群，重视慢性肾脏病患者骨质疏松的防治已经成为慢性肾脏病矿物质及骨代谢异常管理的重要一环。

1）依特卡肽治疗可改善骨质量。美国贝勒大学研究人员研究了依特卡肽治疗对继发性甲状旁腺功能亢进症血液透析患者骨质量的影响。研究持续 36 周，涉及 22 例患者，13 例完成随访。结果显示，治疗后患者 PTH 水平下降 67%，脊柱、股骨颈和全髋部骨密度分别增加 3%、7% 和 3%。脊柱松质骨评分增加 10%，桡骨硬度和破坏载荷也有所增加。但骨活检显示骨形成率降低。总体而言，依特卡肽治疗 36 周后可改善患者骨骼中央骨矿物质密度和骨小梁质量，降低骨转换，不影响骨材料特性。这为继发性甲状旁

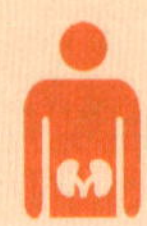

腺功能亢进症药物治疗是否与甲状旁腺切除手术一样提高骨密度提供了重要参考。

2）地舒单抗。地舒单抗是全人源化单克隆抗体，通过抑制 RANKL（核因子 κB 受体激活蛋白配体）来减少骨吸收，提高骨密度，降低骨折风险。2010 年在欧盟上市，用于治疗骨质疏松症，尤其适用于骨折高风险的男性和绝经后女性。2020 年 6 月在中国上市，每 6 个月皮下注射 1 次。对于绝经期骨质疏松和恶性肿瘤骨转移患者，地舒单抗是有效的治疗选择，能改善患者生活质量，减轻骨折风险。与其他抗骨质疏松药物不同，地舒单抗可用于不同估算的肾小球滤过率患者的骨质疏松治疗，包括低转运骨病和透析患者。然而，2024 年 1 月 19 日，FDA 发布黑框警告称，地舒单抗在晚期慢性肾脏病中可能增加严重低钙血症风险，尤其是透析患者。因此，药物应用后需密切监测血钙浓度，必要时增加钙剂和活性维生素 D 治疗。

六、思考题

1. 慢性肾脏病矿物质及骨代谢异常的诊断要点有哪些?

2. 慢性肾脏病矿物质及骨代谢异常的治疗方法有哪些?

七、科普小常识

1. 低磷饮食适用于哪些人群?

（1）慢性肾脏病患者：肾脏作为体内废物排泄与水电解质平衡的关键调节器，其功能在慢性肾脏病中会逐渐减弱。这导致患者体内磷元素的排泄效率降低，进而可能引发高磷血症。因此，建议患者遵循低磷饮食原则，通过控制磷元素的摄入来减轻肾脏负担，从而延缓病情发展。

（2）骨质疏松患者：磷与钙在人体内具有协同作用。当磷元素摄入过多时，会干扰钙的吸收和利用，进而可能诱发骨质疏松。因此，低磷饮食的采纳对于维持钙磷平衡、保障骨骼健康至关重要。

（3）特定药物治疗期间：在服用铝酸盐、氢氧化铝等含铝药物时，这些药物可能与磷元素结合形成不易吸收的化合物，从而影响身体对磷的利用。在此情境下，低磷饮食有助于降低药物对磷的影响，进而提升药物治疗效果。

2. 磷的分类及常见含磷量相对较高的食物有哪些?

磷分为有机磷和无机磷。

（1）含有有机磷的食物：40% ~ 60% 的磷会被人体吸收。含有有机磷的食物有动物蛋白（如肉类、蛋类及乳制品）、植物蛋白（如豆类）。

含有无机磷的食物：无机磷多见于食品添加剂中，食品添加剂 90% ~ 100% 的磷会被人体吸收。

常见含磷量相对较高的食物如表 8-2-4 所示。

表 8-2-4　常见含磷量相对较高的食物

类别	食物名称
谷类	荞麦、燕麦、黑米、高粱、青稞等
豆类	黑豆、黄豆、绿豆、青豆、豆腐干等
肉蛋奶类	松花蛋、鸭蛋、鸡蛋黄、海米、干贝、虾、腊肉、猪肉、奶酪
坚果类	核桃、腰果、榛子、花生、开心果、西瓜籽、芝麻、葵花籽等
蔬菜、水果	花椰菜、苋菜、豌豆苗、口蘑、石榴、椰子等
加工食品及饮料	火腿肠、三明治、汉堡、巧克力、咖喱粉、芝麻酱、可乐、红茶等

3. 如何做到低磷饮食？

（1）降低高磷食物摄入量。鉴于高磷食物包括肉类、鱼类、奶制品、豆类和坚果等，建议降低这些食物的摄取量。作为替代，可优先选择低脂肪含量的肉类和鱼类，例如鸡肉、火鸡肉、鲑鱼等。同时，增加摄入低磷含量的蔬菜和水果，如番茄、黄瓜、菠菜、芹菜和苹果等，以维持均衡的饮食。

（2）避免摄入加工食品与不合理用药。加工食品往往含有大量添加剂和防腐剂，这些成分可能增加磷的摄入。因此，建议尽量避免食用加工食品，并转向自制食品，如家庭烹饪等。此外，某些药物和保健品含有较高的磷元素，使用前请仔细阅读成分表，并在医生的指导下使用。

（3）烹调技巧。鉴于磷主要存在于食物的无机盐形式，可采用煮沸、浸泡或漂煮等烹调技巧，有助于降低食物中的磷含量。

（编者　罗琰琨　张琼）

第三节　高钾血症（案例 46 ～ 48）

核心提示

❖掌握急性肾损伤少尿期出现急性高钾血症的治疗方法。

❖掌握慢性肾脏病患者高钾血症的治疗方法。

❖掌握尿毒症维持性血液透析患者慢性高钾血症的治疗方法。

一、病历资料（案例 46）

1. 病史

黄 ××，男，29 岁，主因“发现尿检异常 1 年余，血肌酐升高 1 个月”入院。

患者 1 年多前体检发现尿蛋白 +++、镜下红细胞 40 个 /μL。山西省运城市 × 医院为患者行肾穿刺活检术，考虑慢性肾炎综合征合并 IgA 沉积，给予口服氯沙坦钾治疗。后患者自行口服中药至今，其间复查尿蛋白波动于 + ～ ++。患者自诉 2023 年 6 月复查血肌酐正常。2023 年 7 月患者无明显诱因出现胸憋气短，伴咳嗽，伴尿量减少（约 500mL/24h），无发热，无水肿，无腹痛、腹泻等症状，就诊于浙江省绍兴市 × 医院。实验室检查显示，血肌酐升高至 1 477μmol/L、血钾 5.81mmol/L、血红蛋白 68g/L、血小板计数 101×10^9/L、血胆红素正常、尿蛋白 ++++、尿潜血 +++、血白蛋白 36g/L，排除继发性肾损伤因素；血管性血友病因子裂解酶 13 活性阴性、人补体因子 H 抗体阴性，给予血液透析治疗。后患者就诊于山西省运城市 × 医院，因血红蛋白、血小板低，血肌酐波动于 700 ～ 900μmol/L，再次行肾穿刺活检术，结果回报为血栓性微血管病。为进一步诊治，患者入住我科。

患者否认高血压、糖尿病、肾脏病、冠心病、脑血管意外病史，否认手术史、外伤史、输血史，否认肝炎、结核病病史，预防接种史不详，否认食物、药物过敏史，家族史无

特殊记载，父母体健，未婚未育。

2. 体格检查

体温 36.5℃，脉搏 100 次 / 分，呼吸 20 次 / 分，血压 168/116mmHg，身高 165cm，体重 57kg。精神欠佳，言语流利；贫血貌；双肺闻及干、湿啰音；心率 100 次 / 分，心律齐，心脏各瓣膜听诊区未闻及病理性杂音；腹软，全腹无压痛、反跳痛；双下肢轻度水肿；神经系统未见异常。

3. 实验室检查和辅助检查

2023 年 7 月 19 日患者于浙江省绍兴市 × 医院检查项目及结果如下：血常规显示，血红蛋白 68g/L、血小板减少至 101×10^9/L；血生化显示，血肌酐 1 477 μmol/L、血钾 5.81mmol/L、白蛋白 36g/L、胆红素正常；尿常规显示，蛋白 ++++、潜血 +++；抗核抗体、免疫功能、抗中性粒细胞胞浆抗体大致正常；外周破碎红细胞比例检查显示，成熟红细胞形态小影红 2%、裂片红 2%；胸部 CT 提示，双侧胸腔积液。

2023 年 8 月 9 日患者于山西省运城市 × 医院检查项目及结果如下：血常规显示，血红蛋白 76g/L、白细胞计数 3.36×10^9/L、血小板计数 65×10^9/L；血肌酐 900 μmol/L、血清白蛋白 41g/L、磷 1.89mmol/L、电解质正常；尿常规显示，蛋白 ++++、潜血 +++、白细胞 56.9 个 / μL、红细胞 349 个 / μL；胸部 CT 显示，双肺多发高密度影，考虑渗出，双侧胸腔积液；腹部彩超显示，双肾皮质部回声增强，双肾结石；肾穿刺活检术显示，血栓微血管病。

4. 初步诊断

溶血性尿毒症、血栓微血管病、高钾血症、肾性贫血、高血压病 3 级（很高危）、心脏扩大、心力衰竭、心功能 IV 级、双侧胸腔积液、双肾结石。

5. 诊治经过

患者主因“发现尿检异常 1 年余，血肌酐升高 1 个月”入院，伴胸憋气短，不能平卧入睡，尿量减少，双下肢轻度水肿，贫血貌。患者入院前在院外肾穿刺活检结果回报：血栓性微血管病。

患者入院后检查项目及结果如下：血常规显示，血红蛋白 82g/L、网织红细胞数比例高；血生化显示，血白蛋白 41g/L、血肌酐 743 μmol/L、血钾 5.61mmol/L；氨基末端脑钠肽前体 >35 000pg/mL；抗核抗体、抗中性粒细胞胞浆抗体系列阴性；便潜血阳性。

综合各种检查，患者被诊断为非典型溶血性尿毒症、血栓微血管病、慢性肾脏病急性加重、高钾血症、肾性贫血、高血压病 3 级（很高危）、心力衰竭（NYHA 心功能分级 IV 级）、双侧胸腔积液、双肾结石。

本案例患者的治疗见本节相关内容。

二、病历资料（案例 47）

1. 病史

荆 ××，女，40 岁，主因“血肌酐升高 3 个月，咳嗽、气短 1 周”入院。

患者 3 个月前体检发现，血肌酐 364 μmol/L、血红蛋白 83g/L，尿蛋白 ++、尿潜血 +，伴全身乏力、双下肢轻度水肿，不伴胸憋、气短。2023 年 6 月 29 日患者入住我科。患者完善相关检查后被诊断为慢性肾脏病 4 期、肾性贫血、代谢性酸中毒、高血压 3 级（很高危）。予改善肾脏循环、纠正贫血、纠正酸中毒、降压等对症治疗后，患者好转出院。患者在院外规律复查，血肌酐从 300 μmol/L 逐渐增高至 598 μmol/L，不伴胸憋、气短、咳嗽、咳痰，夜间可平卧位休息。2023 年 8 月 24 日患者行左前臂动静脉内瘘成形术，好转出院。1 周前患者受凉后出现咳嗽，咳少量白痰，体温 37.2℃，活动后稍感气短，夜间可平卧位休息，尿量大致正常。当地医院实验室检查显示，血肌酐 938 μmol/L、血钾 5.65mmol/L、血红蛋白 85g/L。为进一步诊治，患者再次入住我科。

患者高血压病史 2 年，血压最高 200/110mmHg，目前口服贝尼地平片（每次 8mg，每天 2 次），血压控制在（140 ～ 150）/90mmHg。患者否认糖尿病、冠心病、脑血管意外病史，否认外伤史、输血史，否认肝炎、结核病病史，否认食物过敏史，对“施慧达、伲福达、尼群地平”可疑过敏；已婚已育，父母均有高血压。

2. 体格检查

体温 36.9℃，脉搏 77 次 / 分，呼吸 20 次 / 分，血压 174/104mmHg。神清语利，查体合作；眼睑水肿；皮肤、黏膜未见皮疹、出血点；全身浅表淋巴结未触及肿大；结膜无苍白，巩膜无黄染；咽无充血，双侧扁桃体无肿大；双肺呼吸音粗，双肺底可闻及少量湿性啰音；心率 77 次 / 分，心律齐，心脏各瓣膜听诊区未闻及病理性杂音；腹软，全腹无压痛、反跳痛无肌紧张；左前臂动静脉内瘘可触及震颤，听诊血管杂音清晰明显；双下肢轻度可凹性水肿。

3. 实验室检查和辅助检查

2023 年 9 月 12 日患者于山西省阳泉市 × 医院检查项目及结果如下：血肌酐 938 μmol/L、血钾 5.65mmol/L、血红蛋白 85g/L。

4. 初步诊断

慢性肾脏病 5 期、左前臂动静脉内瘘术后、肾性贫血、高钾血症、高血压 3 级（极高危）、心功能不全，肺部感染？

5. 诊治经过

患者主因“血肌酐升高 3 个月，咳嗽、气短 1 周”入院，伴活动后气短、贫血、高钾血症，可平卧入睡，尿量大致正常，双下肢轻度水肿，因受凉后出现咳嗽、咳痰，不排除感染诱发心衰加重的风险，1 个月前已行左前臂动静脉内瘘成形术。

患者入院后检查项目及结果如下：血常规及 C- 反应蛋白显示，白细胞计数 5.81×10^9/L、中性粒细胞 80.4%、红细胞计数 2.93×10^{12}/L、血红蛋白 86g/L、血小板计数 72×10^9/L、C- 反应蛋白 8.77mg/L；血生化显示，白蛋白 33.53g/L、尿酸 422.87 μmol/L、钙 2.16mmol/L、无机磷酸盐 2.09mmo/L、尿素氮 29.45mmo/L、血肌酐 955.9 μmol/L、二氧化碳（碳酸氢盐）19.90mmoL/L、总胆固醇 3.04mmol/L、甘油三酯 2.17mmol/L、血钾 5.77mmol/L、估算的肾小球滤过率 3.78mL/（min·1.73m^2）；尿液检查 + 尿红细胞位相显示，相对密度 1.015、酸碱度 8.0、红细胞 +++、白细胞阴性、蛋白 ++、红细胞 35 ~ 40 个 /HP、变形红细胞率 80%、白细胞偶见 /HP、透明管型偶见 /LP；氨基末端脑钠肽前体 28 358.8pg/mL；甲状旁腺激素 368pg/mL；胸部 CT 提示，双肺炎、双侧胸腔少量积液。

结合入院后检查结果，患者被诊断为慢性肾脏病 5 期、左前臂动静脉内瘘术后、肾性贫血、代谢性酸中毒、高钾血症、继发性甲状旁腺功能亢进、心力衰竭（NYHA 心功能分级Ⅲ级）、双肺炎、双侧胸腔积液、高血压 3 级（极高危）。

本案例患者的治疗见本节相关内容。

三、病历资料（案例 48）

1. 病史

程 ××，男，60 岁，主因“血肌酐升高 5 年，规律血液透析 4 年”，在山西省人民医院血液净化中心规律血液透析治疗。

5 年前患者发现血肌酐 300 μmol/L，考虑慢性肾功能不全，给予对症支持治疗。4 年前患者出现活动后胸憋、气紧、乏力、纳差，就诊于山西医科大学附属第 × 医院，实验室检查示血肌酐 900 μmol/L。给予右侧股静脉临时置管后开始规律血液净化治疗，患者症状好转后在山西省第 × 人民医院行右前臂动静脉内瘘成形术，出院后每周 3 次规律血液透析治疗。患者为继续门诊血液透析治疗求诊于我科。

患者高血压病史 10 余年，血压最高 220/120mmHg，目前口服阿罗洛尔、硝苯地平控释片、沙库巴曲缬沙坦钠降压对症治疗。患者有丙型肝炎病史，否认其他传染病史，否认糖尿病、冠心病病史，否认外伤史、输血史，否认食物、药物过敏史。

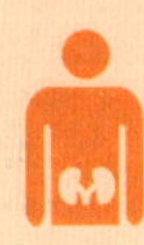

2. 体格检查

体温 36.5℃，脉搏 75 次 / 分，呼吸 20 次 / 分，血压 150/87mmHg。双肺呼吸音清，未闻及干、湿啰音；心率 75 次 / 分，心律齐，心脏各瓣膜听诊区未闻及杂音；腹软，全腹无压痛、反跳痛及肌紧张，肝、脾肋缘下未触及；双下肢无凹陷性水肿；神经系统未见异常。

3. 实验室检查和辅助检查

2023 年 12 月 19 日实验室检查项目及结果如下：血钾 5.68mmol/L。

2024 年 1 月 9 日实验室检查项目及结果如下：血钾 4.94mmol/L。

2024 年 2 月 27 日实验室检查项目及结果如下：血钾 5.19mmo1/L。

2024 年 3 月 19 日实验室检查项目及结果如下：血钾 4.61mmol/L。

2024 年 4 月 15 日实验室检查项目及结果如下：血钾 4.70mmol/L。

4. 初步诊断

慢性肾脏病尿毒症期、维持性血液透析、肾性贫血、高钾血症、高血压病 3 级（极高危）、慢性丙型肝炎。

5. 诊治经过

患者血肌酐升高 5 年，规律血液透析 4 年，既往高血压 10 余年，口服降压药治疗，目前在我科规律血液透析治疗 5 个月。患者入院后实验室检查显示，血钾 5.68mmol/L，此后在规律血液透析基础上，非透析日口服环硅酸锆钠散 1 袋，每月规律复查电解质。

近 5 个月患者的血钾波动如上所述，具体治疗见本节相关内容。

四、案例分析（案例 46）

1. 病史特点：

（1）年轻男性，临床表现为尿检异常，血肌酐短期内升高，活动后胸憋气短，尿量减少。

（2）既往无高血压、糖尿病史。

（3）体格检查：精神欠佳，贫血貌，双肺可闻及干、湿啰音，双下肢轻度水肿。

（4）实验室检查和辅助检查：血常规显示，血红蛋白 76g/L、白细胞计数 3.36×10^9/L、血小板计数 65×10^9/L；血生化显示，血肌酐 900μmol/L、血清白蛋白 41g/L、钾 5.61mmol/L、磷 1.89mmol/L、电解质正常；尿常规显示，蛋白 ++++、潜血 +++、白细胞 56.9 个 / μL、红细胞 349 个 / μL；外周破碎红细胞比例显示，成熟红细胞形态小影红 2%、裂片红 2%；胸部 CT 显示，双肺多发高密度影，考虑渗出，双侧胸腔积液；腹部彩超：双肾

皮质部回声增强，双肾结石；肾穿刺活检术提示，血栓性微血管病。

2. 诊断和诊断依据：

（1）诊断：高钾血症、非典型溶血性尿毒症、血栓微血管病、慢性肾脏病急性加重、肾性贫血、高血压病3级（很高危）、心力衰竭（NYHA心功能分级Ⅳ级）、双侧胸腔积液、双肾结石。

（2）诊断依据：血钾浓度>5mmol/L，短时间内血钾首次升高，考虑为急性高钾血症发作。

五、案例分析（案例47）

1. 病史特点：

（1）中年女性，以“血肌酐升高3个月，咳嗽、气短1周”为主诉。

（2）高血压病史2年，血压最高200/110mmHg，目前口服贝尼地平片（每次8mg，每天2次），血压控制在（140～150）/90mmHg；否认糖尿病、冠心病、脑血管意外病史。

（3）体格检查：血压174/104mmHg，双肺呼吸音粗，双肺底可闻及少量湿啰音，左前臂动静脉内瘘可触及震颤，听诊血管杂音清晰明显，双下肢轻度可凹性水肿。

（4）实验室检查和辅助检查：尿红细胞位相显示，潜血+++、白细胞阴性、蛋白++、红细胞35～40个/HP、变形红细胞率80%、白细胞偶见/HP、透明管型偶见/HP；血生化显示，白蛋白33.53g/L、尿酸422.87μmol/L、钙2.16mmol/L、无机磷酸盐2.09mmo/L、尿素氮29.45mmo/L、血肌酐955.9μmol/L、二氧化碳（碳酸氢盐）19.90mmol/L、总胆固醇3.04mmol/L、甘油三酯2.17mmol/L、钾5.77mmol/L、估算的肾小球滤过率3.78mL/（min·1.73m^2）；氨基末端脑钠肽前体：28 358.8pg/mL；甲状旁腺激素368pg/mL；胸部CT显示，双肺炎、双侧胸腔少量积液

结合病史、症状及相关检查，患者被诊断为慢性肾脏病5期、心力衰竭、继发性甲状旁腺功能亢进、肾性贫血、高钾血症、高血压3级（很高危）。给予患者口服环硅酸锆钠散，对症降钾，联合纠正贫血、改善心功能等治疗，同时行血液净化治疗缓解心衰症状。

2. 诊断和诊断依据：

（1）诊断：高钾血症、慢性肾脏病5期、左前臂动静脉内瘘术后、肾性贫血、代谢性酸中毒、继发性甲状旁腺功能亢进、心力衰竭（NYHA心功能分级Ⅲ级）、双肺炎、胸腔积液（双侧）、高血压3级（极高危）。

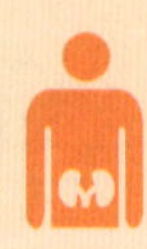

（2）诊断依据：患者发现血肌酐升高 3 个月，此次入院时血钾 5.77mmol/L，血钾浓度 >5.0mmol/L，可确诊为高钾血症。

六、案例分析（案例 48）

1. 病史特点

（1）老年男性，血肌酐升高 5 年，规律血液透析 4 年，为维持性血液透析患者。

（2）患者高血压病史 10 余年，血压最高 220/120mmHg，目前口服阿罗洛尔、硝苯地平控释片、沙库巴曲缬沙坦钠降压对症治疗；有丙型肝炎病史。

（3）体格检查：血压 150/87mmHg，其他无特殊。

（4）实验室检查和辅助检查：血钾 5.68mmol/L。

2. 诊断和诊断依据

（1）诊断：高钾血症、慢性肾脏病尿毒症期、维持性血液透析、肾性贫血、高血压病 3 级（极高危）、慢性丙型肝炎。

（2）诊断依据：患者维持性血液透析，就诊时血钾 5.68mmol/L，血钾浓度 >5mmol/L，可确诊为高钾血症。

七、鉴别诊断

1. 肾前性急性肾损伤少尿期

高血钾是少尿期常见的死因之一。出现急性高钾血症应与肾前性少尿鉴别，后者因肾血流灌注不足所致，血钾增高的程度较轻且缓慢，肾功能受损亦较轻，尿渗透压与血渗透压之比大于 2，有助于鉴别诊断。

2. 慢性肾功能不全致高钾血症

慢性肾功能不全的晚期可表现血钾增高，尿相对密度低而固定，尿内有蛋白、管型、红细胞及白细胞等，血尿素氮及血肌酐常明显升高，二氧化碳结合力常降低，根据病史、症状及实验室检查所见，诊断一般不难。许多因素如感染、酸中毒、大量应用保钾利尿剂、输入库存血等都可致血钾急剧或明显升高。

3. 低肾素性低醛固酮症

本症是由于肾素缺乏所致的醛固酮形成减少。临床主要表现为高钾血症和代谢性酸中毒。本病应与 Addison 病鉴别，两者均有醛固酮减少和高钾血症，但低肾素性低醛固酮症有血浆肾素活性降低、血浆皮质醇及促肾上腺皮质激素正常，且无 Addison 病的临床特征，如色素沉着、软弱无力和失水等。

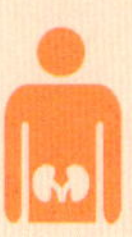

4. α1- 羟化酶缺乏症

完全性 α1- 羟化酶缺乏症患者，由于皮质醇与醛固酮分泌不足，可出现明显脱水、高钾血症、低钠血症与代谢性酸中毒。由于 ACTH 分泌增多，刺激肾上腺皮质分泌雄激素，因而女性患者出现男性化，男性患者性早熟。

5. 高血钾性周期性麻痹

本症表现与低血钾性周期性麻痹相似，肌肉无力、麻痹，但发作更为频繁，每次发作持续数分至数十分钟。发作时血钾增高，心电图有相应表现。高血钾性周期性麻痹少见，男性较多，通常在 10 岁前起病，常因剧烈运动、湿冷环境、服用钾盐后诱发。

八、处理方案及基本原则

1. 一般治疗

限制饮食摄入，推荐患者每天膳食钾摄入量为 2 ~ 3g。进行饮食钾来源教育，在每天限钾范围内，尽可能选择有益于“心脏健康”的含钾饮食，避免其他钾来源，使患者从含钾饮食中获得最大益处。对食物选择合适的烹饪方式，以有效控制血钾。使用焯水的烹调方式可以降低钾摄入量，双煮法（焯水→冲洗→焯水）能够有效降低食物中的含钾量。

2. 治疗总原则

慢性肾脏病患者急、慢性高钾血症的治疗目的不同，急性高钾血症的治疗目的在于迅速将血钾浓度降至安全的水平，避免发生严重并发症；而慢性高钾血症则注重长期管理，预防复发。

3. 慢性肾脏病患者高钾血症长期管理

2020 年中华医学会肾脏病学分会专家组编写的《中国慢性肾脏病患者血钾管理实践专家共识》① 指出，血液透析和腹膜透析患者常规每 1~3 个月复查血钾，尤其是开始透析时间不长的患者。如有低钾或高钾风险，或已发生过 1 次低钾血症或高钾血症，建议增加监测频率（至少每月 1 次），直到诱发因素评估明确并已纠正。常规血清钾浓度检测应在长透析间期后的透析前进行。

对于透析患者还需要强调非透析日血钾达标的概念。对终末期肾脏病患者来说，透析是维持体内钾平衡的主要治疗方法。但透析前后的血钾波动、血液透析长间期（2 天及以上）造成的透析前血钾升高，仍严重影响患者结局。因此，应提高血钾监测频率，

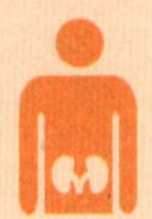

① 中华医学会肾脏病学分会专家组 . 中国慢性肾脏病患者血钾管理实践专家共识 [J]. 中华肾脏病杂志，2020，36（10）：781-792.

必要时在非透析日使用口服降钾药物控制血钾水平长期平稳。

2022 年，由中国维持性血液透析患者高钾血症管理指南工作组编写的《中国维持性血液透析患者高钾血症管理指南》① 指出：对于出现高钾血症的维持性血液透析患者，无论是否有心电图改变，均应进行干预。血钾浓度 >5mmol/L 即应启动诊断和监测，根据高钾血症的严重程度决定治疗方式和干预强度。

（1）对于透析前血钾浓度 >5mmol/L 的患者，推荐加强血钾浓度监测、对患者进行相关健康教育、控制含钾饮食并重新评估用药及透析处方。

（2）对于透析前血钾浓度 >5.5mmol/L 的患者，在规律透析和健康教育、控制含钾饮食等干预措施基础上，推荐开始在非透析日口服钾结合剂治疗。

（3）对于透析前血钾浓度≥ 6mmol/L 的患者，推荐启动紧急降钾治疗，有条件的患者启动住院或急诊治疗。

（4）对于透析前血钾浓度≥ 6.5mmol/L 的患者，推荐启动入院紧急治疗并予以全程心电监护。

4. 针对上述患者的相关治疗

（1）案例 46 治疗方案：

1）低盐、低钾、优质蛋白饮食。

2）规律口服药物治疗：泼尼松片，每次 40mg，每天 1 次（晨起顿服）；碳酸钙 D3 颗粒，每次 3g，每天 1 次；骨化三醇胶丸，每次 0.25 μg，每天 1 次；贝尼地平片，每次 8mg，每天 1 次；环硅酸锆钠散，每次 1 袋，每天 1 次（据血钾化验调整）；罗莎司他胶囊每次 100mg，每周 3 次。

3）血浆置换。

4）血液透析治疗，适当脱水，逐步确定干体重。

（2）案例 47 治疗方案：

1）低盐、低钾、优质蛋白饮食。

2）注射用哌拉西林他唑巴坦钠，每次 4.5g，每 12 小时 1 次，连续 7 天，缓慢静脉输注。

3）规律口服药物治疗：骨化三醇胶丸，每次 0.25 μg，每天 1 次；贝尼地平片，每次 8mg，每天 2 次；环硅酸锆钠散，1 袋 / 次，每天 1 次（据血钾化验调整）；罗莎司他胶囊，每次 100mg，3 次 / 周；沙库巴曲缬沙坦钠片，每次 50mg，每天 2 次（逐步滴

① 中国维持性血液透析患者高钾血症管理指南工作组 . 中国维持性血液透析患者高钾血症管理指南 [J]. 中国血液净化，2022，21（增刊）：1-16.

定加量至每次 200mg，每天 2 次，注意监测血钾）。

4）血液透析治疗，每周 3 次，适当脱水，逐步确定干体重。

（3）案例 48 治疗方案：

1）低盐、低钾、优质蛋白饮食。

2）规律口服药物治疗：阿罗洛尔，每次 10mg，每天 2 次；硝苯地平控释片，每次 20mg，每天 3 次；沙库巴曲缬沙坦钠，每次 100mg，每天 2 次；环硅酸锆钠散，每次 1 袋，每周 4 次，非透析日服用（据血钾化验调整）；罗莎司他胶囊，每次 100mg，每周 3 次。

3）血液透析治疗，每周 3 次。

九、要点与讨论

高钾血症诊断的流程是，首先确认有无高钾血症，其次确认高钾血症的病因。

1. 高钾血症的诊断标准

根据《中国慢性肾脏病患者血钾管理实践专家共识》《中国维持性血液透析患者高钾血症管理指南》，维持性血液透析患者透析前血钾浓度 >5mmol/L 可增加心血管猝死和全因死亡风险，推荐维持性血液透析患者血钾浓度 >5mmol/L 即应诊断为高钾血症。

首先，应与假性高钾血症相鉴别。其次，评估高钾血症严重程度、有无危及生命的紧急状况。根据患者的病史、症状、体征和实验室检查等（如心电图改变、心率、心律和肌肉无力程度等）判断是否需要进行紧急处理。建议根据血清钾离子浓度和是否存在心律失常等心电图变化将急性高钾血症分为轻度、中度或重度。最后，判断诱发高钾血症的病因。

2. 高钾血症分类

（1）依据高钾血症发生特点的不同，将高钾血症分为急性高钾血症和慢性高钾血症。

1）急性高钾血症的特征：①短时间内血钾迅速升高，超过正常范围，且为第一次发作；②急性高钾血症可为第一次发作，也可以是慢性高钾血症的单次急性发作；③治疗目的在于尽快将血钾浓度降至安全水平，避免发生严重并发症；④高钾血症危象是指血钾浓度 >7mmol/L 或伴有心电图改变（通常不包括单纯 T 波改变）、肌肉无力的高钾血症。

2）慢性高钾血症的特征：① 1 年内发作次数 > 1 次的高钾血症；②防治目的是注重血钾的长期管理，预防高钾血症复发，并避免相关不良预后。

（2）结合血钾检测及心电图特异性改变将高钾血症分为轻度、中度和重度 3 个级别。

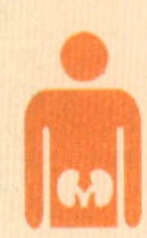

1）轻度高钾血症：5mmol/L ≤ K^+<6mmol/L。

2）中度高钾血症：6mmol/L ≤ K^+<7mmol/L。

3）重度高钾血症：K^+ ≥ 7mmol/L，或伴有心电图改变。

3. 治疗原则

（1）常规筛查、早期识别。

1）饮食管理不科学、合并使用含钾或影响钾离子代谢药物。

2）既往有高钾血症病史，合并心力衰竭、糖尿病、难以纠正的酸中毒、消化道出血。

3）血液透析患者透析不充分，通路功能不良，使用较高的透析液钾浓度。

（2）监测血钾浓度。

推荐每 1~3 个月为维持性血液透析患者进行一次血清钾浓度检测，有条件时应每月进行 1 次；常规血钾浓度检测应在长透析期间后的透析前进行。

（3）干预与治疗。

1）发生急性期高钾血症的维持性血液透析患者，应按照高钾血症的严重程度参照标准流程进行处理（如图 8-3-1 所示）。

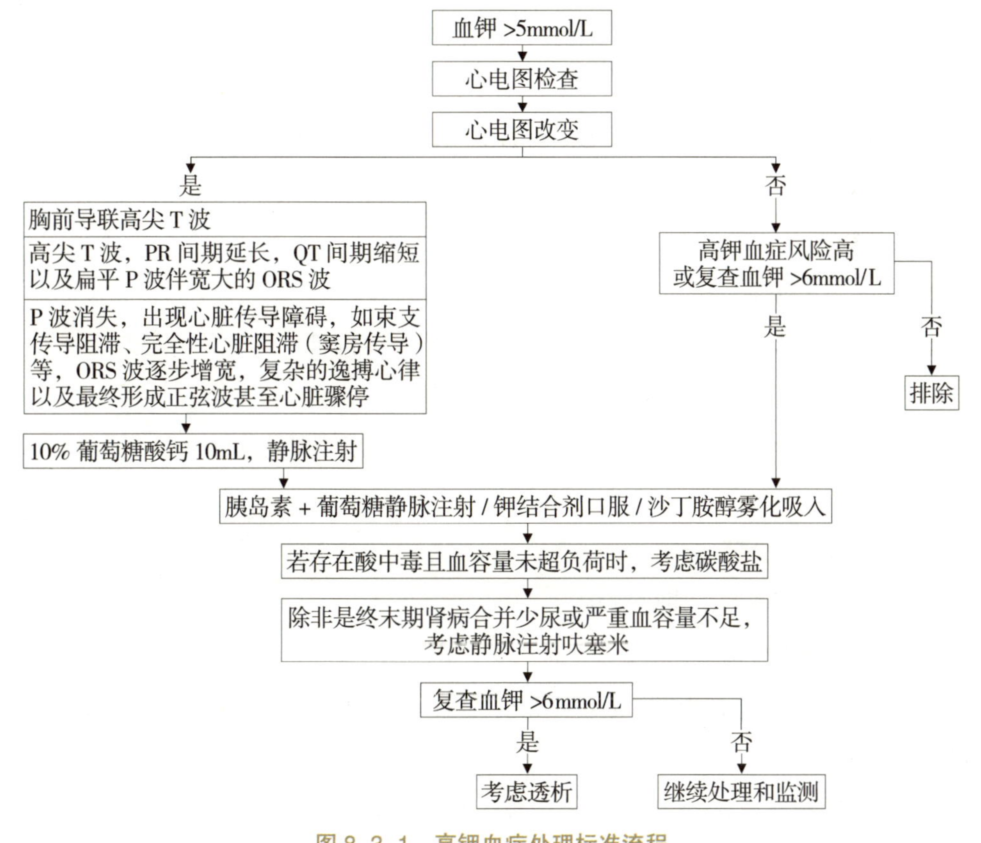

图 8-3-1　高钾血症处理标准流程

2）对于重度高钾血症，伴有心电图改变应启动静脉钙剂治疗以拮抗钾的心肌毒性，同时尽快安排透析治疗。对于无法立即开始紧急透析的重度高钾血症患者，使用标准的紧急降钾治疗。

3）合并慢性高钾血症的维持性血液透析患者，可将口服钾结合剂作为减低钾负荷的治疗手段。环硅酸锆钠可作为高钾血症急性纠正期标准治疗的选项之一。在规律血液透析治疗和饮食控制的基础上，在非透析日个体化选择环硅酸锆钠等钾结合剂治疗，以长期平稳控制血钾浓度。

4）合并慢性高钾血症的维持性血液透析患者，可重新评估并制定更优的透析处方。可根据维持性血液透析患者残余肾功能情况给予每周 2~3 次透析。当维持性血液透析患者肾功能下降或出现高钾血症时，应重新评估透析处方。建议患者每周血透至少 3 次，每次 4 小时（每周累计血透时间不少于 12 小时），根据患者情况个体化调整血流速和透析液流速。建议维持性血液透析患者使用钾浓度 2~3mmol/L 的透析液。对透析前血清钾浓度≥ 2.5mmol/L 的患者，建议透析液浓度为 2mmol/L。应避免使用钾浓度过低（<2mmol/L）的透析液。对急性重度高钾血症患者，需根据血钾浓度调整透析液浓度，迅速降至安全范围内。

4. 治疗目标

建议通过有效干预使血钾浓度继续保持在 4~5.3mmol/L，最佳范围为 4.6~5.3mmol/L。

十、思考题

1. 高钾血症的诊断要点及标准是什么？
2. 高钾血症的分类及严重程度分级是怎样的？如何识别高钾血症危象？
3. 高钾血症的治疗原则及基本治疗原理是什么？
4. 急性高钾血症与慢性高钾血症治疗方案的不同点有哪些？

十一、科普小常识

1. 什么原因可以引起高钾血症？

（1）过量补充钾离子：日常饮食通常较少引起高钾血症，而对于一些低钾血症（血液中钾离子水平太低）的患者，通过口服或者输液补充钾离子时，如果补充过量，则很容易引发高钾血症。

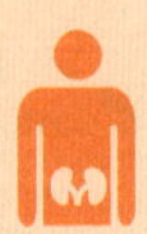

（2）尿钾排出减少：肾脏从尿液中排出钾离子是一个复杂的生理过程。如果血液中钾离子浓度增加，会引起醛固酮分泌增多；如果肾脏中负责向尿液搬运钾离子的细胞

受到刺激，就会促进钾离子从尿液中排出。也就是说，在这个过程中的任何一个环节出现问题，都会导致尿钾排出减少而引起高钾血症。主要的原因包括醛固酮分泌减少，或其反应降低；急性或慢性肾脏疾病和有效动脉血容量下降，尿量显著减少。

（3）细胞钾离子释放增加：机体内除了血液中含有钾，各种细胞内也含有钾，且占了身体含钾量的绝大部分。因此，即使通过饮食等摄入的钾水平并不高，但如果某些因素引起细胞内的钾释放到血液内，也会发生高钾血症。常见的引起细胞内钾离子释放增加的因素，包括代谢性酸中毒、胰岛素缺乏、高血糖和组织分解代谢增加等。

（4）虚假的“高钾血症”：判断血钾是否升高通常需要抽血检测，但有时候检测结果提示血钾水平升高，可能并不表示患者真正地发生了高钾血症。这是因为血细胞本身含有大量的钾离子，抽出的血标本如果在检测前保存不当，大量的血细胞可能发生破裂而释放出大量的钾离子，从而错误地提高血液样本中的钾含量，然而这个时候体内的钾含量实际上是正常的。如果怀疑是这种情况，只需重复抽血再检测一次就基本可以排除。

（5）可引起血钾升高的常见药物：一些用于治疗高血压或心脏问题的药物可能引起高钾血症。常见的药物包括卡托普利、厄贝沙坦、普萘洛尔、布洛芬、地高辛等。具体判断一种药物是否可以引起血钾升高可以详细阅读药物说明书。

2. 哪些人容易发生高钾血症？

（1）急性或慢性肾脏疾病的患者。

（2）可引起高钾血症的其他疾病的患者，如 Addison 病（肾上腺皮质功能不全）和糖尿病等。

（3）因其他疾病需要长期使用某些可引起血钾升高药物的患者。

3. 高钾血症患者在生活上和治疗上应注意些什么？

（1）避免进食含钾高的食物或药物。避免输入库存血，以免进一步加重高钾血症。

（2）可静脉注入葡萄糖酸钙。钙离子能够对抗钾离子对心肌的损害，稳定心肌电生理。

（3）促进钾离子向细胞内转移。高钾血症患者可以静脉滴注葡萄糖注射液，同时可以加入一定量的胰岛素，也可以静脉滴注碳酸氢钠注射液，以促进钾离子向细胞内转移，有效降低外周血血钾浓度。

（4）按医嘱及时随访、随诊，定期监测钾离子浓度，调整用药及饮食。

4. 食物烹饪方法对钾摄入量有啥影响？

食物烹饪方法对钾摄入量有明显影响，合适的烹饪方法可有效去除食物中的部分钾。

蔬菜在水中浸泡不能去除钾，但焯水尤其是二次焯水（双煮法）能明显去除食物中的钾，单次和二次焯水除钾效率分别为 8% 和 46%，但该方法对部分食物（如芋头，山药等）效果欠佳。

另外，也需关注调味剂，避免使用低钠盐，尽量少用酱油、醋等含钾量较高的调味剂。调味剂的含钾量为低钠盐 10 ~ 15g/100g、酱油 337mg/100g、醋 351mg/100g。可见低钠盐含钾量是非常高的，为酱油的 30 ~ 50 倍，维持性血液透析患者尤其应该避免使用低钠盐。

（编者　张燕）

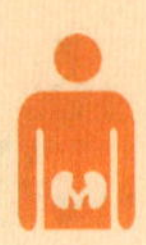

第九章

血液净化

第一节　血液透析（案例49）

核心提示

❖掌握血液透析的适应证及禁忌证。

❖掌握血液透析的原理及模式。

❖掌握血液透析处方。

❖掌握血液透析充分性的评估方法。

一、病历资料

1. 病史

张××，男，31岁，主因“发现血肌酐升高10天”入院。

患者10天前无明显诱因出现心前区憋闷，活动后加重，就诊于山西省洪洞县×医院，实验室检查显示血红蛋白106g/L、血白蛋白36g/L、尿素氮29.93mmol/L、血肌酐707μmol/L、尿蛋白++、尿潜血+，诊断为慢性肾衰竭。后患者就诊于山西省临汾市×医院，泌尿系彩超提示双肾体积缩小，胸部CT提示肺部感染及双侧胸腔积液，给予抗感染、右侧胸腔穿刺引流等对症治疗后患者出院。入院前2日患者自觉尿量较前减少，心前区不适症状无明显减轻。为进一步诊治，患者入住我科。

患者病程中无关节疼痛、皮疹、光过敏、出血点，无口腔溃疡、牙齿块状脱落、脱发等。患者自发病以来，精神欠佳，食欲减退，睡眠欠佳，大便正常，小便量每天1 000mL，体重无变化。患者体健，否认传染病病史，否认高血压、糖尿病、冠心病病史，否认手术史、外伤史、输血史，否认食物、药物过敏史。父亲因“肺炎”去世，母亲、哥哥健康，无与患者类似疾病，无家族遗传倾向的疾病。

2. 体格检查

体温 36.4℃，脉搏 113 次 / 分，呼吸 18 次 / 分，血压 154/109mmHg。精神尚可，神情合作，言语流利；贫血貌，双侧睑结膜及口唇苍白；咽无充血；双肺呼吸清音，未闻及干、湿啰音；心率 113 次 / 分，心律齐，心脏各瓣膜听诊区未闻及病理性杂音；腹软，全腹无压痛、反跳痛及肌紧张，肝、脾肋缘下未触及；双下肢轻度凹陷性水肿；神经系统未见异常。

3. 实验室检查和辅助检查

2023 年 9 月 29 日，山西省洪洞县 × 医院实验室检查项目及结果如下：血红蛋白 106g/L、血白蛋白 36g/L、尿素氮 29.93mmol/L、血肌酐为 707 μmol/L、尿蛋白 ++、尿潜血 +。

4. 初步诊断

慢性肾脏病 5 期、心功能不全、肾性贫血。

二、诊治经过

患者主因“发现血肌酐升高 10 天”入院。

患者入院后相关检查项目及结果如下：

实验室检查：血常规显示，白细胞计数 4.99×10^9/L、中性粒细胞 67.2%、血红蛋白 109g/L、血小板计数 164×10^9/L、C- 反应蛋白 0.68mg/L；血生化显示，丙氨酸氨基转移酶 5.97IU/L、天冬氨酸氨基转移酶 7.67IU/L、白蛋白 35.43g/L、血糖 3.98mmol/L、无机磷酸盐 1.69mmol/L、镁 0.84mmol/L、钾 4.83mmol/L、二氧化碳结合力 18.2mmol/L、尿素氮 22.83mmol/L、血肌酐 636.7 μmol/L、甘油三酯 1.90mmol/L、估算的肾小球滤过率 8.28mL/（min · 1.73m^2）；甲状旁腺素 310.9pg/mL；N 末端 –B 型脑钠肽前体 8 644.3pg/mL，D- 二聚体 797ng/mL；24 小时蛋白定量 2.05g；尿常规显示，相对密度 1.015、酸碱度 6.5、红细胞 +、蛋白 +、红细胞 6 ~ 8 个 /HP、白细胞偶见 /HP。

心脏彩超：左心扩大，左心功能减低，主动脉瓣反流（少量），二、三尖瓣反流（少量）。

腹部彩超：双肾弥漫性病变伴双肾多发囊肿，肝多发囊肿，胆、胰、脾及门静脉未见明显异常。

胸部 CT：左肺上叶感染性病变，建议治疗后复查；右侧胸腔及叶间裂积液伴邻近肺组织膨胀不全。

本案例患者的具体诊治见本节相关内容。

三、案例分析

1. 病史特点

（1）患者为男性，主因“发现血肌酐升高 10 天”入院。

（2）患者既往无慢性疾病史。此次无明显诱因出现血肌酐升高，最高 707 μmol/L，伴有消化道症状，尿量减少及浮肿，有胸憋。

（3）体格检查：血压升高，贫血貌，心率快，双下肢浮肿。

（4）实验室检查和辅助检查：血红蛋白 109g/L、尿素氮 29.93mmol/L、血肌酐 707 μmol/L、尿蛋白 ++、尿潜血 +、估算的肾小球滤过率 8.28mL/（min · 1.73m^2）、24 小时尿蛋白定量 2.05g、N 末端 –B 型脑钠肽前体 8 644.3pg/mL。

（5）泌尿系彩超：双肾体积缩小。

（6）胸部 CT：左肺上叶感染性病变，建议治疗后复查；右侧胸腔及叶间裂积液伴邻近肺组织膨胀不全。

2. 诊断和诊断依据

（1）诊断：慢性肾脏病 5 期、心功能Ⅳ级、肾性贫血、高血压病 2 级（很高危）、右侧胸腔积液。

（2）诊断依据：

1）有消化道不适、心功能不全症状。

2）查体可见贫血貌，双下肢浮肿，监测血压升高。

3）彩超显示，双肾体积缩小、左心扩大、左心功能减低；胸部 CT 显示，右侧胸腔及叶间裂积液伴邻近肺组织膨胀不全。

4）患者发现血肌酐升高，现已达 707 μmol/L，估算的肾小球滤过率 8.28mL/（min · 1.73m^2）、血红蛋白 109g/L、N 末端 –B 型脑钠肽前体 8 644.3pg/mL。

诊断为慢性肾脏病 5 期，符合肾脏替代治疗指征。

患者选择血液透析治疗。

四、血液透析治疗

1. 一般治疗

补充足够的热量和营养，如糖、蛋白质和 B 族维生素。因患者有心功能不全、水钠潴留，建议患者适当限制液体入量，并限制含钾高的食物。应监测血压、血钾等，注意休息，避免过度劳累。

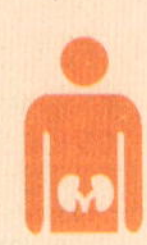

2. 针对本案例患者的相关诊治

（1）因患者无血管通路，且需要紧急血液透析，给予经股静脉行中心静脉导管置入术，病情稳定后行动静脉内瘘成形术。

（2）因患者首次血液透析，为诱导透析阶段，给予选用透析器膜面积较小的透析器，待进入维持血液透析阶段后，可逐步换用膜面积较大的透析器。

（3）为防止出现透析失衡综合征，首次血液透析时间为 2 小时，之后根据患者情况逐渐增加透析时间至 4 小时。

（4）首次血液透析血流速为 150 ~ 160mL/min，之后根据患者情况逐渐增加血流速。

（5）因患者无活动性出血及风险，首次给予低分子肝素 1 000IU 抗凝，之后根据凝血情况调整。

（6）透析液流速 500mL/min，透析用钾离子浓度 2.0mmol/L、钙离子浓度 1.5mmol/L、透析液温度 36.5℃。

（7）首次血液透析因时间短，超滤量为 1 000mL，之后根据患者病情及血液透析时间调整超滤量，逐渐达到干体重。

（8）诱导透析阶段，每周透析 4 次，之后根据患者病情及残肾功能情况逐步过渡到每周 2 ~ 3 次透析。

3. 患者的全面管理

《血液净化标准操作规程（2021）》[①] 指出，规律血液透析的患者透析期间需要进行全面的管理，包括建立系统完整的病历档案，患者的教育管理（包括饮食起居、血管通路的管理，以及定期监测），并发症、合并症定期评估与处理。

（1）建立系统完整的病历档案：记录患者的原发病、并发症、合并症情况，平时使用的药物、器械，患者的相关检查结果以及透析中出现的不良反应。

（2）患者的教育管理：加强教育，选择良好的生活方式，纠正不良的生活习惯，戒烟戒酒等。控制饮食，控制水和钠盐的摄入，透析期间体重增长不超过 5% 或每天体重增长不超过 1kg，控制饮食中磷和钾的摄入，保证每天蛋白质 1.0 ~ 1.2g/kg 和足够的碳水化合物摄入。每天监测体重、血压。对使用动静脉内瘘者，每天检查内瘘有无震颤；对使用中心静脉导管者，每天监测置管部位有无出血及脓性分泌物、管体有无脱出及其他不适。

（3）并发症、合并症定期评估与处理（如表 9-1-1 所示）：

① 陈香美 . 血液净化标准操作规程（2021）[M]. 北京：人民卫生出版社，2021.

表 9-1-1 并发症、合并症定期评估与处理

指标	建议频率
血常规、肝肾功能、血电解质（包括血钾、血钙、血磷、HCO_3^- 或 CO_2CP 等）	每 1 ~ 3 个月 1 次
血糖、血脂等代谢指标	每 1 ~ 3 个月 1 次
铁状态评估	每 3 ~ 6 个月 1 次
血 iPTH 水平	每 3 ~ 6 个月 1 次
营养及炎症状态评估	每 3 ~ 6 个月 1 次
Kt/V 和 URR 评估	每 3 ~ 6 个月 1 次
传染病学指标（包括乙型肝炎病毒、丙型肝炎病毒、艾滋病病毒和梅毒血清学指标）	透析导入时及 3 个月内复检，维持透析每 6 个月 1 次
心血管结构和功能	6 ~ 12 个月 1 次
胸部正侧位 X 线片	3 ~ 6 个月 1 次
内瘘血管检查评估	3 ~ 6 个月 1 次或根据病情

说明：HCO_3^-，碳酸氢根；CO_2CP，二氧化碳结合力；iPTH，全段甲状旁腺激素；Kt/V，尿素清除指数；URR，尿素下降率。

五、要点与讨论

以下内容主要依据《血液净化标准操作规程（2021）》进行讨论。

1. 血液透析的适应证与禁忌证

血液透析的适应证：

（1）终末期肾病：

1）决定是否开始透析的原则：①应对患者的症状、体征以及代谢异常、容量状态、营养和药物干预效果进行综合评估，决定透析开始时机；②肾脏专科医生应充分告知患者及其家属血液透析的必要性和并发症的风险，患者或其家属按相关规定签署“血液透析知情同意书”后，才能开始血液透析治疗。

2）血液透析时机：①建议患者导入透析治疗指征，如肾小球滤过滤 <15mL/（min · 1.73m²），且出现下列临床表现之一者：不能缓解的乏力、恶心、呕吐、瘙痒等尿毒症症状或营养不良；难以纠正的高钾血症；难以控制的进展性代谢性酸中毒；难以控制的水钠潴留和高血压，合并充血性心力衰竭或急性肺水肿；尿毒症性心包炎；尿毒症性脑病和进展性神经病变；医生认为其他需要血液透析的病因。②高风险患者（合并糖尿病），应适当提早开始透析治疗。③无论临床症状如何，患者估算的肾小球滤过

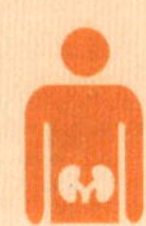

率 <6mL/（min・$1.73m^2$）应开始透析治疗。

（2）急性肾损伤。

（3）药物或毒物中毒。

（4）严重水、电解质和酸碱平衡紊乱。

（5）其他，如严重高热、低体温，以及常规内科治疗无效的严重水肿、心力衰竭、肝功能衰竭等。

血液透析的禁忌证：无绝对禁忌证，但下列情况应慎用：

（1）颅内出血或颅内压增高；

（2）药物难以纠正的严重休克；

（3）严重心肌病变并有难治性心力衰竭；

（4）活动性出血；

（5）精神障碍不能配合血液透析治疗。

2. 血液透析的原理

（1）弥散。只要溶质在溶剂中浓度分布不均一，即存在浓度梯度，溶质分子与溶剂分子的热运动就会使溶质分子在溶剂中分散趋于均匀。这种分子热运动产生的物质迁移现象（即传质）称为弥散，是溶质顺浓度梯度通过半透膜的运动过程，它是血液透析的最基本原理。弥散是小分子物质的主要运转方式，如血液中尿素氮和肌酐的清除以及从透析液中补充碳酸氢根离子。

注意事项：

1）透析过程中的溶质传质阻力主要在血液一侧。因此，增加血液流率，改进血液侧流动状态，有助于降低血液侧的传质阻力，即可以在不改变透析器的情况下，提高透析效率，缩短透析时间。使用高通量透析器，由于血流速率高，则更利于缩短透析时间，从而达到治疗的目的与效果。

2）半透膜的传质阻力与膜的厚度呈正相关。降低透析器空心纤维的厚度，有利于提高透析效率和缩短透析时间。

3）血液中溶质的浓度与透析液中溶质的浓度相差很大，即浓度梯度越大，则越有利于提高透析效率。

4）膜面积影响透析效率，相同条件下膜面积越大则透析效率高，透析时间可以缩短。

（2）对流。对流指在外力（静水压或渗透压）作用下水和溶质通过半透膜的运动。对流不仅可以清除小分子物质，更是中分子物质的主要清除方式。

注意事项：

1）血液滤过的溶质传质速率与膜两侧的压力差呈正相关，关键是要合理地控制血液滤过过程中的压力差，使之与人的生理状态相适应。

2）血液滤过器的性能是影响血液滤过溶质传质速率的关键，其中包括以下一些参数：面积、孔径、孔隙率、孔结构、截留最大相对分子质量、膜表面荷电性等。前四个指标对血液滤过溶质传质速率的影响是显而易见的。面积大，传质速率大；相同面积下，孔径大、孔隙率高，传质速率也会加大。结构的影响相对复杂一些，孔长度，孔的规整度不仅会影响传质速率，而且与截留相对分子质量的大小直接相关。膜的表面荷电性对血液滤过速率影响较大。主要原因是血液中的许多蛋白质分子尺寸大于滤过膜的孔径，经过一段时间的血液滤过，在滤过膜表面就会形成所谓的次级膜。这种现象称为膜的极化。极化现象除了与孔的大小、结构有关外，主要与膜的荷电性有关。负电荷膜与蛋白作用较小，不易产生极化。次级膜的形式，明显地提高了膜的对流传质的阻力，对流传质速率明显下降。

3）血液的血细胞比容、血脂的含量均对对流传质速率有影响。同时随血液中液体的滤除，血浆蛋白浓度升高，胶体渗透压也随之上升，这也会导致对流传质速率的下降。

4）不同的补液方式对对流传质速率也有影响，前稀释方式的对流传质速率明显地高于后稀释方式，但由于溶质浓度低，小分子物质总清除率仍低于后稀释。此外，前稀释的膜极化现象也较轻。

5）血液滤过中的溶质对流传质是溶质随着水的滤过而同时进行的，膜两侧溶质的浓度基本相等，因此它对小分子物质的传质相对血液透析而言速率较低，而对中分子物质的传质速率相对较高。

6）血液滤过过程一般极少有弥散传质现象发生。

（3）吸附。吸附是一种物质在表面吸附的现象。具体而言，由于材料的分子化学结构和极化作用，许多材料表面带有不同基团，在正负电荷的作用下或分子间力的作用下，许多物质可以被材料表面所吸附。血液净化中的吸附是指将血液中的毒素和废物吸附到吸附剂表面上，从而达到清除的目的。

注意事项：

1）根据清除吸附溶质的化学结构与生物特性选择合适的吸附剂。如水溶性溶质宜选用活性炭类吸附剂，脂溶性溶质宜选用树脂类吸附剂，大分子类的溶质宜选用亲和型吸附剂。

2）根据清除吸附溶质的分子大小选择吸附剂适应的孔径、孔径分布、孔隙率及比

表面积。并非对所有溶质的吸附都强调高比表面积。吸附较大相对分子质量的吸附材料并不强调过高的比表面积，因为比表面积太大的吸附剂孔径小了，反倒不易吸附相对分子质量较大的溶质，因此强调适宜的孔径及其分布。

3）吸附剂微粒脱落问题也要引起我们广泛的重视，因为这些脱落的微粒会带来一系列生物学危害。对吸附剂要采用微囊技术，对其表面进行微囊化，以防止吸附剂微粒脱落并提高吸附剂的生物相容性。

3. 血液透析常用模式

（1）血液透析。传统的血液透析主要通过弥散的机制清除小分子毒素。血液中的尿素氮、肌酐、钾离子等小分子溶质顺浓度梯度扩散至透析液侧，透析液中较高浓度的碳酸氢盐、钙离子等扩散至血液中，从而清除尿毒症毒素的小分子毒素，纠正酸中毒和电解质紊乱。对 β_2- 微球蛋白、维生素 B_{12} 等相对分子质量较大物质的清除很少。血液透析中对流作用发生在患者需要清除体内水分时。血液泵转动产生的正压和透析液泵转动引起的负压在膜内外侧造成静水压，即 TMP，促使水分排出体外产生超滤。超滤的同时可以清除血液中部分中、大分子毒素。透析过程中超滤量有限，通常每次仅为 0 ~ 5 000mL。

（2）高通量透析。高通量透析是透析膜对水和溶质具有高通透性及所用透析膜的超滤系数 > 20mL/（h · mmHg）的透析。高通量透析器的血液出口处的膜内压低于膜外压，透析器内发生反向超滤，即在透析器靠近血液出口端，水分从透析液侧进入血液中。高通量透析器清除大分子溶质能力强，可以减少机体免疫反应，减少氧化应激反应。高通量透析膜对相对分子质量在 10 000 ~ 12 000 的溶质有明显升高的通透性，对 β_2- 微球蛋白的清除率可达 30 ~ 50mL/min，因此可以延迟透析相关淀粉样变性的发生。除此之外，高通量透析能够使患者的血脂水平降低，从而降低心血管事件发生。

（3）高效血液透析。高效血液透析即对尿素的溶质转运系数（KoA）> 6 000mL/min，尿素清除率（K）> 200mL/min 的透析器，主要是透析器对小分子溶质的清除能力。高效透析一般血流量 250 ~ 500mL/min，透析液流量 500 ~ 1 000mL/min，透析器面积 1.7~2.5m^2，透析时间根据尿素清除指数（Kt/V）确定，每周 3 次。长期高效透析会致氮质的丢失增多而使血清白蛋白水平的下降影响患者的营养状况，所以需对长期高效血液透析的患者进行血清白蛋白的监测，早期干预和治疗。

（4）血液滤过。血液滤过模拟正常人肾小球的滤过作用，以对流的方式滤过清除水分和溶质。溶质清除的量与膜的性质有关，溶质滤过的量与跨膜压及溶质在血浆中的浓度有关。当患者血液流入滤过器，血液内除蛋白质及细胞等有形成分外，水分和大部分中小分子溶质都被滤出，从而清除机体多余的水分和毒素。血液滤过的血流动力学更

为稳定，在治疗过程中血压稳定，对肾素依赖性高血压患者采用血液滤过能够降低血压或者恢复正常。对于心衰患者，血液滤过可以减轻心脏前后负荷从而改善患者心功能。血液滤过还可以减轻机体微炎症反应，具有保护残余肾功能的作用。

（5）血液透析滤过。血液透析滤过将血液透析和血液滤过相结合，同时以弥散和对流的方式高效清除中小分子溶质。其中通过弥散清除小分子溶质，受到半透膜两侧溶质浓度差和膜面积的影响，通过对流清除中分子溶质，受到跨膜压的影响。血液透析滤过血流动力学更稳定，减轻心脏缺血，保护心脏。血液透析滤过主要适用于急性肾损伤、慢性肾衰竭伴有高血容量、严重心衰、尿毒症伴有顽固性高血压等患者。血液透析滤过在溶质清除方面有很大优势，对 β_2- 微球蛋白、磷酸盐、细胞因子、补体等均具有较好的清除作用。

（6）单纯超滤。超滤是将尿毒症患者体内多余的水分排出，其中超滤和透析分开进行的形式即为超滤。超滤主要由于压力实现。单纯超滤可通过任意透析机完成，过程中不流透析液，透析液不通过透析器。单纯超滤时血流动力学较为稳定，在超滤时渗透压稳定，患者对超滤引起的血容量减少有较好的调节功能。单纯超滤每次只除掉多余的水 1 000 ~ 3 000mL，对溶质的清除少，因此对血浆渗透压的影响较小。单纯超滤能够防止透析过程中低血压的发生，透析患者时常出现透析时低血压，因此可以单纯超滤和透析交替应用。

（7）持续缓慢低效血液透析。持续缓慢低效血液透析是指使用常规透析机，采用低血流量（100 ~ 200mL/min）、低透析液流量（100~300mL/min），根据不同治疗需求每天或隔天治疗 6~18 小时，可在日间或夜间进行的一种透析模式，主要以弥散的方式高效清除小分子溶质。持续缓慢低效透析是一种介于连续肾脏替代治疗和间歇血液透析之间的透析模式，费用较低而且高效平稳，它可以持续低效清除机体多余水分和小分子毒素，能稳定血浆渗透压，延长净超滤时间，使超滤更接近生理状态。该透析模式血流动力学稳定，能够充分清除小分子毒素的同时减轻水负荷，对于心力衰竭的患者能够改善临床预后，而且持续缓慢超滤能减少血压波动，有更好的心血管稳定性，减少并发症的发生。

4. 血液透析处方设定

（1）透析模式。血液透析的目的在于替代衰竭肾脏的部分功能，清除代谢废物，调节水、电解质和酸碱平衡。选择合适的透析模式，是进行肾脏替代治疗需要解决的关键问题。广义的血液透析分为血液透析、血液滤过、血液透析滤过和单纯超滤等。临床上可根据患者具体病情及全身情况选择透析模式。

（2）透析器。透析器由半透膜和支撑材料组成，血液和透析液在半透膜两侧反方向流动，通过膜两侧的溶质梯度、渗透梯度和水压，水和溶质通过膜进行交换。选择合适的透析器对于血液透析是至关重要的。

目前透析器膜材料主要有纤维素膜、改良或再生纤维素膜及合成膜。纤维素膜亲水性高且通透性较好，但是生物相容性差，对中大分子毒素清除能力弱；改良或再生纤维素膜对小分子物质和磷的清除率强，但是血液相容性较差；合成膜如聚砜膜具有较大的截留相对分子质量范围、超滤系数高、生物相容性好的优点，现广泛应用于临床。理想的透析膜应具备溶质清除率高、超滤性适宜、耐压性好、良好的生物相容性、人体安全性高等特点。

清除率是透析器最有价值的性能参数，是透析处方设定时最主要的参考因素，透析器清除能力主要与膜的面积、膜材料、透析器和膜的设计等有关。厂商提供的尿素清除率通常对实际透析中的清除率估计过高，但在比较透析器时有价值。

超滤系数是每毫米汞柱跨膜压每小时超滤的毫升数，根据超滤系数值及大分子清除率，可将透析膜分为高通量透析膜和低通量透析膜，有的合成膜对水分通透性很高，跨膜压的小误差会造成超滤量的大误差，因此超滤系数大于 6.0 的透析器只能用于有容量控制超滤的透析机上。

透析患者诱导透析阶段应选择较小面积的透析器，以减少透析失衡综合征的发生。

（3）透析时间及透析频率。从未经血液透析的患者开始血液透析的最初一段时期的透析，应循序渐进，可以每周 3 次，也可以隔天或每天透析，以后根据患者治疗反应及残余肾功能等，逐步过渡到每周 2 ~ 3 次透析。主要取决于患者的病情严重程度，尿素氮浓度越高，透析间隔应该越短。开始每次透析时间 2 ~ 3 小时，血流量以 150mL/min 左右为宜，以后逐渐延长每次透析时间。有一定残余肾功能患者或者腹膜透析不够充分的患者可以选择每周 1 次透析。年龄较大，还有一些残余肾功能、每天尿量超过 500mL 的患者可以考虑每周 2 次透析。患者是青壮年，少尿或无尿者应每周进行 3 次透析，以避免透析期间体重增加过多引起心衰的发生。每周透析 2 次者，一般延长每次透析时间至 5 ~ 6 小时，每周透析 3 次者，每次透析 4 小时，使得每周透析时间达到 10 ~ 12 小时。

（4）血流速及透析液流速。血流速及透析液流速与溶质的清除效率密切相关。首次开始血液透析的患者血液流速应该适当减慢，设定为 150 ~ 200mL/min，以后根据患者的实际情况逐步调高血流速，透析液流速一般为 500mL/min，通常不必做调整。如果患者在首次透析过程中发生严重透析失衡综合征则可适当调低透析液流速，可设定透析液流速在 200 ~ 500mL/min，也可设定血流速为常规血流速仅降低透析液流速，该法适

合高凝状态的患者；或者降低血流速而维持常规透析液流速；或者将两者流速均降低，适合体质量较小、毒素水平较高的患者。以后每次透析时，先进行150mL/min 血流速治疗 15 分钟左右，如果患者没有不适反应，则调高血流速度至 200 ~ 400mL/min，每次透析血流速度设定最低应 200 ~ 250mL/min，但对于高龄患者、婴幼儿或严重心律失常的患者，可适当减慢血流速度，并必须密切监测患者透析过程中生命体征的变化。以后每次透析液的流速一般设定为 500mL/min，若应用高通量血液透析，则可调整透析液流速为 800mL/min。

（5）透析液温度。透析液温度一般为 35.5 ~ 37.5℃，通常设定为 36.5℃，可以避免透析过程中体温升高以及低血压的发生。通常不对透析液温度进行调整，但如果患者透析过程中反复发生透析低血压且与血管反应性相关，或者对于一些高热的患者，则可适当调低透析液温度。

（6）透析液成分。透析液成分主要有钠、钾、钙、镁、氯、碱基和葡萄糖等，血液与透析液接触时产生双向弥散过程，透析液中的电解质浓度接近于正常人体生理浓度，而碱基高于血浆浓度，最终在浓度梯度的作用下使透析膜两侧溶质浓度达到平衡，清除尿毒症毒素，纠正电解质及酸碱平衡紊乱。在透析前根据患者血压控制情况和容量负荷，以及患者血钠、血钾、血钙等的水平，个体化调整透析液各离子成分的浓度。

1）钠：常用透析液钠离子浓度为 135 ~ 140mmol/L，根据患者血压控制情况进行调整。钠离子是决定细胞外液的主要阳离子，是维持晶体渗透压的主要成分，很容易通过透析膜，因而透析液中钠离子浓度对于血液透析患者血压稳定性起着非常重要的作用。低钠透析液产生的负钠平衡可以导致血钠浓度和血浆渗透压的降低，使得液体从细胞外液转移进入细胞内，使得有效血容量减少，细胞内容量过多，导致发生透析失衡、痉挛以及低血压。提高透析液钠浓度可以改善透析患者对高流量高效率透析的耐受性，但是高钠透析液也会导致口渴和血压升高等。钠梯度透析在透析开始时用高钠的透析液（145 ~ 150mmol/L），透析过程中定时、定量地减少，透析结束时钠浓度达到 135 ~ 138mmol/L，可以降低透析低血压、痉挛、高血压和严重口渴的发生。因此透析液钠离子浓度调整应根据患者透析前血钠水平、血压情况、容量负荷情况以及心血管稳定性等进行个体化调整。高血压控制不佳时可选用个体化的透析液钠浓度，通过测定患者 3 次透析前血钠水平，计算其平均血钠浓度，乘以 95% 作为透析液钠浓度；也可采用低钠透析液，但应注意肌肉抽搐、透析失衡综合征及透析中低血压或高血压发生危险；反复透析中低血压可选用较高钠浓度透析液，或透析液钠浓度由高到低的序贯钠浓度透析，但易并发口渴、透析间期体重增长过多、顽固性高血压等不良后果。

2）钾：一般为 0 ~ 4mmol/L，常设定为 2mmol/L，可根据患者血钾水平以及是否有心律失常合并症等情况选择透析液钾浓度。钾是维持心脏电活动的重要离子，患者在透析间期容易发生高钾血症，极易引起严重的室性心律失常。饮食的摄入、组织坏死、高分解状态等，造成细胞内钾的转移，尤其患者有代谢性酸中毒时可以使钾从细胞内转移到细胞外，这些均会导致高钾血症的发生。饮食规律的透析患者，经 1 周 3 次血液透析可以达到钾的平衡，而食欲欠佳，发生呕吐、腹泻的患者则容易发生低钾血症，透析液应根据患者的情况来设定。透析引起的钾代谢的变化也能够干预钙磷代谢和酸碱调节，促进动脉粥样硬化，也会导致骨营养不良的发生。血液透析时，血钾高于 7mmol/L，使用钾浓度低于 2mmol/L 的透析液，必须每小时监测血钾浓度 1 次，血钾降低过快极易导致突发性心律失常的发生。使用透析液钾浓度应根据患者的透析方式、饮食摄入、治疗的持续时间和频率等综合情况进行调整。每天透析或服用地高辛类药物者，可适当选择较高钾浓度透析液。通常如果透析前血钾 < 4.5mmol/L，应该使用含钾 3mmol/L 的透析液，以避免透析结束时血钾过低发生心律失常。对于个别透析前血钾 < 3.5mmol/L 的患者，可以提供含钾 4mmol/L 的透析液来纠正低钾血症。

3）钙：常用透析液钙离子浓度设定为 1.25 ~ 1.75mmol/L，透析液钙浓度应根据患者的甲状旁腺激素、血钙水平以及是否服用含钙的磷结合剂等情况来进行个体化调整。正常人血清钙浓度为 2.25 ~ 2.75mmol/L。血浆钙包括结合钙、离子钙和络合钙。离子钙和络合钙可以自由通过透析膜，只有离子钙才有生理作用，钙离子对神经肌肉的兴奋传导具有重要的作用，缺钙会引起抽搐以及骨性营养不良。终末期肾脏病患者经常表现为低钙血症，但由于含钙磷结合剂以及活性维生素 D_3 应用，患者发生高钙血症则更为常见，此时透析液钙浓度选择 1.25mmol/L 更为合适。20 岁以下患者采用中、高钙浓度透析液有助于维持正钙的平衡，而对于 35 岁以上透析患者，采用中、低钙浓度，以零或负钙平衡为主。总之，对绝大多数患者来说，平均透析液钙浓度为 1.25 ~ 1.75mmol/L，就能够避免透析过程中患者体内发生钙磷代谢紊乱而导致的副作用。当存在顽固性高血压、高钙血症、难以控制的继发性甲状旁腺功能亢进时，选用钙浓度 1.25mmol/L 透析液，并建议联合应用活性维生素 D 及其类似物、磷结合剂及拟钙剂治疗；当透析中反复出现低钙抽搐、血钙较低、血管反应性差导致反复透析中低血压时，可短期选用钙浓度 1.75mmol/L 透析液，但此时应密切监测血钙、血磷、血全段甲状旁腺素水平，并定期评估组织器官的钙化情况，防止出现严重骨矿物质代谢异常。

4）镁：透析液镁浓度常为 0.5~0.75mEq/L。镁主要存在于骨组织中，正常血清镁浓度为 0.8 ~ 1.2mmol/L，镁主要经过肾脏进行排泄，肾衰竭患者的血镁升高，以及一些患

者使用含镁的药物，比如灌肠、泻药等，也会导致血镁的升高，高镁血症容易导致患者发生骨软化和骨性营养不良，还会引起心脏传导系统以及神经系统的传导异常。为防止高镁血症的发生，可以采用无镁透析液或者低镁透析液。

（7）总超滤量。每次透析的总超滤量为透析前体重与设置的干体重之间的差值，就是透析间期体内水分的增长量，应根据患者的残余肾功能、心肺功能、容量状态以及患者血压情况等设定透析的总超滤量。每次透析的超滤总量不超过体重的5%，当患者有严重水肿、急性肺水肿等时，可以适当提高超滤总量，在1 ~ 3个月内逐步使患者透析后的体重达到干体重。

（8）抗凝方案。抗凝治疗是提高血液透析生物相容性，保证血液透析顺利进行的重要组成部分。在血液透析的过程中，患者的血液与穿刺针、静脉内插管、导管以及透析膜等体外循环装置的接触，均可能会引起透析过程中凝血的发生，体外循环发生凝血会导致透析治疗的被迫暂停，影响患者正常的治疗方案的实施。抗凝治疗可以减少血液与透析管路表面的异物接触时引发的凝血过程的启动，也可以降低体外循环中气血交界面发生凝血的概率，从而可以防止凝血机制的启动而诱发患者血栓或血栓栓塞性疾病。因此选择正确的抗凝方案才能够保障血液透析的正常进行，在方案制定前，应该充分掌握和了解患者的年龄、生活方式、相关病史、体格检查和实验室检查指标等做出凝血风险评估，实施个体化的抗凝治疗。

1）无抗凝剂：适用于有活动性出血、出血风险以及有肝素使用禁忌证的患者。在透析前用2000mL生理盐水或肝素化生理盐水对透析器和管道进行预冲，透析开始时要将含肝素的预冲液放掉，或在透析前再用不含肝素的生理盐水对管路进行冲洗。治疗过程中，每30 ~ 60分钟给予100 ~ 200mL生理盐水冲洗透析器和管路。

2）普通肝素：适用于无活动性出血、无出血风险、无明显脂代谢或骨代谢异常的患者。肝素通过抗凝血酶发挥抗凝作用，可以拮抗凝血因子IIa和凝血因子Xa。一般首剂量0.3 ~ 0.5mg/kg，追加5~10mg/h间歇性或持续性静脉注射，血液透析结束前30 ~ 60min停止追加。通常监测活化部分凝血活酶时间来控制肝素的用量，使活化部分凝血活酶时间维持在正常的1.5 ~ 2.5倍。

3）低相对分子质量肝素：适用于无出血倾向或出血性疾病以及具有潜在出血风险的患者。低相对分子质量肝素是普通肝素经化学降解、酶解或筛选后获得的，属于间接抗凝剂，相对分子质量在8 000以下，抗凝血因子Xa活性比抗凝血因子IIa活性大。一般给予60 ~ 80U/kg静脉注射，在治疗前20 ~ 30分钟静脉注射，常规血液透析无须追加剂量。低相对分子质量肝素引起的出血风险较小，一般不强调监测，必要时可以测定其抗凝血

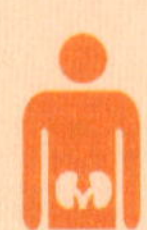

因子 Xa 活性。

4）枸橼酸钠：适用于有活动性出血或有高危出血风险的患者。枸橼酸钠能与血液中钙离子螯合成难以解离的可溶性复合物枸橼酸钙，破坏凝血过程。在滤器前持续从动脉端输注 4% 枸橼酸钠溶液，起始剂量 100 ～ 200mL/h，控制滤器后游离钙离子浓度 0.25 ～ 0.35mmol/L；在静脉端给予氯化钙注射液（10% 氯化钙 80mL 加入 1 000mL 生理盐水中）以 40mL/h 加入（或 10% 葡萄糖酸钙 25 ～ 30mL/h 泵入），控制管路动脉端游离钙离子浓度 1.0 ～ 1.35mmol/L。枸橼酸钠抗凝治疗时，只有滤器中游离钙离子浓度降至 0.35mmol/L 以下才有抗凝作用。

5）阿加曲班：适用于活动性出血或高危出血风险、肝素类药物过敏或既往发生肝素诱导的血小板减少症的患者。阿加曲班是人工合成的左旋精氨酸衍生物，为直接凝血酶抑制剂，能够直接与凝血酶活性位点结合并抑制其作用。一般首剂剂量 250μg/kg，追加剂量 2μg/（kg · min），持续滤器前给药。阿加曲班通过活化部分凝血活酶时间监测，通常使活化部分凝血活酶时间延长时间在正常范围的 2 倍以内。

6）重组水蛭素：适用于有出血风险以及发生肝素诱导的血小板减少症的患者。水蛭素是从水蛭的唾液腺中提取的氨基酸多肽，为直接凝血酶抑制剂，可阻断凝血酶引起的纤维蛋白凝结和血小板聚集。重组水蛭素可在透析开始时给予1次剂量，也可持续给药，间断性血液透析的负荷剂量范围为 0.2 ～ 0.5mg/kg。

7）萘莫司他：萘莫司他最早是由日本合成的丝氨酸蛋白酶抑制剂，可阻断血液凝固多个环节，抑制补体激活。生物半衰期 8 分钟。首先用萘莫司他 50mg 溶于 500mL 生理盐水输入体外循环，速度为每小时 0.5mg/kg。萘莫司他局部抗凝使用可使循环管路的寿命延长。在日本常作为血液透析和连续性肾脏替代治疗的抗凝剂。

5. 血液透析充分性评估

血液透析充分性是指通过血液透析能有效地清除尿毒症患者体内潴留水分和尿毒症毒素，使各种并发症得以有效控制，透析过程中患者感觉舒适，患者具有较好的生存质量和一定的社会活动能力。可以表现为以下方面：无尿毒症症状；食欲和营养状态良好，体力如常；容量负荷、贫血、高血压控制佳；无代谢性酸中毒和钙磷代谢失常；心血管等慢性并发症减少或消失；生活质量好，能通过透析达到长期生存的目的。血液透析充分性的好坏能够影响患者生活质量及长期生存率，部分客观数据或指标可以反映长期透析质量水平，并预测患者未来不良预后。

（1）小分子毒素清除测定方法。尿素清除率可以较好地反映小分子物质的清除，常用指标为单室尿素清除率（spKt/V）、尿素下降率（URR）。

1）尿素清除指数（Kt/V）。公式如下：Kt/V=-ln（R-0.008t）+（4-3.5R）×UF/W，ln 表示自然对数，t 表示透析时间，0.008t 表示透析过程中尿素生成量对 Kt/V 的影响，UF 表示超滤量，W 表示透析后体重。该公式的缺点是不能提供调整透析方案的参数，不能计算 nPCR（标准化蛋白分解代谢率），不能用来评估儿童患者。为了更加精确地评估尿素清除率，考虑到血液透析治疗后中心池尿素水平的反跳，也可以采用平衡后 Kt/V（eKt/V）方法进行评估，但最常用的仍为 spKt/V。

《血液净化标准操作规程（2021）》推荐如表 9-1-2 所示。

表 9-1-2　不同残肾功能和透析频率时 spKt/V 最低要求

透析次数 /（次·周）	Kru ＜ 2mL/（min·$1.73m^2$）	Kru ≥ 2mL/（min·$1.73m^2$）
2	不推荐	2.0*
3	1.2	0.9
4	0.8	0.6
6	0.5	0.4

说明：Kru，残存肾尿素清除率。一般不推荐每周 2 次透析，除非 Kru ＞ 3mL/（min·$1.73m^2$）。

2）尿素下降率。尿素下降率是指单次透析清除尿素的分数。尿素下降率（%）=100（1- 透析后尿素 / 透析前尿素）。美国肾脏病基金会《肾脏病预后质量指南（NKF-DOQI）》推荐，最低尿素下降率≥ 65%，目标尿素下降率≥ 70%。尿素下降率的计算方式较 Kt/V 简单易行，通过测量透析前、透析后的尿素氮浓度即可计算出来。

3）蛋白分解代谢率（PCR）。透析患者蛋白分解代谢率（g/24h）既可反映营养状态，结合 Kt/V 后又可判断透析充分性。蛋白分解代谢率计算通过以下两种方式：①通过测定透析后和下次透析前的尿素氮水平来计算，蛋白分解代谢率 =2.03C+0.16，C 表示透析前尿素氮浓度 - 透析后尿素氮浓度。②根据尿素动力学计算，蛋白分解代谢率 =9.35（GU）+11g/24h，GU 表示尿素氮生成率，GU= 肾脏清除之尿素 Kru（mL/min）×BUN（mL/min）。在不考虑维持性血液透析患者残余肾功能的前提下，尿素氮的生成率与蛋白分解代谢率几乎成正比，即 GU=BUN。

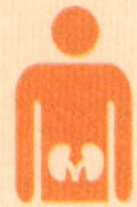

4）在线尿素清除率监测。在线清除率监测（OCM）是近年来发展起来的一种血液透析充分性评估方法。该方法具有实时监测及简单、方便的优点。OCM 原理是基于尿素与血钠清除率相互间的直线关系，在透析器透析液出口端加装电导率探头。通过检测透析器入口端及出口端透析液的电导度，来测定钠离子的变化，获得透析膜对钠离子的清除能力，进一步推算尿素的清除率，经过计算机软件处理得出 Kt/V 值并实时显示。

（2）中、大分子毒素清除的测定方法。目前临床上普遍应用β_2-微球蛋白（β_2-MG）作为反映患者体内中分子毒素水平以及评价透析模式的中分子溶质清除能力的标志物，大量文献提示血β_2-微球蛋白水平与患者淀粉样变、腕管综合征等并发症密切相关。β_2-微球蛋白，相对分子质量为11 800，对流清除大于弥散清除，β_2-微球蛋白下降率测定反映中、大分子物质的清除效率。用低通量透析器，β_2-微球蛋白下降率几乎为零，而用高通量透析器β_2-微球蛋白下降率达30% ~ 60%。因此，考虑到我国现有技术与条件，《中国血液净化充分性临床实践指南》提出，有条件的单位可以把β_2-微球蛋白清除率纳入到日常血液透析质量控制与管理范畴内，推荐单次透析β_2-微球蛋白清除率：β_2-微球蛋白下降率≥30%，理想值≥50% 或膜清除率>20mL/min。目前增加中分子毒素清除的手段通常是采用高通量透析或血液透析滤过，相比普通透析，高通量透析要求更好的膜材料及更优质的透析用水。为了实现更强的对流清除，高通量透析模式要求使用超纯透析液，以降低细菌和内毒素引起的慢性炎症状态风险；膜材料方面除要求较高通量以外，也要求采用合成膜。

（3）干体重的评估。

1）干体重是指临床上因透析超滤能够达到最大限度的体液减少，且不发生低血压时的体重，即采用血液透析缓慢超滤至出现低血压时的体重。此时患者体内基本无多余水分潴留也不缺水，达到感觉舒适的理想体重。

2）干体重的标准：①透析过程中无明显的低血压；②透析前血压得到有效控制；③临床无浮肿表现；④胸部 X 线无肺淤血征象；⑤心胸比值，男性 <50%，女性 <53%；⑥有条件者也可以应用生物电阻抗法进行评估。

3）干体重的评估方法：①临床评估法。水钠潴留是干体重不达标的主要表现，增加了心脏前负荷和心输出量，出现高血压、水肿、心包积液、胸腔积液、腹腔积液、左心室肥厚及动脉硬化等临床表现。高血压是水钠潴留所致的最有代表性的不良后果，血液透析患者的高血压几乎均存在一定程度的容量相关因素。②放射学评估法。透析后心胸比低于 0.5，则表明患者基本达到干体重。当胸部 X 线心胸比达到干体重状态时（男性 50%、女性 50% ~ 55%），患者透析后胸腔积液和肺水肿的发生率明显减低，肺门血管宽度、心脏横径明显减小。③超声评估。计算下腔静脉直径与体表面积之比（nVCD=VCD/ 体表面积），反映中心静脉压，达干体重时 nVCD 在 8 ~ 11.5mm/m^2，

nVCD > 11.5mm/m^2 表明容量负荷过多，nVCD < 8mm/m^2 表明容量负荷过低。④通过超声测量血液流速来监测血细胞比容或总蛋白含量的变化。这些变化与透析患者血容量变化成反比。⑤同位素测定法。应用 γ 示踪技术，测定示踪剂稀释后的浓度，可计算出示踪剂的被稀释倍数，推算出相应的容量。⑥血浆标志物测定法。大量文献提出脑钠肽可鉴别血浆容量的增加，脑钠肽水平升高提示容量超负荷。⑦生物阻抗频谱法。生物电阻抗多频分析仪可以发放不同频率的电流来区分体液。低频电流只能通过细胞外液部分，高频电流可以通过细胞内液和细胞外液。研究证实，血液透析患者存在细胞外液超量，使用生物电阻抗频谱法测量血液透析患者人体成分，发现单位体表面积脂肪组织含量与血中甘油三酯和胆固醇值存在相关性。

（4）血液透析患者相关指标的控制目标。《中国血液透析充分性评估临床实践指南》推荐血压控制目标：透析前收缩压 < 160mmHg，透析患者血压管理是心血管危险因素管理的重要环节。透析前血压水平在一定程度上反映血管内血容量状态、干体重及体内肾素 – 血管紧张素 – 醛固酮系统活性状态，所以透析前血压值也是反映透析充分性的一个重要指标。推荐血清白蛋白≥ 35g/L，建议有条件者血清白蛋白≥ 40g/L。有研究证据显示，血清白蛋白 < 30g/L 的透析患者死亡风险高达 2 倍，血清白蛋白水平被普遍认为是预测透析患者生存率的指标，因此，《中国血液透析充分性评估临床实践指南》将其列入透析充分性的评价内容之一。推荐血红蛋白≥ 100g/L，且 < 130g/L；建议血红蛋白水平维持于 110 ~ 130g/L。《肾脏病预后质量指南》及《欧洲慢性肾衰竭患者贫血治疗最佳实践指南（EBPG）》都推荐肾性贫血患者血红蛋白应该达到的下限值为 110g/L，上限值为 130g/L。推荐透析前校正血钙 2.10 ~ 2.75mmol/L，透前血磷 1.13 ~ 1.78mmol/L，透析前血全段甲状旁腺素 150 ~ 300ng/L。尽管改善全球肾脏病预后工作组《临床实践指南》建议透析患者全段甲状旁腺素的控制靶目标为正常参考值上限的 2 ~ 9 倍，但许多临床研究结果显示全段甲状旁腺素控制在 150 ~ 300ng/L 时患者具有更低的死亡率，也有资料显示更低水平的全段甲状旁腺素的患者具有更好的预后。

目前有很多血液透析充分性的大型临床研究正在进行，更多的结果可能有助于更好地建立血液透析充分性评价方法。

6. 血液透析并发症

（1）透析中低血压：一般指透析中患者血压下降一定的数值或比值，并出现需要进行医学干预的临床症状或体征。发生率占 10% ~ 30%。有研究表明，透析中低血压不仅影响患者生活质量，而且是死亡的独立危险因素。危险因素主要包括老年、女性、营养不良、糖尿病、高磷血症、冠脉疾病、左室心肌功能受损、血管淀粉样变、应用硝

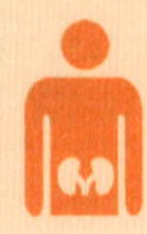

酸盐制剂等。最常见机制由于透析中水分清除的速度超过了血管内再充盈速度，出现血管内容量相对不足。透析中发生低血压可调整为头低脚高位，停止或减少超滤，输注液体如 0.9% 等张生理盐水等，必要时输注胶体液。透析中低血压防治：控制盐的摄入、改善营养状态、增加热量供给、纠正贫血及低蛋白血症，定期评估调整干体重、可适当调低透析液温度，评估并改善心功能，治疗导致低血压的原发疾病，采用个体化的超滤模式，延长透析时间或增加透析频率，做可调钠透析、序贯透析或血液滤过，必要时采用 1.5mmol/L 或更高浓度钙离子的透析液等，还可补充左卡尼汀等。

（2）肌肉痉挛：最常发生部位是下肢。透析中低血压、低血容量、超滤速度过快及应用低钠透析液治疗等导致肌肉血流灌注降低是引起透析中肌肉痉挛最常见的原因。血电解质紊乱和酸碱失衡也可引起肌肉痉挛，如低镁血症、低钙血症、低钾血症等。紧急处理主要是增加血浆渗透浓度，包括静脉输注高张盐水、50% 葡萄糖溶液或 20% 甘露醇溶液，对痉挛肌肉进行外力挤压按摩也有一定疗效。积极预防诱发因素，如防止透析中低血压及透析间期体重增长过多，避免透析中超滤速度过快，可适当提高透析液钠浓度，纠正电解质紊乱，嘱咐患者加强肌肉锻炼。

（3）恶心和呕吐：常见原因有透析低血压、透析失衡综合征、透析器反应、糖尿病导致的胃轻瘫、透析液受污染或电解质成分异常（如高钠血症、高钙血症）等。治疗上对低血压导致者采取紧急处理措施，在病因处理基础上采取对症处理，如应用止吐剂，加强对患者的观察及护理，避免发生误吸事件，尤其是神志欠清者。针对诱因采取相应预防措施。

（4）头痛：常见原因有透析失衡综合征、严重高血压和脑血管意外，或与使用醋酸盐透析液相关。防治上明确病因，针对病因进行干预，如无脑血管意外等颅内器质性病变，可应用对乙酰氨基酚等止痛对症治疗。针对诱因采取适当措施是预防关键，包括应用降血流量、低钠透析、避免透析中高血压发生、规律透析、使用碳酸氢盐透析液、透析前充分冲洗管路和透析器等。对于反复发作的难治性病例可考虑更换透析膜。

（5）胸痛和背痛：常见原因是心绞痛（心肌缺血）、透析中溶血、低血压、空气栓塞、透析失衡综合征、心包炎、胸膜炎及透析器过敏等。在明确病因的基础上采取相应治疗。

（6）皮肤瘙痒：皮肤瘙痒是透析患者常见不适症状，可严重影响患者生活质量。尿毒症患者皮肤瘙痒发病机制尚不完全清楚，与尿毒症本身、透析治疗及钙磷代谢紊乱等有关。其中透析过程中发生的皮肤瘙痒需要考虑与透析器反应等变态反应有关。一些药物或肝病也可诱发皮肤瘙痒。治疗可在保证充分透析基础上采取适当的对症处理措施，

包括应用抗组胺药物、外用含镇痛剂的皮肤润滑油等。也可联用血液灌流治疗。针对可能的原因采取相应的预防手段，包括控制患者血清钙、磷和全段甲状旁腺素，避免应用可能会引起瘙痒的药物，使用生物相容性好的透析器和管路，避免应用对皮肤刺激大的清洁剂，应用一些保湿的护肤品以保持皮肤湿度，尽量选用全棉的衣物等。

（7）失衡综合征：指发生于透析中或透析后早期，以脑电图异常及全身和神经系统症状为特征的综合征，轻者可表现为头痛、恶心、呕吐及躁动，重者出现抽搐、意识障碍甚至昏迷。失衡综合征可以发生在任何一次透析过程中，但多见于新人透析、透析前血尿素氮高（≥ 60mmol/L）、快速清除毒素（如高效透析）等情况。发病机制多是由于血液透析快速清除溶质，导致患者血液溶质浓度快速下降，血－脑尿素浓度梯度，水向脑组织转移，从而引起颅内压增高、颅内 pH 改变。治疗：轻者仅需减慢血流速度，以减少溶质清除，减轻血浆渗透压和 pH 过度变化。对伴肌肉痉挛者可同时输注 4% 碳酸氢钠、10% 氯化钠或 50% 葡萄糖溶液，并予相应对症。如仍无缓解，则提前终止透析。重者（出现抽搐、意识障碍和昏迷）建议立即终止透析，排除脑卒中，同时予输注 20% 甘露醇。之后可根据治疗反应给予其他相应处理。针对高危人群采取预防措施是避免发生透析失衡综合征的关键。首次透析患者要经过缓慢的诱导透析逐渐降低尿素水平，包括减慢血流速度、缩短每次透析时间（每次透析时间控制在 2 ～ 3 小时内）、应用膜面积小的透析器等。维持性透析患者采用钠浓度曲线透析液序贯透析可降低失衡综合征的发生率，尽可能规律和充分透析可增加透析频率、缩短每次透析时间、使用碳酸氢盐透析液等。

8）透析器反应：又名“首次使用综合征”，但也见于透析器复用患者。临床分为两类：A 型透析器反应（过敏反应型）和 B 型透析器反应。参照《血液净化标准操作规程（2021）》A 型和 B 型透析器反应的临床特征如表 9-1-3 所示。

表 9-1-3　透析器反应的临床特征

	A 型透析器反应	B 型透析器反应
发生率	较低，＜ 5 次 /10 000 透析例次	3 ～ 5 次 /100 透析例次
发生时间	多于透析开始后 5 分钟内，部分迟至 30 分钟	透析开始 20 ～ 60 分钟
症状	程度较重，表现为皮肤瘙痒、荨麻疹、咳嗽、喷嚏、流清涕、腹痛腹泻、呼吸困难、休克甚至死亡	轻微，表现胸痛和背痛

续表

	A 型透析器反应	B 型透析器反应
原因	环氧乙烷、透析膜材料、透析器复用、透析管路、透析液受污染、肝素过敏、高敏人群及应用 ACEI 等	原因不清，可能与补体激活有关
处理	立即终止透析 夹闭血路管，丢弃管路和透析器中血液 严重者予抗组胺药、激素或肾上腺素药物治疗 需要时予心肺支持治疗	排除其他引起胸痛原因 予对症及支持治疗、吸氧 如情况好转则继续透析
预后	与原因有关，重者死亡	常于 30 ~ 60 分钟后缓解
预防	避免应用环氧乙烷消毒透析器和血路管 透析前充分冲洗透析器和血路管 停用 ACEI 药物 换用其他类型透析器	换用合成膜透析器（生物相容性好的透析器） 复用透析器可能有一定预防作用

（9）心律失常：心律失常是血液透析患者常见并发症，可以在透析间期或透析过程中发生，是导致心源性猝死的主要原因之一。常见心律失常类型包括心房颤动（简称房颤）、室性心律失常及房室传导阻滞等。透析间期心律失常发生常与心脏基础疾病有关，如缺血性心脏病、高血压心脏病、心肌病、心肌淀粉样变及心脏瓣膜病等。常见病因与诱发因素有电解质紊乱（高钾血症、低钾血症、低镁血症、低钙血症）；新发冠脉事件（尤其是心肌梗死）；其他原因，包括颈内静脉导管置入右心房过深；服用引起 Q-T 间期延长的药物，如大环内酯类抗生素、喹诺酮类抗生素、抗真菌药物、西那卡塞、他克莫司、苯二氮䓬类药物、米多君及抗抑郁药物等。治疗：对血流动力学不稳定的心律失常，应立即处理病因与诱因，尽快给予相应药物治疗。电解质紊乱导致的心律失常，应积极纠正电解质紊乱。血流动力学稳定的患者，应紧急血液透析治疗；血流动力学不稳定的患者，应尽快电复律，并开展其他专科治疗。房室传导阻滞二度Ⅱ型以上、严重窦性心动过缓以及窦性停搏大于 3 秒的患者可考虑安置心脏起搏器；频发室性期前收缩药物治疗无效者可行射频消融；多发短阵室性心动过速、心室颤动在药物治疗基础上安置埋藏式心脏除颤仪等。透析中心律失常：尽快明确心律失常类型及原因，立即进行心电图，给予心电血压监护；急检血电解质、血气分析、肌钙蛋白等心肌损伤标志物。常见诱因：高钾血症或伴有酸中毒患者，应避免纠正酸中毒、降钾过快；低钾血症或伴有低钙血症患者，应避免使用低钾、低钙透析液以减少房颤或长 Q-T 间期引发室

性心律失常和心搏骤停风险。如已出现心律失常，首先通过透析管路或静脉补充氯化钾、氯化钙或葡萄糖酸钙；透析前体重增长过多或容量超负荷的心衰患者，超滤速度不宜超过 15mL/min，可延长透析时间完成设定的超滤目标；新发冠脉综合征患者，根据患者血压状态给予口服或静脉滴注硝酸甘油，口服抗血小板药物，尽快停止透析，转专科治疗；出现心搏骤停，立即终止透析，启动心肺复苏。

（10）溶血：表现为胸痛、胸部紧缩感、背痛、呼吸急促、腹痛、发热、畏寒等。常见原因：透析设备问题如透析管路狭窄或梗阻、透析液钠浓度过低、温度过高等，化学污染物污染、药物、毒物或者患者相关因素等。一旦发现溶血，应立即予以处理，应终止透析，夹闭血路管，丢弃管路中血液；及时纠正贫血，必要时可输新鲜全血；严密监测血钾，避免发生高钾血症。预防措施：透析中严密监测透析管路压力；避免采用过低钠浓度透析及高温透析；严格监测透析用水和透析液，严格消毒操作，避免透析液污染等。

（11）空气栓塞：临床表现与发生栓塞时患者的体位、进入的气体量、进入部位以及速度有关。可出现胸痛、呼吸困难、干咳、胸部紧缩感、意识障碍、呼吸骤停以及其他器官缺血表现等。原因为可能导致空气进入透析管路管腔部位的连接松开、脱落，如动脉穿刺针脱落、血路管接口松开或脱落等，另外透析管路或透析器破损开裂等。出现空气栓塞应立即夹闭静脉管路，停止血泵；采取左侧卧位，头和胸部低、脚高位；心肺支持，包括吸纯氧，采用面罩或气管插管等；如空气量较多，有条件者可予右心房或右心室穿刺抽气。空气栓塞一旦发生，死亡率极高。应严格遵守操作规章，避免发生空气栓塞。

（12）发热：透析相关发热可出现在透析中，也可出现在透析结束后。局部或全身感染，透析装置的过量微生物污染导致。血液透析患者出现发热，需分析与血液透析是否有关。多由致热原进入血液引起，如透析管路和透析器预冲不规范、透析器等使用不规范、透析液受污染等；透析时无菌操作不严，可引起病原体进入血液，或原有感染因透析而扩散引起发热；其他原因如急性溶血、高温透析等。出现高热患者，先对症降温处理，并适当调低透析液温度。通常由致热原引起者 24 小时内好转，如无好转考虑是感染引起，应继续寻找病原体证据，可做血培养，并予抗生素治疗。考虑非感染引起者，可以应用小剂量糖皮质激素治疗。预防措施包括严格规范操作，避免引起致热原污染；建议使用一次性使用透析器；透析前应充分冲洗透析管路和透析器；加强透析用水及透析液监测。

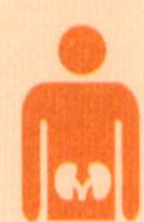

（13）透析器破膜：原因有透析器质量问题；透析器储存不当，如冬天储存在温度

过低的环境中；透析中因凝血或超滤量大等而导致跨膜压过高；复用透析器，复用处理和储存不当、复用次数过多。处置：一旦发现破膜应立即夹闭透析管路的动脉端和静脉端，丢弃体外循环中血液；更换新的透析器和透析管路；严密监测患者生命体征、症状和体征情况，一旦出现发热、溶血等表现，应采取相应处理措施。预防措施：透析前应仔细检查透析器；透析中严密监测跨膜压，避免出现过高跨膜压；透析机漏血报警等装置应定期检测，避免发生故障；透析器复用时应严格进行破膜试验。

（14）体外循环凝血：常见原因有，不用抗凝剂或抗凝剂用量不足，血流速度过慢，外周血血红蛋白过高，超滤率过高，透析血管通路再循环过大，各种原因引起动静脉壶气泡增多、液面过高，透析中输注血液、血制品或脂肪乳剂等。处置：发现潜在原因并给予相应处理；轻度凝血常可追加抗凝剂用量，调高血流速度；一旦凝血程度加重，应立即回血，更换透析器和透析管路；重度凝血常需立即回血。如凝血重而不能回血，建议直接丢弃体外循环透析管路和透析器，以免凝血块进入体内发生栓塞事件。预防措施：透析前全面评估患者凝血状态、合理选择和应用抗凝剂；加强透析中凝血状况的监测，并早期采取措施进行防治；定期监测血管通路血流量，避免透析中再循环过大；避免透析时血流速度过低；避免透析中输注血液、血制品和脂肪乳等。

7. 透析患者远期并发症

（1）心脑血管并发症：是透析患者死亡的首要因素，包括左室肥厚、缺血性心脏病、心力衰竭、外周血管疾病、脑卒中等。发病危险因素，除传统危险因素（如高血压、吸烟、肥胖、高脂血症等）外，还包括贫血、容量过负荷、高同型半胱氨酸血症、骨矿物质代谢紊乱、氧化应激、慢性炎症、营养不良等尿毒症特有危险因素。防治：主要在于充分透析、控制发病危险因素及定期心血管疾病评估，力争早发现、早治疗，有效管理透析间期体重增长和血压、纠正贫血和高磷血症。

（2）贫血：详见本书相关章节。

（3）骨矿物质代谢紊乱：详见本书相关章节。

（4）高血压：是血液透析患者最常见的重要并发症，是透析患者心血管死亡的重要危险因素。主要病因及危险因素：容量负荷过重、肾素－血管紧张素－醛固酮系统活性增强、交感神经兴奋、促红细胞生成素等药物影响、血液透析对降血压药物的清除、使用高钠透析液、氧化应激与微炎症状态、继发性甲状旁腺功能亢进、睡眠障碍及原发病的影响等。治疗上评估高血压类型，控制透析间期体液容量，干体重达标，选择适当的降血压方案及药物，监测血压，动态调整降血压方案，关注降血压药物的不良反应。在选择降血压药物时兼顾疗效、药物的依从性、脏器保护作用、不良反应及透析对药物

代谢的影响。血压控制靶目标是诊室透析前血压 60 岁以下患者 < 140/90mmHg，60 岁以上患者 < 160/90mmHg（含药物治疗）。

（5）感染：感染是血液透析患者的第二位死因，多由于透析患者免疫功能低下、营养不良、合并糖尿病、使用临时血管通路、透析液或者供液管路污染、使用透析器等因素。主要是细菌感染及血源性传染疾病感染（如肝炎病毒、人类免疫缺陷病毒感染等）。细菌感染主要表现为发热、寒战及感染部位症状。治疗关键是应用有效抗生素、营养补充及相关支持治疗。病毒相关感染主要与免疫功能低下、透析操作不当、消毒不严格、输血等因素有关。感染后多无症状，少数可出现恶心、纳差、黄疸等。治疗根据病毒复制程度、肝功能情况等决定，目的是抑制病毒复制，延缓肝病进展，可采用干扰素或抗病毒药物治疗。预防是关键，严格执行透析隔离制度和消毒制度。

（6）营养不良：是透析患者常见并发症，可增加患者死亡率和住院率，增加感染风险。主要与营养摄入不足、丢失过多、蛋白质分解代谢增加有关。应积极干预，包括饮食指导、加强营养支持，补充营养辅助物质，充分透析。

六、思考题

1. 血液透析的适应证和禁忌证有哪些？

2. 血液透析的基本治疗原理是什么？

3. 血液透析常用的抗凝方法是什么？

4. 血液透析的充分性如何评估？

5. 血液透析常见的急性并发症有哪些？

七、科普小常识

1. 血液透析患者每周做几次透析合适？

从未经血液透析的患者开始血液透析的最初一段时期的透析，应循序渐进，可以每周 3 次，也可以隔天或每天透析，以后根据患者治疗反应及残余肾功能等，逐步过渡到每周 2 ~ 3 次透析。有一定残余肾功能患者或者腹膜透析不够充分的患者可以选择每周 1 次透析。患者年龄较大，还有一些残余肾功能，每天尿量超过 500mL 的可以考虑每周 2 次透析。患者是青壮年，少尿或无尿者应每周进行 3 次透析，以避免透析期间体重增加过多引起心衰的发生。

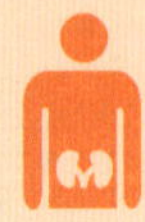

2. 尿毒症患者能脱离透析吗？

如果患者是急性肾损伤行透析，多数患者经过治疗后能摆脱透析，极少数患者因疾病较重或者治疗不及时不能好转，需要长期透析；原发病导致慢性肾脏病 5 期行透析，绝大多数需要长期依赖透析来维持生命，成功的肾移植可使患者不再需要透析。

3. 血液透析患者生活上应注意哪些细节？

（1）注意休息，加强教育，选择良好的生活方式，纠正不良的生活习惯，戒烟戒酒等。

（2）控制盐及水分摄入，透析间期体重增长不超过 5% 或每天体重增长不超过 1kg。

（3）控制饮食中磷和钾的摄入，保证每天蛋白质 1.0 ~ 1.2g/kg 和足够的碳水化合物摄入。

（4）每天监测体重、血压，按医嘱服药。

（5）对使用动静脉内瘘者每天检查内瘘有无震颤，对使用中心静脉导管者每天监测置管部位有无出血及脓性分泌物、管体有无脱出及其他不适。

（编者　罗琰琨）

第二节　腹膜透析（案例50）

核心提示

❖掌握腹膜透析的适应证和禁忌证。

❖充分了解腹膜透析的优势。

❖充分了解腹膜透析的常见并发症。

一、病历资料

1. 病史

李××，男，49岁，主因发现“血压高3年，血肌酐高2年，食欲减退2个月”于2022年9月22日入院。

患者于2019年体检发现血压高，血压为175/119mmHg，无头晕等不适，被山西省×医院诊断为高血压病，患者口服氯沙坦钾片（每天100mg），平素血压控制差，波动于（150~160）/（100~120）mmHg。2020年患者体检发现血肌酐216μmol/L、尿蛋白+，未予重视。2个月前患者出现皮肤瘙痒，食欲减退，乏力，无恶心、呕吐，自测血压160/100mmHg，遂就诊于山西省太原市×医院，实验室检查示血肌酐906μmol/L、血钾6.06mol/L、血红蛋白76g/L、碳酸氢根16.01mmol/L，考虑“慢性肾衰竭、高钾血症、肾性贫血、代谢性酸中毒”，给予注射促红细胞生成素、口服铁剂、调整降压药（停用氯沙坦钾片，口服硝苯地平控释片、美托洛尔片），输注碳酸氢钠注射液、葡萄糖注射液+胰岛素、口服环硅酸锆钠散等治疗。后复查血钾正常，血压较前改善，住院1周后出院。

患者出院后1个月余继续口服碳酸氢钠片（1g，每天3次）、环硅酸锆钠散（5g，每天1次）、复方硫酸亚铁叶酸片（200mg，每天3次）、硝苯地平控释片（30mg，每天2次）、

美托洛尔缓释片（47.5mg，每天 1 次），皮下注射促红细胞生成素（5 000U，每周 2 次），家中自测血压控制可，波动于（115~129）/（75~85）mmHg，食欲仍欠佳，无恶心、呕吐，皮肤瘙痒。2022 年 9 月 22 日患者就诊于山西省人民医院，门诊以“慢性肾脏病 5 期”收住我科。

患者病程中无发热、皮疹、关节痛、口腔溃疡、脱发、牙齿脱落等，无尿频、尿急、尿痛，无肉眼血尿，夜尿 1~2 次，尿量约 1 000mL/24h，自述无水肿，精神、睡眠可，大便规律、通畅，体重无明显变化。患者否认糖尿病、肝炎、结核病病史，否认手术史、外伤史、输血史，否认食物、药物过敏史；无烟酒嗜好；已婚已育，配偶子女健康，家族中无类似疾病患者。

2. 体格检查

体温 36.8℃，脉搏 74 次 / 分，呼吸 17 次 / 分，血压 127/84mmHg，身高 165cm，体重 56.9kg。一般情况可，神志清楚；查体合作，言语流利；贫血貌，双侧睑结膜及口唇苍白，咽无充血；双肺呼吸音清，双肺未闻及干、湿啰音；心率 74 次 / 分，心律齐，心脏各瓣膜听诊区未闻及病理性杂音；腹软，无压痛、反跳痛，肝、脾肋缘下未触及，未闻及血管杂音；双下肢轻度可凹性水肿；神经系统未见异常。

3. 实验室检查和辅助检查

2022 年 9 月 21 日，山西省太原市 × 医院检查项目及结果如下：

（1）血常规：白细胞计数 5.72×10^9/L、中性粒细胞 67.5%、血红蛋白 65g/L、血小板计数 163×10^9/L。

（2）尿液检查：相对密度 1.020、蛋白质 ++、潜血 –、20 小时尿蛋白定量 3.1g。

（3）血生化：尿酸 346.39 μmol/L、尿素氮 23.36mmol/L、血肌酐 930.5 μmol/L、碳酸氢根（HCO_3^-）16.24mmol/L、钾 4.71mmol/L、钠 141.27mmol/L、氯 105.4mmol/L、无机磷 1.68mmol/L、钙 2.13mmol/L、丙氨酸氨基转移酶 21.2IU/L、天冬氨酸氨基转移酶 12.37IU/L、白蛋白 34.37g/L、总胆固醇 4.87mmol/L、甘油三酯 1.24mmol/L、估算的肾小球滤过率 4.64mL/（min · 1.73m^2）、空腹血糖 4.66mmol/L、全段甲状旁腺素 93.4pg/mL。

4. 初步诊断

慢性肾脏病 5 期、肾性贫血、代谢性酸中毒、矿物质 – 骨异常、高血压 2 级（高危）。

二、诊治经过

1. 患者入院后的检查项目及结果如下：

C– 反应蛋白 3.85mg/L、尿素氮 28.02mmol/L、血肌酐 951.8 μmol/L。

心梗四项：肌红蛋白 29.5ng/mL、高敏肌钙蛋白 –I 3.4pg/mL、血清肌酸激酶同工酶 0.7ng/mL、B 型钠尿肽 134pg/mL。

贫血系列：铁 7.77 μmol/L、总铁结合力 34.56 μmol/L，铁蛋白 372.7ng/mL。

抗中性粒细胞胞浆抗体系列阴性，凝血功能未见异常，乙型肝炎病毒表面抗体 +，核心抗体 +，余阴性。

心电图：窦性心律，大致正常心电图。

胸部 X 片：两肺、心、膈未见异常。

腹部 CT：胆囊炎可能，双肾体积小，脾稍大，腹盆腔少量积液，心包少量积液。

心脏彩超：左心增大，主动脉瓣钙化灶。

2. 患者入院后的治疗及病情变化

患者入院后明确诊断为：慢性肾脏病 5 期、肾性贫血、代谢性酸中毒、矿物质 – 骨异常、高血压 2 级（高危）。

给予患者低盐、优质蛋白质、低嘌呤、低磷饮食，口服复方 α – 酮酸片；口服罗沙司他胶囊、琥珀酸亚铁缓释片、叶酸片纠正贫血；口服贝尼地平片、卡维地洛控制血压；口服环硅酸锆钠散降钾治疗；口服碳酸钙降磷治疗；给予中成药百令片护肾治疗。

2022 年 9 月 28 日患者在局麻下行腹膜透析置管术。次日给予患者 1.5% 葡萄糖乳酸盐腹膜透析液，每次 500mL，注入腹腔，即进即出，冲洗腹腔，第一次流出液呈洗肉水样，清亮，后颜色渐浅，共计 4 次后流出液转变为淡黄色。冲洗结束后，开始腹膜透析治疗。初为白天非卧床腹膜透析（DAPD），后调整为持续非卧床腹膜透析（CAPD）：

第 1 ~ 2 天，DAPD，1.5% 透析液，每次 500mL，留腹 1 小时，共计 10 次。

第 3 ~ 4 天，DAPD，1.5% 透析液，每次 700mL，留腹 1.5 小时，共计 6 次。

第 5 ~ 6 天，DAPD，1.5% 透析液，每次 1 000mL，留腹 2 小时，共计 5 次。

第 7 ~ 8 天，DAPD，1.5% 透析液，每次 1 500mL，留腹 3 小时，共计 4 次。

第 9 天，CAPD，白天：1.5% 透析液，每次 2 000mL，留腹 4 小时，每天 3 次；夜间：1.5% 透析液，2 000mL，留腹至次日。

患者食欲改善，乏力减轻，血压控制佳（120/80mmHg），全身无水肿。2022 年 10 月 9 日复查：血红蛋白 75g/L、尿素氮 19.23mmol/L、血肌酐 856.2 μmol/L、碳酸氢根 27.73mmol/L、钾 4.41mmol/L、钠 141.61mmol/L、氯 104.92mmol/L、无机磷 1.42mmol/L、总钙 2.20mmol/L。住院期间由腹膜透析专职护士对患者及家属进行有计划的家庭腹膜透析治疗指导，计 20 小时。患者经考核合格，于 2022 年 10 月 10 日出院。

患者出院后继续低盐、优质蛋白质、低嘌呤、低磷饮食；继续降压、纠正贫血、降磷、

腹膜透析等综合治疗；居家监测血压、心率、体重、尿量；记录腹膜透析日记；每天腹膜透析导管出口换药；每月腹膜透析专病门诊复查；评估透析充分性，调整治疗方案；每6个月更换腹膜透析外接短管；每6个月行腹膜平衡试验。

患者目前病情：透析龄19个月，精神、食欲、睡眠好，无皮肤瘙痒、骨痛、不安腿，无胸憋、气紧，继续工作，血压115/78mmHg，每天尿量300mL，双下肢轻度水肿。腹膜透析方案为CAPD：1.5%乳酸盐腹膜透析液，2 000mL，每天4次，超滤量650mL/24h。每周总Kt/v 1.47、每周总Ccr 52.19mL/（min·1.73m^2）、碳酸氢根16.24mmol/L、钾4.71mmol/L、钠141.27mmol/L、氯105.4mmol/L、无机磷1.43mmol/L、总钙2.37mmol/L、丙氨酸氨基转移酶30.04IU/L、白蛋白42.39g/L、前白蛋白359mg/L、总胆固醇3.20mmol/L、甘油三酯1.47mmol/L、低密度脂蛋白胆固醇2.02mmol/L、空腹血糖5.7mmol/L、全段甲状旁腺素182.6pg/mL、转铁蛋白饱和度21.78%、铁蛋白201.4ng/mL、C-反应蛋白1.69mg/L、血红蛋白117g/L。腹膜平衡试验结果：低平均转运。

三、案例分析

1. 病史特点

（1）中年男性，慢性病程。

（2）高血压、蛋白尿、水肿、肾功能异常、贫血、皮肤瘙痒、食欲减退、乏力。

（3）双肾萎缩，估算的肾小球滤过率4.64mL/（min·1.73m^2）。

2. 诊断和诊断依据

（1）诊断：慢性肾脏病5期、肾性贫血、代谢性酸中毒、矿物质-骨异常、高血压2级（高危）。

（2）诊断依据：①高血压病史3年，最高达175/119mmHg，符合高血压2级；②蛋白尿及血肌酐升高2年，有水肿、乏力、食欲减退等症状，双肾体积小，尿素氮28.02mmol/L、血肌酐951.8μmol/L、估算的肾小球滤过率4.64mL/（min·1.73m^2），慢性肾脏病5期诊断成立；③血红蛋白65g/L、碳酸氢根16.24mmol/L、无机磷1.68mmol/L、全段甲状旁腺素93.4pg/mL，肾性贫血、代谢性酸中毒、矿物质-骨异常诊断成立。

3. 鉴别诊断

（1）急性肾损伤：病程小于3个月，有明确的肾脏损伤致病因素，很快出现尿量减少、血肌酐升高、尿素氮升高、酸碱失衡、电解质紊乱等，通常肾脏体积正常或增大。本案例患者蛋白尿、血肌酐升高病史2年，已有双肾萎缩，不考虑急性肾损伤。

（2）继发性肾脏病。患者病程中无发热、皮疹、关节痛、口腔溃疡、脱发等，入

院后检查自身免疫性抗体阴性，不支持系统性狼疮或血管炎等所致肾损害；未发现实体肿瘤的线索，不支持肿瘤相关性肾病；乙型肝炎病毒表面抗体 +、核心抗体 +，虽然不能除外乙型肝炎病毒相关性肾炎，但目前患者肝功能正常，无乙型肝炎病毒复制，不需要抗病毒治疗，且患者已经是终末期肾脏病，是否因乙型肝炎病毒相关性肾炎发展而来已无意义。

四、处理方案及基本原则

1. 一般治疗

低盐、优质蛋白质、低嘌呤、低磷饮食，保持出入水的平衡，保证足够的热量。纠正酸中毒，纠正贫血，控制血压，纠正低钙、高磷、高甲状旁腺素等。

2. 选择适宜的肾脏替代治疗方式

患者估算的肾小球滤过率 4.64mL/（min·1.73m^2），有尿毒症所致的消化道症状，有肾脏替代治疗指征。评估患者有一定的残余肾功能，有继续工作的需求，无腹膜透析禁忌证，有符合腹膜透析治疗的居家条件，充分告知三种肾脏替代治疗方式（肾移植、血液透析、腹膜透析）各自的优缺点后，患者选择腹膜透析。

五、要点与讨论

腹膜透析是利用腹膜作为半透膜，向腹腔内注入腹膜透析液，膜一侧毛细血管内血浆和另一侧腹腔内透析液借助其溶质浓度梯度和渗透梯度，通过弥散、对流和超滤的原理，清除体内潴留的代谢产物和过多水分，达到治疗目的。

1. 腹膜生理功能

腹膜由单层扁平上皮细胞及其深面的疏松结缔组织构成，被覆于腹壁和盆腔壁的内表面以及腹腔、盆腔脏器的表面，达 22 000cm^2，约与人体表面积相等，是人体面积最大、分布最复杂的浆膜囊。

腹膜（包括括网膜、肠系膜）具有下列功能：

（1）抵抗力。腹膜的抵抗力明显比胸膜的抵抗力要强，主要因为腹膜间皮下结缔组织中巨噬细胞数量较多，腹膜间皮细胞也具有吞噬能力，可清除腹膜腔的细菌和微小颗粒。

（2）吸收力。腹膜是一种半透膜，对液体和微小颗粒有很大的吸收功能。

（3）漏出和渗出。腹膜在正常情况下能分泌少量液体，润滑腹内脏器的表面。腹膜液含水、电解质和其他溶质，也含蛋白质和多种细胞，其细胞种类有自腹膜游离面脱

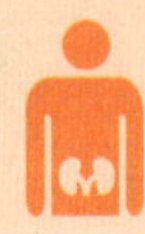

落的间皮细胞，游走的巨噬细胞、肥大细胞、成纤维细胞、淋巴细胞和少量其他白细胞。

（4）敏感性。腹膜具有丰富的感受器，对各种刺激极为敏感。腹膜壁层受刺激时，腹壁肌反射性收缩，产生腹壁强直。脏层腹膜对张力变化敏感，如空腔脏器过度扩张、痉挛及牵拉肠系膜时，可导致剧烈疼痛。

2. 腹膜透析原理

（1）腹膜透析溶质转运。腹膜透析时溶质可在腹膜毛细血管内血液和腹腔内腹透液之间进行双向溶质转运。腹膜透析时溶质转运的基本方式是弥散和对流。溶质弥散速度受腹膜两侧的浓度差及其相对分子质量的影响。影响溶质跨膜转运的因素包括腹膜内在通透性、腹膜两侧溶质浓度梯度等。

影响腹膜溶质转运的因素：腹膜微循环、腹膜、腹膜透析液。这3个因素的改变均可影响腹膜的溶质转运。

腹膜溶质清除率：是衡量腹膜溶质清除能力的一个重要指标，即单位时间内溶质转运量除以血浆中该溶质的浓度。

腹膜表面积与通透性的调节：腹膜有效表面积取决于直接与腹膜透析液均匀接触的腹膜面积和充盈的腹膜毛细血管数目。仰卧位时，透析液分布于整个腹腔，但在坐位或立位时，主要积聚在脐下区域，因而坐位或立位比斜卧位时的溶质清除要低。腹部震荡时，由于腹透液充分混合、破坏了腹腔内不流动液体层及腹膜有效血流量增加，可使溶质的清除增加。腹膜毛细血管充盈数决定于内脏血流和血容量。

（2）腹膜透析超滤。腹膜透析通过在腹膜透析液中添加具有一定渗透性的物质，以形成腹透液与机体血液之间的跨膜渗透压差而清除血液内多余的水分，这一过程称为腹膜透析超滤。腹膜结构和功能的改变可引起腹膜超滤下降，当腹膜超滤功能下降达到一定程度则出现腹膜超滤衰竭。

液体跨膜运动的动力：液体跨膜转运的动力包括两种主要因素，即毛细血管静水压梯度和渗透压梯度。在正常情况下，腹膜毛细血管内静水压保持相对恒定，在腹膜透析时对其影响较小。渗透压梯度是腹膜透析中超滤的主要动力。影响超滤的因素主要有膜面积、膜通透性、血浆渗透压及透析液的渗透压、透析液量、腹透液留腹时间、超滤的个体差异、药物对超滤的影响等。

（3）腹膜透析超滤与透析液的吸收。腹膜透析的超滤主要靠提高透析液的渗透压。目前常用的透析液主要用葡萄糖提高渗透压。由于腹膜不断吸收葡萄糖以及超滤的水分不断稀释透析液，使透析液渗透压逐渐下降，水的超滤能力随之逐渐降低。透析中亦可能出现透析液内水分向血液内的转运，此过程称透析液重吸收。当透析液的超滤量少于

透析液的重吸收量，导致在一个透析周期中最终引流的透析液量少于最初的灌注量时，称之为负超滤，俗称“反超”。

3. 腹膜透析患者的选择

医生应对拟采用腹膜透析治疗的尿毒症患者进行疾病状态及居家透析可行性评估，这是关乎腹膜透析疗效以及腹透中心品质的重要环节，临床医生应全面了解病史、体格检查、辅助检查，并进行充分的医患沟通，科学合理地帮助患者选择适宜的肾脏替代治疗方式。

4. 腹膜透析适应证

腹膜透析主要适用于慢性肾衰竭患者的肾脏替代治疗，也可应用于急性肾衰竭、高容量负荷、电解质或酸碱平衡紊乱和药物中毒等疾病，以及肝衰竭的辅助治疗，并可经腹腔给药、补充营养等。

（1）以下患者可优先考虑腹膜透析：

1）尚存较好残余肾功能的患者；

2）有心、脑血管疾病或心血管状态不稳定的患者；

3）血管条件不佳、反复动静脉造瘘失败的患者；

4）凝血功能障碍伴明显出血或出血倾向，尤其是颅内出血、颅内血管瘤、胃肠道出血等的患者；

5）偏好居家治疗，或需要白天工作、上学的患者；

6）无血液透析条件的农村偏远地区的患者；

7）儿童以及年老、行动不便、到当地血液透析中心治疗困难的患者。

（2）急性肾损伤患者若无禁忌证可选择腹膜透析。特别适用于尚未普及血液透析和持续性肾脏替代治疗的基层医院。伴有高分解代谢和多器官功能障碍时，应调整腹膜透析治疗的模式和剂量，以确保透析充分性，达到治疗目的。

（3）中毒性疾病急性药物或毒物中毒，尤其是有血液透析禁忌证或无条件进行血液透析的患者。

（4）其他。充血性心力衰竭、急性胰腺炎、肝性脑病、高胆红素血症等肝病的辅助治疗、需要经腹腔给药和营养支持的患者。

5. 腹膜透析禁忌证

（1）绝对禁忌证：

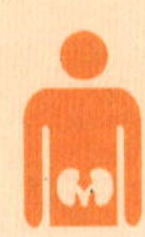

1）存在持续性或反复发作的腹腔感染或腹腔内肿瘤广泛腹膜转移；

2）严重皮肤病、腹壁广泛感染、腹壁大面积烧伤无法置入腹膜透析管；

3）腹膜清除尿素和血肌酐能力明显降低，存在严重腹膜缺损、难以修复的腹股沟疝、膈疝、脐疝、膀胱外翻等任何导致腹膜透析不能进行的疾病；

4）存在影响操作和治疗的心理障碍、精神障碍等，又无合适助手的患者。

（2）相对禁忌证：

1）腹部大手术 3 天内留置腹部引流管或腹腔内有新鲜异物，暂不宜行腹膜透析；

2）腹腔内局限性炎症病灶、炎症性或缺血性肠病、反复发作的憩室炎；

3）晚期妊娠、腹腔内巨大肿瘤、巨大多囊肾导致腹腔容积明显缩小者；

4）硬化性腹膜炎、腹腔内血管病变、多发性血管炎、严重动脉硬化、硬皮病等；

5）存在肠梗阻、严重的椎间盘疾病；

6）严重肺功能不全，如慢性阻塞性肺气肿；

7）严重营养不良或高分解代谢患者，不推荐腹膜透析；

8）极度肥胖存在置管困难者；

9）肠造口或尿路造口者易增加腹腔感染风险，不宜行腹膜透析。

4. 腹膜透析置管方式

腹膜透析置管方式主要有 3 种：外科手术切开法、腹腔镜置管法、盲穿法。

（1）外科切开法置管。也称解剖法置管，是指用手术刀切开皮肤，钝性分离皮下组织、肌层至腹膜，在腹膜上切一小孔，提起壁层腹膜，通过小孔把导管插入到骨盆。

（2）腹腔镜置管法。可耐受全身麻醉的拟行手术切开置管患者均可考虑采用腹腔镜置管，但因依赖全身麻醉和腹腔镜技术，费用高，更适合有既往腹部手术史需同时行腹部探查和粘连松解等的患者。本法采用一个细的套针插入套管。外覆盖螺旋形的 Quill 导管鞘，把整个套管系统插入到理想的位置，退出套管针，仅留下 Quill 导管鞘以引导透析导管到达选择好的位置，建立隧道，把涤纶套置于肌肉中。

（3）盲穿法置管。可在床边进行，快速，适用于紧急情况下的短期腹透患者。盲穿法根据修订的 Seldinger 技术来操作，使用 Tenekhoff 套管针、导丝和管鞘系统进行操作，是在不可视的情况下将导管插入腹腔，深涤纶套仅放置于腹部肌肉组织之外。缺点：风险较大，易出现出血、内脏损伤、渗漏。

6. 腹膜透析的常用模式

腹膜透析的治疗模式有很多，每种模式具备特定的临床意义，目前常用的有：

（1）持续非卧床腹膜透析（CAPD）。是维持性腹膜透析的常规治疗模式，一般每天交换腹膜透析液 3~5 次，每次使用透析液 1.5~2L，透析液白天腹腔内每次留置 4~6 小时，晚上留置 10~12 小时。

（2）日间非卧床腹膜透析（DAPD）。透析液剂量同 CAPD，但透析只在白天进行，夜间排空腹腔，适合于腹膜高转运及超滤不良的患者。

（3）间歇性腹膜透析（IPD）。标准 IPD 是指每次腹腔内灌入 1~2L 透析液，腹腔内停留 30~45 分钟，每个透析日透析 8~10 小时，每周 4~5 个透析日。治疗间歇期患者腹腔内不留置腹膜透析液。

（4）自动化腹膜透析（APD）。由全自动腹膜透析机操作完成。

临床中需要根据患者的实际情况及医疗条件选择适合的透析模式，腹膜透析过程中，患者也可能因为超滤不良、腹膜炎、耐受性、经济状况、外科手术等原因而需要更改透析模式。

7. 腹膜透析常见并发症

（1）出血。可表现为腹壁血肿或血性腹透液。血性腹透液的病因：术中出血进入腹腔、导管损伤周围脏器、月经、排卵、卵巢囊肿破裂、腹腔内脏器病变（如肾囊肿破裂、脾梗死等）、凝血功能异常、腹膜炎等。

（2）腹膜透析导管移位。常见原因有：便秘、腹泻、低血钾时肠蠕动异常、反复牵拉腹透导管、手术操作不当等。多表现为腹透液单向引流障碍（进液通畅，出液障碍），腹透超滤量明显下降，透析液引流量减少、流速减慢或停止，患者可出现全身水肿等容量超负荷的表现。腹部立位 X 片可明确诊断。

（3）腹膜透析导管堵塞。血块、纤维蛋白块、脂肪球等易将管腔或侧孔堵塞；大网膜包裹导管、腹腔粘连或导管受压扭曲也会堵塞导管。临床表现为单向或双向引流障碍，腹腔造影或腹部 MRI 有助于明确诊断及定位。

（4）疝。各种原因导致腹壁薄弱、腹膜透析时腹内压增高的情况下，可并发腹股沟疝、切口疝、脐疝、管周疝等。临床表现为局部膨隆，腹膜透析液灌入时，腹内压增加，局部膨隆会更加明显，大多数可以回纳，少数出现嵌顿，不能自行回纳，会出现疼痛等症状，需要紧急外科处理，超声及 CT 有助于诊断。

（5）渗漏。置管术后易发生管道渗漏和腹壁渗漏，常见原因有腹膜先天或后天性缺陷、腹膜荷包结扎不严密或损伤腹透管、腹透液注入后腹内压增加。

（6）胸腔积液。常见原因：膈肌先天性或获得性缺损、腹透液直接进入胸腔、腹腔内压力增加，腹透液在压力作用下进入胸腔。临床表现多样，轻者无症状，多于常规检查时发现，严重者会出现胸闷、气短等呼吸困难症状。使用高渗透析液时，腹透液超滤量明显增加，腹内压明显升高，胸腔积液量进一步增多，使上述症状加重。胸腔积液绝大多数出现在右侧，重者呈现大量积液、肺不张，患者喜患侧卧位。

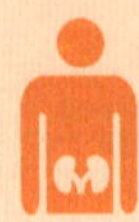

（7）会阴部水肿。常见原因：①鞘膜积液。腹透液注入腹腔后，通过未闭的鞘突到达睾丸鞘膜引起鞘膜积液。也可以穿过睾丸鞘膜引起阴囊壁水肿。②腹壁缺失。腹透液通过腹壁的缺失沿着腹壁前方下行，引起会阴部水肿。临床表现为腹透液注入后出现会阴部疼痛伴肿胀，腹部CT检查发现造影剂于会阴区聚集，并可明确病因，有助于治疗。

（8）入液时疼痛不适。入液时引起疼痛不适包括两方面：一是入液时过快导致压力性疼痛不适，通常发生在使用直管的患者，曲管则较少出现这种并发症，疼痛位于导管尖端附近，主要发生在灌入透析液时；二是透析液的生物相容性问题，如pH值偏酸、葡萄糖降解产物较多等，导致不适。

（9）腹膜透析相关性腹膜炎。腹膜透析相关性腹膜炎是腹膜透析的严重并发症，防治腹膜透析相关性腹膜炎对降低患者的发病率和病死率至关重要。

1）腹膜透析相关性腹膜炎的相关定义。在国际腹膜透析协会《腹膜透析相关性腹膜炎防治指南（2022）》[①] 中腹膜透析相关性腹膜炎的相关定义如下：

腹膜透析前腹膜炎：在腹膜透析导管置入后至连续腹膜透析治疗起始前的时间段内发生的腹膜炎。

腹膜透析置管相关性腹膜炎：腹膜透析导管置入后30天内发生的腹膜炎。

导管相关性腹膜炎：与导管感染（出口或隧道）同一时间段（3个月内）发生的腹膜炎，且出口或隧道分泌物与透出液培养结果为同一病原菌，或上述部位使用抗生素后培养阴性。

肠源性腹膜炎：起因于肠道疾病的腹膜炎，包括炎症、穿孔或腹腔内脏器的缺血。

难治性腹膜炎：合适的抗生素治疗5天后，仍有持续性流出液混浊或持续性流出液白细胞 $> 100 \times 10^6$/L。

再发性腹膜炎：上一次腹膜炎治疗完成后4周内再次发生，但致病菌不同。

复发性腹膜炎：前一次腹膜炎治疗结束后4周内同一病原体或培养阴性腹膜炎（即腹膜炎结束后4周内出现同一病原体引起的腹膜炎），或1次培养阴性的腹膜炎结束后4周内出现特定病原体引起的腹膜炎，或特定病原体引起的腹膜炎结束后4周。

重现性腹膜炎：上一次发作治疗完成后四周之后再次发作，致病菌相同。

①ISPD.peritonitis guidelines recommendations：2022 update on prevention and treatment［J］.Peritoneal Dialysis International，2022，42（2）：110-153.

2）腹膜透析相关性腹膜炎的诊断及鉴别诊断。

诊断：国际腹膜透析协会《腹膜透析相关性腹膜炎防治指南（2022）》推荐，腹膜炎的诊断应当至少存在以下两种情况：①临床特征与腹膜炎一致，即腹痛和（或）透出液混浊；②透出液白细胞 > 100 个 /μL 或 >0.1 × 10^9/L（至少留腹 2 小时后），多形核白细胞（PMN）比例 > 50%；③透出液细菌培养阳性。

鉴别诊断：当腹膜透析患者出现腹痛时，首先应该排除腹膜透析相关性腹膜炎，同时应注意，即使在确诊腹膜炎的情况下，也应排除急性胆囊炎、急性胰腺炎、急性阑尾炎、消化道溃疡或穿孔、肠梗阻、肾绞痛等其他可能引起腹痛的疾病。当出现腹透液浑浊时，需与下列情况进行鉴别：①化学性腹膜炎及非细菌引起的腹膜炎。临床表现酷似细菌性腹膜炎，但腹透液浑浊时一般发热较轻，发热时间也较短，甚至可无发热。化学性腹膜炎时，透析液中蛋白质增加，细胞数增多相对较少，透析液培养常无致病菌，常于同一批透析液有多个患者同时发病，改用另一批透析液则症状消失。化学性腹膜炎常与透析液的质量和 pH 值相关。②嗜酸性粒细胞增多性腹膜炎（少见）。③血性腹水。④腹腔内恶性肿瘤（少见）。⑤乳糜性腹水。

3）腹膜透析相关性腹膜炎的预防。

导管置入：腹透导管置入前应立即接受以预防为目的的，系统性抗生素治疗。

系统性污染：一旦发现腹透有系统性污染，应立即报告，接受预防性抗生素治疗。

手术与侵入性检查：在接受结肠镜检查和有创妇科手术前，应接受预防性抗生素治疗；术前引出腹透液，保持空腹。

宠物：对于有宠物的腹透患者而言，应采取额外的防护措施，以避免腹膜炎；应禁止宠物进入腹透治疗房间以及存放导管、机器的场所。

其他注意事项：预防和治疗低钾血症；避免或限制使用组胺 H2 受体拮抗剂；为预防真菌感染，接受预防性抗生素治疗时，也应接受抗真菌药物。

4）腹膜透析相关性腹膜炎的治疗。国际腹膜透析协会《腹膜透析相关性腹膜炎防治指南（2022）》建议，腹膜透析相关性腹膜炎的治疗总流程：①疑诊腹膜炎时，应对腹膜透析液进行细胞、分类、革兰染色和微生物培养；②出现腹膜透析流出液浑浊的患者应被推定为腹膜炎，并在确诊或排除前接受治疗。

腹透相关腹膜炎的治疗流程如图 9-2-1 所示。

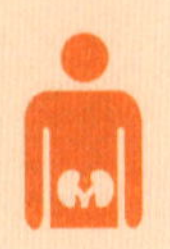

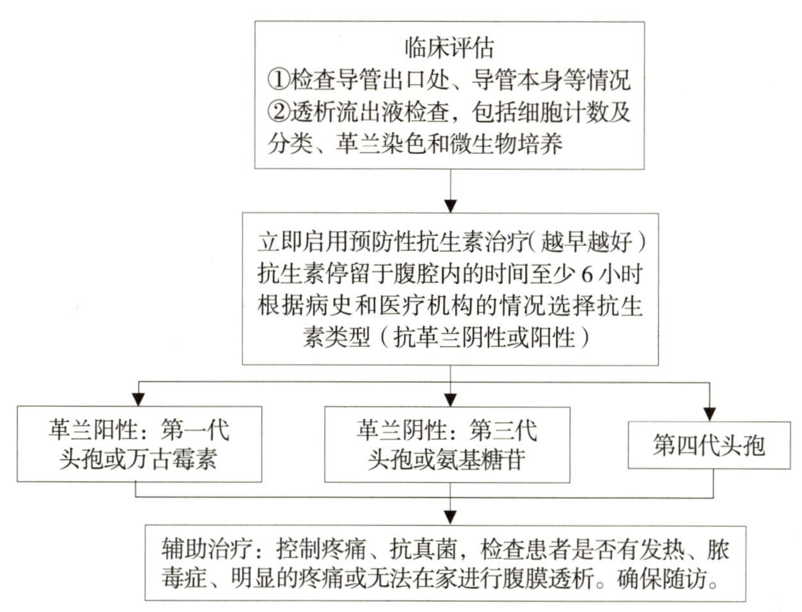

图 9-2-1　腹透相关腹膜炎的治疗流程

致病微生物的检测：首选血液培养瓶留取腹膜透析流出液进行微生物培养，若微生物阴性腹膜炎占比 > 15%，则应检查和改进检测方法。

抗生素的选择：采集到微生物标本后，应尽快开展经验性抗菌治疗；抗生素的选择应根据医疗机构的情况，并覆盖革兰阳性菌和阴性菌；革兰阳性菌使用第一代头孢或万古霉素，革兰阴性菌使用第三代头孢或氨基糖苷类抗生素。头孢吡肟单药治疗可能是一种可接受的经验性抗生素治疗方案。

剂量与给药途径：若抗生素稳定性、相容性较好，排除全身性脓毒症患者，其余患者应经腹膜内给药；经腹膜内给药的氨基糖苷类抗生素应当每天间隔给药；避免延长经腹膜内给药的氨基糖苷类抗生素疗程；口服 N- 乙酰半胱氨酸可有助于预防氨基糖苷类抗生素的耳毒性；没有证据表明 APD 患者是否应在治疗腹膜炎期间转为 CAPD。

具体抗生素使用剂量如表 9-2-1 所示。

表 9-2-1　腹膜透析腹膜炎时腹腔内具体抗生素使用剂量

抗生素名称	间隔疗法 （每天 1 次，1 次 6 小时）	连续疗法 （每次腹膜透析交换时都使用抗生素）
氨基糖苷类抗生素		
阿米卡星	2mg/（kg・d）	无建议
庆大霉素	0.6mg/（kg・d）	无建议

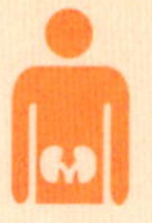

续表

抗生素名称	间隔疗法 （每天 1 次，1 次 6 小时）	连续疗法 （每次腹膜透析交换时都使用抗生素）
奈替米星	0.6mg/（kg·d）	无建议
妥布霉素	0.6mg/（kg·d）	无建议
头孢菌素类抗生素		
头孢唑啉	15mg/（kg·d）（交换时间长） 20mg/（kg·d）（交换时间短）	LD：500mg/L　MD：125mg/L
头孢哌酮	无数据	LD：500mg/L　MD：62.5 ~ 125mg/L
头孢噻肟	500mg ~ 1 000mg/d	无数据
头孢他啶	1 000~1 500mg/d（交换时间长） 20mg/（kg·d）（交换时间短）	LD：500mg/L MD：125mg/L
头孢曲松	1 000mg/d	无数据
青霉素类抗生素		
青霉素 G	无数据	LD：50 000U/L　MD：25 000U/L
阿莫西林	无数据	MD：150mg/L
氨苄西林	4mg/d	MD：125mg/L
氨苄西林、舒巴坦	无数据	LD：1 000mg、500mg　MD：133.3mg、66.7mg
氨苄西林、他唑巴坦	无数据	LD：3g、0.2g　MD：1mg、0.125mg
替卡西林、克拉维酸	无数据	LD：3g、0.2g　MD：300mg/L、20mg/L
其他类型		
氨曲南	2g/d	LD：500mg/L　MD：250mg/L
环丙沙星	无数据	MD：50mg/L
克林霉素	无数据	MD：600mg/ 袋
磷霉素	4g/d	无数据
氟氧沙星	无数据	LD：250mg/L　MD：50mg/L
多黏霉素 B	无数据	MD：300 000unit（30mg）/ 袋

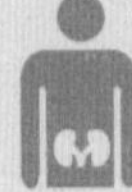

说明：LD，负荷剂量；MD，维持剂量。

后续处理：①难治性腹膜炎：在难治性腹膜炎发作时应拔除腹膜透析导管；如果腹膜透析流出液白细胞下降至正常水平，但仍浑浊，则应继续观察抗生素疗效，而非拔除导管。②反复发作性腹膜炎：建议拔除导管；当腹膜透析流出液微生物培养检测为阴性、白细胞低于 100/μL，且没有出口或其他部位感染时，可考虑拔除并重新植入腹膜透析导管。③特定微生物引起腹膜炎的治疗：国际腹膜透析协会《腹膜透析相关性腹膜炎防治指南（2022）》建议，凝固酶阴性葡萄球菌感染的患者接受头孢菌素或万古霉素治疗 2 周，经腹膜内给药；患者应重新训练腹膜透析操作；金黄色葡萄球菌腹膜炎应接受至少 3 周、链球菌腹膜炎至少 2 周、棒状杆菌腹膜炎至少 2 周的抗生素治疗；若为 β－内酰胺类抗生素耐药菌株，则应使用万古霉素；肠球菌腹膜炎应口服阿莫西林，或使用万古霉素（经腹腔内给药）治疗 3 周；若是由耐万古霉素的肠球菌引起的、氨苄西林耐药的腹膜炎，则建议口服或静脉注射利奈唑胺、达托霉素（经腹腔内给药），或者使用替考拉宁；假单胞菌引起的腹膜炎需要至少 2 种不同机制的、对假单胞菌有效的抗生素治疗，且维持 3 周；若假单胞菌引起腹膜炎出口、导管部位出现感染，则应立即拔除导管；若使用抗生素治疗 5 天后无临床反应，则应立即拔除导管，而非尝试三种抗生素联合治疗；使用氨基糖苷和舒巴坦治疗耐碳青霉烯类耐药的鲍曼不动杆菌性腹膜炎；嗜麦芽窄食单胞菌性腹膜炎应使用甲氧苄氨嘧啶进行治疗；应给予 2 种不同类型的抗生素，并持续至少 3 周；若是肠内革兰阴性菌感染，则应使用有效的抗生素持续治疗至少 3 周；对于结核分枝杆菌引起的腹膜炎，建议采用抗结核药物治疗，而不是拔除腹膜透析导管；对于非结核性分枝杆菌腹膜炎，包括持续培养阴性腹膜炎时，应使用 Ziehl-Neelsen 染色检测抗酸杆菌；非结核性分枝杆菌腹膜炎应接受抗生素治疗和拔管。

（10）腹膜透析出口处感染。

定义：出口处感染是发生于腹膜透析导管出口周围软组织的感染性炎症。

原因：换药不彻底，分泌物未及时清除干净；敷料未达到无菌标准；出口在未愈合的情况下保护不当（出口进水、出口过早暴露、牵拉损伤等）。另外，出口周围未保持干燥、软组织损伤、细菌定植也是发生出口处感染的常见原因。金黄色葡萄球菌和铜绿假单胞菌是最常见且最严重的致病菌，其他可能的致病菌包括厌氧菌、链球菌、军团菌类、白喉菌、酵母菌和真菌等。

临床表现：导管出口处水肿、疼痛、出现脓性分泌物、周围皮肤红斑、结痂，出现肉芽组织等，分泌物培养有细菌生长。

治疗：发现出口处感染后，可立即开始经验性抗生素治疗，也可在完成分泌物微生物培养及药敏试验后，根据结果开始治疗。

1）一般治疗。主要包括加强局部护理和使用抗生素乳膏，感染严重者可将纱布用高渗盐水浸湿，缠绕在导管周围15分钟，每天1~2次。

2）经验性治疗。应选择金黄色葡萄球菌敏感的抗生素。如果患者既往有铜绿假单胞菌导致出口处感染史，所用抗生素的抗菌谱也要覆盖这种细菌。

3）后续治疗。获得出口处分泌物培养及药敏结果后，调整抗生素的使用，除非出口处感染的致病菌为耐甲氧西林的金黄色葡萄球菌，一般给予口服抗生素治疗。

（11）隧道感染。隧道感染是发生于腹膜透析导管皮下隧道周围软组织的感染性炎症，通常伴发于出口处感染，很少单独发生。

临床表现：典型的隧道感染可以导致腹膜透析导管皮下隧道处皮肤红、肿、热、痛等急性炎症表现，伴或不伴发热，常并发创口感染。但多数隧道感染临床表现隐匿，仅可在皮下隧道周围出现红斑、水肿或触痛等。隧道超声检查有助于评估隧道感染范围和疗效，为选择治疗方案提供依据。

治疗：隧道感染的一般治疗和抗感染治疗参见出口处感染。难治性隧道感染通常需要拔管，剥除皮下涤纶套有可能有利于治疗难治性隧道感染，在皮下涤纶套剥除后，应继续抗感染治疗。

六、思考题

1. 腹膜透析相关感染性并发症有哪些？

2. 腹膜透析相关性腹膜炎的治疗策略是什么？

七、科普小常识

1. 腹膜透析患者需要准备哪些物品？

弹簧秤、恒温暖液袋、挂钩或输液架、紫外线消毒灯、洗手液、纸巾、口罩、消毒棉签、纱布和胶布、或一次性无菌敷贴、血压计、体重计、体温计、洗澡保护袋、手表或时钟、腹膜透析家居日记本。

2. 腹膜透析有哪些居家环境要求？

拥有单独房间；

房间应保持清洁、干燥、通风且光线充足；

房间不能有宠物、带泥土的花草；

保证室内干燥，墙壁、屋顶没有墙皮脱落现象；

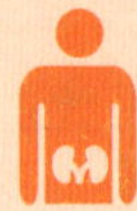

室内无尘埃，每天进行适当的房间清洁和消毒，有空气消毒机或紫外线灯消毒设备，

充分的消毒是腹膜透析中很重要的环节。

3. 腹膜透析液储存时应注意些什么？

患者直接从透析中心或附近医院购买腹膜透析液；

备用的腹透液应至少满足 5~7 天的用量；

腹膜透析液应储存于常温、干净、通风干燥的房间，避免阳光直接照射；

透析液尽量集中放置，按有效期先后使用；

开箱后的透析液置于原包装箱内，并及时处理用完的空纸箱；

透析液箱必须与地面相隔开，不能直接堆放在地面上，避免潮湿，不要堆放太高，应按箱体说明要求堆放。

4. 腹膜透析患者每天护理要点有哪些？

记录体重。应每天换液后进行体重的测量，测量的时间要相同，更换衣物时应加或减重量，称量要准确。

每天定时测量血压。如果进行活动后要休息 15 分钟后再进行测量，如果血压过高或过低，应立即咨询医生。

测定每天的脉搏、体温。如果脉搏、体温出现异常，要及时去医院就诊。

保护隧道及出口处。应注意对隧道及出口处的保护，防止其发炎或感染。出口处是指导管从皮肤上出来的地方，皮下隧道是指导管在腹壁里经过的一个通道。

观察透析液的情况。排出的透析液应该是淡黄色或黄色透亮，无浑浊，如果出现异常，一定要及时就医。

5. 腹膜透析患者日常需要注意哪些事项？

首先要留出充足的时间，按照医生的要求，保证每天的腹膜透析液交换时间以及服药、注射药物时间，不能随意减少透析次数。

养成好的生活习惯，按时起床，按时睡觉，按时吃饭，生活规律化有助于改善患者的生活质量。

患者洗澡时要用淋浴，禁止盆浴。因为水进入透析管易造成感染，淋浴前要用钢带把透析管封闭好，以免进入水。

可以进行适当的户外活动，如散步、打太极拳等都是比较合适的，也可在家适当做些家务，这些对于患者的身心健康都是很有好处的。

合理饮食。因大量蛋白质、维生素从腹膜透析液流出液里丢失，所以要给患者充分补充优质蛋白质，每天蛋白质摄入量要保持在 1.0~1.2g/kg 体重以上。同时要注意补充维生素 C、维生素 B_1、维生素 B_6 和叶酸。食物选择要以瘦肉、牛奶、鸡蛋、蔬菜、水果、

粗粮（粗细搭配）为好。

防止肠道感染。肠道感染会引起腹膜炎，影响腹膜转运功能及透析效果，所以要少吃生冷不洁食物。与此同时，要注意患者腹部保暖。

预防便秘。因便秘可使肠道细菌进入腹腔，引起腹膜炎，同时因用力排便可造成透析管扭曲移位，从而引起引流不畅。所以腹痛患者要养成每天至少排便 1 次的习惯，平常要多吃含纤维素丰富的蔬果。

按时复诊，遵医嘱用药。

寻求良好的社会和家庭的支持。

（编者　张彩香）

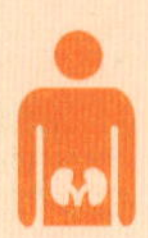

第三节　连续性肾脏替代治疗（案例 51）

核心提示

- ❖充分了解连续性肾脏替代治疗的适应证。
- ❖掌握连续性肾脏替代治疗的处方制订。
- ❖掌握连续性肾脏替代治疗中抗凝剂的应用及监测方法。

一、病历资料

1. 病史

刘 ××，男，36 岁，主因“腹痛伴少尿 3 天，加重伴无尿 1 天”入院。

患者于 3 天前出现上腹部疼痛，呈钝痛，持续性发作，无向右肩放射，休息后无缓解，无全身皮肤、巩膜黄染，就诊于山西省忻州市 × 医院。患者完善相关检查后被诊断为急性胰腺炎，给予抑酸、抗感染、对症及支持治疗后，腹痛症状略缓解。治疗期间患者尿少。1 天前患者腹痛症状加重，腹痛范围较前扩大，伴畏寒、发热、四肢发麻等不适，患者再次就诊于山西省忻州市 × 医院。腹部 CT 提示，胰腺炎、腹腔积液、胆汁浓缩；腹部彩超提示，中度脂肪肝、胰腺炎，余未见明显异常；腹腔彩超显示：腹腔积液。患者为进一步治疗，就诊于山西省人民医院急诊科。患者完善相关检查后被诊断为“重症急性胰腺炎、急性肾损伤”，入住我科。

2021 年患者因腰椎间盘突出于当地医院行腰椎手术治疗；否认高血压、糖尿病、肾脏病、冠心病、脑血管意外病史，否认外伤史、输血史，否认肝炎、结核病病史，预防接种史不详；无食物过敏史，对头孢类抗生素过敏。

2. 体格检查

呼吸 23 次 / 分，脉搏 122 次 / 分，体温 36.7℃，血压 132/62mmHg。急性病容，营养中等，无贫血貌，神志清楚，自主体位，言语流利，对答切题，查体欠合作；瞳孔等大等圆，大小约 3mm，对光反射灵敏；皮肤、巩膜无黄染；睑结膜及口唇无苍白；骶尾部未见压疮；双肺呼吸音清，未闻及干、湿啰音；心律齐，心脏各瓣膜听诊区未闻及病理性杂音；腹部膨隆，腹肌紧张，中上腹压痛，无反跳痛，肝、脾肋缘下未触及，未触及肿块，移动性浊音阴性，肠鸣音减弱，肠鸣音 1 次 / 分；四肢肌力及肌张力正常，关节无红肿，运动正常，双下肢无浮肿；肢体感觉正常，生理反射存在，病理反射未引出。

3. 实验室检查和辅助检查

2022 年 6 月 8 日，山西省忻州市 × 医院检查项目及结果如下：

（1）腹部 CT：胰腺炎，请结合临床；腹腔积液，胆汁浓缩。

（2）腹部彩超：中度脂肪肝、胰腺炎，余未见明显异常。

（3）腹腔彩超：腹腔积液。

患者入院前在山西省人民医院急诊科检查项目及结果如下：

实验室检查：

血生化：丙氨酸氨基转移酶 92.85IU/L、天冬氨酸氨基转移酶 143.33IU/L、白蛋白 25.66g/L、总胆红素 44.65 μmol/L、直接胆红素 26.53 μmol/L、间接胆红素 18.12 μmol/L、钙 1.27mmol/L、淀粉酶 288.53IU/L、尿素氮 13.63mmol/L、血肌酐 473.0 μmol/L、二氧化碳（碳酸氢盐）17.38mmol/L、钾 6.21mmol/L、总胆固醇 3.01mmol/L、甘油三酯 4.40mmol/L、低密度脂蛋白胆固醇 2.02mmol/L。

降钙素原 11.97ng/mL。

血常规：白细胞计数 9.82×10^9/L、中性粒细胞 90.0％、红细胞计数 5.15×10^{12}/L、血红蛋白 167g/L、红细胞比容 0.493。

（2）腹盆 CT：急性胰腺炎伴胰周及腹膜后积液，请结合临床；重度脂肪肝；胆囊腔内密度增高，胆汁淤积可能；腹盆腔积液；双侧胸腔积液伴邻近肺组织膨胀不全。

4. 初步诊断

重症急性胰腺炎、急性肾损伤 3 期、电解质紊乱、低钙血症、双侧胸腔积液。

5. APACHE Ⅱ 评分

17 分；营养风险评估（NRS 2002）：6 分。

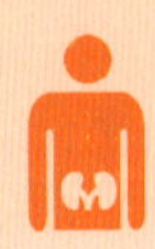

二、诊治经过

患者主因“腹痛伴少尿 3 天，加重伴无尿 1 天”入院。

患者有上腹部疼痛，持续性钝痛，进行性加重，范围逐渐扩大，伴畏寒、发热，伴无尿。查体：腹部膨隆，腹肌紧张，中上腹压痛，无反跳痛，肠鸣音弱。患者入院时腹部 CT、腹部彩超均提示胰腺炎。未见血常规、血生化等检查结果。

初步考虑重症急性胰腺炎、急性肾损伤、电解质紊乱、低钙血症、双侧胸腔积液。

患者入院后的相关检查项目及结果如下：

1. 血气分析检查

2022 年 6 月 9 日血气分析：酸碱度 7.253、二氧化碳分压 28.5mmHg、碳酸氢盐 12.6mmol/L、钾离子浓度 5.2mmol/L、钠离子浓度 135mmol/L、游离钙离子浓度 0.75mmol/L、葡萄糖浓度 10.6mmol/L、氧饱和度 98.2%、乳酸浓度 3.0mmol/L。

2022 年 6 月 9 日（连续性肾脏替代治疗 2 小时）血气分析：酸碱度 7.296、二氧化碳分压 27.7mmHg、碳酸氢盐 13.5mmol/L、游离钙离子浓度 0.90mmol/L、氧饱和度 98.2%、乳酸浓度 2.3mmol/L、滤器后游离钙离子浓度 0.42mmol/L。

2022 年 6 月 9 日（连续性肾脏替代治疗 4 小时）血气分析：酸碱度 7.326、二氧化碳分压 34.4mmHg、碳酸氢盐 18.7mmol/L、游离钙离子浓度 0.92mmol/L、氧饱和度 98.2%、乳酸浓度 2.3mmol/L、滤器后游离钙离子浓度 0.51mmol/L。

2022 年 6 月 9 日（连续性肾脏替代治疗 8 小时）血气分析：酸碱度 7.374、二氧化碳分压 34.4mmHg、碳酸氢盐 26mmol/L、游离钙离子浓度 0.99mmol/L、氧饱和度 95.2%、乳酸浓度 2.6mmol/L、滤器后游离钙离子浓度 0.32mmol/L。

2. 血常规及血生化的动态变化

2022 年 6 月 9 日血常规：白细胞计数 9.41×10^9/L、中性粒细胞 87.0%、红细胞计数 4.72×10^{12}/L、血红蛋白 153g/L、血小板计数 90×10^{12}/L。

血生化：丙氨酸氨基转移酶 82.17IU/L、天冬氨酸氨基转移酶 118.61IU/L、白蛋白 24.78g/L、总胆红素 36.37 μmol/L、直接胆红素 19.57 μmol/L、间接胆红素 16.80 μmol/L、r- 谷氨酰转肽酶 192.37IU/L、碱性磷酸酶 58.33IU/L、钙 1.28mmol/L、无机磷酸盐 0.74mmol/L、镁 0.54mmol/L、淀粉酶 241.97IU/L、尿素氮 15.26mmol/L、血肌酐 515.2 μmol/L、乳酸脱氢酶 1 590.22IU/L、肌酸激酶 1 102.74IU/L、钾 5.37mmol/L、钠 134.36mmol/L、氯 108.54mmol/L、脂肪酶 691.93IU/L；降钙素原 11.460ng/mL；C- 反应蛋白 368.25mg/L；B 型钠尿肽 182.00pg/mL。

2022 年 6 月 22 日血常规：白细胞计数 8.41×10^9/L、中性粒细胞 77.0%、红细胞

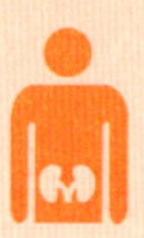

计数 4.12×10^{12}/L、血红蛋白 123g/L、血小板计数 90×10^{12}/L。

血生化：钙 2.19mmol/L、无机磷酸盐 0.74mmol/L、镁 0.54mmol/L、淀粉酶 76.6IU/L、尿素氮 11.53mmol/L、血肌酐 149 μmo1/L、乳酸脱氢酶 1 590.22IU/L、钾 4.37mmol/L、钠 134.36mmol/L、氯 108.54mmol/L、脂肪酶 139IU/L；降钙素原 1.104ng/mL；C- 反应蛋白 55mg/L。

3. 腹部 CT 检查

腹盆 CT 提示：急性胰腺炎伴胰周及腹膜后积液，请结合临床；重度脂肪肝；胆囊腔内密度增高，胆汁淤积可能；腹盆腔积液；双侧胸腔积液伴邻近肺组织膨胀不全。

具体诊治见本节相关内容。

三、案例分析

1. 病史特点

（1）患者为男性，以腹痛、畏寒、发热、无尿为主诉。

（2）既往体健。

（3）体格检查：腹部膨隆，腹肌紧张，中上腹压痛，无反跳痛，肠鸣音弱。

（4）实验室检查和辅助检查：血淀粉酶 241.97IU/L、脂肪酶 691.93IU/L（明显增高），尿素氮 15.26mmol/L，血肌酐 515.2 μmo1/L，C- 反应蛋白 368.25mg/L，钙 1.28mmol/L。腹部 CT、彩超均支持胰腺炎。

（5）患者入院后即开始进行连续性肾脏替代治疗，局部枸橼酸抗凝。滤器后离子钙维持在 0.32 ~ 0.42mL/L，滤器前离子钙维持在 0.8 ~ 1.15mL/L，酸碱电解质维持稳定，血淀粉酶、脂肪酶逐渐降至正常，C- 反应蛋白、降钙素原明显下降，肾功能基本恢复正常。

2. 诊断和诊断依据

（1）诊断：重症急性胰腺炎、急性肾损伤 3 期、电解质紊乱、低钙血症、双侧胸腔积液。

（2）诊断依据：①腹痛、畏寒、发热、无尿；②腹部膨隆，腹肌紧张，中上腹压痛，无反跳痛，肠鸣音弱；③ CT、彩超提示中度脂肪肝、胰腺炎、腹腔积液；④血淀粉酶、脂肪酶明显增高，C- 反应蛋白明显增高，血钙明显降低；⑤血尿素氮、血肌酐明显增高。

3. 鉴别诊断

（1）高位阑尾炎：肝下区阑尾炎可引起右上腹疼痛，伴有恶心、呕吐等症状，易与胆道感染性疾病相混淆，腹部超声及 CT 有助于鉴别诊断。

（2）右侧肺炎、胸膜炎：可出现右上腹疼痛，但有明显呼吸系统的症状、体征，胸片、

腹部超声有助于鉴别。

（3）肠梗阻：疼痛以脐周为中心，伴有恶心、呕吐、腹胀，肛门停止排便排气，腹部可见肠型蠕动波，肠鸣音亢进，或可闻及气过水声，可有不同程度和范围的腹部压痛及腹膜刺激征。腹部 X 线平片显示肠胀气和气液平面，可排除。

（4）消化道溃疡穿孔：有消化道溃疡病史，突然发病，上腹部呈刀剖样疼痛，腹痛迅速波及全腹，面色苍白，出冷汗，伴恶心、呕吐，查体患者表情痛苦，屈曲体位，腹式呼吸减弱或消失，肝浊音界缩小或消失。立位 X 线片检查膈下可见新月状游离体影，可排除。

四、处理方案及基本原则

1. 一般治疗

禁饮食，给予胃肠减压，抑酸，抑制胰酶胰液分泌，抗感染，镇静，补液，补充足够的热量和营养，维持水电酸碱平衡。

2. 针对本案例患者的诊治

（1）患者入院后进一步完善血常规、肝肾功能、电解质、血气分析、血培养等检查。

（2）给予重症监护，心电、血压、血氧监测。

（3）积极扩容（根据皮肤、尿量、中心静脉压、下腔静脉直径及变异度、心功能、乳酸指标等指导液体复苏）、抗感染、纠正水电解质紊乱等对症支持治疗，保护重要脏器，维持血流动力学稳定。

（4）积极取血培养（T > 38.0℃），寻找病原学感染依据，指导治疗。

（5）密切监测血常规、降钙素原、凝血、脏器功能等指标。

（6）连续性肾脏替代治疗，局部枸橼酸抗凝。上机前即给予 5% 碳酸氢钠注射液 250mL 静脉滴注，同时给予 10% 葡萄糖酸钙 11mL/h 微量泵入，之后根据实时监测结果调整，5% 碳酸氢钠注射液波动在 90 ~ 150mL/h，10% 葡萄糖酸钙波动在 13 ~ 18mL/h。

3. 针对本案例患者的连续性肾脏替代治疗

（1）连续性肾脏替代治疗适应证：患者急性肾损伤 3 期诊断明确，基础疾病重且仍有进行性加重的趋势，不能耐受治疗过程中的液体平衡、代谢产物堆积及重症胰腺炎产生的大量炎性因子，有连续性肾脏替代治疗的相对指征。

（2）血管通路建立：右侧颈内静脉及股静脉均可作为连续性肾脏替代治疗时血管通路，本案例患者选择股静脉作为连续性肾脏替代治疗通路。

（3）连续性肾脏替代治疗滤器的选择：目前我们应用的血滤器基本具有足够的超

滤系数（通常≥ 50mL/（h · mmHg），为生物相容性好的合成膜滤器，可根据患者体表面积、滤器详细说明书选择合适的滤器膜面积。

（4）置换液、透析液的选择：碳酸氢盐作为置换液碱基的成品置换液。

（5）抗凝方案的制定：局部枸橼酸抗凝。

（6）治疗模式的选择：重症急性胰腺炎患者，炎症介质在病情的发生进展中起着重要的作用，所以，对中大分子的炎症介质的清除是有需求的；另外，患者血尿素氮、血肌酐及钾、氢离子等小分子物质蓄积，因此，对小分子物质的清除也是需要的。根据清除需求，连续性静脉 – 静脉血液透析滤过（CVVHDF）作为最初的治疗模式。之后可根据监测指标调整为连续性静脉 – 静脉血液滤过（CVVH）。

（7）治疗剂量及初始治疗参数的设置：设定处方剂量为 25~30mL/（kg · h）。动态监测，根据患者需求实时调整连续性肾脏替代治疗处方剂量。

五、要点与讨论

连续性肾脏替代治疗是指每天持续 24 小时或接近 24 小时的一种长时间、连续的体外血液净化疗法以替代受损的肾功能。随着治疗理念和技术的不断发展，连续性肾脏替代治疗对重症监护病房的重症患者而言，不单纯只是对受损肾脏的替代治疗，更多的是作为急性肾损伤合并其他脏器功能障碍时的一种重要支持手段。《连续性肾替代治疗规范化诊疗流程（基层诊疗流程 2018）》制定的连续性肾脏替代治疗规范化治疗流程：评估患者是否需要实施连续性肾脏替代治疗；开具连续性肾脏替代治疗处方；连续性肾脏替代治疗过程中的监测管理和参数调整；连续性肾脏替代治疗停止时机评估。

1. 需要实施连续性肾脏替代治疗的指征

（1）急性肺水肿等对利尿剂无反应的容量过负荷。

（2）严重的高钾血症（>6.5mmol/L）或血钾迅速升高伴心脏毒性。

（3）严重代谢性酸中毒（pH<7.1）。

以上三点为连续性肾脏替代治疗的绝对指征。

（4）肾性指征：当急性肾损伤患者不能耐受液体平衡和代谢物波动时，如血流动力学不稳定和（或）合并脑水肿、颅高压的急性肾损伤患者。

（5）非肾性指征：如顽固性液体过负荷、感染性休克、严重电解质紊乱和酸碱失衡、急性肝功能衰竭、严重溶瘤综合征、热射病等。

以上两点为连续性肾脏替代治疗的相对指征。

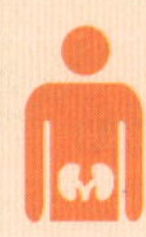

2. 连续性肾脏替代治疗禁忌证

连续性肾脏替代治疗无绝对禁忌证，但存在相对禁忌证，存在以下情况时应慎用：

（1）无法建立合适的血管通路。

（2）严重的凝血功能障碍。

（3）严重的活动性出血（特别是颅内出血）。

3. 连续性肾脏替代治疗处方制订

（1）根据治疗目标选择治疗模式：根据患者的需要设定本案例患者的治疗目标，包括容量、溶质清除、电解质和酸碱水平及其他，如体温控制等。

目前临床上常用的连续性肾脏替代治疗模式有 CVVH、CVVHDF、缓慢持续超滤（SCUF）、连续性静脉 - 静脉血液透析（CVVHD）等。CVVH 通过对流清除中、小分子溶质的能力均较强，是最常用的模式，CVVHDF 除对流清除外，还通过弥散增加小分子物质的清除，常适用于脓毒症高代谢症候群患者，SCUF 以清除水分为主，适用于心力衰竭及单纯容量负荷过重的患者，CVVHD 仅仅通过弥散清除小分子物质，临床上不常用。

（2）血管通路建立：右侧颈内静脉与股静脉均可选择。

（3）连续性肾脏替代治疗滤器选择：要求使用能够较高水平地清除目标溶质、具有足够的超滤系数（通常≥ 50mL/（h · mmHg）（1mmHg=0.133kPa）及血液相容性好的合成膜滤器，并根据患者体表面积选择合适的滤器膜面积。如果应用于脓毒症性急性肾损伤时，可选择具有一定吸附功能的滤器，如 AN69 膜。

（4）置换液、透析液的选择：首选碳酸氢盐作为置换液碱基的成品置换液。

（5）抗凝方案的制定及监测：《连续性肾脏替代治疗的抗凝管理指南（2022）》① 指出，患者需要连续性肾脏替代治疗之前，全面评估患者抗凝带来的可能获益及风险，决定抗凝剂的使用种类及方法，并根据患者的病情变化动态调整抗凝方案。只要患者无使用枸橼酸禁忌，推荐首选局部枸橼酸抗凝，并对局部枸橼酸抗凝的应用及监测做出了详细指导，同时对其他抗凝剂的适应证及具体应用也做了详尽阐述。

1）局部枸橼酸抗凝：

局部枸橼酸抗凝时，可采用 4% 枸橼酸钠抗凝液，也可采用 ACD-A 血液保存液。山西省人民医院一直采用 4% 枸橼酸钠抗凝。

① 中华医学会肾脏病学分会专家组 . 连续性肾脏替代治疗的抗凝管理指南（2022）[J]. 中华全肾脏病杂志，2022，38（11）：1016-1024.

局部枸橼酸抗凝时，建议使用 CVVHDF 及 CVVHD 治疗模式，若使用 CVVH，应保证滤过分数控制在 25% ~ 30%。

局部枸橼酸抗凝时，采用无钙置换液或 1.5mmol/L 的含钙置换液时，均需要外周或体外循环回路采用 10% 葡萄糖酸钙或者 5% ~ 10% 的氯化钙注射液从外周或体外循环回路补充钙离子，起始钙离子补充速度建议为 1.0mmol/（h·L）。

局部枸橼酸抗凝时，可采集滤器前体外循环管路中的血液用于测定 pH 值及电解质浓度；但双腔导管出口及入口端与体外循环管路反接时，建议直接采集外周血。在局部枸橼酸抗凝中需要监测两种钙离子浓度：体外循环钙离子浓度保持在 0.25 ~ 0.40mmol/L 可以达到良好的局部抗凝效果；体内钙离子浓度保持在正常生理范围 1.1 ~ 1.3mmol/L。局部枸橼酸抗凝时，每天至少监测 1 次血清总钙水平，血清总钙与钙离子比值 > 2.1，应考虑枸橼酸蓄积的可能性；比值 > 2.5 应高度怀疑枸橼酸蓄积，建议停用局部枸橼酸抗凝，改用其他抗凝方式。

局部枸橼酸抗凝时，若采用预充枸橼酸的置换液，建议采用前稀释的补入方式。

局部枸橼酸抗凝时，建议采用床旁快速血气分析仪检测钙离子浓度，但应注意不同血气分析仪对测定值的干扰。局部枸橼酸抗凝时，建议初始 2 小时监测体内及滤器后钙离子水平，稳定后每 6 ~ 8 小时进行动态监测；对存在枸橼酸蓄积风险的患者可缩短监测间隔时间。

2）以普通肝素作为抗凝剂时，建议首剂量为 2 000 ~ 3 000 IU（30 ~ 40 IU/kg），维持剂量为 5 ~ 10 IU/（kg·h）维持活化部分凝血活酶延长至基础值的 1.2 ~ 1.5 倍。普通肝素常见的并发症包括出血、肝素诱导的血小板减少症、脂代谢异常、骨质疏松、低醛固酮血症等，其中出血为最常见的并发症，有出血风险及上述疾病患者不选用。

连续性肾脏替代治疗以达那肝素、那屈肝素等类肝素作为抗凝剂时，建议首剂量为 15 ~ 25IU/kg，维持剂量为 5IU/（kg·h）。以依诺肝素等低相对分子质量肝素作为抗凝剂时，建议首剂量为 30 ~ 40 IU/kg，维持剂量为 3 ~ 5 IU/（kg·h）。建议监测抗凝血因子 Xa 活性，但目前大多数医院没有开展，仍以活化部分凝血活酶时间作为参考。

3）阿加曲班是用于肝素诱导的血小板减少症患者的第二代直接凝血酶抑制剂。阿加曲班作为抗凝剂时。建议首剂量为 0.1 ~ 0.2mg/kg，维持剂量为 0.1mg/（kg·h），对于肝衰竭患者减量至 0.05mg/（kg·h），建议维持活化部分凝血活酶时间延长至基础值的 1.2 ~ 1.5 倍或达到 45 ~ 60s。

4）甲磺酸萘莫司他（NM）作为抗凝剂时，可应用于出血高危患者。建议首剂量为 0.1 ~ 0.5mg/kg，维持剂量为 0.1 ~ 0.5mg/（kg·h），维持活化部分凝血活酶时间延长

至基础值的 1.2 ~ 1.5 倍或达到 45 ~ 60s。《甲磺酸萘莫司他的血液净化抗凝应用专家共识（2024）》为基层连续性肾脏替代治疗的抗凝治疗提供了新的选择。

连续性肾脏替代治疗预冲：配制 NM 预冲液时，须取 5% 葡萄糖注射液不少 1mL 加入规格 10mg 的 NM 药瓶中，或取不少于 5% 葡萄糖注射液 5mL 加入规格 50mg 的 NM 药瓶中，使其完全溶解。不宜使用灭菌注射用水、0.9% 氯化钠注射液或含无机盐类注射液直接溶解本品，以免出现浑浊或析出结晶。溶解后取适量 NM 抽吸至注射器内，注入 1000mL 0.9% 氯化钠注射液中，配成含 NM 20mg/L 或 40mg/L 的预冲液。一般先进行生理盐水预冲，再使用含 NM 的预冲液预冲，治疗开始前无须再使用 0.9% 氯化钠注射液冲洗。

连续性肾脏替代治疗泵注液配制：采用 5% 葡萄糖注射液溶解适量 NM，最终配制成含 NM 3 ~ 10mg/mL 的泵注液 20 ~ 50mL，根据治疗时间和维持剂量计算所需 NM 总量，配制的泵注液于室温下需在 24h 内使用。

连续性肾脏替代治疗抗凝：在设置 NM 抗凝剂量时，应综合考虑治疗模式和膜材料特性，并根据出血和凝血风险、血管通路、肝功能情况，以及疾病状态等情况决定，连续性肾脏替代治疗一般维持中剂量 30 ~ 40mg/h。AN69 膜材预冲剂量 NM 40mg 加入 0.9% 氯化钠注射液 1 000mL，抗凝初始剂量 35mg/h，根据凝血情况及监测指标调整，常维持在 30 ~ 50mg/h；非 AN69 膜材预冲剂量 NM 20mg 加入 0.9% 氯化钠注射液 1 000mL 抗凝初始剂量 30mg/h，根据凝血情况及监测指标调整，维持在 25 ~ 50mg/h。

监测：治疗前和治疗过程中应于外周静脉或体外循环的动脉端采血，评估 NM 对体内凝血功能的影响。治疗过程中于透析器后或静脉端采血，监测体外抗凝效果。必要时也可在透析器前采血。通过监测活化凝血时间（ACT）（硅藻土法）或活化部分凝血活酶时间评估 NM 的抗凝效果和安全性，延长至 2.0 ~ 2.5 即可。对于首次使用 NM 的患者，均建议常规监测凝血时间，可在治疗前、治疗开始后的 2 ~ 4 小时内进行监测。在活动性出血、中高危出血风险、高凝状态，以及大剂量使用 NM 等情况时，应增加监测频率（如每 4 ~ 6 小时监测），治疗稳定后监测间隔可延长至 12 ~ 24 小时；在低出血风险且治疗顺利时，可酌情减低监测频率。

抗凝目标和剂量调整：治疗过程中需根据体外循环和透析器使用情况（使用寿命、凝血分级和压力监测等）、基础疾病和疾病状态、出血风险和活动性出血的动态演变（出血风险增加、新发出血或原有出血加重等）、体内和体外凝血功能监测等综合考虑，并进行动态调整。治疗过程中若出现以下情况，需要上调剂量：①体外循环凝血。治疗过程中跨膜压进行性上升，既往治疗中透析器寿命过短、Ⅱ级以上的透析器凝血、静脉壶

大血块，以及导管反复堵塞等。②血细胞丢失。血红蛋白或血小板水平进行性下降，且可排除其他因素。③需要发挥 NM 对体内的抗凝或治疗作用。体内血栓形成无法应用全身抗凝剂、合并胰腺炎或 DIC 等需发挥 NM 的双重治疗作用。当出现以下情况时，应酌情下调剂量：①体内凝血时间明显延长，伴或不伴活动性出血加重或新发出血。② NM 体内代谢延缓，如肝功能衰竭。③其他原因导致的凝血功能障碍，使用全身抗凝剂或凝血因子丢失等。④拟接受高危出血风险的手术或操作。一般每次剂量调整的幅度为 5 ~ 10mg/h。

（6）治疗剂量的设定：连续性肾脏替代治疗常规处方剂量应该是动态的，需要根据患者的需求进行调整。临床工作中设定处方剂量为 25 ~ 30mL/（kg·h）。

（7）治疗参数的设置：

1）血流速（BFR）：一般设置为 100 ~ 200mL/min，对血流动力学不稳定的患者可从 50 ~ 100mL/min 开始，逐步上调 BFR；对血流动力学稳定的患者，可以将 BFR 设置为 150 ~ 200mL/min。

2）超滤率（UFR）：是指单位时间内正跨膜压下从循环中超滤出的液体量，即单位时间内单位体重的废液流量，单位为 mL/（kg·h）。连续性肾脏替代治疗超滤率与连续性肾脏替代治疗剂量相关，UFR 越大，溶质清除越多。

3）净超滤率：净超滤率 = 净超滤量 / 拟进行连续性肾脏替代治疗的时间。净超滤量是评估患者容量状况、即时的病情变化动态、血流动力学稳定与否确立当天容量平衡目标（总体负平衡、总体零平衡或总体正平衡）及目标平衡量后由连续性肾脏替代治疗机器从患者体内清除的净液体量。具体步骤是列出当天的总入量（包括补充的晶体、胶体、血液制品、肠内肠外营养以及其他治疗所需的液体量，如置换液量、碳酸氢钠量、枸橼酸钠量和冲水量等）和预计的总出量（包括尿量、各种引流管的丢失以及胃肠道的丢失量，通常参考前一天的各种出量）。最后根据公式计算净超滤量，净超滤量 = 目标平衡量 +（总入量 – 总出量）。

4）置换液流速（RFR）：根据患者的目标 UFR，结合患者的血细胞比容（Hct）、上机后的 BFR 计算 RFR。RFR= 目标 UFR × 体重 – 净超滤率。例如对于 70kg 的患者，目标 UFR 为 30mL/（kg·h），根据患者容量状态等，拟连续性肾脏替代治疗净超滤率为 100mL/h，则 RFR（mL/h）=30mL/（kg·h）× 70kg–100mL/h=2 000mL/h。

5）稀释方式：根据置换液补充途径分为前、后稀释。前稀释法即置换液在滤器前输入，可降低血液黏滞度，降低滤器内凝血发生的可能，但本方式因置换液的输入稀释了进入滤器内血浆溶质的浓度，结果使得溶质清除率下降。置换液在滤器后输入即为后

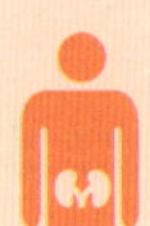

稀释法，因经过滤器内血浆溶质未被稀释，清除率高，但超滤时增加了滤器血液侧血液黏滞度，易发生滤器内凝血，限制了实际 UFR，故选择后稀释时，滤过分数（FF）应小于 25%，其中 FF= 单位时间内滤出量 / 流经滤器的血浆流量。为了克服二者的缺点，目前临床上多使用前稀释 + 后稀释的混合型稀释方法。行 CVVH 时，通常前后稀释比 1 : 1，当行 CVVHDF 时，在充分抗凝的前提下，建议选择后稀释的方式。

6）透析液流速（DFR）：通常建议 DFR 为 20mL/（kg · h）。

4. 治疗过程中的监测管理和参数调整：

（1）容量监测与管理：根据各个单位实际情况，选择合理的容量监测方法与指标，对患者的容量、血流动力学状态及液体清除的耐受性至少 4 ~ 6 小时（必要时每小时）进行 1 次评估，及时调整治疗目标和治疗参数。如临床表现、中心静脉压（CVP）、B 型钠尿肽、中心静脉血氧饱和度（$ScvO_2$）等比较容易测定，而且大多数医院都已经开展的检查项目，对容量的评估都有帮助。

（2）溶质清除的监测：至少 24 小时监测血清中尿素氮和超滤液中尿素氮（FUN）水平来评估连续性肾脏替代治疗时小分子物质的清除效果，从而动态调整治疗剂量。同时通过计算 FUN/BUN 来评估滤器的有效性。

（3）电解质、酸碱平衡的监测：每 4 ~ 6 小时检测血钾、血钠、碳酸氢根水平，至少每 24 小时检测血镁、血磷水平，根据检测结果，及时调整置换液、透析液配方。

凝血监测：根据不同的抗凝方式，检测不同的指标。详见抗凝方案的制订及监测。

5. 连续性肾脏替代治疗停机评估

评估内容包括患者需要上连续性肾脏替代治疗的原因有没有解除，连续性肾脏替代治疗的目标有没有达到，监测血肌酐、尿量和肾脏损伤的生物标志物来动态了解患者的肾功能恢复情况。一般认为，患者连续性肾脏替代治疗的目标已经达到，每天尿量无利尿剂使用≥ 400mL 或利尿剂使用下达 2 300mL，可停止连续性肾脏替代治疗。当然对需要多种器官支持治疗的患者撤离连续性肾脏替代治疗还需与其他治疗合并考虑。

六、思考题

1. 连续性肾脏替代治疗规范化流程有哪些？
2. 各种抗凝药物的原理是什么？
3. 局部枸橼酸抗凝监测要点是什么？

七、科普小常识

1. 连续性肾脏替代治疗有什么优点?

（1）不用搬动患者，特别适合病情危重、生命体征不稳定不易搬动的患者。

（2）缓慢持续排出人体水分，更符合人体的生理状态。

（3）能较好地维护血流动力学稳定，容量波动小，更好的维持液体平衡，对血流动力学稳定性的负面影响最小。

（4）溶质清除率高，可清除血液中大分子毒素。

（5）有利于营养改善。

（6）能清除细胞因子与炎症因子及肿瘤坏死物。

（7）改善危重症及急性肾衰竭患者的预后。

2. 连续性肾脏替代治疗具体适用于哪些患者?

连续性肾脏替代治疗适于患有以下疾病者：

（1）肾脏疾病：急性肾损伤合并严重电解质紊乱、酸碱代谢失衡、心力衰竭、肺水肿、脑水肿、急性呼吸窘迫综合征、外科术后、严重感染等；慢性肾脏病合并急性肺水肿、尿毒症脑病、心力衰竭、血流动力学不稳定等。

（2）非肾脏疾病：多器官功能障碍综合征、严重感染、败血症、感染中毒性休克、心肺手术、心肺旁路、急慢性心力衰竭（保守治疗无效）、急性坏死性胰腺炎、急性重型肝炎、肝性脑病、严重黄疸、严重创伤、挤压综合征、药物或毒物中毒、各种原因造成的严重浮肿、液体潴留（用利尿剂治疗无效）、保守治疗难以纠正的电解质及酸碱代谢紊乱、患传染性疾病而无条件开展隔离血液透析治疗等。

（编者　王清华）

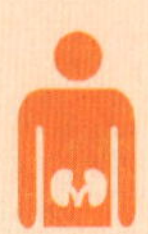

附录　肾内科常用检验项目参考值

项目名称	单位	参考值
白细胞计数	$\times 10^9$/L	4.00 ~ 10.00
中性粒细胞绝对值	$\times 10^9$/L	2.00 ~ 7.00
中性粒细胞百分比	%	50.0 ~ 70.0
淋巴细胞绝对值	$\times 10^9$/L	1.00 ~ 4.40
淋巴细胞百分比	%	20.0 ~ 40.0
嗜酸性粒细胞绝对值	$\times 10^9$/L	0.05 ~ 0.50
嗜酸性粒细胞百分比	%	0.5 ~ 5.0
血红蛋白	g/L	120 ~ 160
红细胞计数	$\times 10^{12}$/L	4.00 ~ 5.50
红细胞比容	L/L	男 0.4 ~ 0.5，女 0.37 ~ 0.48
血小板	$\times 10^9$/L	100 ~ 300
丙氨酸氨基转移酶	IU/L	0.00 ~ 41.00
天冬氨酸氨基转移酶	IU/L	0.00 ~ 40.00
γ－谷氨酰转肽酶	IU/L	< 47.00
碱性磷酸酶	IU/L	40.00 ~ 129.00
总胆红素	μmol/L	0.00 ~ 21.00
直接胆红素	μmol/L	0.00 ~ 5.00
间接胆红素	μmol/L	0.00 ~ 14.00
总蛋白	g/L	66.00 ~ 87.00
白蛋白	g/L	38.00 ~ 44.00
前白蛋白	g/L	0.20 ~ 0.40
白蛋白 / 球蛋白	g/L	1.5 ~ 2.5

续表

项目名称	单位	参考值
血肌酐	μmol/L	59.00 ~ 104.00
尿素氮	mmol/L	2.76 ~ 8.07
尿酸	μmol/L	202.3 ~ 416.5
碳酸氢盐	IU/L	135.00 ~ 225.00
乳酸脱氢酶	IU/L	135.00 ~ 225.00
总胆固醇	mmol/L	< 5.20
甘油三酯	mmol/L	< 1.70
低密度脂蛋白胆固醇	mmol/L	2.3 ~ 3.4
高密度脂蛋白胆固醇	mmol/L	0.8 ~ 1.8
钾	mmol/L	3.50 ~ 5.30
钠	mmol/L	136.00 ~ 145.00
氯	mmol/L	99.00 ~ 110.00
钙	mmol/L	2.20 ~ 2.55
无机磷酸盐	mmol/L	0.81 ~ 1.45
镁	mmol/L	0.66 ~ 1.07
同型半胱氨酸	μmol/L	0.00 ~ 20.00
葡萄糖	mmol/L	3.9 ~ 6.1（空腹）
胱抑素 C	mg/L	0.82 ~ 1.53
β_2- 微球蛋白	mg/L	0.8 ~ 2.4
估算的肾小球滤过率	mL/（min · 1.73m^2）	≥ 90
淀粉酶	IU/L	0.00 ~ 100.00
脂肪酶	IU/L	13.00 ~ 60.00
凝血酶原时间	s	9.9 ~ 12.8
国际标准化比值	1.04	0.8 ~ 1.1
活化部分凝血活酶时间	s	25.1 ~ 36.5
凝血酶时间	s	10.3 ~ 16.6
纤维蛋白原	g/L	2.38 ~ 4.98
抗凝血酶Ⅲ活性	%	84.6 ~ 120.2
D- 二聚体	ng/mL	0 ~ 250
血沉	mm/h	0 ~ 20

续表

项目名称	单位	参考值
糖化血红蛋白	%	4.0 ~ 6.1
抗磷脂酶 A2 受体抗体 IgG 检测	RU/mL	≤ 14
类风湿因子	IU/mL	0 ~ 30
抗链 O	IU/mL	0 ~ 200
甲状旁腺素	pg/mL	11.0 ~ 81.0
叶酸	μg/L	≥ 3.9
维生素 B12	ng/L	197.00 ~ 771.00
铁蛋白	ng/mL	27.00 ~ 375.00
铁	μmol/L	11.00 ~ 32.00
转铁蛋白饱和度	%	33 ~ 35
C– 反应蛋白	mg/L	0.00 ~ 8.00
肌红蛋白	ng/mL	17.4 ~ 105.7
高敏肌钙蛋白 –I	pg/mL	0 ~ 17.8
血清肌酸激酶 –MB 同工酶质量测定	ng/mL	0.6 ~ 6.3
B 型钠尿肽	pg/mL	<100
N 末端 –B 型脑钠肽前体	pg/mL	≤ 900.00
补体 C1q	mg/L	180 ~ 190
补体 C3	g/L	0.90 ~ 1.80
补体 C4	g/L	0.10 ~ 0.40
免疫球蛋白亚类测定 IgG4	g/L	0.03 ~ 2.01
κ 型轻链	g/L	1.70 ~ 3.70
λ 型轻链	g/L	0.90 ~ 2.10
IgG	g/L	7.00 ~ 16.00
IgA	g/L	0.70 ~ 4.00
IgM	g/L	0.40 ~ 2.30
总 IgE 测定	IU/mL	0.00 ~ 100.00
抗髓过氧化物酶抗体	–	阴性（–）（0 ~ 10）
抗蛋白酶 3 抗体	–	阴性（–）（0 ~ 10）
抗肾小球基底膜抗体	–	阴性（–）（0 ~ 10）
抗中性粒细胞胞浆抗体 – 核周型	–	阴性（–）

项目名称	单位	参考值
抗中性粒细胞胞浆抗体 – 胞浆型	–	阴性（–）
抗核杭体滴度	–	阴性（< 1 ： 100）
抗双链 DNA 抗体	–	阴性（–）
抗 Jo–1 抗体	–	阴性（–）
抗 Sm 抗体	–	阴性（–）
抗着丝点蛋白 B 抗体	–	阴性（–）
抗 Scl–70 抗体	–	阴性（–）
抗核糖体 P 蛋白抗体	–	阴性（–）
抗 PM–Scl 抗体	–	阴性（–）
抗核糖体蛋白抗体	–	阴性（–）
抗 PCNA 抗体	–	阴性（–）
抗 SSA 抗体	–	阴性（–）
抗 SSB 抗体	–	阴性（–）
抗线粒体抗体 M2	–	阴性（–）
抗 Ro52 抗体	–	阴性（–）
抗组蛋白抗体	–	阴性（–）
抗核小体抗体	–	阴性（–）
三碘甲状腺原氨酸	nmol/L	1.30 ~ 3.10
游离甲状腺素	pmol/L	12.00 ~ 22.00
甲状腺素	nmol/L	66.00 ~ 181.00
促甲状腺激素	μIU/mL	0.27 ~ 4.20
尿相对密度	–	1.015 ~ 1.025
尿酸碱度	–	5.5 ~ 8.5
尿蛋白	–	阴性（–）
尿糖	–	阴性（–）
尿胆原		阴性 ~ 弱阳性
尿胆红素	–	阴性（–）
尿酮体	–	阴性（–）

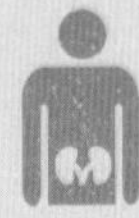

续表

项目名称	单位	参考值
亚硝酸盐	–	阴性（–）
维生素 C	–	阴性（–）
尿白细胞	–	阴性（–）
尿隐血	–	阴性（–）
透明管型	个 /LP	偶见
相差镜检：红细胞	个 /HP	0 ~ 3
相差镜检：白细胞	个 /HP	0 ~ 5
便红细胞	个 / μL	≤ 0
便白细胞	个 / μL	0 ~ 2
便潜血	–	阴性（–）
尿肌酐	μmol/L	8 800.00 ~ 17 600.00
尿微量白蛋白	mg/L	0.00 ~ 20.00
尿微量白蛋白 / 尿肌酐	mg/gCr	0.00 ~ 16.60
尿转铁蛋白	mg/L	0.0 ~ 2.0
尿免疫球蛋白 IgG	mg/L	< 17.5
尿免疫球蛋白 IgA	mg/L	< 10.0
尿免疫球蛋白 IgM	mg/L	< 4.0
尿纤维蛋白原降解产物	mg/L	< 0.10
尿 α2– 巨球蛋白	mg/L	< 4.0
尿补体	mg/L	< 5.00
TCR（尿转铁蛋白 / 尿肌酐）	mg/g	0.0 ~ 1.5
尿视黄醇结合蛋白	mg/L	< 0.70
尿 α_1– 微球蛋白	mg/L	< 12.0
尿 β_2– 微球蛋白	mg/L	0.10 ~ 0.30
尿 k/ λ	–	0.75 ~ 4.50
尿胱抑素 C	mg/L	0.00 ~ 0.25
尿 N– 乙酰 – β –D– 氨基葡萄糖苷酶	U/L	< 11.50

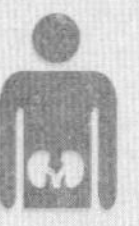

续表

项目名称	单位	参考值
尿 K 型轻链	mg/L	< 14.5
尿 λ 型轻链	mg/L	< 15.0
24 小时尿蛋白定量	g	< 0.15
尿本周氏蛋白定性试验	–	阴性（–）
乙型肝炎病毒 e 抗原（定性）	–	阴性（–）
乙型肝炎病毒 e 抗体（定性）	–	阴性（–）
乙型肝炎病毒核心抗体（定性）	–	阴性（–）
甲肝抗体 IgM	–	阴性（–）
梅毒特异性抗体	–	阴性（–）
丙肝抗体	–	阴性（–）
戊肝抗体 IgM	–	阴性（–）
HIV 抗体	–	阴性（–）
乙型肝炎病毒表面抗原（定量）	IU/mL	0.000 ~ 0.050
乙型肝炎病毒表面抗体（定量）	mIU/mL	0.000 ~ 10.000
血酸碱度	–	7.35 ~ 7.45
氧分压	mmHg	80 ~ 100
二氧化碳分压	mmHg	35 ~ 45
实际碳酸氢根 AB	mmol/L	22 ~ 28
标准碳酸氢根 SB	mmol/L	21 ~ 25
标准剩余碱	mmol/L	–3 ~ 3
细胞外液碱剩余	mmol/L	–3 ~ 3
乳酸	mmol/L	0.5 ~ 2.2

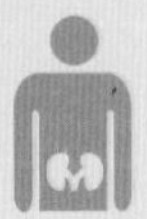

图书在版编目（CIP）数据

基层医院人才培养系列丛书．肾内科 / 李荣山主编．太原 ：山西科学技术出版社，2025．6．-- ISBN 978-7 -5377-6488-9

Ⅰ．R4；R692

中国国家版本馆 CIP 数据核字第 20250N667Q 号

基层医院人才培养系列丛书

肾内科

出　版　人　阎文凯
丛书总主编　李荣山
主　　　编　李荣山　周晓霜
责 任 编 辑　张延河
封 面 设 计　杨宇光

出 版 发 行　山西出版传媒集团・山西科学技术出版社
地址：太原市建设南路 21 号　邮编：030012
编辑部电话　0351-4922078
发行部电话　0351-4922121
经　　　销　各地新华书店
印　　　刷　山西东智印刷有限公司

开　　　本　787mm × 1092mm　1/16
印　　　张　28.5
字　　　数　572 千字
版　　　次　2025 年 6 月第 1 版
印　　　次　2025 年 6 月山西第 1 次印刷
书　　　号　ISBN 978-7-5377-6488-9
定　　　价　100.00 元